科学出版社“十四五”普通高等教育本科规划教材

供中医药类专业使用

中医男科学

第 2 版

秦国政　主编

科学出版社

北　京

内 容 简 介

本教材系科学出版社“十四五”普通高等教育本科规划教材首部中医男科学教材第 2 版，分总论、各论两个部分。总论部分重点介绍中医男科学的基本理论、基本知识和基本技能，内容包括中医男科学的学科概念及学科发展概况、解剖与生理特点、病因病机、诊断与辨证、治法概要、护理特点、预防保健与优生、男性心理、常用方药；各论部分重点介绍中医男科常见疾病的诊断和辨证论治方法，内容包括性功能障碍、不育症、前列腺及精囊疾病、阴茎疾病、阴囊及肾子疾病、房中疾病、其他疾病七类疾病。本版修订了第 1 版的不足或错漏，并增加了三因制宜、延伸阅读和思维导图等内容。

本教材在继承和发扬的基础上，不仅保持了中医男科学理论系统性和完整性，同时客观反映了目前临床研究的新成果。本教材可供高等中医药院校中医药类本科专业教学使用，也可供在校中医男科方向研究生、医院中青年中医和中西医结合男科医生阅读。

图书在版编目（CIP）数据

中医男科学 / 秦国政主编 . —2 版 . —北京：科学出版社，2022.9

科学出版社“十四五”普通高等教育本科规划教材

ISBN 978-7-03-072223-2

Ⅰ . ①中…　Ⅱ . ①秦…　Ⅲ . ①中医男科学－高等学校－教材

Ⅳ . ① R277.5

中国版本图书馆CIP数据核字(2022)第077262号

责任编辑：李　杰　刘　亚 / 责任校对：张小霞

责任印制：李　彤 / 封面设计：赫　健

科学出版社 出版

北京东黄城根北街16号

邮政编码:100717

http://www.sciencep.com

北京中科印刷有限公司印刷

科学出版社发行　各地新华书店经销

*

2017年6月第　一　版　开本：787 × 1092　1/16

2022年9月第　二　版　印张：21　1/4

2023年4月第十六次印刷　字数：541 200

定价：79.00 元

（如有印装质量问题，我社负责调换）

《中医男科学》（第 2 版）

编委会名单

主　　编　秦国政

副 主 编　（按姓氏笔画排序）

孙自学　李湛民　杨文涛　金保方　周　青　袁少英　曹继刚

文字编委　（按姓氏笔画排序）

王　庆　南京中医药大学
王　彬　北京中医药大学
王万春　江西中医药大学
王本鹏　北京中医药大学枣庄医院
王向阳　内蒙古自治区中医医院
王祖龙　河南中医药大学
邓龙生　北京中医药大学厦门医院
邢喜平　甘肃中医药大学
仲崇副　山东中医药大学
刘建国　陕西省中医医院
刘保兴　中日友好医院
孙　洁　浙江中医药大学
孙一鸣　黑龙江省中医药科学院
孙自学　河南中医药大学
孙建明　上海中医药大学
李　波　河北中医学院
李晓阳　陕西中医药大学西安市中医院
李湛民　辽宁中医药大学
杨文涛　广西中医药大学
何凌峰　山西中医药大学
宋国宏　新疆医科大学
张　星　南京中医药大学扬州附属中医院
张太君　重庆市中医院
张培海　成都中医药大学
陈　磊　上海中医药大学
陈　赟　南京中医药大学
陈其华　湖南中医药大学
陈胜辉　江西中医药大学
金保方　东南大学
周　青　湖南中医药大学第一附属医院
庞　然　中国中医科学院
宫小勇　陕西中医药大学
秦国政　云南中医药大学
袁少英　广州中医药大学
耿　强　天津中医药大学
曹继刚　湖北中医药大学
常　青　贵州中医药大学
蒋曙光　河南中医药大学
韩树杰　内蒙古呼和浩特市第一医院
谢俊明　浙江中医药大学
路　艺　宁夏医科大学
戴　宁　安徽中医药大学

数字编委　（按姓氏笔画排序）

孙大林　东南大学
李焱风　云南中医药大学
李群生　广西中医药大学

编委秘书

杨毅坚　云南中医药大学

《中医男科学》（第1版）
编委会名单

主　　编　秦国政

副 主 编　（按姓氏笔画排序）

孙自学　李海松　李湛民　张春和
金保方　袁少英　曹继刚　崔　云

编　　委　（按姓氏笔画排序）

王　庆　南京中医药大学
王传航　中日友好医院
王祖龙　河南中医药大学
尤舒彻　山西中医学院
邢喜平　甘肃中医药大学
刘保兴　中日友好医院
孙一鸣　黑龙江省中医药科学院
李　波　河北中医学院
李海松　北京中医药大学
杨文涛　广西中医药大学
宋国宏　新疆医科大学
张太君　重庆市中医院
陈　磊　上海中医药大学
陈胜辉　江西中医药大学
周　青　湖南中医药大学
秦国政　云南中医学院
耿　强　天津中医药大学
黄晓朋　成都中医药大学
常　青　贵阳中医学院
蒋曙光　河南中医药大学
谢俊明　浙江省中医院
戴　宁　安徽中医药大学
王万春　江西中医药大学
王岩斌　新疆医科大学
王家辉　海南医学院
邓龙生　福建中医药大学
刘建国　陕西省中医医院
孙　洁　浙江中医药大学
孙自学　河南中医药大学
李晓阳　陕西中医药大学
李湛民　辽宁中医药大学
吴天浪　成都中医药大学
张　星　扬州大学
张春和　云南中医学院
陈其华　湖南中医药大学
金保方　东南大学
庞　然　中国中医科学院
袁少英　广州中医药大学
高兆旺　山东中医药大学
曹继刚　湖北中医药大学
崔　云　浙江中医药大学
韩树杰　呼和浩特市第一医院
路　艺　宁夏医科大学

第 2 版编写说明

中医男科学是以中医药理论为指导，研究男性特有生理、病理、养生、优生特点以及男性特有疾病的发生、发展、转归、诊断、治疗和护理保健规律的一门中医临床医学一级学科，是中医学不可或缺的一个重要组成部分，有其独特的理论体系。其特点是运用司外揣内、有诸内必行诸外的人体内、外统一理论去认识疾病的发生和演变规律，应用内治和外治相结合的方法防治疾病，具有中医内、外科综合临床的性质。

在科学出版社的支持下，我们于 2017 年组织编写出版了首部高等中医药院校中医男科学课程本科教材，并在全国部分高等中医药院校使用。为了更好地贴近临床实际和客观反映目前临床研究的新成就，根据出版社的统一规划和要求，我们组织全国部分高等中医药院校和医院的教学一线和临床一线专家对第 1 版教材进行了全面修订，以期更好地适应教学需要。

本次修订仍保持第 1 版教材遵循培养目标和突出教材三基、五性、三特的原则，以及体现理论系统完善、方法实用有效、病种选择适当、内容全面完整、文字简洁准确的自身特色，整体构架分总论、各论两个部分。

本次修订的主要内容包括七个方面：一是对第 1 版教材中的错漏修改补充。二是在第 1 版“总论”“治法概要”章下增加“三因制宜”内容，从总体上介绍“三因制宜”方法在男科领域的应用，将“三因制宜”理论落实到教材中，真正体现“生物 - 社会 - 心理 - 环境”四元医学模式，教会学生在今后的工作中如何运用该理论指导临床、提高疗效。三是在“各论”每个疾病的“治疗方法”下增加“三因制宜”治法，针对具体疾病介绍“三因制宜”方法的应用。四是根据情况在“各论”相关男科重点疾病下增加“延伸学习”项内容，将近年中医男科研究取得的新理论、新技术、新成果如诊疗指南、诊疗方案、专家共识等内容融合进教材，这部分内容在纸质教材中仅扼要叙述，详细内容以数字和融媒体教材体现。五是在总论各章和各论各节后增加“课程思维导图”，用树状图的形式提纲挈领地呈现每一章节的主要内容。六是对第 1 版的思考题进行审核，对不妥处予以修订，但思考题不设答案。七是制作了教学课件 PPT，以供各地参考使用。

本教材第 2 版仍由国家中医药临床重点学科中医男科学（云南省中医医院男科）和中华中医药学会男科分会组织，邀请全国 30 余所大学和医院从事男科临床和教学一线工作并有丰富男科临床诊疗经验和较高学术造诣的 47 位专家共同修订编写。其中，第一章、第二章、第三章第三节、第四章第一节、第五章第二节、第七章第三节、第八章第一节、第十章第一节和第四节、第十二章第一节由秦国政编修，第三章第一节、第十章第二节由曹继刚编修，第三章第二节由刘保兴编修，第四章第二节由王庆编修，第四章第三节由孙一鸣编修，第五章第一节、第九章第二节由周青编修，第五章第三节由李波编修，第五章第四节由陈其华编修，第五章第五节、第六节由王万春编修，第六章第一节、第十三章第一节由王彬编修，第六章第二节由韩树杰编修，第七章第一节、第十一章第一节和第二节由金保方编修，第七章第二节由蒋曙光编修，第八章第二节、第十六章第一节和第二节由孙自学编修，第八章第三节、第七节由王祖龙编修，第八章第四节、第五节由陈胜辉编修，第八章第六节由常青编修，第九章第一节由李湛民编修，第十章第三节由路艺编修，第十章第五节由李晓阳编修，第十一章第三节、第四节由仲崇副编修，第十一章第五节、第六节由刘建国编修，第十一章第七节、第八节、第九节由耿强编修，第十二章第二节由陈磊编修，第十二章第三节、第四节由张培海编修，第十三章第二节由庞然编修，第十三章第三节由邓龙生编修，第十三章第四节由邢喜平编修，第十三章第五节由谢俊明编修，第十四章第一节、第二节由袁少英编修，第十四章第三节、第四节由孙洁编修，第十四章第五节、第六节由宋国宏编修，第十四章第七节、第八节由王本鹏编修，第十四章第九节、第十节由戴宁编修，第十五章第一节、第二节、第三节由孙建明编修，第十五章第四节、第五节由何凌峰编修，第十五章第六节、第七节由王向阳编修，第十五章第八节、第九节由宫小勇编修，第十六章第三节、第四节由张太君编修，第十六章第五节、第六节由张星编修，第十六章第七节由陈赟编修，第十六章第八节由杨文涛编修，各位副主编分章编审；编委秘书杨毅坚主要负责稿件收集和新增内容的初审；数字教材部分由孙大林、李焱风、李群生负责汇总编审。全书由我最后统稿、审稿和定稿。

本教材在编写过程中，参考了大量相关书籍和期刊文献，但限于篇幅，难以将所有参考文献一一列出，尤其是未能将期刊文献列出，恳请相关作者给予谅解和支持。

虽然编委会成员在编修第 2 版过程中作了最大努力，但因编写经验不足，本教材难免存在这样那样的不妥、不足和问题，恳请专家、师生、读者提出宝贵意见和建议并发到邮箱 qin60@tom.com，以期再版时修改、补充、完善、提高。

本教材在编写过程中，一直得到科学出版社中医药分社领导和相关编辑的支持和指导，在此表示衷心感谢！

秦国政

2022 年 5 月于昆明

第1版编写说明

中医男科学是以中医药理论为指导，研究男性特有生理、病理、养生、优生特点以及男性特有疾病的发生、发展、转归、诊断、治疗和护理保健规律的一门中医临床医学一级学科，是中医学不可或缺的一个重要组成部分，有其独特的理论体系。其特点是运用司外揣内、有诸内必行诸外的人体内、外统一理论去认识疾病的发生和演变规律，应用内治和外治相结合的方法防治疾病，具有中医内、外科综合临床的性质。

本教材的编写一是面向21世纪，遵循培养目标，适用于本科五年制教学需要；二是突出教材三基（基本理论、基本知识和基本技能）、五性（思想性、科学性、先进性、启发性和实用性）和三特（特定对象、特定要求和特定限制）的原则；三是尽量体现作为第一部中医男科学规划教材自身的5个特色，即理论系统完善、方法实用有效、病种选择适当、内容全面完整、文字简洁准确。本教材围绕病种选择、疾病的诊断和鉴别诊断、中医药或在中西医综合治疗具体疾病的优势、教学实际等编写，以适应教学的需要。

本门课程的教学目的是通过课堂和临床教学，使学生系统掌握中医男科学的基础理论、基本知识、基本技能和常见病的辨证论治规律及护理、预防、保健知识，熟悉中医男科疾病的主要内、外治法和急诊处理原则，了解某些疑难病的诊治要点，达到毕业后能从事中医男科一般教学和临床工作的实用型人才标准。在编写过程中始终坚持理论联系实际的原则，贯彻“有所为，有所不为”和“少而精”精神，减少不必要的重复。

本教材分总论、各论两个部分。其中，总论部分重点介绍中医男科学的基本理论、基本知识和基本技能，使学生对中医男科学概貌有一个初步的认识，内容包括中医男科学的学科概念及学科发展概况、解剖与生理特点、病因病机、诊断与辨证、治法概要、护理特点、预防保健与优生、男科心理、常用方药等；各论为临床篇，以中医病名为主（无恰当中医病名或争议较大者则用西医病名）分章列节，按解剖部位为主结合中医疾病分类方法分为性功能障碍、不育症、前列腺及精囊疾病、阴茎疾病、阴囊及肾子疾病、房中疾病、其他疾病等七类疾病进行介绍，重点介绍疾病的诊断、鉴别诊断和辨证论治方法，并尽量处理好继承和发扬的关系，在保持中医男科学理论系统性和完整性的基础上，客观反映目前临床研究的新成就。

本教材由国家中医药临床重点学科中医男科学云南点和中华中医药学会男科分会组织，邀请全国34所大学和大学附属医院从事男科临床一线工作并有丰富男科临床诊疗经验和较高学术造诣的43位专家共同编写。其中，第一章、第二章、第三章第三节、第七章第三节、第八章第一节、第十章第一节和第四节由秦国政编写，第三章第一节、第十章第二节由曹继刚编写，第三章第二节由刘保兴编写，第四章第一节、第十二章第一节由张春和编写，第四章第二节由王庆编写，第四章第三节由孙一鸣编写，第五章第一节、第十五章第一节至第四节由崔云编写，第五章第二节由李波编写，第五章第三节由陈其华编写，第五章第四节、第五节由王万春编写，第六章第一节、第十三章第一节由李海松编写，第六章第二节由韩树杰编写，第七章第一节、第十一章第一节和第二节由金保方编写，第七章第二节由蒋曙光编写，第八章第二节、第十六章第一节和第二节由孙自学编写，第八章第三节由王祖龙编写，第八章第四节、第五节由陈胜辉编写，第八章第六节由常青编写，第八章第七节由王祖龙编写，第九章第一节由李湛民编写，第九章第二节由周青编写，第十章第三节由路艺编写，第十章第五节由李晓阳编写，第十一章第三节、第四节由高兆旺编写，第十一章第五节、第六节由刘建国编写，第十一章第七节由尤舒彻编写，第十一章第八节、第九节由耿强编写，第十二章第二节由陈磊编写，第十二章第三节由黄晓朋编写，第十二章第四节由吴天浪编写，第十三章第二节由庞然编写，第十三章第三节由邓龙生编写，第十三章第四节由邢喜平编写，第十三章第五节由谢俊明编写，第十四章第一节、第二节由袁少英编写，第十四章第三节、第四节由孙洁编写，第十四章第五节、第六节、第七节由宋国宏编写，第十三章第八节由王岩斌编写，第十四章第九节、第十节由戴宁编写，第十五章第五节至第九节由王家辉编写，第十六章第三节、第四节由张太君编写，第十六章第五节、第六节由张星编写，第十六章第七节由王传航编写，第十六章第八节由杨文涛编写，各位副主编分章编审，全书由我最后统稿、审稿和定稿。

本教材在编写过程中，编写人员参考了大量相关书籍和期刊文献，但限于篇幅，难以将所有参考文献一一列出，尤其是未能将期刊文献列出，恳请相关作者给予谅解。

由于编写高等中医药院校本科规划教材《中医男科学》属于首次尝试，加之编写经验不足，本教材难免存在这样那样的不妥、不足和问题，恳请专家、师生、读者提出宝贵意见和建议并发到邮箱 qin60@tom.com，以期再版时修改、补充、完善、提高。

本教材在编写过程中，一直得到科学出版社中医药分社领导和相关编辑的支持和指导，在此表示衷心感谢！

秦国政

2017 年 5 月于昆明

目　　录

上篇　总　　论

下篇　各　　论

上篇

总论

第一章　学科概念及学科发展概况

第一节　学科概念与研究范畴

一、学科概念

中医男科学是一门独立的，与中医妇科学相对应的，运用中医药理论来认识和研究男性生理、病理、养生、优生特点，以及男性特有疾病的发生、发展、转归、诊断、治疗和护理保健规律的一门中医内外科综合性临床分支学科，是中医学不可或缺的一个重要组成部分。研究对象是男性，研究重点是男性特有疾病的诊断与治疗。

古人说“宁治十男子，莫治一妇人”。实际上男性疾病并不比女性疾病容易治疗，男性在生理病理、多发病症、治疗方法、养护措施等各方面均与女性显著不同。男性在社会发展中，担负着繁忙而劳动强度较大的工作和繁衍子孙后代的责任。可以说，没有健康的男性，社会就不能很好地发展，后代就不会坚强益壮。男性疾病种类较多，且发病率较高，中医对此不仅有坚实的理论基础，同时还有丰富的临床实践经验。因此，中医男科学的建立不仅是时代的需要和发展中医专科的战略需要，同时也是中医学术和中医临床学科分科发展的必然。

中医男科学与西医男科学有各自的研究内容和重点，其研究手段和方法亦不尽相同。中医男科学与西医男科学的共同点是研究的对象都是男性，不同点是研究范围和研究方法不尽相同。从研究范围来看，西医男科学重点研究男性生殖生理与病理规律和生殖疾病治疗，它是在男性计划生育研究和不育症诊治的实践推动下崛起的，其范围包括男性生殖系统的结构与功能，生殖内分泌，精子的结构与功能，精子的成长、代谢、生化、活力、获能、授精，精液的组成、凝固与液化，以及生殖免疫等，重点在生育、节育与不育；中医男科学则是在中医固有理论指导下并结合自身的特点发展起来的，其研究范围不仅包括男性的生殖生理与病理、不育与节育，同时还研究男子优生、性功能障碍、摄生养性及男性特有疾病的防治护养规律等，可见其研究的内容及范畴要广得多，这一点上优于西医男科学。从研究方法来看，中医男科学的研究是整体的、统一的、局部与整体联系的、运动的，多从宏观方面加以探讨，应用中医学的辨证法则，从四诊、诊断、理法方药、临床观察等方面加以研究；西医男科学的研究多是局部的、单一的、少有联系的、静止的，多从微观方面加以探讨，从形态学、生理学、生物化学、内分泌学、微生物学、遗传学等方面进行研究。两者的最大差异是西医男科学揭示男性生殖生理的优越性和中医男科学治疗男性疾病的无与伦比性。两者之间的关系是各自既是一个独立存在的学科体系，不能相互取代，各有所长，但又可取长补短，相互为用，共同促进学科的发展。

中医男科学虽是一门独立的中医临床学科，但又不能孤立地看待它，它直接受基础理论、方药学、辨证学、摄生等中医基本理论的指导，并与内、外、儿、泌尿等科，以及社会学、心理学等密切相关。所以，要研究中医男科学，不仅要具备男科的专门知识，掌握该学科的专门知识和操作技能，而且要善于学习和运用其他中医学科及现代科学，尤其是西医男科学、社会学、心理学等学科的有关理论知识和技能。

二、研究范畴

中医男科学研究的对象是男性，研究的范畴应包括基础理论、临床实践和实验研究三方面与男性有关的医学问题。

基础理论研究方面，包括中医男科文献及典籍的挖掘与整理、男性生发成长、男性特有生理及病因与病机、诊断与辨证、治则与治法、治疗手段、药物与方剂、预防与护理、疾病时的情志变化、性事保健与养生优生等。

临床实践包括性功能障碍、不育症、阴茎疾病、阴囊疾病、睾丸与附睾疾病、精索疾病、精囊与输精管道疾病、前列腺疾病、男性绝育术后病、性事疾病（房中病）、男科杂病（除上述外的男性特有疾病）和男性的性保健，以及运用中医中药来研究生育与节育等，不宜将血尿、遗尿、多尿、尿浊、斑秃、早秃等非男性特有疾病列入男科临床研究范畴。性传播疾病虽非男性特有疾病，但因其为性传播，加之目前尚未建立较完整的中医性病学体系，所以，这类疾病多归属于男科临床研究范畴。

实验研究主要是指在中医理论指导下，运用传统方法结合现代研究手段和方法，对中医药治疗男科疾病的作用机制进行研究，如动物造模、运用现代检测手段检测有关生理指标等。开展中医男科实验研究工作，不仅能丰富和发展中医男科学理论的学术内涵，同时还能推动并指导临床研究的深入。

第二节　学科发展概况

中医男科学的起源很早，但形成专门的学科又是很晚的事。华夏祖先对男科学的认识虽很细致和深入，但未形成专门的体系，许多资料零乱而不系统。因此，有关男科的起源和发展问题还有待于进一步考证。现仅根据现有文字记载的资料，择其要者作一梗概性的论述。

一、萌　　芽

商周至秦汉是中医男科学的萌芽期。

中医男科学从萌芽到形成，经历了一个漫长的发展过程，其起源可追溯到2000多年前。从1899年在河南安阳西北部商王朝后期文化遗址——殷墟发掘的甲骨文及商周的著作中可发现，商周时代已认识到在解剖、生理方面男女生殖器的结构与功能各不相同，并认识到某些药物与“种子”和“节育”有关，如《山海经·中山经》中有鴢鸟“食之宜子”的记载；《西山经》中有萆荔“食之使人无子”的记载。

我国现存最早的医书《五十二病方》中所论除内、外、妇、儿、五官等疾病外，也记载了一些男科病的病名及治法，如以阴囊肿大为主的㿗疝或疝气，用马屎治疗。《阴阳十一脉灸经》和《阴阳脉死候》中分别记载了㿗疝、偏疝等。可见当时对男性泌尿生殖系疾病有了一定的认识。

春秋战国时期《黄帝内经》（简称《内经》）总结了秦汉以前丰富的医学知识，对男性泌尿生殖生理、病理的论述较详，为中医男科奠定了坚实的理论基础。如《素问·上古天真论》记载的“男子盛衰论”以八八分期论述了男性的生长、发育、生殖和衰老等生命现象的生理变化过程，即“丈夫八岁，肾气实，发长齿更；二八肾气盛，天癸至，精气溢泻，阴阳和，故能有子；三八肾气平均，筋骨劲强，故真牙生而长极；四八筋骨隆盛，肌肉满壮；五八肾气衰，发堕齿槁；六八阳气衰竭于上，面焦，发鬓颁白；七八肝气衰，筋不能动，天癸竭，精少，肾脏衰，形体皆极；八八则齿发去。肾者主水，受五脏六腑之精而藏之，故五脏盛，乃能泄；今五脏皆衰，筋骨解堕，天癸尽矣。故发鬓白，身体重，行步不正而无子耳”。

《内经》对男性生殖器的生理解剖与功能也有所认识，《素问·厥论》说：“前阴者，宗筋之所聚，太阴阳明之所合也。”《素问·痿论》说：“阳明者，五脏六腑之海，主润宗筋。”《素问·刺节真邪论》说阴茎为“身中之机，阴精之候，津液之道”。

《内经》对男性生殖系与经脉关系的论述更为具体，《灵枢·经脉》说足厥阴之脉“循股阴入毛中，过阴器”，足厥阴之别“经胫上睾，结于茎”；《灵枢·经筋》说足阳明之筋“其直者，上循伏兔，结于睾，聚于阴器”，足太阴之筋“上循阴股，结于髀，聚于阴器”，足少阴之筋“并太阴之筋而上循阴股，结于阴器”。

不仅如此，《内经》还记载了疝病、囊缩、囊纵、阴痿、阴缩、失精、睾丸卒肿、阴茎挺长暴痒、阴痛、天宦等男科疾病，并阐述了这些疾病的病机或治法。从上可见，《内经》有关男科生理、病理、疾病等知识，是后世中医男科学发展和形成的主要理论基础，有些理论至今仍有效地指导着中医男科临床，如《灵枢·经筋》阐述的“足厥阴之筋，其病阴器不用”“伤于内则不起”之阳痿病理观，为后世医家提出“阳痿从肝论治”的治疗思路提供了理论依据。

秦始皇三十一年到汉初元七年的名医淳于意，为医案体例的创始人，在其25例“诊籍”中有“涌疝”一案，为男科疾病的第一个医案。

外科鼻祖汉代华佗所著的《中藏经》中论述了卵缩的病理机制及表现、生死和疝病脉证等。他的另一部著作《华佗神医秘传》中对男科疾病的论述更为具体，从病因病理、临床表现和论治方法等方面论述了痨疝、心虚遗精、无梦自遗、阴虚遗精、虚劳失精、虚劳尿精、脱精、强中、阴痿、阳缩、阴肿、阴囊湿痒、囊痈、子痈、男子乳房肿如妇人等10余种男科疾病。还值得一提的是论述了囊痈与疝气的鉴别诊断，开辟了男科疾病鉴别诊断之先河。

汉建安时期张仲景著《伤寒杂病论》，奠定了辨证论治的基础。对男科疾病如失精、阴寒、狐疝等的论述，不仅有病名、症状，而且论述了病因病理和治法方药。更难得的是认识到了男病多虚的特点，并对此进行了细致的阐述，为后世男虚论奠定了基础。关于男病多虚，近代名医陆渊雷说：“盖五劳六极，男子为多，七伤又全是男子生殖器病，虚劳多标男子者，殆以此也。”

《武威汉代医简》中首次记载了男科“七伤”的具体证候，即“一曰阴寒，二曰阴痿，三曰阴衰，四曰囊下湿痒、黄汗出，辛恿（痛），五曰小便有余，六曰茎中痛如林（淋）状，七曰精自出，空居独怒，临事不举，起死玉门中，意常欲得妇人”。其所论“七伤”皆认为由虚劳引起，所述症状较《内经》有关虚劳的描述要确切具体，补足了张仲景著作中阙如的“七伤”内容。

从上述可以看出，商周至秦汉时期对男性生殖系统的生理、病理、疾病、治疗及男性生命现象的生理变化过程均有了一定的认识，是中医男科学的萌芽时期。

二、发　展

晋宋之间是中医男科学的发展期。

西晋南北朝临床医学成就很大，著述颇多，但多已散佚，流传至今较为完善的著作仅有葛洪的《肘后备急方》。该书对男科疾病的治疗，专拟一篇加以记述，曰“治卒阴肿痛颓卵方”，收载了治疗男子阴卒肿痛、阴疝、阴茎中卒痛、阴疮损烂、阴蚀欲尽、阴痒汗出、囊下湿痒皮剥、阴头生疮、阴痛等10余种疾病的单验方及灸法，从而使男科方剂有了一定的发展。

疝病是男科常见疾病之一，根据对南北朝古尸的一侧阴囊肿大的研究表明，我国男性患疝病的历史以有实体病例解剖为依据，迄今已有1500多年。

隋代巢元方所著《诸病源候论》是一部包罗临床各科疾病的中医病因病理学专著。其中对男科疾病的论述独树一帜，专主虚论，认为男科疾病大多由肾虚引起。所论男科疾病有无子、少精、精血、时气阴茎肿、遗精、阳痿、阳强等16种；所论“七伤”证候，皆认为系肾脏亏损所致，其具体内容与《武威汉代医简》有所不同，论曰：“七伤者，一曰阴寒，二曰阴痿，三曰里急，四曰精连连，五曰精少、阴下湿，六曰精清，七曰小便苦数、临事不举。”巢氏对中医男科的贡献在于发展了中医男科病因病理学说思想。

唐代孙思邈著《备急千金要方》在论述男科疾病方面，补充了《诸病源候论》治法方药的不足，并有所发展。该书“精极”篇中论精极之病，载方19首、灸法12种。在卷十一中论述了厥阴经脉与男性生殖器的关系，以及肝的功能失常与男科疾病的关系。卷十九论述了肾与外肾的关系，并指出男病有“五劳七伤”“五劳六绝”“八风十二痹”等，其中对“六绝”“八风十二痹”没有具体的证候描述。“五劳”“七伤”的内容为：“一曰阴衰，二曰精清，三曰精少，四曰阴消，五曰囊下湿，六曰腰胁苦痛，七曰膝厥痛冷不能行，小便淋漓，茎中痛，或精自出。有病如此，所谓七伤。一曰志劳，二曰思劳，三曰心劳，四曰忧劳，五曰疲劳，此谓五劳”；同时还认识到肾劳不仅有虚，而且有实。尤值一提的还有该书记载了世界上最早的导尿术。

男性不育症的一大原因是生殖生理缺陷。唐代王冰便提出了“五不男”之说，即“天、犍、漏、怯、变”。“天”即阳痿不用，又称为“夭”，也就是阴茎短小、畸形等；“犍”指男子阴茎被阉割；“漏”指经常遗泄，精子缺少或不健全；“怯”为临事举而不强；“变”指体兼男女之男性两性畸形。

大约成书于晋隋唐时期的敦煌医方《黑帝要略方》和《不知名医方第十七种》叙述了男子房损、阳痿、阴疮、卵肿、阴小等的治疗方法，内服药有汤剂、丸剂、粉剂，而以酒剂为多，外用药包括洗剂、涂剂、敷剂和坐药。此外，尚有灸法、食疗等。

到了宋代，印刷术的盛行使医学知识得到了广泛的流传。宋代王怀隐等编撰的《太平圣惠方》开卷首论“丈夫盛衰法”和“论女子盛衰法”，明确地指出男女生长衰老过程各不相同。所论男科疾病，先论理，次论证，后论法与方。所述病理，也多以虚劳立论。该书载有男科方剂127首，计虚劳梦泄方13首、虚劳阴痿方10首、虚劳失精方7首、虚劳尿精方8首、虚劳少精方7首、虚劳阴肿方8首、虚劳阴疮方4首、虚劳阴下湿痒生疮方8首、阴痨方12首、阴肿方11首、阴痛方9首、阴疮方22首及阴下湿痒方8首等诸男科方剂。该书对男科的贡献在于发展了中医男科疾病同病异治思想和中医男科方剂学。稍后成书的《圣济总录》对男科的论述与《太平圣惠方》基本相同。

宋代施桂堂的《察病指南》是现存较早的中医诊断学专著。其从脉象上来阐述了男女生理之不同，发展了中医男科脉学理论，认为“男子阳脉常盛，阴脉常弱”“男得女脉为不足，病在内”。这是最早的男科脉学理论的记述。

严用和的《济生方》提出了男科重要理论“肾精贵乎专涩”的论点，在“诸疝门”中论述了诸疝

（厥疝、癞疝、寒疝、气疝、盘疝、腑疝、狼疝）及阴痨（肠痨、气痨、卵胀、水痨）的分类和证治。对阴痨的病因认为是因不爱卫生，或房事过度，或七情所伤，或冷湿所浸引起，难得的是还认识到若小儿有生以来便有此病者，是宿疾，因先天禀赋不足引起。该书还记载了治疝名方橘核丸。

从上简要介绍中可以看出，晋隋唐宋时期，男科理论逐步深化，男科病症诊疗范围逐渐扩大，治疗方法与方药随之增多，学科研究得以向纵深发展。

三、雏　　形

金清之间是中医男科学的雏形期。

金元时期由于病因论点和治疗用药不同，中医学形成了以刘完素、李东垣、张子和及朱丹溪四大家为主的寒凉、补土、攻下和滋阴四大派别，对中医男科学也产生了一定的影响，对疝症、遗精、精浊、下疳等作了详细的论述。

刘完素认为阴疝乃肾虚寒水涸所致，治当泻邪补脉。同时还指出白淫乃七情不畅所致。

张子和除论述了茎中痛、下疳以及寒、水、筋、血、气、狐、痨七疝的病形、治法外，还提出了“疝本肝经宜通勿塞”的论点。认为“诸疝皆归肝经”“凡疝者，非肝木受邪，则肝木自甚”，力批《内经》《铜人》论七疝之说及那种不辨病情一概大温大补的治法，指出男子之疝“不可妄归肾冷”“不可便言虚而补之。治疝一一以攻下和上涌”。要言之，张氏倡“疝病治肝”，治疝当以治肝为本，宜通勿塞，气疝、狐疝等当疏肝理气，寒疝、水疝宜温肝逐水，血疝宜柔肝活血，痨疝当散肝祛湿，筋疝宜清肝宁心。这些理论于男科临床至今仍有现实意义。

朱丹溪认为自《素问》以下，历代名医论疝皆为寒之说不全面，指出疝乃“湿热之邪不得疏散”引起，并认为治之“非痛断房事与厚味不可”。同时还认识到男科疾病与七情不畅有密切关系，七情不畅可引起阴痿、少精、阴缩等疾病。所论男科疾病有失精、阴疮、囊痈、阴囊风、阴痿、阴缩、疝病等。

李东垣对男科理论最大的贡献是认识到了阴囊随气候的变化而伸缩的规律，他说：“以平康不病之人论之，夏暑大热，囊卵累垂；冬天大寒，急缩收上”，并进一步阐述了这种规律的道理，“冬天阳气在内，阴气在外，人亦应之，故寒在外则皮急，皮急则囊缩。夏月阴气在内，阳气在外，人亦应之，故热在外则皮缓，皮缓则囊垂”，这种认识从现代生理学角度来看也是正确的。

同时代窦汉卿的《疮疡经验全书》对囊痈、阴囊毒、阴蚀疮等男性外科病作了详细论述，并最早记载了阴囊痈切开排脓的手术治疗方法。

元代萨谦斋的《瑞竹堂验方》论疝，反昔“疝主肝经”之说，提出疝是邪风在肾与血聚逐渐成形而致的“疝在肾经”的观点，指出其治无补法而当疏利。对男科疾病的贡献是记载了男子更年期综合征，论曰：“世人中年，精耗神衰，常言百事心灰。盖源心血少而火不能下降，肾气惫而水不能上升，至心中隔绝，荣卫不知。所苦者，上则心多惊怖；中则塞痞，饮食减少；下则虚冷遗泄，甚则阴痿不兴，脏气滑泄。”该书载有“铁瓮先生交感丹”为治，反对峻补肾阳，认为峻补下田的方法是“健伪失真”，会引起疾病恶化。另外还收载了治疗男子五劳七伤的精锁正元丹。

明清时期，医学有很大发展，男科资料得到了进一步整理，中医男科学的雏形基本形成。

明代吴博论疝之治，主张祛逐肝经湿热、消导下焦痰血，反对张子和攻下的论点。薛己《薛氏医案》载有男性阴茎痰核第一个医案。汪机《外科理例》对男科前阴疾病如下疳、囊痈、阴疝、水疝、阴挺、阴囊湿痒、阴茎痰核等，或论因论治，或仅论治，或载医案，尤对囊痈论述甚详。皇甫中《明医指掌》除对男科有关疾病论述详尽外，还提出了“男子之劳，起于伤精”的论点。

李梴《医学入门》提出“气宜降、精宜升”的观点。方隅《医林绳墨》指出“疝本于肾而治在于肝”，并论述了阴痿与强中的成因、表现及治法。对男科的最大贡献是提出了男科前阴疾病的分脏论治法，指出“凡遇阴子之病，当从乎肝治；阴茎之病，亦从乎肝治；阴囊之病，当从乎脾治；精道之病，当从乎肾治”。王肯堂《证治准绳》论疝与历代理论不同，认为“任脉是疝病之本源，各经是疝病之支流”。张三锡《医学准绳六要》论述了阴汗、阴臭、阴痒、阴茎痛等男性前阴诸病。陈实功《外科正宗》对男科前阴病论述更详，从病因病机、临床表现、诊断、治法、治验、治方等诸方面进行阐述，并记载了第一例男性因患乳癌而死亡的病历经过。张介宾《景岳全书》除主阳痿命门火衰论外，论失精之证也颇周详，证分9种，认为此病“五脏皆有所主”；同时，力批前人论疝之说，指出张子和、朱丹溪等的“疝本属厥阴之一经”的论点不可信也不可法，认为“疝气所属，本非一经”。

由于男科知识的积累，明代时中医男科学的雏形已基本形成。岳甫嘉编著了中医学史上第一部中医男科专著《男科证治全编》，可惜该书失传，从而使男科内容聚而复散。所幸其著另一男科专病著作《医学正印种子编·男科》得以传世至今。

清代林之翰《四诊抉微》发展了男科脉学理论，认为“男子尺脉恒弱”“男得女脉为不足，病在内。左得之，病在左；右得之，病在右”“男得女脉者，谓尺盛而寸弱”。陈梦雷等辑《古今图书集成·医部全录》使男科资料得到了一次很好的收集，所论男科疾病近30种。吴谦等编《医宗金鉴》记述了疝病的气血寒热虚实辨证要点，认为疝病“在左边阴丸属血分”“在右边阴丸属气分”“凡寒则收引而痛甚，热则纵而痛微。凡湿则肿而重坠；而虚也重坠，但轻轻然而不重也”，同时对阴肿、疳疮等男科疾病也作了较详的论述。温病大家叶天士论失精之病颇有见地，将失精分为梦泄、精浊、精滑、遗精，指出其治非草木血肉有情之品能愈，而是“全赖自知利害，保真为第一要”；论阴痿，认为是“心悸内怯”和“情志怫郁”致“心肾不交”所为。郑钦安《医法圆通》认为疝病“上缩则阴盛，红肿乃热增”；对失精病则认为“神魂不藏是其本旨”“法宜封固”；更重要的是明确指出阴茎的勃起功能受心控制，即“玉茎之举，必须心火下煦”；石寿棠《医原》在男性生理解剖方面，认为“肾藏精”是因肾与精液总管相通之故，并认识到男子精、溺两管至前阴合而为一。在养生方面，其认为必须“寡欲节劳，以养其心”，再适寒温、调饮食，则精自足，此为葆精妙法，也为男子优生之要法。高秉钧《疡科临证心得集》首次详细论述了阴茎癌的病因病理、演变过程，并将其列为疡科四大绝证之一，他说阴茎癌“初起马口之内生肉一粒，如竖肉之状，坚硬而痒，即有脂水。延至一二年或五六载，时觉疼痛应心，玉茎渐渐肿胀，其马口之竖肉处翻花若榴子样，此肾癌已成也。渐至龟头破烂，凸出凹进，痛楚难胜，甚或鲜血流注。斯时必脾胃衰弱，饮食不思，即食亦无味，形神困惫，或血流至二三次，即玉茎尽为烂去，如精液不能灌输，即溘然而毙矣”。许克昌《外科证治全书》论述了囊脱、阴头痈、小儿茎肿、强中等男科疾病，并认识到下疳疮的外因是由于“娼妇阴器淤浊未净，辄与交媾，致淫精邪毒，感触精宫为患”，且“最不易愈”，同时还指出其有传染性。

这一时期还值得一提的是《傅青主男科》《血证论》和《阳痿论》三书。

《傅青主男科》认识到男科疾病有其特点，须分科研究，该书便是为有别于妇科而著。此著虽题为“男科书”，但不是男科专著，不过其对男科病的论述颇有见地。如对失精证的论述分精滑梦遗、夜梦遗精、遗精健忘等，其理皆为心肾不交，其治不论何因，均从心肾着手，可谓抓住治失精之机要；另外，还对阳强、阴痿、疝气、肾子痈、偏坠等疾病进行了论述。

《血证论》中“男女异同论”篇提出了“男子主气”的论点，用逻辑推理方法论述了男女生理上的差异，认为“男子以气为主，气主阳气而上行，血随气上而成髭须。丹田为男子气血之总会，男子血入丹田从水化而为肾精。男子之精属气属水，而其中也有血有火。男子主气，气主阳而上行，血余不从下泄，而循冲任脉上绕唇周而为髭须，而生髭者乃泄血之余也”。这种认识方法虽不完全揭示男性精气与髭须的实质，但就中医对此问题的认识高度来看，无疑是一个很大的进展，对中医男科理论的补充有重要意义。

《阳痿论》二卷，是中医史上男科专病的又一部著作，但未得刊行，系清末医家韩善徵所著。卷上论总义和病机，卷下列医案和方药。该书对阳痿的病因病机论述甚为精细，对病理力主阴虚，尚有痰、暑、瘀阻等。该书不仅是记载阳痿病最早的专著，也是对阳痿病论述最要者。

清末民国初期的陆清洁编著《大众万病医药顾问》，使中医临床各科资料得到了很好的收集整理，男科资料也是如此。《大众万病医药顾问》计 16 种，每种论述一科疾病，男科资料主要集中在“性病科”“内科”及“妇人科”等科中，共论男科疾病如男子不育症等 10 余种，对每一病均从病源、症状、变证、疗法、调养、方解等诸方面详加阐述。“性病科”除外女科病，全是男科病，在该科总论中列有用药、服药、煎药、卫生、医理“五须知”，望诊、闻声、闻证、切脉“四要诀”，并在“总诀”中提出了治性病之“六要诀”，内容包括戒手淫，绝欲，以补药为主，以及阴痿、失精、早泄的体育疗法等。总之该书对男科内容的论述较前任何时候的论著均较详细，对男科学的发展做出了积极的贡献。同一时期的《中国医药汇海》对男科疾病的论述主要是前阴外科疾病如阴囊毒、茎中痒等共 11 种。若把此著中的男性外科疾病与前著中所论男性内科疾病相合，则基本上包括了男科特有的疾病范畴。

综上所述，金元至清末民国初期，尤其是明清时期，男科病的辨证施治渐臻完善，对男科病的病名、相关概念、鉴别诊断、诊治方药等认识的深度均远远超出上述各期，并相继出现了一些以“男科”命名的书或著述，如《男科证治全编》（已佚）《医学正印种子编·男科》《傅青主男科》《素圃医案·男病治效》及《阳痿论》等。这一时期的医家通过大量的男科临床实践，积累了不少经验，有稽可考的男科医案达 500 余例，从而使中医男科学的雏形得以基本形成。此外，这一时期对性传播疾病的诊治也积累了一定经验，并出现了《解围元薮》《霉疮秘录》等论著。

四、成　形

新中国成立后是中医男科学的成形期。

尽管古代医家从不同侧面充实和发展了男科内容，使男科医学有所发展，但由于社会、经济、文化等方面的诸多因素和对男科疾病特点认识的不足，中医男科一直没有形成较为完整的理论体系，更无相应的系统学科专著问世。

新中国成立以后的相当一段时期，中医学得到了突飞猛进的发展，虽然因政治、经济等方面的原因，没有将男科医学作为一门独立的临床学科加以重视，但对男科医学的某些内容从理论到临床都进行了广泛的探讨，共发表了数百篇有价值的研究文章。著名中医学家秦伯未明确指出“由于男女生理上的特点，前阴症状各不相同……在病因方面，多因阳虚、气陷和肝火、湿热。一般以肾为男子的先天”。在《中医临证备要》中记述了男子乳房结核、无子等 10 余种疾病。中医外科专家许履和对男科疾病尤其是前阴疾病的治疗很有创见，《许履和外科经验集》记述了睾丸血肿、子痰、阴茎痰核、阴囊血痣等近 20 种男性外科病。索延昌《虚证论》一书中专立“男虚论”一章对一些男科疾病加以论述，这是建国后首次对男科疾病加以专门论述的文献。活血化瘀专家颜德馨的《活血化瘀疗法临床实践》记载用活血化瘀法治疗阴囊萎缩等男性疾病，开创了活血化瘀法在男科临床中运用的新篇章。《男性不育》从各个方面论述了男子不育症的各种问题，是新中国成立后的首部男科专病著作。

进入20世纪70年代末80年代初以后，随着国际“男性学”热潮的出现和国内经济的迅速发展、政治环境的相对宽松及社会的客观需求，中医界高度重视对男科学的研究，中医男科学的发展进入了高峰时期，中医男科学学科专著不断涌现，80年代末中医男科学作为中医临床医学的一个专门学科得以形成，其学科基本体系得以构建。

思维导图

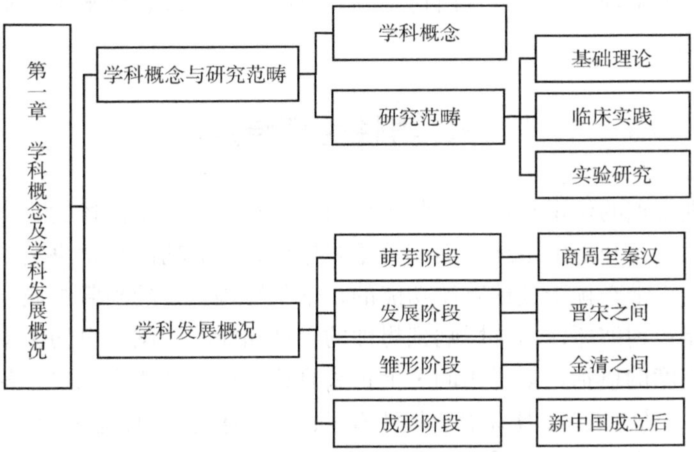

思考题

1. 如何理解中医男科学的学科概念？
2. 中医男科学的发展大致经历了哪几个阶段？

第二章　解剖与生理特点

男女之别在于有不同的生殖系统和各自的生理特点。男性有睾丸、阴茎、前列腺等，具备了生精、藏精、排精、种子四大生理功能。本章所讨论的男科解剖与生理，仅限于有别于女性的生殖生理及其有关的生理功能。

一、男性生理特点

中医对男性生理特点的认识是通过"肾主生殖"等有关理论来阐述的。中医学认为肾藏精、主生殖，在男性生长发育和生殖生理方面起着重要作用，肾的功能正常决定了男性生理功能的正常发挥，而肾功能的正常必赖于其他脏腑功能的正常与协调。肾的阴阳失调，或其他脏腑功能失常，与肾的协调功能受到破坏，均可影响到男性的生理功能。我国最早的医学著作《内经》对男性的生理特点作了高度的概括，如《素问·上古天真论》说："丈夫八岁，肾气实，发长齿更；二八肾气盛，天癸至，精气溢泻，阴阳合，故能有子；三八肾气平均，筋骨劲强，故真牙生而长极；四八筋骨隆盛，肌肉壮满；五八肾气衰，发堕齿槁；六八阳气衰竭于上，面焦，发鬓颁白；七八肝气衰，筋不能动，天癸竭，精少，肾脏衰，形体皆极；八八则齿发去。肾者主水，受五脏六腑之精而藏之，故五脏盛，乃能泄；今五脏皆衰，筋骨解堕，天癸尽矣，故发鬓白，身体重，行步不正而无子耳。"该书以 8 岁为一个年龄周期记述了男性在生长、发育、生殖功能成熟和衰退的生理变化过程中的特点，突出反映了肾气、天癸、精三者在人体生理活动和生殖功能方面的重要作用。

中医学认为，男子生殖系统的发育及生精、种子等功能与肾气密切相关，而肾气之盛衰又与天癸之至与竭有直接关系。肾气虚可导致天癸迟至或天癸早竭，天癸迟至则性功能不得成熟，天癸早竭则性功能过早衰退。肾气虚者性功能多低下，或引起无精子、无精液、不育症等病症。男子到了 16 岁前后的青春期，肾气始盛，天癸充盈，发育迅速，尤其是性器官和性征的发育最为明显，性功能和生殖能力趋于成熟，并开始出现排精现象，初步具备了生育能力。24 ～ 30 岁是男性发育的鼎盛时期，此时肾气充实，天癸充足，为最佳生育年龄，故《周易》谓"男子三十而娶"。56 岁左右，肾气始衰，天癸渐竭，性功能和生殖能力逐渐衰退。约 65 岁开始，性能力明显下降，一般不再有生育能力。个别善于养生、先天禀赋充足者或许有生育可能，因其"道者，能却老而全形，身年虽寿，能生子也"。

男性天癸是促进男性机体生长发育、生殖功能旺盛、精液精子的产生、第二性征的维持及种子生育的一种物质，而非男子之精。天癸孕育于胚胎时期，储藏于肾，并受肾气盛衰的影响和后天水谷精微之充养。"二八"以后，天癸充，精满溢泻，初具种子能力；"七八"以后，天癸衰、精少，种子能力减退。天癸在心肾等脏腑及经络、气血功能的协同作用下发挥其生理功能。天癸的产生、成熟、竭尽及量之多少，可从机体的生理病理等方面反映出来，可以提示某些疾病的病因病机，从而指导临床治疗。

生殖之精的生成与排泄是男性特有的生理特点之一。生殖之精的生成以脏腑、经络、气血的功能正常及其协调作用为基础，以肾气的强弱和天癸的至竭为决定性因素，也即生殖之精生成的多少直接受肾气、天癸的控制。心主调神，肾主藏精，肝主疏泄，脾主统摄，肺朝百脉，诸脏功能正常并协同作用，维持着排精功能的正常进行。“肾者作强之官，伎巧出焉”的功能正常，有了足量、质高的生殖之精，男性便具备了种子功能。

综上所述，肾主宰着人体的生长、发育、衰老过程和生殖活动，男子一生的自然盛衰现象正是肾气自然盛衰的外在表现。中医学还精辟地揭示男子性能力和生殖能力的基础是肾气、天癸和生殖之精三大物质。三大物质之间既相互区别，又紧密联系。天癸来源于先天之精气，靠后天水谷滋养；肾气的充实促使天癸充盛，随着天癸的充实，精室产生成熟精子而精液溢泻。三者之中，天癸是促进男性性能力和生殖能力旺盛的关键物质，性能力和生殖能力的强弱随着天癸的盛衰而发生变化。因此，男性的生理特点是以肾主生殖为中心，以肾气、天癸、精三大物质为基础，以肾气 - 天癸 - 精为主轴的功能活动正常并协同作用的运动变化过程。中医学的这种认识较为正确地揭示了男性性生理的发生机制和变化过程，西医男性学对男性性生理的研究结果与此有相似之处。

二、外肾解剖与生理

古代将性器官统称为“阴”或“阴器”。“阴”有双层含义，一指性器官位于人体下部，下为阴，故称阴器；一指隐蔽，“阴”者隐也，指性器官位于人体隐秘之处。“阴”或“阴器”有时除指整个生殖器官外，还指代生殖器官的某一具体部位，如《素问·厥论》之“宗筋会于阴器”，《诸病源候论》之“肾荣于阴器”，此“阴器”即指整个性器官而言；“阴疮”“阴肿”中的“阴”则指阴茎或阴囊。古时用“朘”指代男性儿童的性器官，《说文解字》曰：“朘，赤子阴也”；有时又指成年男性性器官，如马王堆出土的医书《十问》中有“人气莫如朘精”的记载。后世有将男性性器官统称“外肾”者。男子外肾包括阴茎、阴囊、睾丸、精室、子系等，现分述如下。

1. 阴茎　阴茎在古代医书中的称谓有“茎”“玉茎”“茎物”“溺茎”“阳物”“玉荚”“赤子”“势”“阳峰”“阴干”“阳”等，如《玄女经》曰：“女或不悦，其质不动，其液不出，玉茎不强。”阴茎状如树干或狭长之豆，故以“茎”或“荚”名之，“玉”则譬其珍贵，“赤子”言其娇嫩，“阳物”则指阴茎为男性专有。古人还认为阴茎是由众多的“筋”所组成，故又称之为“宗筋”，如《素问·痿论》曰：“阳明者，五脏六腑之海，主润宗筋”“入房太甚，宗筋弛纵”；《素问·厥论》曰：“前阴者，宗筋之所聚，太阴阳明之所合”。阴茎头部为龟头，古代医书称之为“阴头”。阴头中间的开口处为前尿道口，是精液和尿液排出的外口，古医书称之为“马口”，有称之为“精窍”或“精孔”者，指此为精液排出之窍道，如《寓意草》曰：“漏精，乃精窍之病。”由于男性尿道具有排精、排尿的双重功能，故古人将其称为“精道”“溺道”或“水道”。

阴茎是男子性交器官，同时又主尿液的排出。阴茎由筋组成，肝主筋；又阴茎内有精道通过，故《医林绳墨》认为“阴茎之病，亦从乎肝治”“精道之病，当从乎肾治”。这为外肾疾病分脏论治提供了一定的理论基础。

2. 阴囊　“阴囊”之名，首见于晋代。《肘后备急方》曰：“阴囊下湿痒，皮剥。”阴囊，也称“肾囊”“脬囊”或“睾囊”。在《内经》则称为“囊”或“垂”，或将阴囊、阴茎、睾丸合而称之为“阴”。

“囊”是形容其状似囊袋而能盛物，“垂”则言其位置悬垂于人体会阴之处。阴囊状似囊袋，悬垂于人体会阴之处，内盛睾丸等组织，其外壁皮肤伸缩性很大，可随外界温度和体内温度变化而伸缩，以调节阴囊内温度，有利于精子的生成和储存；又因其宽松柔软，缓冲力大，从而保护睾丸避免或减轻外力的损伤。观察阴囊的松紧、大小、颜色等变化，可以了解整体病变的情况，为疾病的诊治提供依据。肝、肾二脏与阴囊的生理病理有密切关系，但亦有人认为，阴囊由肌肉组成，肌肉属脾所主，故阴囊之病当从脾治，如《医林绳墨》曰：“阴囊之病，当从乎脾治。”但因肝、肾与阴囊也有密切关系，故其病还应考虑从肝、肾论治。

3. 睾丸 马王堆医书《五十二病方》中称睾丸为“卵”。其后的《内经》沿用这一称谓，亦以“睾”“丸”“阴卵”等名冠之，如《灵枢·邪气藏府病形》曰：“小肠病者，小腹痛，腰背控睾而痛。”《灵枢·始终》曰：“厥阴终者……甚则舌卷卵上缩。”《素问·骨空论》曰：“腰痛不可以转摇，急引阴卵。”以上名称多为后世沿用。称之“卵”“丸”者，是因睾丸状如卵丸。对睾丸的称谓还有“阴丸”“阴核”“卵核”“肾子”“子”等多种称呼。古人认识到睾丸与“肾脏”有密切联系，故将睾丸称为“外肾”。如《奇效良方》曰：“颓疝者，外肾坚肿”，即指睾丸坚硬肿大。这种命名显然有意将肾脏分为内外，意识到生殖之精是由“外肾”产生，这与现代解剖生理学的认识相一致。难能可贵之处还在于古代医家已经发现睾丸是男性生育的决定性因素之一，如《广嗣纪要》记载了男子“乏其后嗣”的5种病，其中之一为“犍”，即“外肾只有一子，或全无者”，这种病实际上就是无睾症或独睾症。

睾丸位于阴囊之内，左右各一，状如雀卵，产生生殖之精。男性性特征之一的胡须与睾丸有密切的内在联系。如《灵枢·五音五味》曰：“士人有伤于阴，阴气绝而不起，阴不用，然其须不去，其何故也？……宦者，去其宗筋，伤其冲脉，血泻不复，皮肤内结，唇口不荣，故须不生”“其有天宦者，未尝被伤，不脱于血，然其须不生，其何故也？……此天之所不足也，其冲任不盛，宗筋不成，有气无血，唇口不荣，故须不生”，明确指出胡须的生长与否与睾丸的有无或功能的正常与否有关，与阴茎无关。虽阴茎受伤而萎软不用，但睾丸未伤，故胡须照样生长。宦官不生胡须的原因是少时阉割（睾丸被切除）的结果；天宦之人（天阉）没有胡须则是由于先天不足、睾丸缺如或睾丸先天发育不良所致，这种人不仅不生长胡须，连正常的性能力和生殖能力都没有。这是对男性先天性性腺疾病的最早记载。

明代医家方隅认为睾丸乃筋之成，肝为筋之主，故其病当以肝治。《医林绳墨》说：“凡遇阴子之病，当从乎肝治。”“阴子”即睾丸。但因睾丸寄肾而生，肾为其主，故其病又当从肾治。

4. 精室 精室，又名精房或精宫，为男性生殖之精藏蓄之处所，有促成生殖之精成熟，以及藏精和生育的功能。

精室在形态上中空似腑；在功能上可化生和储藏生殖之精而具备脏的功能，又能输送和排泄生殖之精而具有腑的特性，故具有奇恒之腑的特点。精室的生理特性是对精液的储藏、溢泻，既非藏而不泻，也非泻不秘藏，而是在肾之秘固、肝之疏泄、心之主宰及脾肺之升摄等脏腑功能的协同作用下，其开启与秘闭、满盈与溢泻维持动态平衡。这种生理特性对于维持男性的性与生殖能力至关重要。“精满则溢”，成年男性若年长未婚，或虽婚长期分居等，皆会造成精室瘀阻不畅，影响身心健康，如《十问》曰：“竣气宛闭（精窍闭塞不通），百脉生疾。”《备急千金要方》曰：“强抑郁闭之，难持易失，使人漏精尿浊”“亦不可抑忍，久而不泄，致生痈疽”等。但若恣情纵欲，房事过度，不仅耗伤精气，加重精室负担，也会导致疾病的发生。因此既不能强调保精而走向禁欲的极端，也不能认为因担心精室郁闭而纵欲。房事生活应当适度，当节不当绝，以和为贵。这种认识从中医理论上来讲，与奇恒之府的生理特点极相吻合。

腑病多实宜通，脏病多虚宜补，精室兼具脏腑特性，其病有实有虚，故治疗宜视病情或通或补，不能拘泥于精病宜补之一途。精室与肾、肝、心、脾、肺五脏均有联系，应从多脏论治，非治肾之一法。

5. 子系 子系，顾名思义，指维系肾子即睾丸的组织，故又称“睾系”或“阴筋”。《灵枢·四时气》说：“小腹控睾，引腰背，上冲心，邪在小肠者，连睾系。”古人认为睾丸系带是由“筋”组成的柔软的束状组织，故以“系”或“筋”为名。睾系相当于精索。子系之功能一是维系悬挂睾丸；二是肾等脏腑的气血精微物质以此为通道供给睾丸营养；三是生殖之精以此为通道排入女性体内而生育。子系有病，通道不畅，睾丸失去肾气等精微物质的温煦濡养或生殖之精排泄障碍，可以导致阳痿、不育症等疾病。子系之病，主要从肝调治。

三、脏腑功能与男性生理

（一）肾与男性生理

肾的功能，在男科学中一般指泌尿生殖系统及其相关系统的功能。男性的外阴、内生殖器与肾通过经络直接联系，天癸的充实和精的生成与排泄与肾密切相关。

1. 藏精气，主人体生长发育 肾中精气，内寓元阴元阳，即肾阴肾阳，是维持人体阴阳平衡的基础。肾阳又称元阳、真阳、命门真火、先天真火等，是肾生理活动的原动力，为人体阳气的根本，对全身脏腑、四肢百骸等起着温煦作用，凡男性生殖、性生理活动，包括内外生殖器官的生长、发育及其功能的维持，都需要肾阳的温养。肾阴即肾之阴液，又称元阴、真阴、肾水、先天真水等，是肾生理活动的物质基础，人体阴液之源泉，对脏腑、四肢百骸等起着濡养作用。肾阴肾阳对维持男性性器官的生殖功能同等重要。肾气以肾精为物质基础，凡肾精充足，则肾气旺盛，阴平阳秘；肾精不足，则肾气虚衰，阴阳失调。肾精、肾气、肾阴、肾阳四者相互作用，共同维持肾生理活动的正常进行。肾气盛衰反映男性生长发育之生理过程。男子一生的生长、发育、壮盛、衰老等过程，就是肾气盛衰的全过程，肾气内在的盛衰可通过外在生理特征的盛衰来反映。

2. 充天癸，化生生殖之精 天癸孕育于人体胚胎时期，随着肾气的发育旺盛，而渐趋成熟。天癸经肾气充养到一定程度，才能促使人体化生生殖之精，人的生殖功能的生理活动才会有足够的物质基础。天癸通过冲任二脉促使生殖之精的化生、发育和成熟。生殖之精藏于外肾，是繁衍生命的物质基础，是胚胎形成的始基。

3. 主气化，司津液 肾的气化是调节人体水液代谢平衡的中心环节。《素问·逆调论》指出“肾者，水脏，主津液”。肾气充盛，气化正常，开阖适度，水液的输布与排泄方能正常进行。如肾之气化功能失常，开阖失度，则会出现病态，若开多阖少，可致夜尿增多、尿崩或失禁；阖多开少，则会出现排尿无力、小便滴沥不尽或尿闭。

4. 主前阴二窍，司尿与精液之排泄 男子前阴之中有精窍、溺窍，二窍之外口为一，通过冲任二脉得肾阴液的滋养。在肾的协同作用下，精窍司精室的开阖，主精液排泄，《素问·灵兰秘典论》曰：“肾者，作强之官，伎巧出焉”，即指肾主前阴二窍，能使阴茎勃起，开启精关，从精窍排泄生殖之精，从而繁衍新的生命；在肾与膀胱的协同作用下，调节尿液之排泄，由溺窍而生。

（二）肝与男性生理

肝与男性生理主要通过肝主润宗筋、协同精液排泄及精血互生等来体现。

1. 主藏血，濡养外肾 宗筋为肝所主，有广义和狭义之分，广义泛指身之筋膜，狭义则专指外肾，即位于前阴的生殖器官，包括阴茎、阴囊、睾丸等。外肾受肝血之濡养，对血液的需求较高，在性事活动中，肝一方面能及时、充分地供给外肾足够的血液，使阴茎骤然勃起和持续坚硬以完成性事的全过程；一方面又在性事完成后，及时迅速地调节外肾过多的血量而使阴茎松弛恢复常态。

2. 主疏泄，协助性功能的正常进行 肝主疏泄除助心行血濡养外肾外，同时对性活动也起着重要的协同作用。肝气以行畅条达为顺，最忌郁结。只有在肝气条达，气机舒畅的情况下，人才能产生性欲并实施性行为。如肝气郁结，或肝气横逆，致肝疏泄功能失职，气机不畅，就会发生性功能异常。肝之疏泄不及、情志不畅，多表现为性的抑制，如性欲低下、性欲淡漠、阳痿等，性活动也随之减少或停止；肝之疏泄太过，肝火偏亢，则往往表现为精神亢奋，从而出现性欲亢进、性活动增加、早泄、遗精等。如《景岳全书》说："忧郁太过，多致阳痿。"《慎斋遗书》说："郁郁不乐，遂成伤肝，肝木不能疏达，亦致阳痿不起。"《读医随笔》以性欲亢进为例，从病理上对肝之疏泄功能对性功能的影响予以精辟分析："凡肝热郁勃之人，于欲事每迫不可遏，必待一泄，始得舒快。此肝阳不得宣达而下陷于肾，是怒气激起志气，使志不得静也。肝以疏泄为性，既不得疏于上，而陷于下，遂不得不泄于下。"精液的排泄与肝之疏泄有密切关系，《格致余论》说："主闭藏者肾也，司疏泄者肝也"，即指精之固约机制在肾，而精液之排泄由肝所司。肝气条达舒畅，则精关开阖适度，精液排泄正常。如肝郁气滞，疏泄不及，精关开启缓慢或阖而不开，则可引起射精迟缓或不射精；如肝火过亢、疏泄太过，精关提前开启，则可导致早泄。

3. 与肾同源，精血互生 生殖之精是在天癸的作用下由外肾化生，储藏于精室。肾受五脏六腑之精而藏之，故五脏均能影响生殖之精的化生。由于肝肾同源、精血互化，肝血能滋养肾精，故肝血的盛衰对肾精的化生尤有重要作用。肝血充足，则肾精生化无穷；反之，如果肝血不足，或肝血瘀滞，则肾精生化无源。临床中对某些不育症患者从补肝血或疏肝化瘀治疗，往往能收到明显效果。

（三）脾与男性生理

脾胃与男性生理的关系主要是营润外肾与充养天癸和肾精。

1. 主运化，营润外肾 脾胃消化吸收的水谷精微通过经络而达外阴，对外肾起着营养和滋润作用，以维持和加强性功能，如《素问·痿论》说："阳明者，五脏六腑之海，主润宗筋。"脾胃运化功能正常则外肾营养充足，发育正常，能维持良好的性事活动；如脾胃失于健运，则气血生化之源匮乏，外肾营养不足，不仅发育会受到影响，功能活动也随之减退，从而发生性欲低下甚至阳痿、不育症等病症。

2. 化气血以充养天癸和生殖之精 生殖之精是在天癸的作用下，由精室化生而成。天癸、生殖之精虽靠肾气的作用才能充实和成熟，但亦赖后天水谷精微化生气血的不断滋养。在生理情况下，脾胃健运，气血充足，则精之化生有源，精血旺盛，以保证生殖生理功能的完成。在病理条件下，如脾胃运化失常，气血生化不足，则生殖之精化源匮乏，因而亏虚或质量低下，从而发生精子数量减少或精子活动不良等病症。

（四）心与男性生理

在男性生理活动中，心的功能主要表现为主血脉以养外肾和主神明以司性欲。

1. 主血脉以养外肾 心具有推动、约束血液在脉管中循环运行，输送营养物质于全身的作用。

全身脏腑的功能活动均需赖心脏推动血液为基础。男子外肾悬于身体下部，亦需心血之营养，才能正常发育并维持其功能。若心气、心血不足，或脉道不利，血行瘀阻，则外肾失养，可发生阴囊与睾丸萎缩、阳痿、精子数量减少等病症。

2. 主神明而司性欲 心藏神而主神明。“神”包括人的精神、情志、思维、感觉等生命活动。《灵枢·本神》说：“所以任物者谓之心，心有所忆谓之意，意之所存谓之志。”“任物”，即指心神对人体自身行为的支配作用。性活动属于人的精神活动，性行为由心神支配。性欲的产生，必须是心神有所触动才会引起。心神不仅司性欲，而且对天癸和生殖之精的化生也起支配作用。《格致余论》曰：“心，君火也，为物所感则易动，心动则相火亦动，动则精自走，相火翕然而起，虽不交会，亦暗流而疏泄矣。所以，圣人只是教人收心养心，其旨深矣。”《临证指南医案》说：“精之藏制在肾，而精之主宰在心。”《金匮翼》也云：“动于心者，神摇于上，则精遗于下也。”如果心神活动正常，则由性意识支配的性欲也正常，性活动就会得以正常进行；如果心神活动失常，性欲就会发生异常，或亢进，或减退，甚则阳痿。现代研究证实，外界的强烈刺激会导致精神心理障碍，从而影响生殖能力以致阳痿、不育症等。

（五）肺与男性生理

通过临床实践的观察及研究结果表明，肺与男性生理亦有密不可分的关系。

1. 主治节朝百脉以养外肾 肺对全身脏器的治理和调节作用，是通过“主气”“朝百脉”来完成。在生理条件下，肺主治节的功能正常，气血津液运行全身，则外肾亦得以濡润。如肺病导致气血津液敷布障碍，则外肾失于濡养，可发生功能上的病理改变。如肺气亏虚，不能宣发气血津液，宗筋无以充养，且母病每多及子，肾脏受累，肾气也虚；或肺失通调，聚水生湿，或湿热下注宗筋；或肺热叶焦宗筋失润，或痰浊内生，肺失宣降等，均可导致性欲减退、阳痿、癃、闭等疾病。临床中常见肺功能失常引起性功能障碍和生殖能力的下降。如某些反复发作的哮喘患者或支气管炎患者在发作期，或甚至患有慢性肺气肿、肺心源性心脏病的情况下，多伴有性欲低下或阳痿。如从肺治或在治肾之药中加入适当温宣肺气之品，可以使性功能得以恢复正常。

2. 肺肾相生，金水互化 “肺为气之主，肾为气之根”，肺肾共司人身之气机升降，肺属金，肾属水，肺肾之阴相互滋生，金水互化。肺肾相生，在男性生理中主要体现为肺对生殖之精的影响。如肺肾协调，肺气清肃下行，则肾的气化功能正常，生殖之精也能正常化生。在病理条件下，或肺失宣清，则影响肾之气化；或肺肾阴虚，肾精化源不足，生殖之精亦匮乏，甚则宗筋失养，发生性欲减退、阳痿、不育症等疾病。

四、气血与男性生理

气血是人体生命活动的物质基础，既是脏腑功能活动的动力和源泉，又是脏腑活动的产物。气血禀脏腑而化生，由经脉输送以营养全身组织，同时，脏腑、经脉的生理活动又需气血充养才能进行。因此，男性生理与气血有密切关系。

1. 气与男性生理 气是维持人体生命活动的物质基础，人体的各种功能活动都要靠气的推动才能完成。男性生理同样以气为原动力。如肾气既能充实天癸以促进性功能的成熟，又能维持性功能的完整。如果在16岁以前肾气不盛，天癸难充，则会影响外肾的发育和性功能的成熟；16岁以后肾气亏损，性功能的完整性则难以维持，因而肾气的盈亏可以通过性功能的变化得到反映。肝气、脾气、肺气、心气等脏腑之气与男性生理也有联系，如其中一脏之气不足或被病邪扰乱，都会影响男性生理功能（参看“脏腑功能与男性生理”部分）。

气在男性生理活动中的功能有四个方面：一是推动血液等精微物质以营养外肾。如气虚、气滞血行不畅，外肾失养可影响性行为，甚则精子减少、排精无力等。二是对外肾及精室的温煦作用。如果阳气虚衰，温煦作用降低，则可出现寒疝、精寒、精稀等病。三是对精血的固摄作用。如中气下陷，可发生气疝、狐疝；气不摄血，可致血精；气虚无力摄精，可致遗精、早泄等病症。四是气化作用。气化可使精血互化，血化精，精生血，精化气。气化正常，男性生殖功能和性功能才能得以正常进行。

气的病变对男性生理活动会产生直接影响。气有余，便是火，如心气亢盛化火，下扰精室，可致遗精早泄；肝气有余，疏泄太过或化火，可致阳强、遗精、早泄等；气滞血瘀、精关闭阻，可致射精迟缓或不射精、逆行射精等。

2. 血与男性生理 血为水谷所化，血来源于脾，输布于肺，藏受于肝，总统于心，濡养四肢百骸、五官九窍。血与男性生理功能的关系，主要表现为血养外肾和精血互化两个方面。“血主濡之”，男子外肾必须得到血液的滋养，才能正常发育并维持其功能。如血虚脉络空虚，外肾失于濡养，久则废痿；血瘀也致外肾营养匮乏，而致性功能减退、阳痿，甚则阴器萎缩。血为热扰，溢于脉外，与精并出而成血精。

男子以精为本，精赖血液化生。精乃血之粹，血为精之源。在生理条件下，水谷精微经中焦受气，变化为赤，是为血。血液化生无穷，则精之生化有源，精子发育正常，可繁衍后代。在病理条件下，如血虚或血瘀，精室供血不足，精之化源减少，精子发育不良甚则无精或少精，进而丧失生殖能力；血热扰动精室、煎熬精液，可致血精、精液稠厚、精子活动不良或不活动等病症。

气血之亏盈对男性生理有极为重要的作用，故在男科临床实践中，当考虑从气血论治男科病。

五、经络与男性生理

经络是经脉和络脉之简称，其主干称为“经”，分支称为“络”，主要包括十二正经与奇经八脉。经络系统内属于脏腑，外络于肢节，具有联系内外，沟通表里，贯串上下，运行精微物质以养脏腑、充肌肉、泽皮毛、濡百骸和传递信息等重要生理功能。“十二正经”分属五脏和六腑。脏腑在男子生理中的作用是通过本脏的经络来实现的。“奇经八脉”不仅与男性生殖系统有直接联系，而且对十二经脉、经别、络脉起着广泛的联系作用，并能调节和蓄溢全身精微物质。与男性生理关系最为密切的经络是冲脉、任脉、督脉、带脉、足少阴肾经、足厥阴肝经、足太阴脾经和足阳明胃经等。

（一）冲脉

冲脉在男子起于精室，对男性生殖生理起着重要的作用，主要表现为以下几方面。

1. 运行天癸 天癸经由冲脉与任脉输送各有关脏腑器官。男子“二八”“天癸至，任脉通，太冲脉盛”，冲脉充盛，第二性征得以发育并维持，从而产生生殖之精并具备生育能力。《黄帝内经集注》说：“男子天癸溢于冲任，充肤热肉而生髭须”，即指天癸通过冲任二脉的运行而发挥促使第二性征发育的作用。如果冲脉损伤，则会出现性征的变化，《灵枢·五音五味》说：“宦者去其宗筋，伤其冲脉，血泻不复，皮肤内结，唇口不荣，故须不生。”丹波元简注云：“宦者少小时去其势，故须不生。势，阴丸也，此言宗筋，亦称睾丸而言”，说明冲脉有运行天癸以发挥作用的功能。

2. 滋生精液　冲脉起于精室，隶属于肾。天癸、肾气可经冲脉直达精室，促使生殖之精的产生与成熟。冲为血海，血能化精，是精的物质基础，冲脉充盛，则精液之化源丰富，正如《临证指南医案》所说："血海者，即冲脉也，男子藏精，女子系胞，不孕、经不调，冲脉病也。"如冲脉血亏，可致不育症等病症。

3. 充养外肾　外肾的发育和性功能的发挥，必须有大量的气血供给，气血来源于脾胃所吸收的后天水谷精微。外肾则受阳明经与冲脉输送的气血以充养。如《素问·痿论》说："冲脉者，经脉之海也，主渗灌溪谷，与阳明合于宗筋，阴阳总宗筋之会。"

（二）任脉

任脉与冲脉在男子均起于精室，与男性生殖生理关系密切。

1. 通行天癸维系性征　任脉与冲脉共同发挥通天癸，促性发育的作用。先天冲任不盛，可影响外肾、胡须等性征的发育，损伤冲任二脉还可导致性征的丧失。《灵枢·五音五味》说："其有天宦者，未尝被伤，不脱于血，然其须不生……此天之所不足也，其冲任不盛，宗筋不成，有气无血，唇口不荣，故须不生"，说明任脉对维系性征起着重要作用。

2. 化生精液以生育　男子二八任脉通，天癸至，促使精室化生生殖之精；任脉还统摄全身属于阴的精微物质，而这些物质是生殖之精化生的物质基础。男子任脉充盛，精化有源，精室的生殖之精才能正常产生、充满和溢泻，才能具备生育能力。

由于任脉具有促进男性外肾与副性征的发育并能化生生殖之精而主生育的特殊功能，故任脉为病可导致外肾发育不良、生育力低下及性征丧失或出现疝气等疾病，如《素问·骨空论》所说："任脉为病，男子内结七疝。"

（三）督脉

督脉在男子起源于精室，对生殖功能有资助调节作用。生殖之精的产生与溢泻，除了冲任的充养外，还需要督脉之阳气的温煦与推动，如督脉之气亏虚，精室失于温煦，则可出现精冷、精清、精薄等而致不育症；督脉阳气不足，外肾失温，则可导致阴冷、性欲减退、阳痿等病症。

（四）带脉

在男性生理中，带脉的生理功能主要是约束冲、任、督三条经脉，协调其对外肾的作用，有以下两个方面：

1. 束养宗筋　宗筋（即阴茎）的伸展与收缩、勃起与萎软，均与带脉的功能有关。带脉约束冲、任、督三脉，张弛得宜，既使宗筋得到充养，又使宗筋受到收束。如果带脉束养宗筋功能低下，则可发生阳痿及阴囊松弛下坠等病症。

2. 固约精关　带脉不仅对外肾有固护维系和调节的作用，而且对精关的开启与关闭也有固约作用，一旦带脉对精关的固摄和调节作用失常，则可导致遗精、早泄等病症。

（五）肾经

足少阴肾经脉与外肾无直接联系，但足少阴之筋并太阴之筋而上，循阴股，结于阴器，故有"肾主阴器"之说。肾为先天之本、阴精之海、元气之根、生命之本，肾气赖足少阴之筋以传输，肾精赖此以运送于外肾。少阴肾经对生殖之精的化生、储藏与排泄起着主导作用。如肾经功能失调，则可影响外肾，导致阳痿、遗精等疾病的发生。

（六）肝经

足厥阴肝经与男性生理极为密切，其经、筋、别均与外肾直接相通，足厥阴脉循阴器而络于肝，故有“肝司阴器”之说。《灵枢·经脉》指出足厥阴肝之脉“循股阴，入毛际，环阴器，抵少腹”，足厥阴之别“循胫上睾，结于茎”，《灵枢·经筋》云：足厥阴之筋“上循阴股，结于阴器，络诸经”。

肝主筋，外肾为宗筋之聚，《灵枢·经脉》说：“肝者，筋之合也。筋者，聚于阴器。”肝通过其经、筋、别等输送气血以充养外肾，若肝血充盈，“淫气于筋”，使外肾得以濡养，从而维持其正常活动。肝主疏泄，对阴茎的勃起与软缩、精关的开启与闭合等起着调节作用。

若肝之经络发生病变，通道不畅，肝血难以输送至外肾，难以行其疏泄之能，则可引起多种男性疾病的发生，《灵枢·经脉》说：足厥阴肝脉“是动则病腰痛不可俯仰，丈夫㿗疝”“是主肝所生病者……狐疝，遗溺，闭癃”；足厥阴之别“其病气逆则睾肿卒疝，实则挺长，虚则暴痒”。《灵枢·经筋》云：足厥阴之筋“其病……阴股痛，转筋，阴器不用，伤于内则不起，伤于寒则阴缩入，伤于热则纵挺不收”。由此可见，若肝血失于充养，或因经脉之气郁滞，或伤于寒、热，均可影响外肾功能的正常运行而发生多种疾病，如阳痿、缩阳、阳强、疝气、遗精、早泄、不射精、射精疼痛、癃闭、不育症等。

由于肝之经络与男性生理、病理关系极为密切，因此，在男科临床中，必须充分考虑到从肝论治男科病的重要性，“肝司阴器”与“肾主阴器”并不矛盾，两者相辅相成，共同与其他脏腑一起维系男性正常的生殖生理功能。

（七）脾经

脾之经脉不仅与胃之经脉联络于外肾，且其筋亦与外肾相连，《灵枢·经筋》说：“足太阴之筋……结于膝内辅骨，上循阴股，结于髀，聚于阴器。”脾为后天之本，运化水谷精微以养全身。外肾必赖脾之经络输送的水谷精微以滋养。如脾之健运失常，湿邪内生也可循经下注外肾而致病，如《灵枢·经筋》指出，足太阴脾经脉气失调则引起“阴股引髀而痛，阴器扭痛”等。此外，脾气亏虚，气虚不摄，可导致遗精；水湿或湿热循经下注，则可引起水疝、遗精、肾囊风、血精、子痈、不育症等病症。

（八）胃经

足阳明胃经与外肾亦有直接的联系，《素问·厥论》说：“前阴者，宗筋之所聚，太阴阳明之所合也。”《灵枢·经筋》云：“足阳明之筋……其直者，上循伏兔，上结于髀，聚于阴器。”胃主受纳、腐熟水谷，故阳明为多气多血之经，后天水谷所化之精微通过其经脉、经筋输送到外肾，发挥濡养作用并维持其正常的生理活动，《素问·痿论》之“阳明者，五脏六腑之海，主润宗筋”即指此意。如阳明经脉功能失调，气血不能循经下行以养宗筋，或胃中之邪循经下注外肾，均可影响外肾的正常生理而引起性欲减退、阳痿、遗精、不育症等病症。

（九）其他经脉

《灵枢·经脉》说：“胆足少阳之脉……其支者……出气街，绕毛际，横入髀厌中”；《灵枢·脉度》云：“跷脉者……起于然骨之后，上内踝之上，直上循阴股入阴”，提示足少阳胆经与跷脉和男子外肾也有联系。胆经湿热下注外肾，可致遗精、阳痿、阴痒、囊痈等；胆气不足则可致性欲减退、阴茎难起等。

综上所述，经络与男性生理的关系主要表现在精微物质需通过经络输送到外肾以充养之，脏腑功能活动的信息通过经络传递到外肾以调节之，也即外肾与脏腑通过经络的联系极为密切。张景岳在《类经》中曾说："阴器者，合太阳、厥阴、阳明、少阴及冲、任、督之脉，皆聚于此，故曰宗筋""前阴者，阴器也，宗筋者，众筋之所聚也，始足之三阴、阳明、少阳及冲任督跷九脉皆聚于此，故曰宗筋"。经脉功能失调，不能传输精微，或病邪循经下注外肾等均可引起男性疾病的发生。因此，临床诊治男科疾病时，必须把握整体，既重视局部病变，又兼顾整体调节，才能取得更好的疗效。

六、天癸与男性生理

天癸是男女皆有、能影响人体生长发育及男女性能力和生殖功能的关键物质。天癸于女性生理，主要表现在经带胎产方面，天癸竭，便"形坏而无子"。天癸在男性生理中具有促进外肾发育、维系男性第二性征、激发性功能、化生精液以主生殖等作用。

1. 促进外肾发育　外肾系统在男性包括阴茎、阴囊、睾丸等生殖器官，其生长、发育受天癸的影响。男性 8 岁左右，天癸水平开始上升，外肾发育较快，睾丸体积明显增大，阴茎长度增加，至二八前后天癸水平处于稳定期时，外肾发育已臻成熟，近似于成年人。进入天癸水平的下降期后，外肾开始萎缩，睾丸渐小，阴茎渐短。现代研究发现，睾丸的大小、重量随年龄增长而变化，学龄儿童时期睾丸的发育很慢；青春前时期睾丸发育明显加快，体积增大，重量增加；青春期睾丸发育基本成熟，青壮年时期不再发育增长，少数人还会发生睾丸的退行性变化。约从 50 岁始，睾丸逐渐萎缩，重量逐渐减轻，60 ～ 70 岁时更为明显，70 岁时睾丸的大小与 10 岁左右时相似，同时睾丸的硬度也减低。这是由于睾丸间质细胞、曲细精管等组织发生退行性改变而引起的。如天癸不充，则可出现阴茎短小、睾丸如豆或无睾丸等外肾发育不良的病症。

2. 维系男性第二性征　男女之别，除了生殖器官形态不同外，还有第二性征的差异。男性第二性征是男子外在的征象，如胡须、腋毛、阴毛多，喉结突出，声调低沉，骨骼健壮，肌肉发达等。男性第二性征是肾气充盛、天癸充实的外在表现，是天癸作用的结果。《黄帝内经集注》说："男子天癸溢于冲任，充肤热肉而生髭须。"《医部全录》在阐述男子胡须生长的机制时也指出"男子天癸至，泻肾之精，化赤为血，溢于冲任，生髭须"。男女天癸属性不同，刚柔有别，男性天癸多禀阳刚之气，其外在性征以阳为主。天癸通过经络运行输送到各有关组织器官而发挥其维系第二性征的作用，如天癸作用于冲任二脉之气血，使血气上行荣养口唇而生髭须；鼓动气道而喉结粗大突出；荣养四肢百骸而使体格魁伟健壮；外荣肌肉皮肤而使肌肉强健有力，皮肤坚韧理粗；作用于外阴，阴毛粗黑而硬，行房时外肾雄壮勃大。反之，若先天禀赋薄弱，后天又乏调养，天癸不盛不充，则可见胡须不生或胡须稀少枯黄，且腋毛、阴毛不多，甚或出现声音尖细、肌肤细腻等，从而失去男性阳刚之气。

3. 激发性功能　天癸水平上升到一定程度，积蓄到一定量时，便可激发男性产生性冲动和性要求，即天癸具有激发性功能的作用。《沈氏女科辑要笺正》引徐亚枝说："女子二七，男子二八，肾气始盛，而肾水乃足。盖人身五脏，惟肾生最先，而肾足最迟，肾衰独早，故孩提能悲能喜，能怒能思，而绝无欲念。适肾气衰，癸水绝，则欲念自泯矣。"书中所说欲念即指机体发育成熟后对异性产生爱恋而出现的性冲动和性要求。性欲的产生，以肾气充盛和天癸充实为物质基础，当肾气充盛，天癸充足后，机体才会产生性欲而具备性功能，并在一段时期内呈维持状态。二八之前，虽有思想意识和情感变化，但因肾气未盛，天癸不充，故不会产生性的欲望；二八及其以后的一段时间，肾气盛而天癸充，从而激发起对性的要求，具有旺盛的性功能；五八之后，肾气始衰，天癸渐少，因而性的欲望也逐渐降低。但性欲望及性功能不会同生育能力一同消失殆尽，老年失去生育能力后，在很长的时期内仍有一定的性欲望和性能力，是由于虽处于下降水平的天癸仍然发挥其作用的缘故。所谓的“天癸竭”并非天癸的完全消失，而只是一种水平上的大幅度下降，且这种下降的速度又有个体差异。

4. 化生精液以主生殖 随着天癸水平的上升，二八肾气盛，天癸充，任脉通，太冲脉盛，天癸作用于外肾，促使精室化生生殖之精，并开启精关，使精液溢泻，若阴阳相合便能有子。经过一定时期后，因肾气渐衰，天癸随之渐少，精室化生生殖之精的能力也相应减退，从而导致精液衰少，生殖能力下降。可见天癸与生殖能力的有无和强弱相关。

生殖之精的盛衰与天癸的多少有关，并受天癸作用的调控。《素问·上古天真论》说：“丈夫……二八，肾气盛，天癸至，精气溢泻，阴阳和，故能有子……七八，肝气衰，筋不能动；八八，天癸竭，精少……天癸尽……而无子耳。”人之初生到二八之前，虽有精室，但天癸不充，故而一般不化生生殖之精；二八前后，天癸渐充，精室开始化生精液，随着天癸的进一步增多，生殖之精化生加快，精满溢泻而能有子，张景岳说：“小儿初生之时，形体虽成，而精气未裕。所以必女十四、男十六，而后天癸至，天癸既至，精气将盛也。天癸未至，精气未盛也”“天癸……初生，真阴甚微；及其既盛，精血乃旺。故女必二七、男必二八而后天癸至。天癸既至，在女子则月事以时下，在男子则精气溢泻”。这里的“精气”“精”，在男子即指生殖之精而言。由于天癸在体内的水平是从上升到稳定，从稳定再下降的有规律的变化，因此，精室化生精液的规律也与天癸的变化相似，即表现为缓慢化生期、旺盛化生期和化生衰退期。一八至二八为缓慢化生期；二八至五八为旺盛化生期；五八之后，天癸渐少，精液的化生也逐渐衰退，为化生衰退期。《内经》以五八为界限的阶段划分法与现代男性学研究的结果有相似之处。现代研究发现，20 ～ 39 岁的男性，约 90% 的曲细精管含有精子细胞，而 41 ～ 50 岁时则降到 50%；40 岁时，曲细精管开始发生退行性变化，50 岁左右时曲细精管管壁急剧增厚，生精功能严重障碍；40 ～ 50 岁时，精液中精子数减少，畸形精子数增多，精子的活动率降低。可见，精液的质和量随年龄的增加而出现相应的变化。

如因各种原因导致天癸不充，则精室难以化生生殖之精，从而使生育能力丧失。因此，临床治疗男性不育症时，除考虑其他因素外，还应考虑从天癸论治。

七、生殖之精与男性生理

精在中医理论中有多层含义，一是指精、血、津、液等广义之精，如《素问·经脉别论》中所述的“散精于肝”“淫精于脉”“输精于皮毛”“毛脉合精”“脾气散精”“水精四布”等，包括了气、血、津、液、水谷精微在内的精微物质；二是指男精女卵的结合体，也即今之受精卵，如《素问·金匮真言论》之“精者，生之本也”，《灵枢·本神》之“生之来谓之精”，《灵枢·决气》之“两神相搏，合而成形，常先身生，是为精”等，即指此意。目前普遍将第二种含义之精理解为“先天之精”或“生殖之精”，但这与《内经》原意不相吻合，解释为“男精女卵的结合体”较妥。《灵枢·经脉》对此作了形象的描述：“人始生，先成精，精成而脑髓生，骨为干，脉为营，筋为刚，肉为墙，皮肤坚而毛发长”，不仅指出此精是男精女卵的结合体，而且还对这个结合体如何发育成胎儿作了大致的叙述；三是专指男性生殖之精，也即精液。《素问·上古天真论》中所说之“精气溢泻”“精少”的精即指男性生殖之精。精液的生成与溢泻，是男性特有的生理，与脏腑经络的生理活动密切相关，受肾气与天癸的激发而化生，赖后天水谷精微以充养。本节要讨论的即这种与男性生理极为密切的生殖之精。

（一）精液的生理特性

精液的初次排泄是男性性发育成熟的标志，是精液生理现象最显著的外在征象，它标志着男性已初具生殖能力。关于首次泄精的时间，《内经》记载是16岁左右。据北京市1963～1964年的调查统计，当时男子首次遗精的平均年龄为16.6岁，与《内经》所言基本吻合。但随着人民生活水平的提高等因素的影响，男性首次遗精的时间有所提前，分别由姚佩宽（1988年）、刘达临（1989～1990年）主持调查的结果表明，1988～1990年我国男中学生首次遗精出现的平均年龄为14.4岁，比20世纪60年代提前了2岁；首次排精之后25年左右的时间，生殖之精的化生与排泄处于旺盛的平稳时期，40岁以后生精能力逐渐减弱，55岁以后明显衰退，精液量减少，精子数目也减少，畸形精子及不活动精子明显增多，但直到70岁以后仍能化生精液，极少数甚至还有生育能力。总之，生殖之精的化生与排泄如上所述，有一个自然盛衰的变化过程。其生理特性为精满则溢、易亏难盛和喜温恶燥。

1. 精满则溢　精液在后天水谷精微的不断充养下，生生化化，充盈精室，精满则溢。未婚之前，多梦而泻；既婚之后，则交合而出。精宜秘，亦恶滞。如强闭其精，往往导致精室瘀阻而变生疾病。《素女经》说：“天地有开阖，阴阳有施化，人法阴阳随四时，今欲不交接，神气不宣布，阴阳闭隔……玉茎不动，则辟死其舍”，意即男不与女交合，精液不通泻阻于精窍而发病。《十问》云：“朘气宛闭，百脉生疾”，也指因不合房事，精窍闭塞而生疾，说明精液满盈则要溢泻，如长期禁欲，精液不泻，不仅可引起疾病，而且于养生也极为不利。现代研究认为，禁欲者由于性器官的正常兴奋不能宣泄，而致局部充血，引起腰背疼痛。男性长期没有性生活，精液留滞过久，可使前列腺梗阻不畅，并有可能成为前列腺癌的发病原因之一，僧侣及神父患前列腺癌的发病率较之有正常性生活的人高，可能与此有关。由于禁欲不仅导致生殖器官的功能异常，而且还会影响整个人体的生理、心理，从而对人体的寿命产生一定的影响。可见，纵欲过度而妄加施泄对身体不利，但强抑闭固而不泄精，对机体也会产生不良影响，只有顺精液之性，满则溢泻，适时疏通精窍，才能保障精液生理活动的正常。

2. 易亏难盛　精液是在肾气、天癸的激发下化生，赖后天水谷精微以充养。二八之前，肾气不充，天癸不盛，故精液化生非常缓慢；二八至五八，肾气盛，天癸充，精液化生旺盛，此期一般房事较频；五八之后，精液化生逐渐减少，如不节欲而妄加施泻，则使精液更少。可见，男性的生理特点决定了精液总处于一个难盛易亏的变化过程中，临床对此要加以注意。

3. 喜温恶燥　精液的化生必须有一个良好的内环境。过于寒凉易抑制精液的化生，过于燥热则易损伤已化生之精液，从而导致不育症等疾病。现代研究也认为，阴囊睾丸的温度必须保持在一个恒定的范围，内环境温度过低或过高都不利于曲细精管的生精活动。因此，在男科临床中，无论治疗还是护理保健，都必须重视精液的生长特性，用药上，不可过于苦寒或燥热，而以甘润平和为贵。育龄男性保健上，不要长期从事高温或低温工作，不长时间洗温度过高的热水浴，少食烟酒及煎炒炙煿等辛香燥热之品等。

（二）精液的产生

精液化生于外肾精室，受肾气、天癸的调节，赖后天水谷精微以充养。因此，脏腑、气血、经络的协调作用是精室化生精液的基础。

1. 脏腑与精液 脏腑是人体气血生化之源，肺主气、心主血、肝藏血、脾统血、肾藏精气。肺气的宣畅，肝气的条达，脾胃的健运，心血的旺盛，肾气的充实，都能促使精液化生旺盛而充盈。其中，精液的化生尤与肾、脾二脏关系密切。

肾藏五脏之精，《素问·上古天真论》说："肾者，主水，受五脏六腑之精而藏之。故五脏盛，乃能泻。"然而肾中精气只是促使生殖之精化生的物质之一。二八以前，肾中精气不充，天癸不实，则生殖之精不化或化生不成熟；二八之后，肾中精气充盛，天癸充实，精室化生精液功能健全，精液充满；五八之后，肾中精气渐衰，天癸渐竭，则精液随之衰少，说明肾中精气的盛衰与精液的化生有直接关系。但肾中精气与精液不是同一物质。

生殖之精的化生必赖后天水谷精微以滋养才能成熟而具备生殖繁衍后代的功能。脾胃为后天之本、气血生化之源，人体出生后，水谷入胃，经胃的腐熟，脾的转输，将水谷精微运往全身以营养机体。外肾生化的生殖之精，亦须脾胃的精微物质以滋养，方能发育、成熟。若脾胃健运失常，或水谷不充，则精微物质匮乏，终致生殖之精失于滋养，引起不育症、阳痿等病症。

此外，肺主气朝会百脉、肝藏血主疏泄、心主运行血液，均为生殖之精的化生提供物质基础，或提供动力。

2. 天癸与精液

天癸产生后，经过冲任二脉作用于精室，激发精室化生精液。天癸禀承于父母，孕育于胚胎，充实于后天。因而，天癸带有父母机体的生命信息及其体质禀赋强弱的特征。天癸在激发精室化生精液的同时，已将这些生命信息储存于生殖之精中。如两性相合，这些信息又可通过男精女卵的结合体而传给下一代。生殖之精的多少随天癸水平的高低而变化，天癸水平下降后，生殖之精不仅在数量上会减少，质量也会降低。从天癸水平自然盛衰的变化过程来看，男性三八到五八这一时期，天癸最为旺盛，因而生殖之精的化生也最活跃，不仅数量充足，且质量较高，所以是男性的最佳生育阶段。

3. 气血与精液

气血是脏腑功能活动的物质基础，同时又是脏腑功能活动的产物。生殖之精的化生，除脏腑功能活动的协调配合与天癸的激发外，与气血的生理活动也有关联。气对生殖之精的化生具有推动、温煦、气化的作用（这里的气包括脏腑之气，如肾气、脾气、肺气、肝气、心气等）。血能滋养生殖之精，是精液化生过程中的主要物质基础，精室得血之滋养，则精液化生有源；如精室失于血之濡养，不仅精液化生乏源而致生殖之精减少，同时还会导致外肾发育不良或萎缩。传统中医理论中把血与精液的关系称"精血同源，血能化精"。因此，临床论治精液精子数量减少、质量低下等所致的不育症时，应充分考虑到气血在精液化生中的作用，而给予相应的调治。

4. 经络与精液

经络在精液化生的过程中，作为运送脏腑精微、天癸、气血等物质的通道，如冲任之输送天癸、气血于精室；脾胃、肝、肾等均有经络与外肾精室相通，其他脏腑也通过经络的网络作用与外肾相联系。因此，各脏腑的精微物质和功能活动的信息均可通过经络传送到外肾、精室，参与生殖之精的化生。

总之，精液是在脏腑、气血、经络生理作用的协调下和天癸对精室的激发而化生的，它是整个机体协同作用的结果。脏腑经络功能活动失调，都有可能导致生殖之精化生障碍。因此，男科临床治疗精液类疾病时，既要重视精室局部的问题，又要重视全身各脏腑功能活动的整体情况。

（三）精液的排泄与闭藏

精液的排泄与闭藏，受肾、肝、心、脾、肺五脏功能的调节。

精液排泄的前提条件之一是阴茎勃起，阴茎勃起是男性内在性欲表现于外的生理象征，关于阴茎勃起的机制，古代有比较详细的论述，如《素女经》用怒、大、坚、热“四至”来描述阴茎的勃起：“夫欲交接之道，男候四至”，“四至”不至的原因是“玉茎不怒，和气不至；怒而不大，肌气不至；大而不坚，骨气不致；坚而不热，神气不至”，阴茎怒、大、坚、热“四至”，为同房泄精提供了充分准备，即“怒者，精之明；大者，精之关；坚者，精之户；热者，精之门”。还有以“三至”来阐释阴茎勃起之理者，如《广嗣纪要》云：“男女未交合之时，男有三至……三至者，谓阳道昂奋而振者，肝气至也；壮大而热者，心气至也；坚劲而大者，肾气至也。”可见，阴茎的勃起与肝、肾、心、脾等脏腑的功能活动密切相关。

阴茎勃起同房后能否泄精，也受脏腑功能活动的调节。肝司阴器，肾主阴器，肝主疏泄，肾主固摄，因此，肝肾在精液的排泄过程中发挥着重要作用。在天癸的激发作用下，肝之疏泄可以开启精关而助肾气推动精液外出，肾气的推动可助肝之疏泄，两者相互协调，共同促使精液外泄。心气的下煦、肺气的肃降等也为精液外泄发挥辅助作用。

精液虽藏于精室，但其主宰在心，固涩在肾，升摄在脾，疏泄在肝，宣肃在肺。若五脏功能正常，则精之藏泄有度，如脏腑活动失调，则可致精液或闭藏难泄，或疏泄太过而不秘。如肝之疏泄太过，或肺之宣肃过极，或肾气不固，或脾气下陷失于升摄，或心神失主等，均可致精关易启而发生遗精、早泄等病症；如失于疏泄、宣肃，或固摄太过，或心气虚弱难于下煦，又可导致精关难启或精关不启，引起不射精、射精迟缓、射精无力等病症。

（四）精液的生理功能

精液的生理功能主要是主生殖以繁衍后代。二八之后，肾气盛，天癸充，精液化生成熟，如男女交合，男精女卵相合便能孕育胚胎，繁衍后代。生殖之精带有父代机体禀赋强弱等生命信息，其质量的高低直接影响后代体质的强弱禀赋，因此，男性注意自身调养以保证生殖之精具有足够的数量和良好的质量，是生殖繁衍素质优良的后代的先决条件。二八之时，生殖之精尚未完全成熟，五八之后，生殖之精的数量减少且质量下降，都不是适宜的生育时期。而三八至五八，精液量足质优，加之体力旺盛，精力充沛，这一时期所育后代多体质强壮且聪慧。这一点已被现代医学研究所证实。从提高后代禀赋素质的优生角度出发，男性以 25 ～ 40 岁生育最为适宜。

精液的另一生理功能是对机体的健康有间接的作用。生殖之精对男性自身的状况虽无直接影响，但若过度施泄或过于闭涩，可影响机体健康。生殖之精的化生必须有天癸的激发和脏腑精微物质的充养，如恣情纵欲，施泄过度，必然会反馈性地引起精室化生生殖之精的功能加强，从而消耗更多天癸和脏腑精微物质，影响整个机体功能活动的正常进行，导致阳痿等疾病的发生。现代研究证实，过度的性生活因过量排泄精液，体内一些必需物质大量丢失，从而导致机体生理功能紊乱。可见，传统中医强调保精养生不无道理。至于过于闭涩，违反生理的自然规律，长期人为的固秘精液，也可导致机体生理功能紊乱而发生疾病。

八、男性体质特点

男性生理的特点表现在男女体质方面的差异。男女两性在外形、解剖、功能等生理方面的差异，早为人们认识，《礼记·效特性》中就有“男女有别”之说。探索男性体质的特点，能更好地指导男性保健养生与疾病防治，从而促进中医男科学的深入发展。在此将从男女体质差异、男性不同时期的体质特点、男性常见的体质类型等方面进行讨论。

（一）男女体质差异

男女体质的差异主要表现在阴阳禀赋的强弱、性器官的位置和功能、生长发育时间的早迟、精血作用的偏颇、脏腑功能的侧重等方面。

1. 先天禀赋男阳女阴 古人认为，男女体质差异与先天禀赋关系密切，《素问·寿夭刚柔》说：“人之生也，有刚有柔，有弱有强，有短有长，有阴有阳”，认为男性以禀赋父母之阳为主，女性以禀赋父母之阴为主。故男性体质呈现身形魁梧、声音洪亮、争强好胜、力大慓悍等一派阳刚之气的征象，构成了雄壮、勇敢、刚毅、果断的男子气概；女性先天禀赋阴气较多，故体质特点表现为身形娇小、柔顺胆怯、声音尖细、力小柔弱等一派阴柔之气的征象，禀赋的阴阳差异，形成了“男刚女柔”的体质差异。对于男女的这种阴阳体质差异特点，《易经》分别以“乾”“坤”二字加以概括：乾，阳物也，健，像男；坤，阴物也，顺，像女。

男性虽禀赋多阳，而呈现阳刚气质，但个体本身则处于阴阳相对平衡状态。阳气推动男性生长发育，成年后繁重的体力和智力劳动又要消耗大量阳气，中、老年时阳气开始自然衰减。因此，男性养生防病，不能克伐阳气，而要处处顾护阳气。

2. 生殖器官男外女内 男女两性的生殖器官解剖结构和生理功能截然不同，其所处位置也不一样，一在腹腔之外，一在腹腔之内。西医学认为，男女性器官的不同是由于胚胎的基因不同所决定的，胚胎的性染色体为 XY 时，其原始性腺、原始生殖管道及生殖器官始基（即生殖结节、生殖皱褶和阴唇 - 阴囊隆起）分别分化发育为睾丸、男性生殖管道和男性外生殖器；胚胎的性染色体为 XX 时，则分别分化为卵巢、女性生殖管道和女性外生殖器。一般认为，男性生殖器官位于外，是便于睾丸生精和阴茎交合；女性生殖器官位于内，是便于孕育胎儿和接纳阴茎。

中医传统理论认为，生殖器官的男外女内是由阴阳禀赋的强弱不同和阴阳的性质决定的。男女两精相合，禀赋阳气多者发育为男，反之发育为女。阳主动，强健而行；阴主静，柔顺静守，故生殖器官男外女内。根据阴阳学说理论，外为阳，内为阴，故男性生殖器官为阳，女性生殖器官为阴。

3. 生长发育男迟女早 男女一生的生长发育在年龄阶段上不太一致，女性生长发育相对稍早，男性生长发育较迟较慢。在性发育上，男性的性成熟晚于女性。天癸的充盈亦以男性为晚。作为性发育趋于成熟标志的月经来潮与精液溢泻，女性出现较早，如《素问·上古天真论》说：女子“二七而天癸至，任脉通，太冲脉盛，月事以时下”，而男子则“二八肾气盛，天癸至，精气溢泻”。因此，根据男性的体质特点，结婚年龄应较女性为晚。

男性的性衰竭亦晚于女性。丈夫“八八天癸竭，精少”，女子则“七七任脉虚，太冲脉衰少，天癸竭，地道不通”。“男不过尽八八，女不过尽七七”，表明男性的性衰退较晚，如与同龄女性同时衰退，则表明男性性衰退属早衰而非自然之理。男性从中年起就应及早调补，房事适度，避免性功能过早衰退。

按照《内经》理论，男性的其他生长发育指征，诸如乳牙更换、头发生长、筋骨坚强、肌肉丰满等，都较女性为晚，衰老征象亦出现较晚。

4. 物质基础男贵精女贵血 精血男女俱有，是人体不可缺少的基本物质。精于男性尤为重要，血对女性至关宝贵。正如明代医家万全所说："男子以精为主，女子以血为主。"精有广义之精、肾精与生殖之精的不同，广义之精包括气、血、津、液、精等，肾精指肾之精气。在生理上，肾精乃人体精微物质所化生，肾之精气又能促使生殖之精的化生，生殖之精还需精微物质之滋养。一方面，若男性性生活过度，不仅会大量消耗肾之精气和精微物质，出现精亏、精少；另一方面，男性在社会上承担的工作及责任，其强度一般超过女性，也易消耗过多的肾精，从而决定了男性精气易亏的体质特点，故男性贵在保精。女子的月经、胎孕、产育、哺乳等过程则更易耗血，如月经过多、生育过多等易致血虚，故女子贵在养血。

男性易于精亏。因此，在男性保健养生中尤应重视保精。在诊治男科疾病时，应当注意顾护肾精，用药不宜过于克伐，以免损伤肾精。

5. 脏腑功能男重肝肾 男性特有的生理功能决定了应当重视维护肾肝二脏的功能及其协同作用。古人有"男子以肾为先天，女子以肝为先天"之说。肾在男性生理过程中起着相当重要的作用，肾藏精气主男性生长发育，充天癸而化生生殖之精，主气化，司津液，主前阴二窍，司尿与精液之排泄，肾在泌别天癸、激发第二性征、促进性器官发育、产生精液、藏泻精液，从而保证男性特有的生理活动过程中发挥着他脏不能替代的作用。

男子以肾为先天，以精为本，但又以气为用，气机之疏泄畅达与男性生理功能的正常密切相关。肝肾同源，精血互生，肝藏血输血以养外肾、主疏泄协助精关开启。外肾为肾所主，亦为肝所司，外肾之营养、阴茎之勃发、性欲之产生等都必须在肝气条达舒畅的情况下才能正常进行。在生理情况下肝气推动血液以滋润和濡养外肾；在性事活动中，肝一方面能及时、充分地供给外肾足量的血液而使阴茎骤然勃起和持续坚硬完成性事；一方面又能在性事完成后及时迅速地调节外肾过多的血量使之松弛。性欲的产生与精神情志活动有关，肝主疏泄，调畅情志，肝气条达，情志舒畅，则性欲和性活动都正常。精为男性之本，但其化生、司泄，又全赖气之推动；精喜动而恶滞，只有肝之疏泄功能正常，气机条达，精之化生，排泄才能正常进行。若气郁不畅，疏泄失常，可致精的流通与排泄障碍。肝之疏泄功能正常，则精化有源，外肾得养，性欲正常，交合有度，泄精应时。

可见，在男性生殖生理活动中，肝肾二脏的功能非常重要，肾主外肾，肝司外肾，主闭藏者肾，司泄泻者肝，主司结合，疏藏协调，共同维持男性的性与生殖活动。因此，在男性养生保健和疾病防治中，不能拘泥于传统唯肾之说，而必须肾肝并重。

综上所述，中医对男性体质的总认识是禀阳多、贵精气、重肾肝，发育迟，衰老也迟。掌握男性体质特点，对于探索男性疾病的病因病机，指导养生保健及疾病的诊治都有积极的作用。

（二）男性不同时期的体质特点

男性一生中，因生长发育阶段的不同，在各个时期又有不同的体质特点。《素问·上古天真论》以 8 岁为一年龄段论述了男性在不同发育时期的生理变化，其中也包含了男性在不同生长时期的体质差异。一般而言，男性在少儿期（二八之前）为稚阳稚阴之体，肾气不盛，天癸不充，倘若先天禀赋不足或后天失养，或久病耗伤，更易出现肾气天癸的亏虚，而导致生长发育缓慢、生殖器官发育不良或发育迟缓。若滥服药物或某些疾病的影响而致天癸和肾气非正常地迅速充盛，则又可能导致性发育早熟。因此，对男性少儿期，既不能乱用滋补药，又不能用过于苦寒攻伐之品。

男性到了青壮年时期（二八至五八），肾气盛，天癸充，机体的生长发育趋于稳定。这一时期的体质特点是形体完整，筋骨坚劲，精力充沛，体力强盛，性与生殖功能处于最旺盛时期。但此期男性每多因婚姻、家庭、事业等诸多方面的因素难以尽如人意而致肝气郁滞，或纵欲而损伤肝肾。故多易发生肝肾病变，导致性功能与生殖功能障碍及某些生殖器官的疾病。根据这一时期的体质特点，在保健养生上，既要乐观开朗，知足常乐，也不能过劳伤身，恣情纵欲，应当避免各种理化因素的不良影响与损伤。在疾病治疗方面，以调理肝肾为主，补泻得宜。

到了中老年时期（五八以后），肾气渐衰，天癸渐竭，身体由壮盛逐渐走向衰老，生殖功能和性功能也逐渐衰退。如不注意调摄，则易未老先衰诸病丛生，如性功能障碍及某些生殖器官疾病如前列腺肥大、睾丸萎缩等。因此，男性进入中年后，更应注意调养，要做到房事适度，饮食合理，劳逸有节，情志舒调，注重保护阳气，并根据具体情况服食一些药性平和的补益药物和食物。在治疗上，以补肾为主，但不应呆补蛮补、宜疏调而不滋腻。

（三）男性常见的体质类型

男性常见的体质可分为寒性体质、热性体质和抑郁体质三种类型。

1. 寒性体质 包括阳虚性体质和痰湿性体质。阳虚易生痰湿，痰湿多伤阳气，往往互为因果。临床上很难截然分开。属于寒性体质者，多形体肥胖，形盛气衰，容易疲劳，精神不振，平素易于感受外邪致病，多汗，多痰，小便清长，大便多溏，畏寒怕冷，肢冷体凉，喜食热物等。寒性体质的男性易于发生性欲淡漠、性欲低下、阳痿、不射精或精液流而不射、阴冷、阴缩、阴汗、排尿无力或癃闭、生殖系浆液性囊肿、阴茎痰核、精子活力低下、不育症等男科疾病。在调摄上当避免感寒受湿，宜顾护阳气，可服用性温平和之药食。治疗上以温阳化痰湿为主，慎用苦寒滋腻之品。

2. 热性体质 包括阴虚性体质和湿热性体质。阴虚生内热，湿热郁结多耗阴津，虚热内炽煎熬津液又多生痰热。阴虚与湿热相互影响，多同时表现于一个机体，唯偏重程度不同而已。属于热性体质者，多形体消瘦，但往往形瘦气不衰，精神易于激动，小便短少或黄，大便干燥或秘结，畏热喜凉，五心烦热或日晡微热，喜食冷物或冷饮。属于热性体质的男性易于发生性欲亢进，性欲要求较强，阴茎异常勃起，或虽起但不坚硬而易于疲软、早泄、遗精、精子活率降低、死精或畸形精子过多、精液不液化或液化时间过长、抗精子抗体阳性及内外生殖器的炎性疾病、过敏性疾病和生殖系结核等男科疾病。热性体质的男性平时饮食应清淡，忌食煎炒炙煿及辛辣之物；可服用性平缓和之滋补药物和食物，湿热之性偏胜者可服食平和清利之品。保健养生适当节制性欲，注意外肾清洁卫生。在治疗上，慎用辛温燥热之品，以滋养阴液或清热利湿为主。

3. 抑郁体质 是指性格内向、多思易郁的体质倾向。这类体质的男性多具有一定文化素养，性格不稳定，情志变幻无常，遇事疑虑重重，凡遇到婚姻、家庭、事业诸事不遂或社会压力时，难以承受，抑郁不乐，且非常敏感，易受自我暗示或他人暗示的影响。属于抑郁性体质者，平素善太息，胸闷不舒，情绪易波动，烦躁易怒，多愁善悲，失眠多梦等，易发生阳痿、遗精、早泄、不射精等性功能障碍，以及乳房异常发育、男性更年期综合征、输精管结扎术后并发症等男科疾病。具有抑郁体质者，应移情易性，开朗豁达，适当参加文娱活动和体育运动，多学习一些性生理、性心理等性知识，以利于养生保健。治疗上以疏肝解郁、畅达气机为主，慎用补益，忌用辛燥壮阳之味，同时辅以精神心理调护。

思维导图

- 第二章 解剖与生理特点
  - 男性生理特点
  - 外肾解剖与生理
  - 脏腑功能与男性生理
    - 肾与男性生理
    - 肝与男性生理
    - 脾与男性生理
    - 心与男性生理
    - 肺与男性生理
  - 气血与男性生理
  - 经络与男性生理
    - 冲脉
    - 任脉
    - 督脉
    - 带脉
    - 肾经
    - 肝经
    - 脾经
    - 胃经
    - 其他经脉
  - 天癸与男性生理
  - 生殖之精与男性生理
    - 精液的生理特性
    - 精液的产生
    - 精液的排泄与闭藏
    - 精液的生理功能
  - 男性体质特点
    - 男女体质差异
    - 男性不同时期的体质特点
    - 男性常见的体质类型

思考题

1. 如何从中医角度理解男性生理特点？
2. 精室的生理特性有哪些？
3. 五脏、气血、经络与男性生理有何内在联系？
4. 天癸对男性能产生哪些生理效应？
5. 精液的生理特性有哪些？
6. 男女体质差异主要有哪些？
7. 如何理解男性不同时期的体质差异？
8. 男性常见的体质有几种类型？有何临床意义？

第三章 病因病机

第一节 致病因素

致病因素又称病因，是指凡能破坏人体相对平衡而导致疾病发生的原因。对病因的认识是认识疾病的基础，男性疾病也不例外。如《医学源流论》说："凡人之所苦，谓之病；所以致此病者，谓之因。"只是由于男性有自己独特的生理、病理特点，其病因有一定的特殊性。从中医病因学而论，凡禀赋不足、生活所伤、外感六淫、内伤七情等因素，都可引起男性疾病。

一、禀赋不足

由于先天不足，素体虚弱，或后天失养，肾气亏虚，天癸不充，以致阴器发育不良，阴茎短小，睾丸软小或隐睾，阴毛稀少或无，生殖之精的生成障碍，性功能及生殖功能低下或丧失。

男性病证的发生与体质因素关系密切。无论是先天不足，还是后天失养，均可形成不同的体质类型，或偏于阳虚，或偏于阴虚，或偏于肾虚，或偏于脾虚等。这些体质因素，可引起机体对某些致病因素的易感性。故吴德汉《医理辑要》说："要知易风为病者，表气素虚；易寒为病者，阳气素弱；易热为病者，阴气素衰；易伤食者，脾胃必亏；易劳伤者，中气必损"，即说明了体质因素在一定程度上决定个体对某种疾病的易感性。就男性病证而言，素体阳虚者，常致阳痿，精液清薄；素体阴虚者，易致阳强，精液黏稠；素体肾虚者，易致阴器发育不良，生精功能障碍；素体脾虚者，可致后天精气乏源，宗筋痿弱不用。另外，体质因素还决定了疾病的发展趋势。

二、生活所伤

（一）性事失度

1. 房劳失度 房事频繁，或强力行房、醉以入房，耗精伤肾，肾气亏损，易致性功能和生殖功能障碍。故万全《养生四要》说："交接多则伤筋，施泄多则伤精。肝主筋，阴中之阳也，精伤则阴虚易举。阴阳俱虚，则时举时痿，精液自流。"《景岳全书》云："色欲过度者，多成劳损；设禀赋本薄，而且恣情纵欲，再伐后天，则必成虚损。"

性生活过度可以引起男性疾病，反过来，性欲压抑过度也可引起男性疾病。因为正常而有节制的性生活，不仅可以给夫妻双方制造身心愉悦的良好环境，同时还可促进体内物质的新陈代谢，激发脏腑的生理功能，所以对健康有利。相反，如果长期压抑性欲，就会引起疾病。故葛洪《抱朴子》说："人不可以阴阳不交，坐致疾患。"孙思邈《备急千金要方》也说："男不可以无女，女不可以无男，若孤独而思交接，损人寿，生百病""凡人气力自有强过人者，亦不可抑忍久而不泄，致生痈疽"。长期压抑性欲，经常忍精不泄，可致精液瘀败，引起尿末滴白，会阴坠痛，尿频尿急，甚至性功能障碍等。

2. 手淫过度　西医学认为，手淫是人体在性冲动时自我发泄的一种行为，适度的手淫有利于性压力的宣泄，缓解机体的性紧张，而且能促使包皮向上翻开，促进龟头和阴茎的发育，有利于性发育和性心理的成熟。但恣意手淫，戕伐太过，会导致人体气血损伤，宗筋受损，发为阳痿、早泄、血精、小便淋沥、神疲头昏、腰膝酸软诸症，甚则出现不射精等性功能障碍；同时还可能会给患者带来心理负担，造成男性神经衰弱等。

3. 性事不洁　包括性生活不卫生、不洁性交。良好的个人卫生习惯是男性生殖健康的必要保证，个人生活卫生不洁，如包皮过长，不经常清洗，极易导致包皮龟头炎，逆行感染还会导致尿道炎、前列腺炎；不洁性交，感染淫毒，亦可致淋病、梅毒、尖锐湿疣等性传播疾病。如《本草纲目》云："男女淫猥，湿热之邪，积蓄既深，发为毒疮，遂致互相传染。"

（二）劳逸失度

《素问》云："劳则气耗""久立伤骨，久行伤筋，久卧伤气，久坐伤肉"。久坐会长时间压迫会阴部，导致阴器气血运行不畅，气滞血瘀出现多种男性疾病。如过劳易导致阳痿、筋疝等。

（三）前阴损伤

凡枪弹金刃、跌仆踢打、烧伤冻伤、虫伤兽伤、外科手术等因素都可损伤阴器，导致出血或瘀血。在临床上，很多男性疾病和瘀血相关，轻则造成阴器瘀肿疼痛，重则造成破损残废。如骑跨伤可造成尿道破裂出血；踢打伤可造成睾丸破裂疼痛；猪犬伤可造成阴器破损致残；外科手术可造成阴囊血肿、精管断损等。前阴损伤还可因瘀血内阻，阴器失养，出现阴器疼痛、睾丸萎缩、生殖无能、性功能障碍。

（四）饮食不节

饮食不节是指饮食不节制、饮食不洁、饮食偏嗜等导致的男性疾病。如过食辛辣，易生燥生热，热扰精室，发为遗精、早泄、阳强等病证；如过量饮酒，嗜食肥甘之品，酿生湿热，流注下焦，蕴结精室，引起尿浊、尿痛、尿频、血精、不育症等；如偏嗜寒凉，可损伤脾肾阳气，久之则使精室虚寒，精气清冷，而出现阳痿、精冷不育等病症。还有饥饱失常或暴饮暴食等均可导致人体脏腑功能失调而引发男性疾病。

此外，还有医源性因素如长期服用安眠镇静药可致阳痿等，应引起重视。

三、外感六淫

风、寒、暑、湿、燥、火六淫邪气，均可引起男性疾病，但在临床上，尤以寒、湿、热三者为男性疾病最常见病因。

1. 寒邪　寒为阴邪，其性凝滞收引，易伤阳位。《素问》云："寒气客于厥阴之脉，厥阴之脉者，络阴器系于肝，寒气客于脉中，则血泣脉急，故胁肋与少腹相引痛矣。"又云："痛者，寒气多也，有寒故痛也。"男性疾病病位主要在下焦，寒邪内侵，常伤下焦，引起阴器疾病。寒为阴邪，易伤下焦肾阳，肾阳亏虚，可致阳事不举；寒性凝敛，寒邪内侵，凝滞血脉，血循不畅，瘀阻阴器，可致玉茎结疽、前列腺增生；寒性收引，寒客肝脉，肝脉拘急，可致少腹阴冷胀痛、睾丸坠胀或阴囊湿冷、缩阳阴痛等。

2. 湿邪　湿邪是男性疾病的主要致病因素之一。湿为阴邪，其性重浊黏滞，易袭阴位，故《素问》有"伤于湿者，下先受之"之说。男性疾病的病位主要在下焦，故湿邪为患者多见。如湿邪下注膀胱，可致尿浊、尿痛；湿邪蕴结精室，可致精浊脓精；湿邪侵袭阴器，可致阴囊湿痒、龟头糜烂。湿邪久郁生痰，痰湿结于阴器，可致玉茎结疽、阴卵结核；湿邪久郁化热，湿热蕴结下焦，扰动精室，阻滞精道，可致遗精、血精、精浊、精少、精液黏稠不液化；湿热损伤宗筋，宗筋弛纵不收，可致阳痿不举。而且湿邪为病多病程较长，缠绵难愈，病症亦复杂多变，如尿浊，常表现为小便不爽，尿末滴白，下腹、会阴、腰骶、阴器等部位胀痛，为湿邪致病的典型特征之一。湿邪为病常兼夹他邪，如湿热、寒湿、湿瘀等。

3. 热邪 热为阳邪，最易伤精，耗液，动血，生疮，且有发病急、变化快等特点。火热内侵，耗伤阴液，可致精少，精液黏稠不液化；热易动血，火热灼伤阴络，迫血妄行，可致血精、血尿；火热腐败血肉，可生痈疡，如龟头红肿、阴囊脓肿、子痈、悬痈；火热扰动精室，可致遗精、早泄；相火旺动，可致遗精、阳强；湿热淫毒内侵，可致梅毒、淋病等。

四、七情内伤

七情是人的大脑对外界客观事物的刺激产生的情感反映。在正常情况下，七情不会使人生病。只有突然的、剧烈的、持久的精神刺激，引起暴怒、狂欢、痛哭、大惊、卒恐、思虑过度、忧愁不解，超过了人体正常的适应范围，使人气机紊乱，脏腑阴阳气血失调，才会引起疾病，称为“七情内伤”。从男性疾病的发生来说，尤其与七情中的怒、恐、思三者的关系最为密切。怒为肝志，过怒则伤肝，肝气抑郁，疏泄失职，可致多种男性疾病，如《丹溪心法》云：“气血冲和，万病不生，一有怫郁，诸病生焉。故人身诸病，多生于郁”，出现性欲低下，射精不畅，甚或阳事不举，不能射精；气郁肝经，肝血瘀滞，气滞血瘀，可致睾丸坠痛、玉茎结疽。恐为肾志，大惊卒恐则伤肾，肾气亏虚，精关不固，可致阳事不举、精时自下。正如《灵枢》所云：“怵惕思虑者则神伤，神伤则恐惧流淫而不止。”思为脾志，思虑过度则伤脾，脾虚不运，气血乏源，无以充养肾气，肾气亏虚，天癸不足，生殖之精不能正常产生，可致精少不育；脾气亏虚，气血虚少，无以充养宗筋，宗筋弛缓不收，可致阳痿；脾气亏虚，统血无权，血逸脉外，可致血尿、血精。

第二节 发病机制

发病机制即病机，是指疾病发生发展变化的机制。各种致病因素作用于机体，机体正气相争，邪胜正负则引起机体阴阳平衡失调，产生各种病理变化。男科疾病在病机上，与其他疾病既有相同之处，又有其自身的特点。男科病的发病机制主要涉及脏腑、气血和经络三个方面。

一、脏腑功能失调

脏腑功能失调，主要表现在肾、肝、脾、心、肺的功能失调。

（一）肾虚

1. 肾阳不足 素体阳虚，老年体衰，摄生不慎，久病不愈，房事太过，或过服寒凉克伐之品，或其他脏腑病变伤及肾阳，而使肾阳虚衰，温煦失职，阴寒内盛，命门火衰。“火衰其本，则阳虚之证叠生”（《类经附翼·求证录·真阴论》），症见面色㿠白、腰膝酸冷、神疲乏力、头晕目眩、舌淡苔白、脉沉弱无力。阳虚温煦不及则可出现阴冷、寒疝、精液清冷、阳痿、早泄；阳虚固摄不能则可见滑精、遗精、早泄、小便滴沥；阳虚气化失职则出现小便频数清长、夜尿频多、淋证、癃闭等。

2. 肾阴亏虚 先天禀赋不足，肾阴素亏；虚劳久病，耗伤肾阴；老年体弱，阴液自亏；情欲妄动，房劳不节，阴精内损；或久病过服温燥之品而劫烁真阴，或手淫频作而致真阴耗伤。“水亏其源，则阴虚之病叠出”（《类经附翼·求证录·真阴论》），症见颧红潮热、盗汗口干、腰膝酸软、五心烦热、舌红苔少、脉细数。阴虚日久伤肾，则见阳痿、梦遗；虚热内生，相火扰动，则见阳强易举；精关不固则出现遗精、早泄、滑精；热伤血络则见血精；精血不足，精室空虚则见精稠量少，甚至无精、精竭。

3. 肾气虚弱 先天禀赋不足，年幼肾气未充；老年体弱，肾气衰退；早婚、房劳过度，损伤肾气；久病劳损，耗伤肾气。肾气不足则肾气封藏、固摄功能失常，症见腰膝酸软，小便清长，尿后滴沥，夜尿频多及遗尿、滑精、早泄等，舌淡苔白，脉细弱。

4. 肾精亏损 肾为先天之本，为藏精之脏，主人体的生长、发育和生殖。《素问·六节藏象论》曰：“肾者，主蛰，封藏之本，精之处也。”若先天禀赋不足，发育不良或后天失养，损伤肾精，冲任不盛，以致骨髓、脑海空虚，可见神情恍惚呆滞、动作迟缓无力、精少不育、早衰及发脱齿摇、舌淡、脉弱。

（二）肝气郁结

情志不遂，郁怒伤肝，肝气不舒，可致肝失疏泄、条达，气机郁滞，精窍瘀阻，可见情志抑郁，善太息，胁肋胀痛，纳少腹胀，阴茎不举、不射精，舌暗苔薄，脉弦紧。肝脉循阴器而行，肝气郁结则气血不能敷布宗筋而出现阳痿。《素问·痿论》曰：“宗筋弛纵，发为筋痿。”气机失畅滞于阴器则成气疝。

（三）脾虚失运

脾主运化水谷，输布精微，为气血生化之源。若素体虚弱，饮食不节，思虑劳倦过度，病后失调而伤脾，以致脾失健运，水湿困阻，精窍滞涩，气血生化不足，则出现腹胀纳呆，气短乏力，身倦懒言，面黄肌瘦，大便溏薄，阳痿、早泄、精少甚至不射精，舌淡嫩苔白，脉缓或弱。

（四）心脉痹阻

心主血脉，推动血液在脉道中运行不息。正气先虚，心阳不振，运血无力，致气滞、血瘀、痰浊、阴寒等邪气痹阻而使心脉痹阻。《素问·痹论》曰：“心痹者，脉不通，烦则心下鼓，暴上气而喘。”这种“脉不通”的病理变化所导致的阳痿，多在心病基础上发生，或与心病同见，其证多虚，间或可见实证，伴有心悸怔忡、胸闷、心痛等心经症状，且多见于劳心过度者。

（五）外邪犯肺

肺主卫外，为机体对外抗邪之藩篱。如肺的卫外功能不足，外邪可循经直达阴器，引起生殖系统的病变。肺为相傅之官，具有主气、主宣发、朝会百脉的功能，可宣发气血精津以养全身。一旦肺病，则气血精津运行障碍、宗筋失于气血充养而阳痿。肺病导致阳痿的病理特点是：多有反复发作的慢性肺病史，或阳痿与肺病同见，多伴肺经症状。

（六）肝肾不足

肝藏血，肾藏精，精血同源互生，精足则血旺。如思虑焦劳忧郁太过，肝血暗耗，伤及肾精，或房事不节，肾精被伤，精血不能互生，导致肝肾亏虚，可见阳痿不举、耳鸣健忘、抑郁或易怒、五心烦热、腰膝酸软、失眠梦遗、舌红苔少、脉弦细数。精血亏虚，精室匮乏，则精液稀少；冲任失养，天癸早竭则出现阳痿、早泄、不育症及男性更年期综合征等。

（七）心肾不交

心为火脏而藏神，心火下温肾水，使肾水不寒；肾为水脏而藏精，肾水上济心火，使心火不亢。两脏互相作用、互相制约，以维持正常的生理活动。若肾水不足，不能上济心阴，则水火失济，心火独亢。心肾不交，相火妄动，燥扰精室，精关不固，可致遗精、早泄、性欲亢奋；神伤而乱，则可见心烦失眠、健忘、梦遗及男性更年期综合征等病证。故《类证治裁·遗泄》说：肾精“恒扰于火，火动则肾之封藏不固。心为君火，肝肾为相火，君火一动，相火随之，而梦泄矣”。

（八）心脾两虚

心主血脉藏神，脾主运化统血。脾虚则血之生化不足，脾不统血则亡血失血。血虚则心神失养，神无心血所养则易致妄动，脾无心血所滋则运化生血无能。如病后失养，慢性失血，或思虑过度，劳倦耗伤心血日久，致使心脾两虚，而出现心悸怔忡、失眠健忘、神疲乏力、腹胀便溏、阳痿、早泄、不育症等症。

二、气血功能失调

《素问·调经论》说：“血气不和，百病乃变化而生。”气血精液是人体生命活动的重要物质基础，其运行失常、代谢障碍则影响脏腑经络的功能而引起相应的病变，其病变亦是脏腑变化的一个组成部分。精、气、血是相互转化的，精可化气，气可生血，血可化精。男子生精种子全赖精气为本，而以血为用，故气血失调直接影响精之生成。

（一）气病

1. 气虚　若素体羸弱，或久病、重病、过劳、五脏损伤、阳气不足等可致气虚。气虚冲任不固，精室蓄精、摄精、养精之功能衰退，可见遗精、白浊、早泄、遗尿、尿频等证。气虚日久，精乏充养，则生长发育迟缓，而见弱精、少精之证。气虚之甚或日久失治，由虚而下陷，则固摄之功更趋衰减，可见滑精、脱肛、血精、癞疝等病证。

2. 气郁　气贵流通，气机郁滞则其升降出入之功能失司，可出现精神抑郁、胸胁满闷、口苦脉结等症，并可伴有阳痿、不射精等。气郁日久化火，热伤血络，可见血精。

3. 气逆　为气机当降反升。男科病之气逆多系情志所伤，以肝气横逆为主。肝气横逆而上，血之与气并行逆乱，如房事不节，便有产生房事昏厥之可能。

4. 气闭　系指气机闭塞，多由浊邪外阻或气郁之极所致，从而出现突然昏闷而厥的病理状态。如房事过于激动而出现昏厥；痰浊阻塞尿道而癃闭；败精阻于精道不射精等。

5. 气脱　正气持续衰弱，以致气不内守而外脱。或因大出血、大汗等气随血脱或气随津脱而致气脱，从而出现功能突然衰竭的病理状态。男子房事无度，持强努挣，致使气随精脱而出现昏厥。

（二）血病

1. 血虚　先天禀赋不足，或久病重病失养，或脾胃虚弱，饮食营养不足，化生血液之功能减弱，或急慢性出血证等可致血虚。血虚则无以化精，可致精室不盈，血虚则冲任失养，可令冲任虚损，故不育、无精等病证可随之而生。

2. 血瘀　气滞则血行受阻，气虚则血运迟缓，寒邪入血而血凝，热邪入血煎熬血液，皆可导致血瘀，《素问·调经论》说："血气不和，百病乃变化而生。"瘀血阻于宗筋，经气不利，可见以疼痛为主的男科病，如阴茎异常勃起、性交疼痛、精索静脉曲张等。其疼痛特点为痛有定处，得寒温不减，甚则形成肿块。

3. 血热 血热与感受热邪或情志过极，气郁化火，或过食辛辣燥热之品，火热内生，侵扰血分有关。火热之性炎上，热邪损伤血络，迫血妄行。血热扰动精室可致血精；血热扰于膀胱可致血淋。

4. 血寒 血寒与感受寒邪，或阴寒内盛，凝滞脉络有关。一方面可由素体阳虚、寒从内生，以致阳气不运，影响精室之生化功能；一方面也可因外寒入侵客于精室，血为寒凝，经脉受阻，出现阴痛、缩阳等病证。

（三）气血同病

1. 气血两虚 素体羸弱，气血亏虚，或久病之后气血两伤，或失血过多，气随血耗，可出现气虚、血虚同时存在的病理状态。气血为精液的物质基础，气虚无以统摄精血，血虚不能化生精液，故毛发失荣，肌肤失养，经脉失充，症见面色淡白萎黄、少气懒言、神疲乏力、心悸失眠、舌淡嫩、脉细弱，并可发生阳痿、早泄、遗精、白浊、精少不育、阴痒、肾囊风、睾丸痛、男子早秃等病证。

2. 气滞血瘀 气为血之帅，气滞则血凝。情志不遂，肝失疏泄，气机失畅，因而气血瘀滞不通；或久病入络，或跌仆损伤，劳伤筋脉，亦可致瘀血内生。瘀血阻滞宗筋，经气不利，则症见面色紫暗，心烦急躁，胸胁胀满，刺痛拒按，小便涩痛，淋漓不爽，阴茎有硬结、阳痿，或阴茎异常勃起，或阴茎疼痛，或精道不通，射精不能，舌暗有瘀斑，脉涩。

3. 阴虚血热 精血皆属阴分，若房事过度，或手淫过频而伤精，或过食辛辣燥热之品而灼伤阴血，致内热蒸生，阴血虚少，症见神疲乏力、心烦口干、小便短赤、舌红少苔、脉细数，可出现血精、血淋、早泄等。

4. 精室空虚 素体虚弱，先天不足，或久病久虚而致精关不固，精室受扰，精不固摄转化，生殖之精匮乏，可见阳痿、早泄、寡欲少欢、精液稀少、无精射出、不育症等。精宜藏泄有度，若精关不固，精失秘藏，则可出现遗精、滑精，甚至精脱不禁、早泄。

三、经络病变

经络病变主要是指经络循行发生障碍。经络遍布全身，人体病变过程皆与经络有关。在男科疾病中，尤其阴茎、睾丸、附睾的病变，主要与肝肾两经关系密切；精索主要与肝经关系密切，会阴主要与肾经、任脉关系密切，男性不育及性功能障碍主要与督脉关系密切。此外，冲脉、任脉、督脉、带脉属于奇经八脉，此四经对精室的影响也颇为重要。

（一）肝经湿热

足厥阴肝经循阴器而行。若嗜食肥甘、酗酒无度，湿热之邪蕴久化火，结于肝经则头痛目眩、耳鸣口苦、小便短赤淋漓；宗筋失用则阳痿；交蒸阴器则出现狐惑、阴肿、睾丸炎、附睾炎；若扰动精室，则致遗精、早泄、不育症；湿热下注，则出现淋证、尿浊、精浊、癃闭、水疝、筋疝等。

（二）痰湿阻络

情志不畅，忧思郁怒，过食肥甘生冷，而致运化无权，痰湿内生，瘀阻经络，症见胸胁脘腹胀满不适，阴茎有硬结，阳痿、早泄、精少不育，舌淡，苔白滑，脉濡或滑。

（三）寒凝肝脉

素体阳虚而阴寒内生，或久处湿地，涉水冒雨致寒邪外侵。寒凝肝脉，气血不畅，出现面唇青紫、少腹痛引睾丸、阴囊冷缩、睾丸坠胀、阴茎短小及输精管结扎术后综合征等；因寒伤阳气，宗筋失于温煦则成阳痿、不育症；寒湿重浊而聚于阴器则成寒疝、阴肿，其舌润苔白，脉沉弦。

（四）疫毒犯络

湿热内蕴，郁久成毒，或不洁性交，感受疫毒，浸淫阴部，瘀阻经络而致口渴发热、疮疹溃烂、红肿痒痛、阴疮尿痛、流脓白浊、舌红苔黄腻、脉弦滑数。

（五）冲、任、督、带脉病变

1. 冲任二脉　冲任二脉的病理变化，主要表现在对第二性征和生殖功能的影响。冲脉为全身阴血汇聚之处，故有血海之称，为经络之要冲，若冲脉虚竭，势必导致精少、精竭而不育。任脉为阴经脉气总汇，所以其病表现于阴经，尤其是肝肾，多表现于阴中、腹部，如房事茎痛、少腹拘急而痛、疝瘕等。

2. 督脉　督脉总督一身之阳，为阳脉之海，男子的阳刚之气，阴茎的坚举有力，与督脉有密切的联系。如督脉功能受损，会出现阳气虚衰的病证，因其支别由少腹上行，故可发生“从少腹上冲心而痛”的“冲疝”。督脉循阴器而绕臀，故其病可影响阴器及生育，发生阳痿不举、射精困难等男科疾患。

3. 带脉　带脉有约束提携诸脉的作用，带脉虚惫或受外寒所侵，可出现腰痛，“溶溶如坐水中”，甚而影响男子的性能力。若带脉失引，可致“阳明虚而诸经纵”，而见阴器痿软之疾，甚则阳痿失用。

脏腑、气血、经络生理上相互联系，病理、病机上相互影响，每于临证，应纵观全局，从整体出发，认真分析，辨证论治，才能取得较好的疗效。

第三节　病理特点

一、总体病理特点

男性少儿期肾气难充。青壮年期以后肾气虽盛，然又易亏，但肾之气亏非朝日所为，其由必久。且男性疾病者多讳疾忌医，非治不可则不与人言，其治又多难与医者配合。由于上述多种原因，决定了男科疾病的病理特点主要表现在肾精易亏、发病缓慢、病程较长和难于康复四个方面。

（一）肾精易亏

男子以肾为先天，精气为其主。少儿时期肾气未盛，多肾气不足，或先天禀赋素弱或后天失养而致，主要表现为小儿发育迟缓、外生殖器发育不良、隐睾等。青壮年时期，肾之精气虽已充盛，但每因不能自持而纵欲过度，不节房事，或习手淫，致使精气亏乏，表现为失精、阳痿、早泄、不育症等。久病、大病、过劳也可耗伤精气。因男子主气，以肾气为本，肾气既亏，卫外能力已然下降，如遭到外邪侵袭，从而便可引起一系列男科疾病。更年期及老年期，肾之精气开始自然衰退，加上调摄不法，则可加速精气亏损，从而引起更年期综合征、阳痿、失精、前列腺肥大等疾病。总之，男性一生，肾气唯有亏耗而不会过剩，所以在男科疾病过程中多少都会有肾之精气亏损，在诊治上必须时时想到肾之精气，精气宜补不能伐。

（二）发病缓慢

男科疾病多缓慢发生，早期不易发现而被忽视，得不到及时治疗，如前列腺肥大、阴茎癌、精索静脉曲张、阴茎痰核、子痨、阳痿、水疝等，均是致病因素缓慢作用的结果。因此，在诊断治疗时必须考虑到这一特点，也即在诊断时要知道这些疾病的发生由来已久，而在治疗时必须明确这些疾病不会在很短时间内治愈。不仅医者要做到，而且还要告知患者，取得其配合，才能取得满意疗效。

（三）病程较长

这一特点是由发病缓慢和患者讳疾忌医而决定的。由于男科疾病的发生比较缓慢，在症状表现明显或给患者带来明显痛苦和给工作带来不利影响时，疾病便已经历了一定的过程，但这时患者又多因羞于启齿或其他因素而讳疾忌医，总想让自己的病不药而愈，然而疾病非但不能自愈，反而加重，以至于不得不求医治疗。所以，一般来说，男科大多数疾病到求医诊治时，其病程已较长。也正因为如此，给治疗带来了极大的困难。

（四）难于康复

男科疾病的另一个特点是比较顽固，在短时间内难以治愈康复。这一点是由前述三点决定的。男科疾病从开始发生到求医诊治时已经历了一段较长的时间，疾病的发生又较缓慢，且在发展过程中又不断变化，加之肾气难充而易亏乏，因此，疾病不能得到及时的治疗和护理，或得到治疗后又不能很快地使邪去正复，不能很快恢复脏腑器官的功能，从而决定了男科疾病难于在较短的时间内康复。难于康复还有一个含义是指心理上即使疾病本身治愈，但思想上也还有余悸，担惊受怕；同时还由于心理上的不稳定，也反过来影响疾病的治疗。但必须指出，难于康复不等于不能康复，只要诊治准确，医患配合，养护相兼，深信病能治愈，始终坚持治疗，就会促成疾病在较快时期内治愈。

二、分类病理特点

男科疾病所涉及的组织器官主要是男性生殖系统。一般而言，它包括生殖腺睾丸，以及附睾、输精管、射精管等排精导管，精囊、前列腺、尿道球腺等附属腺和阴囊、阴茎等外生殖器。因此，男科病临床表现多样，其病因病理亦较复杂。归纳起来，男科疾病的病理特点可分生育和性功能障碍、炎症、异常增生、生殖器官异常等。

（一）生育和性功能障碍

1. 性欲障碍 是性欲减退、性淡漠或性欲亢进的主要病理。与此同时，还常伴有其他方面的性功能障碍，从而影响双方性生活的和谐进行。器质性和功能性异常是造成性欲障碍的重要原因。

2. 勃起障碍 是阳痿、阳缩或阳强的主要病理。阳痿主要指因器质性（如阴茎发育异常、阴茎及阴茎周围的病变或损伤）或功能性（神经、精神因素、内分泌、血管及药物等因素的影响）的原因，导致阴茎不能勃起，或勃起不坚，甚至阴茎及阴囊、睾丸内缩，小腹疼痛，不能维持正常性交。阳强则指阴茎较长时间地勃起而不萎软，甚至伴有阴茎胀痛刺痒，其病因多由血液学异常、感染、损伤、肿瘤及神经性等器质性因素引起。

3. 射精障碍 包括射精时间过早或过迟、不射精、逆行射精、射精疼痛、遗精等。射精时间的早、迟，往往由于泌尿生殖系感染、内分泌神经系统病变或因婚前性交及性交环境不合适而产生的心理紧张、焦虑、恐惧、恼怒、担心，以及夫妻感情不融洽、性交方式不当和长期禁欲后首次性交等，都形成了不良的射精反射而使射精失控。不射精是因器质性或功能性病变及因频繁的手淫或某些原因人为地长期克制射精等，使射精阈值提高，或由于神经损伤，或因药物影响等因素而造成。逆行射精则由于多种原因干扰膀胱颈的解剖功能，或阻断下尿道的交感神经支配，造成膀胱颈部和尿道外括约肌功能失调，使已进入前列腺部尿道的精液逆流入膀胱。

4. 感觉障碍 包括性欲高潮的减退、消失及外生殖器的感觉异常、阴茎疼痛性勃起、射精疼痛。性欲高潮的异常与心理障碍有十分密切的关系。外生殖器的感觉异常，除心理因素外，与神经兴奋性减退或腰髓勃起中枢及其传导途径障碍、神经反射异常、阴部神经病变或生殖器局部病变有关。阴茎疼痛性勃起，多由于阴茎海绵体炎或勃起功能亢进而引起。射精疼痛则多因精囊炎、前列腺炎等所导致。

5. 性生活异常 主要是指由于进行性活动而引起身体其他方面的功能异常或由此导致某些疾病的发生。最常见的有性交疼痛、性交关节痛、性交腰痛、性交眩晕、性交昏厥、性交偏瘫、性交失语、性交癫痫、性交猝死，以及性恐惧、性厌恶等。这些情况多由于性交时精神神经刺激、自主神经功能紊乱致使局部血管、毛细血管收缩、痉挛，局部组织缺氧、受损而产生。

6. 精液异常和精子异常 精液异常主要指精液量过少或过多、精液缺乏、浓精、血精及精液液化异常。精子异常主要表现为精液内精子减少、密度过低、精子缺乏、精子成活率低、活力不足，或死精、畸形率高等。精液和精子异常多见于先天性睾丸发育不良，隐睾，放射线、核辐射、热能对局部的损害，化学物质（如乙醇、吗啡、砷、棉酚等）所引起的慢性中毒，精索静脉曲张，生殖道、性腺局部的炎症，精液透明质酸酶缺乏和前列腺素 E_1 含量不足等。

（二）炎症

最常见的炎症有前列腺炎（如急性、慢性、结核性或淋菌性）。急性前列腺炎主要为大肠杆菌、葡萄球菌、链球菌或淋球菌直接侵入，或肾盂肾炎、膀胱后尿道炎、尿道器械的应用使细菌经尿道进入前列腺；慢性前列腺炎多由急性转变，或与体内存在的感染性病灶有关；前列腺结核则多由结核杆菌经血流感染所致，或继发于尿道及生殖系结核；除此还有非特异性肉芽肿性前列腺炎。另外，还有睾丸炎，它常并发于流行性腮腺炎和伤寒，也可因损伤而引起。附睾炎则多见于成人，由大肠杆菌及葡萄球菌感染所致，偶与特异性感染同时存在；由淋球菌经尿道感染引起的淋病性附睾炎为化脓性炎症，在附睾中形成多个小脓肿，愈合后可遗留瘢痕，并影响精子通过；附睾炎如引起双侧附睾管道闭塞，也可导致不育症。慢性炎症还可引起继发性阴茎白斑，因其表皮角化、棘细胞层增厚、真皮上部水肿、毛细血管增生扩散、淋巴细胞浸润，后期出现表皮萎缩变薄，这实际上已是一种癌前病变。

（三）异常增生

最常见的异常增生是良性前列腺增生症。随着年龄的增长，睾酮、双氢睾酮及雌激素的改变，使前列腺腺体出现异常增生，出现尿频、排尿困难，甚至急性尿潴留等。男科疾病中许多肿瘤也是因为异常增生引起的，如膀胱肿瘤、泌尿肿瘤、睾丸肿瘤、尿道肿瘤、前列腺癌等。因此，异常增生也是男科疾病的一种常见病理表现。

（四）生殖器官异常

生殖器官异常主要见于真、假两性畸形。这是一种先天的性别发育异常而使人体性器官具有男女两性的表现，胚胎在性器官的发育过程中，如受到染色体畸变、基因突变或雄激素分泌异常等的影响，可导致性器官分化障碍，从而出现两性畸形。其他还可导致阴茎完全缺如、阴茎短小、蹼状阴茎、双阴茎、阴茎前位阴囊及尿道下裂等畸形。

思维导图

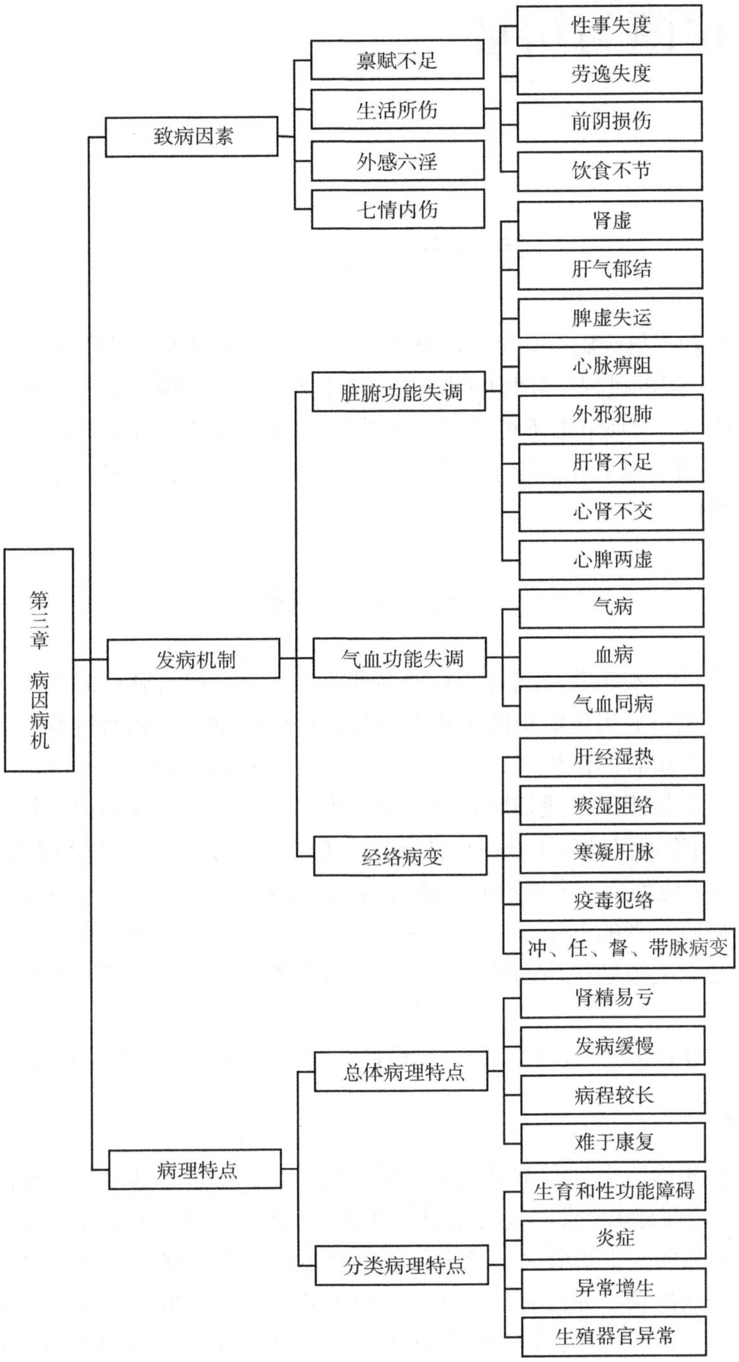

思考题

1. 导致男科疾病的主要致病因素有哪些？
2. 如何认识男科疾病的发病机制？
3. 男科疾病的总体病理特点有哪些？如何理解？

第四章　诊断与辨证

第一节　诊　法

四诊是中医诊察和收集疾病有关资料的基本方法，主要通过询问、观察、检查患者的症状、体征，借以了解疾病发生、发展的过程，帮助判断病情，是中医学诊查疾病的主要手段。四诊是相互联系、不可分割的，其中任何一个环节都不可偏废，所谓“上工欲令其全，非备四诊不可”。《丹溪心法》指出“欲知其内者，当以观乎外，诊于外者，斯以知其内。盖有诸内者，必形诸外……”强调了四诊在诊断中的重要性。

一、问　诊

问诊是男科临床诊查疾病获得病情资料的主要手段，也是患者就诊时最先进行的诊查步骤。其基本原则，除了遵循一般疾病病史的采集方法外，尚应注意男科病所特有的规律。由于男科疾病病位较隐蔽，常涉及患者的性生活，患者往往具有各自不同的心理状态或出于某种顾虑，有的不愿如实反映病情，而指望医生凭切脉、望色诊断疾病；有的由于性知识的贫乏，对自己的观点固执己见等。因此，问诊不仅是为了获得病情资料，还需通过问答途径，以纠正患者观念上的错误，解除其心理障碍。问诊应创造一个融洽的谈话气氛，医生要善于运用问诊艺术，对患者态度和蔼、富有同情心，耐心倾听患者的诉说，并不失时机地给予疏导启发，减轻患者的心理负担，消除其顾虑，要帮助患者建立起战胜疾病的信心。只有充分地取得患者的信任与合作，才能获得真实、确切的病史资料。

男科问诊主要内容有年龄、现病、旧病、精候、房事、婚育、生活、家族等。

（一）问年龄

问年龄在男科疾病诊治中具有重要意义。男性的生长、发育有其自身的规律。每个生理发育阶段，以生殖能力为主要标志。性功能是生殖的基础。人体生长发育分为生、长、壮、老各个阶段，性功能和生殖能力的强弱，主要取决于肾所藏之精的盛衰。男子 16 岁左右，肾气充盛，天癸至，则精宫满实而出现首次遗精，并已有生殖能力。24 岁以后，肾气旺盛而稳定，天癸成熟，性功能与生殖能力已臻完善。到 50 岁以后则随着肾精的衰少，天癸渐竭，性功能与生殖能力亦衰退，乃至消失。由此可见，男子的生理、病理在不同的年龄阶段具有不同的特点。

（二）问现病

现病史主要询问发病时间、诱发或加重原因、缓解因素、症状间有无相互影响、疾病发生变化的过程、治疗经过、用药及疗效如何等。通过现病史的问诊，抓住其主要矛盾，既可为其他相关问诊提供思路，又有助于鉴别诊断。如某些患者自诉患有“阳痿”，但并不一定是真正的阳痿，有的只是偶尔暂时的不勃起，属正常现象。这种情况多由疲劳、心情不安、醉酒或急性病、焦虑等所致。在诊断时，要通过详细的询问，了解有无其他兼症，如早泄、遗精等，可结合其他检查，以做出较准确的诊断。又如房事茎痛，当区分射精疼痛与交接痛。射精疼痛是指射精时阴茎及睾丸疼痛；交接痛则是阴茎插入阴道即感阴茎疼痛，抽送时更甚。肾子痛当问其疼痛是单纯睾丸痛或阴囊痛或两者合并疼痛，以及疼痛的性质是冷痛、灼痛或胀痛，因其病机各不相同。房事腰痛，其疼痛部位多在腰骶部，以腰部酸困或隐痛为男科腰痛的特点。

（三）问旧病

询问患者的既往病史，了解与现病及男科疾病有关的病证。患者既往身体健康状况如何，曾患过哪些疾病，用何药治疗，药物的剂量、疗程，是否有过敏反应等，对当前的诊断具有较大参考价值。如幼年时是否得过腮腺炎、隐睾症、睾丸疾病或外生殖器损伤；腹部或腹股沟、外阴部是否做过手术，手术的情况及结果等，这些因素都可能导致脉络损伤，气滞血瘀，生精、排精功能障碍而发生无精、不育症等。某些疾病如结核病、肝炎、糖尿病、丝虫病、甲状腺功能亢进、严重贫血等，也可影响男性生殖器官功能，引起男科疾病；糖尿病易并发阳痿、癃闭；结核病易并发遗精等。各种恐惧心理均可造成阳痿。素有神经衰弱者，易患阳痿、早泄、性欲减退等。某些药物如抗高血压药、雌激素、镇静催眠药等，可明显降低性欲，甚至造成阳痿。某些抗肿瘤药、棉酚类避孕药，常常损伤男性生殖器官，致生精功能障碍，导致不育症。而麻黄碱、酚妥拉明、苯丙胺等药物，则又能增强性欲，引起性欲亢进。此外，还应该询问有无不洁性交史，因其易感染疫毒，可导致淋病、梅毒、尖锐湿疣，甚至艾滋病等。

（四）问精候

由于男子在解剖上有精室，生理上有生精、藏精、排精等功能，在病理情况下，亦多发生与生精、排精有关的疾病。因此，问精候对男科疾病的诊断有较重要的价值。问精候，主要询问精液的量、色、质地、气味等有无异常；有无遗精、滑精、血精、早泄现象，次数多少；射精情况，排精时或排精后有无腰痛、眩晕等不适现象；有无不射精及射精迟缓、无力等。正常精液一次排出 2 ～ 6ml，呈乳白或灰白色的不透明液体，质黏稠，略有腥味，排出后呈胶冻状，数分钟后化为均匀液状。若精液质稀透明、无味，为精液清冷，属命门火衰之虚寒证；精液黏稠不化，色黄、味臭，为脓精，多由湿热下注所致，见于精囊炎、前列腺炎等；精液带血呈鲜红或淡红或夹血块者，为血精，多由阴虚火旺，扰动精室或脾肾两虚，失于固摄所致，是精囊炎的重要特征。不因性生活而精液遗泄者，为遗精；无梦而遗，甚至清醒时精液流出者，为滑精。性交时间短即行排精，甚或性交前即泄精者，为早泄。性交过程中，无精液排出，多是不射精或逆行射精。一般身体健康之男性或婚后久别者，1 个月遗精 1 ～ 2 次，而无其他不适感觉者，属正常生理现象。总之，精液的情况，还应结合望诊或西医学有关检查，方能准确无误。

（五）问房事

古人认为房事必须遵循一定的法则，才能有益于身心健康。否则，轻者致病，重者损寿。诸如性功能障碍、性病及性事相关疾病，莫不与房事失节有关。而性交时所出现的各种情况，是诊断时最直接、最客观的病史资料，但这些资料只能通过问诊获得。因此，问房事是男科问诊的重点。问房事，主要了解患者及其配偶对性生活所持的态度、欲望；房事的频度、间隔时间、持续时间，采取的体位；同房时阴茎勃起状况，抽送的幅度及频率；性满意度，性高潮出现情况及射精时的感觉；有无性交中断、体外排精；有无早泄、阳痿、性交痛；有无婚前性行为或婚外性行为；有无逆情交合、强力入房、酒后入房或忍尿入房；房事后有无腰痛、倦怠、眩晕等不适感等。这些情况都要详细询问。同时，还应了解女方的身体状况、性交时的情感、合作情况等。因为满意的性生活有赖于男女双方完满的身心交流、充分的协调合作，任何一方的不快都会给对方造成心理压力。久之，可能会诱发某些性事疾病，如阳痿、早泄、性冷淡等。性欲望、性能力、交合频度及时间，在不同的人群中有很大差异性，而且与个体的年龄、体质、个性、感情、结婚时间长短、生活环境、性生活经验等因素密切相关，尤其随着年龄的增长变化更为明显。一般情况下，青年体质健壮、婚后 2 ～ 3 年内者，性欲较强，房事较频，每日 1 次到每周 2 次不等，而中壮年或结婚时间较长者，则房事欲望及频率有所减低，一般每周 1 ～ 2 次。因此，性欲的高或低，应视具体情况而定。每对夫妻间有各自的性交习惯，如性交时间、体位等。当生活或环境等因素改变这一习惯时，往往会产生不适应，出现暂时异常情况。对性生活缺乏正确的认识、性无知或把性交视为例行公事或性交时方法不当，阴茎抽送幅度小、频率低，未能达到足够的刺激强度，都可致不射精。而阴茎抽送过快、过强，易于达到性高潮，甚或早泄。性交过程突然中断或抽出阴茎，会使女方阴道充盈舒适感突然减弱或消失，从而影响双方的情感，久之或可引起阳痿。房事后一般多有疲乏感觉，经休息后仍觉倦怠、腰痛、头晕等，是房事过度，损伤肾气。有婚外性行为者，常因精神心理紧张，可诱发早泄、阳痿等。长期有意识地压抑性欲，禁忌房事，可致性欲减退、阳痿等病证。此外，强力入房、逆情交合或酒后入房等，均可造成肾精、气血损伤引起阳痿、房事茎痛等性功能障碍疾病。

（六）问婚育

对已婚男子要询问其结婚年龄、生育情况。若系再婚者，当问其再婚年龄，两次婚姻间隔时间，妻子年龄及婚后健康状况，是否采取避孕措施。若结婚同居 1 年以上，未避孕而不孕育者，应建议男女双方同时检查，并询问检查结果。早婚往往耗伤气血，损及肾精导致肾虚。结婚过晚，气血已衰，精力不足，常发生阳痿、早泄等病证。因房事离异者，多伤及情感，心情抑郁，气血不调，易发生性欲减退、早泄、阳痿等。未婚行房或婚后未避孕，又恐惧怀孕者，常致心神不宁、情绪紧张、气血逆乱，易发生阳痿、早泄、不射精等。若再婚者，因一时不适应、双方配合不协调，亦可出现暂时的性无能。

（七）问生活

问生活主要包括工作情况、生活环境、饮食习惯、有无烟酒嗜好、居住条件、卫生状况等内容。繁忙的体力、脑力劳动，工作时间冗长，学习紧张，或事业受挫致意志消沉，或为经济拮据、生活困难所困扰，以及家庭纠纷、夫妻间不和睦等因素，均可致情志抑郁，肝失疏泄，宗筋不用，发生性欲低下、阳痿等。不良的饮食习惯，尤其是过嗜烟酒，常可导致某些男科疾病，如乙醇可直接损害睾丸生精细胞，导致生精功能障碍，发生无精子、少精或不育症。家庭的居住条件也会影响到夫妻的性心理、性生活。手淫作为一种自我性刺激，是暂时的性补偿和性宣泄行为，若长期频繁手淫不能自制，耗伤肾精，克伐宗筋，易变生阳痿、不射精、血精、茎痛等。睾丸的生精功能易受温度的影响，温度过高会阻碍生精过程。长期在高温环境下作业，或穿紧身裤，致使阴部散热不良，影响精子的发育及活动力；生精上皮细胞对放射线特别敏感，受大剂量放射线照射，可使生精细胞发生突变，生精障碍，导致少精、无精、死精不育。生活在产棉区或经常食用棉子油者，可因其中所含棉酚破坏生精细胞而引起不育症。缺乏卫生常识，不注意局部卫生，如包皮垢积留、男女交媾不洁或肛交等，常可致精浊、龟头包皮炎、阴囊湿疹、淋病等。

（八）问家族

了解患者的父母、兄弟、姐妹、配偶及子女的健康状况，有无家族遗传疾病及性传播疾病史，其直系亲属的死因是否为生殖系统疾病所致。某些男科疾病不仅通过性交传播，而且生活接触如生活用具、衣物等，亦可造成间接传染，如淋病、尖锐湿疣、疥疮等。艾滋病、非淋球菌性尿道炎等则可通过宫内或产道传染给胎儿。阴茎癌、睾丸及附睾肿瘤、前列腺癌等，或可有家族遗传因素。因此，了解家族史，有助于某些男科疾病的诊断。

二、望　诊

望诊是四诊的重要环节之一，对男科疾病的诊断有重要的参考价值，医生通过对形态与性征、乳房、外肾、分泌物及排泄物的色、质、量等内容的观察，不仅能够测知病情，而且也可直接观察某些生殖器官的结构状况。

（一）望形态与性征

形态，即形体与动态。形体指人的外形、体质，动态指人的动静姿态。性征，即与机体发育阶段相适应的性功能的体征。望形态与性征即观察人的整个体质发育状况和身体活动功能。由于男性所独有的生理特点，在不同的年龄阶段具有相应的体态和性征。若年逾二八而身材矮小、瘦弱，肌肉枯削，阴毛及腋毛稀少、黄软，阴茎短小而细，睾丸小而软，为肾气先天不足，天癸迟至或不至。若身材瘦长，肌肉不丰，胡须缺如，阴毛、腋毛稀少，并见皮肤细腻，声音尖细，可能是天宦。若伴见皮下脂肪丰满，臀部肥大，呈女性外形，反不见喉结者，则可能是假男真女性或阴阳两性人，当辅以现代医学的染色体检查以明确诊断。若形体过度肥胖，皮肤细白，肌肉软弱者，为形盛气虚，多有痰湿，少数人可影响生育。若形体干瘦，皮肤萎黄，肌肉瘦削，为阴血不足，常易阴虚火动，变生遗精、早泄、阳强等病证。若年龄小于 16 岁，而见胡须、阴毛、腋毛等男性性征者，为天癸早至，见于性早熟。

（二）望乳房

乳房属胃，乳头属肝。正常男性无乳房发育，如乳房发育或肿大，皆属异常。若男子单侧或双侧乳房增大，宛如女性，皮色不红不热，多为肝失疏泄，气血瘀阻，是诊断乳疬的重要特征之一。若乳房肿硬、结块，推之不移，与体表皮肤不相粘连，多见于男性乳癌。

（三）望外肾

“外肾”即睾丸，与内肾相对而言。外肾与脏腑有密切联系。望外肾，不仅可以测知脏腑精气的盛衰，而且也可直接观察其结构状态，对男科疾病的诊断有重要价值。望外肾，包括望阴茎和望阴囊两部分内容。

1. 望阴茎　主要观察阴茎的大小、形态，有无畸形，包皮的长短，有无包皮垢积留和包茎，尿道口是否开口于龟头顶端；注意阴茎及其附近组织有无皮疹、溃疡、糜烂，以及颜色、形状，以便及时发现性传播疾病。正常成人的阴茎，一般平均长 7 ～ 10cm，直径 2 ～ 3cm，勃起时长度可增加1倍。

2. 望阴囊 注意阴囊大小、皮色、两侧是否对称，有无皮疹、窦道、肿胀等。

（四）望精液

望精液主要观察精液的色、质、量及黏稠度变化。借助现代医学检查手段，可以进一步了解精子的活动力、数目、密度、存活率及其形态等情况，是中医男科学望诊的延伸，对确诊男性精液病变及不育症有特殊意义。正常精液呈灰白色或乳白色，质黏稠，排出体外时呈胶冻状，数分钟后化成液状。若精液量多或少或正常，质稀薄如水，或患者自觉排出时有冷感，为精液清冷，由脾肾阳虚，命门火衰所致，见于少精症、无精症；精液排出体外呈块状，黏稠不化或液化时间大于1小时以上者，为精液不化，多由阴虚火旺或湿热蕴结所致。

（五）其他

男科望诊，除了上述内容以外，还应观察患者的神、色、舌及排泄物等方面的变化，有助于临床诊断与辨证。

1. 望神 神是人体生命活动的外在表现。望神，主要观察患者形体的动静姿态、面部色泽和眼神表现、精神意识、言语气息及对外界环境的反应等。其中以目为要点，因为“五脏六腑之精气，皆上注于目而为之精”（《灵枢·大惑》）。如张景岳说：“视目精明，诊神气也。”后世有“眼睛是心灵之窗”的说法。若形体壮实，肌肉丰满，精神充沛，面色明润含蓄，两目精采内含、炯炯有神，言语不乱，对外界反应敏捷，行动灵活，提示精气充盛，是有神的表现；反之，若形体羸弱，大肉瘦削，精神萎靡，面色暗淡无华，目光晦暗，瞳仁呆滞，言语反常，对外界反应迟钝，则是精气大虚，为失神的表现；若患者怵惕易惊，形弱色苍，精神倦怠，多为遗精、早泄或房劳等精气损伤的病证。因此，望神有重要的临床意义。

2. 望面色 《素问·脉要精微论》说：“夫精明五色者，气之华也。”由于五气是五脏精气的外华，五脏精气的盛衰可以从其外华的色泽变化反映出来，因而，从五色的变化，就可以测知五脏的病变。青色属肝，主寒证、痛证、瘀证，多见于疝气、阳缩、睾丸精索扭转等病证。赤色属心，主热证，多见于射精疼痛、不射精、强中等病证。黄色属脾，主脾虚、湿证，多见于阳痿、早泄、遗精日久等病证。白色属肺，主虚证、寒证、失血，多见于阳缩、疝气、房劳伤等病证。黑色属肾，主寒证（肾阳虚）、热证（肾阴虚）、瘀血、水饮。若面色黑而晦暗，多为肾精亏损，见于房劳伤、遗精早泄等；若面色黧黑、口唇紫暗、肌肤甲错，多属瘀血，见于房事茎痛、房劳伤等病证。面黑色浅淡者，为肾病水寒。若面色或赤或黑或白者，是狐惑病的独有症状。面部一定部位的色泽变化，亦可反映男科疾病。

3. 望舌 舌诊，包括望舌质和舌苔两部分。舌质主要反映脏腑的虚实、气血的盛衰；舌苔主要反映病位的深浅、病邪的性质、邪正的消长。男科临证见舌质红苔黄腻，多为湿热或痰热为患，见于阳痿、遗精、子痈、前列腺炎等病证。舌质淡苔白，多为命门火衰或脾肾阳虚，多见于早泄、房劳伤、更年期综合征等病证。舌鲜红质嫩少苔，多为阴虚火旺，见于不射精、阳强、血精等病证。舌质青紫或有瘀斑、瘀点，为瘀血内停，见于不射精、房事茎痛等病证。舌质淡白、体胖嫩或边有齿痕者，多为脾阳虚损，气血不足，见于血精、女劳疸、更年期综合征等病证。

4. 望排泄物 望排泄物主要观察精液、尿液及尿道异常分泌物等方面的变化，以协助诊断。小便清冷而长，属寒证，多由肾阳虚衰所致，见于早泄、阳痿、性欲减退等。小便短少赤涩者，属热证，多由湿热下注或阴虚火旺所致，见于阳痿、不射精、射精疼痛等。尿色白而混浊，为尿浊，逆行射精可见，小便常规可发现精子。小便频数涩痛，淋沥不爽者为“淋”，慢性前列腺炎可见。小便量少，点滴而出，甚至不出者为“癃闭”。癃闭者，老年人以前列腺增生症为多。尿中夹血，为尿血；尿中夹精者，为小便夹精。尿道中流出黄色脓液者，多为淋病；流出稀薄黏液者，则多为慢性前列腺炎。

三、闻　　诊

“闻而知之谓之圣”，说明善于应用闻诊来诊察病情，亦是医者临证的一个重要技能。闻诊，包括闻语声和嗅气味两部分内容。

（一）闻语声

闻语声重点在聆听语声的高低、强弱、清浊、缓急、音调的变化等，以测知病情。正常男性语声低沉重浊。若已届成年，仍语音如童，并见第二性征不明显者，为性发育不良，肾气不充，天癸迟至。患者呻吟不已或哀号啼叫，多属痛证，见于急性睾丸炎、阳缩、阴茎或睾丸外伤等。时太息者，多因情志抑郁，肝失疏泄，见于阳痿、遗精、乳疬等。

（二）嗅气味

在男科临床，嗅气味主要是嗅精液、尿液、脓液的气味。一般而言，气味较正常浓郁，或有异常气味，多为湿热蕴结或湿热浸淫；若气味较淡或无味者，多属寒证。正常情况下，精液有一种特殊的腥味。若精液夹血腥味较大或臭秽者，多见于精囊炎；脓液腥臭，多由湿热为患，见于急性化脓性睾丸炎合并感染；脓液恶臭，多见于癌肿晚期。

四、切　　诊

切诊是医者运用手指的触觉对患者进行触摸、按压，以获得病情资料的一种诊断方法，包括切脉和按诊两方面。

（一）脉诊

脉诊是四诊的主要组成部分，也是中医特有的诊法之一，通过触摸、切按患者的脉搏，以探查脉象，了解病情，为辨证论治提供依据。《金匮要略·血痹虚劳病脉证并治》说：“男子脉浮弱而涩，为无子，精气清冷。”又说：“夫失精家少腹弦急，阴头寒，目眩，发落，脉极虚芤迟，为清谷、亡血、失精。”所以，诊脉在男科疾病的诊断上有重要意义。

1. 男子常脉　《难经·十九难》说：“男脉在关上，女脉在关下，是以男子尺脉恒弱，女子尺脉恒盛，是其常也。男得女脉为不足，女得男脉为太过。”男子之脉，一般较女子有力，但尺脉较弱，而寸脉较盛于尺脉。尺脉反映的是下焦、肾、精、天癸等生殖与性功能的多种信息。因此，在男科疾病的脉诊中，诊察尺脉尤为重要，此外，男子脉象与年龄、体质亦有一定关系。如少壮男子脉多实大，老年男子脉多虚弱；肥人脉沉，瘦人脉浮等。

2. 男子病脉　以常衡变，反常者病。一般而言，男子脉弦而紧，主寒证或痛证，见于阳痿、遗精、阳缩、房事茎痛等，亦可见精液清冷，年久不育者。脉滑数或弦数，多由湿热下注所致，见于遗精、阳痿、早泄、强中等病证。脉弦细而数，为阴虚火旺或肝肾阴虚，多见于强中、血精、房劳伤、乳痈等病证。尺脉弱而涩滞，多属下焦阳虚，命门火衰，主精冷、无子。脉弦而涩，多属寒滞肝脉或瘀血内阻，可见于子痛、前列腺炎、阴冷等病证。脉沉弱无力，主脾肾阳虚，气血不足，见于更年期综合征、性欲减退早泄等病证。脉芤为气血肾精亏损，如非大病之后，必为房劳过度，精竭病重。双手尺脉过于旺盛，为下焦相火升腾之象，见于性欲亢进之人。所谓“尺偏旺者，好色少子”。尺脉细弱而滑，多为痰湿，主少精、不育症。

（二）按诊

男科按诊，主要是对患者的乳房、外肾及肛内等部位触摸、按压，以测知病变部位的冷热、软硬、有无压痛及肿块等情况，从而判断疾病的部位和性质。

1. 按乳房 正常男子肩宽胸平，无乳房发育。男子单侧或双侧乳房肿大，触之有块、有压痛，皮色不变者，多由肝郁不疏，血滞痰凝所致，见于乳疬。单侧乳房肿硬、结块、推之不移，与体表皮肤不相粘连，多为乳岩。亦有乳房呈弥漫性堆起，按之柔软不痛，多属于脂肪性乳房隆起，见于正常人，并非病态。

2. 按外肾 医生通过触摸、按压阴茎、阴囊、睾丸、精索、附睾及前列腺等组织器官，以了解病情、判断病位。常与望诊结合进行。

（1）阴茎按诊：应注意阴茎的长度、软硬度，有无牵拉痛、结节、肿块等。正常成人阴茎一般平均长 7 ～ 10cm，牵拉长 9 ～ 12cm，柔软、无牵拉痛。若阴茎小于此范围，状如未成年，并有男性性征退化表现者，多由先天不足，肝肾亏虚导致阴茎发育障碍。若阴茎背侧皮下有单个或多个椭圆形斑块，或条索状硬结，按之不痛，阴茎勃起时疼痛或勃起弯曲影响性交者，多由肝郁气滞，痰瘀凝结所致，见于阴茎痰核（阴茎硬结症）。若阴茎头部或体部有结节或慢性溃疡，不痛，分泌物较少，长期不愈，可能是阴茎结核，多由肝肾阴虚，复因湿热下注，聚于宗筋；或房事过度，交媾不洁，感染疫毒所致。若包皮红肿，阴茎头肿大，作痒刺痛，触之有硬韧肿块或见有典型菜花状肿物者，多为阴茎癌。

（2）阴囊按诊：睾丸居于阴囊中，左右各一，有弹性。成人睾丸每个的容积为（4 ～ 5）cm×（2 ～ 3）cm×（2 ～ 3）cm。睾丸后外侧附着有质地柔软的囊状附睾。触摸时，宜采取立位。以手掌轻托阴囊，四指与拇指轻捏推寻，检查睾丸之有无、数目、大小、软硬度、表面是否光滑及活动度等。如阴囊中无睾丸或仅一侧缺如，应检查腹股沟内外、阴茎根部及会阴部有无隐睾。若两侧睾丸均小、质软，多由先天不足或后天失养，肾精亏损，失于荣养所致。睾丸肿大疼痛，多由肝经湿热或下焦热毒侵扰所致，见于急性化脓性睾丸炎。附睾有硬结、大小不等、凹凸不平或累累如串珠，子系增粗者，多为子痰，由肾虚痰湿或寒痰凝滞所致。睾丸肿大不痛，质地坚硬沉重，附睾轮廓不清，透光试验阴性者，多为睾丸肿瘤。阴囊红肿，附睾肿大发硬，有压痛，多为附睾炎，由寒湿阻络或湿热下注所致。阴囊触及蚯蚓状团块物者，为精索静脉曲张，由寒凝厥阴肝脉或络脉瘀阻所致。阴囊肿胀，皮肤光滑。触按如水囊，柔软有波动，无压痛，睾丸、附睾不易摸到者，多为睾丸鞘膜积液（水疝），由正虚气滞或水湿内停所致。阴囊红肿，皮肤增厚，皱褶消失，有压痛及波动感，或伴有全身症状者，多为阴囊脓肿，由外感邪毒或湿热下注所致。

（3）肛内触诊：一般采取膝胸位或立位、侧卧位及仰卧位。医者一手食指戴好指套后充分涂抹润滑剂，轻轻放入肛门。检查男子“精室”（前列腺、精囊腺）的大小、形态、硬度及有无触痛、结节等。正常前列腺呈板栗状，大小为（3.5 ～ 4）cm×2.5cm×2.5cm，表面光滑，中间有一纵向浅沟，无触压痛。若前列腺肿大，中间沟消失，触痛明显，则是由湿热下注或热毒蕴结所致的前列腺炎。若前列腺增大，表面光滑，富有弹性，中间沟变浅或消失者，多为前列腺增生症。若前列腺大小正常、硬度不均，触及数个结节者，多为前列腺结核。若前列腺肿大，质硬如石，凸凹不平者，多为前列腺癌。精囊腺正常的硬度与周围组织相同，一般不能触及。若触到前列腺向上有小蝴蝶样肿痛物者，多为精囊炎。

第二节 辨 病

辨病就是辨识具体的疾病，即是对临床所表现的症状、体征及辅助检查进行全面分析，从而做出病名诊断。辨病是对疾病发生、发展、转归等总体规律和特点的认识与把握，只有准确地做出病名诊断，才能为辨证论治打下良好的基础，为治疗提供可靠的依据，对疾病的转归和预后做出正确判断。

对症状表现不复杂的疾病，辨病相对容易，但对症状表现复杂，或一种症状可见于多种疾病时，要做出准确的病名诊断则相对较难。可按照抓住主症、明查局部、借助检测、鉴别疑似的顺序进行辨病。

（一）抓住主症

详细询问病史，抓住症状表现特点，是进行男科辨病的第一步。主诉是患者感到最痛苦或最需要解决的病症，有的患者根据主诉即可做出病名诊断，如婚后2年未避孕未育且女方检查正常者，一般可辨病为不育症。但是主诉多，症状复杂时，则不能轻易根据主症进行诊断。此时应从症状出现的顺序、症状之间的关系及症状的轻重程度等进行比较，找出贯穿疾病终始的症状，利用男科学基本知识和理论进行诊断。如一患者勃起不坚逐渐加重1年，近房事经常失败，有时虽勉强完成，但有早泄、射精无力，时有夜梦遗精，甚至连续几夜。该患者症状较复杂，可以诊断的疾病有阳痿、早泄、遗精，但经仔细分析后可以看出，阳痿是最早出现和最突出的问题，早泄和遗精都是继发和伴随症状，故对本患者首先诊断为阳痿。

（二）明查局部

男科中的许多疾病具有外科疾病的特征，即疾病的外在体征明显，只要通过一看二触，便可做出诊断。故应对患者进行详细的体格检查，尤其是生殖器官，明查局部的病变特征。如阴囊皮肤青筋暴露，阴囊内可触及蚯蚓状软块，可诊断为精索静脉曲张；包皮不能上翻露出龟头，可诊断为包茎。

（三）借助检测

在临床诊疗男科疾病的过程中，仅依靠中医四诊是远远不够的，还需要借助现代检测技术做进一步检查，才能做出准确的诊断。如辨别不育症是属于少精子症、弱精子症、畸精症或者其他病症，则需要借助仪器进行检查。

（四）鉴别疑似

不同的男科疾病可以表现出相同或类似的症状，一个症状又可出现于多种男科疾病中，需要仔细鉴别，才能准确辨病。如睾丸胀痛是男科常见的一个症状、可出现于多种疾病中，如子痈、子痰、精浊、精索静脉曲张等。这些疾病除了具有睾丸胀痛这一症状外，都有各自不同的特征，需要进一步对患者伴随症状、局部体征、辅助检查结果加以分析鉴别，然后才能做出诊断。在临证时，应注意分清谁主谁次，谁先谁后，如果主次颠倒或辨病错误，不仅误诊，还会给治疗带来困难。

男科疾病的诊断方法，既要充分发挥传统四诊方法的优点和长处，又需要借助现代仪器的检查，只有将传统方法与现代方法有机结合，才能提高男科临床的诊疗水平。

第三节 辨 证

辨证，是将望、闻、问、切四诊所得资料进行综合分析，以做出诊断。男科疾病的辨证，须熟练掌握脏腑、气血、经络理论。通过四诊，收集临床表现和病因，结合实验室检查结果进行归纳分析，运用辨证的方法，明确男科疾病的诊断和证型，为选择治疗方法提供可靠的依据。男科辨证以脏腑辨证为主，并结合气血津液辨证，部分疾病还结合经络辨证、八纲辨证、三焦辨证等。辨证内容有单一辨证和复合辨证。在病位上，以肾、肝、脾等脏腑功能失调和气血津液紊乱为主。男科疾病发于肝、膀胱、心者，以实证居多；发于肾、脾、肺者，以虚证居多。故确立男科病的内治法则是实则治肝、治膀胱、治心为主；虚则治肾、治脾、治肺为主。男科病看似是局部病变，但实则却与全身息息相关，所谓整体观念是也。男科辨证以脏腑阴阳气血辨证和病因辨证为基础，将其灵活运用，并反映出男科特色。

一、男科辨证的思路与方法

（一）抓住病机特点

病机特点是指贯穿于疾病始终的基本病理变化。只有牢牢抓住这一病变规律才能使辨证更准确。如慢性前列腺炎的整个病机是湿热瘀阻，但因病程的长短不同，有无复感外邪等因素，在不同的时候可分别表现为湿热蕴滞、阴虚火旺、肾阳亏虚、气滞血瘀等不同证型。因此，只有将疾病的总体病机与不同阶段的病理变化结合起来分析，才能做出既反映疾病总体规律又显示疾病不同阶段病机变化的证型诊断。

中医男科辨证论治的一个根本原则是辨清标本。标本是一个相对的概念，有多种含义。如从正邪双方来说，正气是本，邪气是标；从病因与症状来说，病因是本，症状是标；从病变部位来说，内脏是本，体表是标；从疾病先后来说，旧病是本，新病是标，原发病是本，继发病是标。任何疾病的发生、发展，总是要通过若干症状显示出来，但这些症状只是疾病的现象，还不是疾病的本质。只有充分地搜集、了解疾病各个阶段，包括症状表现在内的全部情况，并通过综合分析，找出致病的根本原因进行治疗，才能收到满意的效果。

（二）分清疾病性质

要做出证型诊断，必须对病证的性质进行辨析。寒、热、虚、实是所有疾病在其变化过程中表现出来的基本性质，男科疾病的病性变化亦离不开这四个方面。

1. 寒证 为感受外寒或寒邪内生所表现的证候，多因外感寒湿，或过食生冷，阴寒内盛或内伤久病耗损阳气，阴寒内生等引起。男科疾病中的缩阳、阴冷、寒疝、性交阴茎痛、慢性前列腺炎、精索静脉曲张、睾丸炎、睾丸囊肿等病都可表现出寒证。证候常表现为会阴部冷凉，阴囊收缩，睾丸冷痛、遇寒加重、得暖则舒，面色㿠白，畏寒喜暖，肢冷蜷卧，口淡不渴，小便清长，大便稀溏，舌淡苔白，脉沉迟或沉紧等。

2. 热证 为感受湿热或热毒，或虚热内生所表现的证候，多因外感湿热、热毒之邪，或寒邪郁久化热，或七情内郁化火，或过食肥甘厚味和煎炒炙煿及嗜食烟酒而酿生湿热，或房事过度耗伤阴精而阴虚内热等引起。男科疾病中的遗精、不射精、血精、阴茎异常勃起、精液不液化、阴囊湿疹、急性睾丸炎、龟头包皮炎、急性前列腺炎、阴囊化脓性疾病等多表现为热证。证候表现有火热炎上的特点，如会阴部灼热，阴囊红肿热痛，性欲亢进，尿道灼痛，发热口渴，小便短黄，大便干结，舌红苔黄腻或黄燥，脉数有力等。

3. 虚证 为机体脏腑功能减退的证候，多因先天不足，饮食失调，七情内伤，劳倦过度，房事不节，久病、重病失于调护等引起。男科疾病中的隐睾、阴茎短小、性征发育不良、不育症、遗精、早泄、性欲低下表现为虚证。证候表现有精神萎靡，身倦乏力，形体消瘦，自汗盗汗，头晕目眩，形寒肢冷，腰膝酸软，排尿无力，性欲淡漠，大便溏薄，舌胖嫩或舌边齿痕，脉细弱或沉细无力等不足之征。

4. 实证 为机体感受外邪或体内病理产物积蓄所表现出的证候，多因感受寒湿热毒，或痰浊、水湿、瘀血、败精等滞留不去而引起。男科疾病中急性睾丸炎、阴囊血肿、阴茎异常勃起、急性前列腺炎、鞘膜积液、阴茎硬结症、痛性结节、精索静脉曲张等多表现为实证。证候表现为发热，生殖器官疼痛，尿道灼痛，少腹胀满，大便秘结不通，舌质暗红或有瘀斑，舌苔厚，脉实有力等。

二、男科辨证的要点

男科疾病的辨证同其他科疾病一样，在脏腑阴阳气血经络辨证及病因辨证等方法的指导下进行，但因其生理病理的特殊性，因而辨证的重点又有别于其他科疾病。

（一）以肝肾为中心进行脏腑辨证

五脏六腑均与男科病的发生发展有联系，但男科疾病的脏腑辨证应以肝、肾为重点，围绕心、肝、脾、肺、肾进行。

1. 肝 肝藏血，藏精，精血相生，乙癸同源。另外肝主疏泄，喜条达。肝经绕前阴，抵少腹。肝主宗筋兴阳事。因此，肝与房事、生殖密切相关。肝病及肾，影响生殖。肝的病证有虚、有实。虚证多见肝阴、肝气不足。实证则是气火有余，或为湿热所扰。肝病辨证是男科辨证的主要内容之一。肝之生理功能紊乱可以导致许多男科疾病，如阳痿、遗精等，伴见情志抑郁、或急躁易怒、胸胁胀满、少腹会阴坠胀、口苦、目眩、睾丸疼痛等症状。男科肝病证候有肝气郁结、肝阴不足、肝血不足、寒凝肝脉、肝经湿热等。

（1）肝气郁结：是指肝失疏泄，气机郁滞的证候。由于长期情志抑郁不舒，或突然的精神刺激及其他原因引起的肝气失于疏泄、条达等所致。临床表现：情志抑郁，喜太息，胸胁或下腹、会阴、睾丸、阴茎胀闷窜痛，性功能减退，舌红，苔白腻，脉弦。

（2）肝阴不足：是指阴液亏虚，肝失濡润的证候。由于肝郁化火伤阴，或其他肝病伤阴。临床表现：头晕眼花，两目干涩，视力减退，性欲亢进，颧红，或胁肋灼痛，五心烦热，舌红，少苔，脉细数。

（3）肝血不足：是指肝血不足所表现出来的证候。由于脾肾亏虚，血之化源不足，或失血过多，或久病耗伤肝血所致。临床表现：精神不振，面色少华，眩晕耳鸣，爪甲不荣，夜寐不佳，失眠多梦，视物模糊，手足震颤，性功能减退，性欲下降，舌淡，苔白，脉弦细。

（4）寒滞肝脉：是指寒邪凝滞肝脉而表现出来的证候。由于感受寒邪，伤及肝经，导致肝经气血不畅所致。临床表现：少腹牵引睾丸坠胀冷痛，阴茎、阴囊、睾丸等部位疼痛牵引腹股沟，腰骶会阴部位疼痛不适，时伴胁肋胀痛、胸胁满闷不舒等，舌淡，苔白，脉弦紧。

（5）肝经湿热：是指湿热蕴聚肝经的证候。由于感受湿热或过食酒酪肥甘，酿湿生热；或脾胃失运，湿浊内生，郁而化热所致。临床表现：胁肋胀痛，或阴部潮湿、瘙痒，阴器肿胀疼痛，舌红，苔黄腻，脉滑数。

（6）肝火上炎：情志郁结，肝气有余，不循肝经下行，化火上冲，火散气窜，甚者上扰巅顶。临床表现：胸肋不舒，眩晕烦躁易怒、夜晚躁动不安，自觉乏力不支，手足心烦热、额头脉动不安、腰膝酸软，甚者耳鸣阵作，小便短赤疼痛，大便秘结，遗精频作，甚者阳痿早泄，舌尖红，苔黄或干腻，脉象弦数。

2. 肾 肾之生理功能紊乱可导致阳痿、早泄、遗精、不育症等男科疾病，可表现为腰膝酸软、头晕耳鸣、小便频数、夜尿频数、失眠健忘等症状，证候多表现为肾气虚、肾气不固、肾阴虚、肾阳虚、肾精亏虚、惊恐伤肾等。

（1）肾气虚：为肾气虚弱的证候。由于年老肾虚，或因先天禀赋不足，年少肾气未充纵欲过度，或久病、重病、劳损等而肾气耗损所致。临床表现：耳鸣，腰膝酸软，性欲衰减，早泄、滑精、遗精，头晕健忘乏力，舌淡，苔白，脉沉弱或沉迟。

（2）肾气不固：为肾气亏虚，固摄无权的证候。临床表现：小便频数而清长，余溺不尽，可有尿末滴白，遗尿，小便失禁，或大便失禁，遗精，早泄，耳鸣，腰膝酸软，舌淡，苔白，脉沉弱。

（3）肾阴虚：为肾阴亏损，虚热内扰的证候。由于久病伤阴，或性欲妄动，房事不节，或禀赋不足，或过食温燥伤阴之品而致。临床表现：腰膝酸软而痛，早泄遗精，阳强易举，性欲亢进，齿松发脱，头晕耳鸣，五心烦热，潮热颧红，舌红少苔，脉细数。

（4）肾阳虚：为肾阳亏虚，机体失却温煦的证候。由于肾阳亦称命门之火，故本证又可称为命门火衰。由于年老肾虚，久病伤肾，素体阳虚，或房劳过度等所致。临床表现：畏寒肢冷，腰膝以下尤甚，性欲低下，阳痿早泄，遗精滑精，精液量少而稀薄，常伴有射精后疼痛，精冷不育，面色白或黧黑，小便清长，夜尿多，舌淡，苔白，脉弱。

（5）肾精亏虚：为肾精亏损的证候。由于先天禀赋不足，先天发育不良，或后天失养失调，久病伤肾，或房劳过度等所致。临床表现：小儿生长发育迟缓，成人生殖功能减退，出现早泄，遗精，滑精，勃起无力，精液量少而黏稠，精少不育，耳鸣，发脱，牙齿松动，失眠健忘，常伴有抑郁症。

（6）惊恐伤肾：为大惊大恐损伤肾气的证候。由于突然遭受惊吓所致。临床表现：惊慌不定，阳痿不举，滑精，或二便失禁。

（7）肾不纳气：为劳倦过度，房事不节或年老体虚，气不归元，肺肾失常失于摄纳所致。临床表现：小便遗溺或点滴而出，尿后余沥甚者不禁，短气喘逆动则汗出，面浮色白，腰膝酸软，夜梦纷扰，遗精滑脱，精液清稀，甚者无子。

（8）肾水上犯：肾主水液与膀胱互为表里，如肾气不化影响水液气化，肾水上犯于心，心不得温煦，则心悸不宁，咳喘气短，胸腹胀满，烦闷不舒；肾水下寒，膀胱气化无力，则小便不利、癃闭、遗尿、小便失禁。

3. 脾 脾之生理功能异常，可以引起遗精、阳痿、生殖器官发育不良、阴冷、不育症、早泄、小便淋漓不尽、更年期综合征等男科疾病，伴见腹胀便溏、神疲乏力、面色萎黄、食欲不振、身倦体困、气短懒言等症状。脾主运化，统血。脾气主升，脾与胃相表里，脾升胃降，燥湿相济，共同完成水谷的消化、吸收与输布，故脾又为气血之源、后天之本。若脾胃升降失常，脾虚失运，气血生化乏源，则肾精稀少影响生育。因“实则阳明，虚则太阴”，脾脏病证以虚证为多。脾病之虚多为阴气或阴津的亏损，或因肝郁乘脾犯胃导致脾胃虚弱，或因脾气不足，运化失常，气血生化无源。

（1）脾阳虚：由脾胃气虚发展而来，或过用寒凉药物伤害脾阳所致。脾阳虚则运化无权。临床表现：纳减腹胀，脘腹疼痛而喜按喜温，口淡不渴，四肢不温，大便稀溏，舌质白嫩，苔白滑或肢体浮肿，小便不利，或白浊，或淋，脉沉细或迟弱。

（2）脾阴虚：多因禀赋津液不足，或久病伤脾，或热伤脾阴所致。脾津亏损，气血生化无源。临床表现：饮食不思，便秘难解，尿频短赤，面黄肌瘦，精少色黄而黏，阳事不举，举而不坚，舌红少津，苔薄，脉细数或浮涩。

（3）湿热蕴脾：此为脾病实证，临床上比较少见。感受湿热之邪，或饮食不节，酿成湿热，内蕴脾胃所致热邪蕴结脾胃，受纳运化失职，升降失常。临床表现：脘腹痞闷，呕恶厌食，大便溏泄，舌淡苔白腻，脉濡数。

4. 心　心之生理功能紊乱可导致性功能障碍、性欲减退、遗精等男科疾病，可表现为失眠、多梦、心悸、健忘等症状，证候多表现为心血亏虚、心神不宁、心火亢盛等。

（1）心血亏虚：多因久病体虚耗伤阴血所致，心阴血亏虚，不能濡养心神可见心悸怔忡，气短倦怠乏力，排尿无力，尿赤短频，阳痿早泄，无射精，精液量少，自汗或盗汗，手足心热，口渴，舌尖红，苔薄，脉沉细数或结代。

（2）心神不宁：多由生活工作压力大或者焦虑抑郁引起。心血有赖于肾精的充养，肾精充足。心血得养，则神安而寐；反之，则心神失养，心悸、善惊易怒，坐卧不安，多梦易醒，形成善惊易怒，阳痿，早泄，自觉会阴部坠胀疼痛，饮食睡眠差，舌淡，苔薄白，脉细数。

（3）心火亢盛：火热之邪侵入，或平素偏食辛辣之品，或抑郁愤怒，日久化热化火，内扰心神，形成心火亢盛证。临床表现：心烦失眠，口舌生疮，小便黄赤，排尿灼热刺痛，舌尖红，少苔黄苔，脉数。

（4）心阳不振：多因禀赋薄弱、房事过度，精血亏虚脏器虚衰或久病体虚劳心伤神耗伤心阳所致。可见心慌气短，神疲乏力，失眠多梦。甚者心中悸动不安，精液清稀，遗精，阳痿早泄，面色㿠白，形寒自汗，甚者唇鼻青紫灰暗，舌尖淡白，脉虚无力。

5. 肺　肺之生理功能异常亦可导致男性疾病，但对肺脏紊乱引起的疾病未给予足够的重视，可表现为阳痿、尿潴留、不育症等疾病，可表现为反复咳嗽、痰多、咽干口渴、呼吸急促等症状。证候多表现为肺气不足、肺阴虚、肺热壅盛等。

（1）肺气不足：多由寒温不适，久咳伤气，悲伤不已，劳逸不当所致。症见咳喘无力，气短，动则尤甚，声音低怯，神疲体倦，面色㿠白，畏风自汗，阴器皮肤干燥、瘙痒，尿频数，余沥不尽，舌淡，苔白，脉虚。

（2）肺阴虚：多由久咳伤阴，热病后期阴津损伤，肺燥失润，气机升降失司，或阴虚而内热而生。症见形体消瘦，午后潮热，五心烦热，盗汗，颧红，阳痿早泄，精液量少、质黏稠，或不射精，尿道灼热疼痛，舌红，少苔，脉细数。

（3）肺热壅盛：邪热壅遏于肺，肺气不能下输膀胱，又因热气过盛，闭阻膀胱之气。临床可见发热，咳嗽，烦渴欲饮，排尿困难，血尿，尿滴沥，小腹胀闷疼痛，舌红，苔薄黄，脉数。

（二）以痰湿热瘀为重点的病因辨证

男科辨证中由实邪导致男性疾病的情况有很多，如痰、湿、热、瘀等。湿与热既可外受，也可内生；痰与瘀既为致病因子，又为病理产物。男科病以实邪为主的临床证候，常见的有以下几种。

1. 热伤肌表　多以外感湿热邪气为主，症见恶寒少汗，身热不扬，头重如裹，肢体困重，胸脘痞闷，舌苔薄腻，脉濡。肺主气，与皮毛相合，湿邪闭阻肺卫，肺气失于宣发，腠理开合失常，故恶寒少汗。热处湿中，且为湿遏，故虽发热而身热不扬。湿郁肌表，清阳被阻，所以头重如裹。湿性重着，客于肌表，故身重肢倦。胸闷脘痞为湿遏气机，升降失司引起。

2. 湿热蕴结 症见尿急，尿痛，尿少色赤，口干口苦，或者发热汗出，或者腹胀呕恶，或者便结不爽，舌红，苔黄腻，脉象弦数或者滑数，多见于感受湿热之邪，湿遏热郁，肾与膀胱失其开阖，气化失司，尿少短赤，排尿无力；湿热熏蒸，气机升降失常，故腹胀呕恶。膀胱气化失常，水蓄于内，津液不能上承，则口干。湿热上扰少阳，则口苦。发热，汗出，尿少尿赤，便结不爽，舌红，苔黄腻，脉弦数或滑数，均为湿热蕴结之象。

3. 湿热困脾 多由湿热内生引起，或为湿热毒邪所致。根据湿与热孰轻孰重的不同，有湿重于热、热重于湿、湿热并重之分。其中湿重于热者，症见胸闷痞胀，恶心欲吐，便溏纳差，口不渴或渴不欲饮，或渴喜热饮，小便混浊，舌苔白腻，脉象濡缓；热重于湿者，症见发热，胸闷泛恶，口渴欲饮或不欲多饮，小便黄赤，舌苔黄腻，脉象滑数；湿热并重者，症见发热汗出不解，口渴不欲多饮，脘痞呕恶，胸中烦闷，纳少便溏，小便短赤，舌苔黄腻，脉象濡数。

4. 下焦湿热 多由外感湿热毒邪引起，也有因湿热内生所致。症见小便频数，点滴而下，尿色黄赤，灼热刺痛，急迫不爽，痛引脐中，或伴腰痛拒按；或者寒热口苦，恶心呕吐；或兼大便秘结，或见血尿，苔黄腻，脉象濡数。

5. 痰浊凝结 多见睾丸肿块，阴茎皮下索条状或斑块状硬结，硬结局部皮色不红，少有疼痛或微痛，精液黏稠不化，舌淡苔腻，脉滑实有力等。

6. 瘀血阻滞 常见证候表现为睾丸硬结，前列腺肿大，精索增粗且有串珠样结节，少腹、会阴、阴茎根部、睾丸、阴茎等局部刺痛，痛处不移，以夜间为甚，或局部皮色青紫、瘀斑、血肿，舌暗或瘀斑，脉涩等。

7. 热毒壅盛 多见阴囊或龟头包皮处红、肿、热、痛，前列腺脓肿，恶寒发热，口渴饮冷，小便赤热，大便燥结，舌质红苔黄，脉洪数有力等。

8. 败精瘀阻 多见射精不爽或疼痛，或精不射出，会阴及睾丸坠胀疼痛，附睾肿胀而软，精液黏稠不化或呈团块状，精子活动能力低下，舌质紫暗，脉沉涩等。此证型可见于慢性前列腺炎、附睾郁积、精液囊肿、不射精、遗精、精液不液化症、精子凝集症、死精或畸形精子增多症等男科疾病中。

9. 痰火内扰 肝气不遂，郁而化火，过食肥膏厚味辛辣之品，灼炼津液而为痰，痰火内扰上蒙心窍，甚者心火上炎不能下温于肾水，肾水寒不能上济于心阳，烦躁易怒，胸中躁动烦热，悸动不宁，噩梦纷扰，寝食难安，舌质红赤或干裂，少苔，脉滑数。此证多见阳强、阳痿、遗精、早泄。

三、辨证与辨病相结合

病和证都是人体阴阳平衡失调，出现了病理变化的临床反映，它不仅是概括一组症状的综合症候群，而且是反映内外致病因素作用于机体后，表现的不同特征、性质和病理机转。因此，病和证都是对人体在病理情况下，概括其病因、病位、病机、性质、病势，以及邪正消长，阴阳变化的临床综合诊断。

辨证与辨病是密切相关的，一方面，疾病的本质和属性，往往是通过证的形式表现于临床，所以证是认识疾病的基础，辨证即能识病；另一方面，病又是证的综合和全过程的临床反映，只有在辨病的基础上才能对辨证和论治等一系列问题进行较全面的讨论和阐述。具体地说，辨证多属反映疾病全过程中，某一阶段性的临床诊断；辨病则较多反映疾病全过程的综合诊断。

病和证的关系，还表现在同一疾病可以有不同的证，而不同的疾病又可以有相同的证，前者称为“同病异证”，后者称为“异病同证”。如癃闭、精浊、阳痿、早泄等不同的病证，均可出现“肾阳虚弱”的相同证候。虽然病和证的关系如此密切，但在具体临床上还必须熟练掌握好辨证，才能更好地达到辨病的目的。

中医男科临证时既要辨证，亦要辨病。其中辨病论治是认识和解决某一疾病过程中基本矛盾的手段，而辨证论治是认识和解决某一疾病过程中主要矛盾的手段，因此辨病和辨证是相辅相成的，在辨证基础上辨病，在辨病的同时辨证，辨证与辨病相结合，有利于对疾病性质的全面准确认识。对于男科疾病通过辨证就能突出疾病的主要矛盾，给予相应施治，尤其在辨病较为困难的情况下，有时可通过辨证取得疗效，解决问题。因此，辨证论治是中医认识疾病和治疗疾病的根本手段。

思维导图

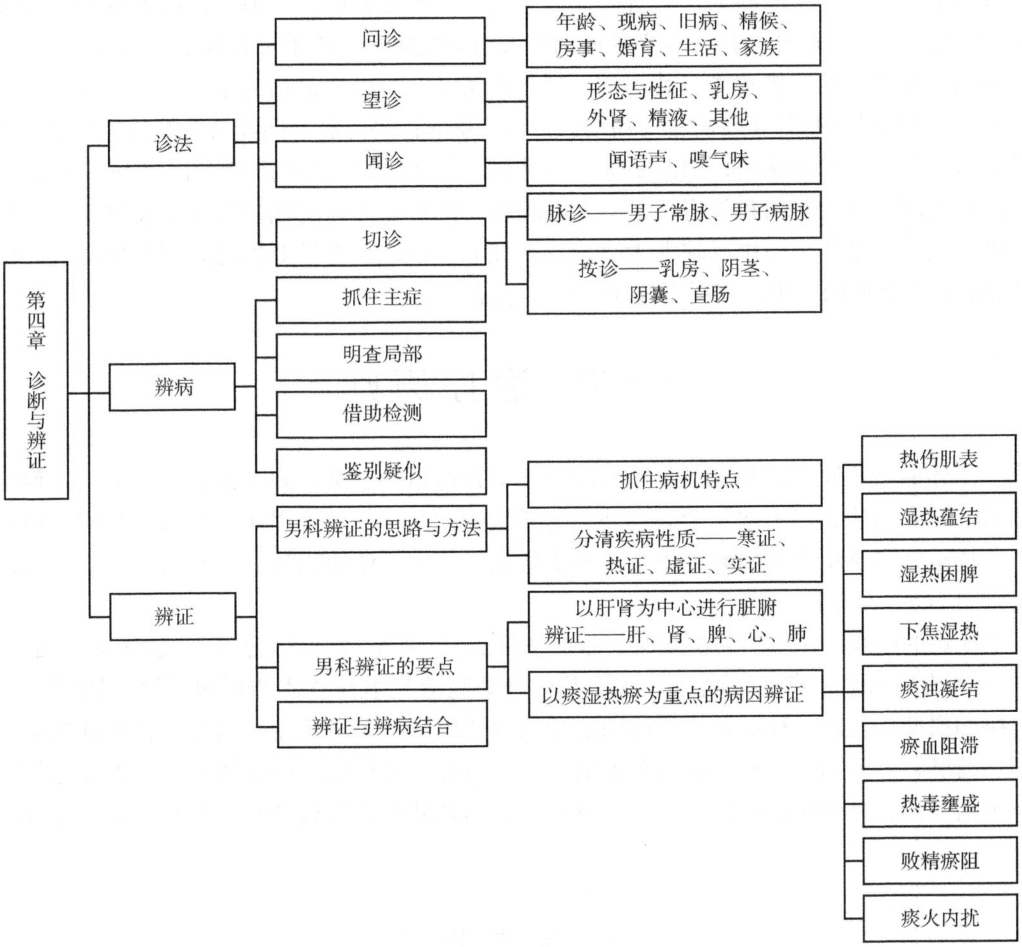

思考题

1. 男科疾病问诊的特点有哪些？男科触诊的注意事项有哪些？
2. 临床上为什么要辨病？如何对男科疾病进行辨病？
3. 男科疾病辨证的意义是什么？如何掌握男科疾病的辨证要点？

第五章　治法概要

中医男科学把男性特殊的生理活动作为男性机体生理活动中一个有机的组成部分，立足于整体观念和辨证论治为主要治疗原则。男科疾病的治法必须符合中医治法的基本原则，并在此基础上结合男科疾病的特点。男科疾病病种繁杂，临床表现各异，虽可依据辨证论治、同病异治及异病同治等方法将其进行归纳，但重点在于调整和恢复机体全身和局部的功能。因此需先在审症（即对宏、微观症状包括西医理化检查的综合判断，审证求因）、辨人（即辨体质，体现因人制宜）的基础上诊病（中、西医病种），而后识证、立法，直至处方用药。另外，随着各种男科疾病最新诊疗指南的发布，在临床诊疗时也必须遵循相关指南的要求，给予患者规范的治疗。

人体是一个统一的有机整体，其正常生理生殖活动，是以气血精为基础，以脏腑功能活动为中心，通过经络的联络保持正常的生命活动。男科疾病病位多与肝肾两经及奇经等经络循行有关，疾病性质有别于内外常见疾病，因此临证时多从肝肾同源理论论治男科疾病，同时，在具体治疗过程中，必须时刻固护肾精和脾胃。此外，心理情志因素在男科疾病的发生、发展、变化过程中有很大的作用，在某些病证中反映尤为突出，因此调节情志，有针对性地合理应用心理疗法，可达到使患者情志畅调的作用，有利于病证的早日康复。

第一节　治疗原则

本节所述的治疗原则，对男科疾病的治疗具有普遍指导意义，并不是具体针对某一种疾病。一般而言，除乳房病、房中病及杂病之外，男科疾病的治疗纲领可以用“调精、和阴、消疝”六字概括，调精即调整精液的病态为正常；和阴指调和外阴，使前阴疾病转乖为和，恢复正常；消疝则是采用不同方法消除疝病。

男科疾病的中医治疗原则主要体现在标本兼顾、整体调理、病证结合用药、脏腑调理四个方面。标本兼顾当治病求本，审证求因；急则治其标，缓则治其本。整体调理包括调和阴阳；三因制宜；经络归属明辨脏腑；局部整体，协同治疗。用药以辨证和辨病相互结合。脏腑调理从固精护肾、理气疏肝、肝肾同治、开胃健脾等方面着手。但各种男科疾病的具体治疗，需在这些原则的指导下灵活应用，结合疾病的具体病情去制订，以达到使患者的病理状态尽快恢复为生理状态的目的。

一、标本兼顾

（一）治病求本，审证求因

临证时，必须着眼于反映疾病本质的病和证，根据病和证的不同采用不同的治法。中医男科临床中，某些疾病和证候往往错综复杂，较难辨识，若不紧紧抓住求本这一关键，治疗往往达不到预期疗效。如子痨与子痈多伴有睾丸疼痛，在某个阶段可表现出相同的证，若不能鉴别其是子痨或子痈，仅据证去治疗，则很难收效。审证求因，又称“辨证求因”，系根据疾病所反映的临床表现，通过综合分析其症状、体征，推求病因的方法。如失精一病，在临床上有寒、热、虚、实等不同证型，若不能识证，只知失精之病用固涩之法治疗，也是不够的。再如精癃一病，临床主要表现为排尿困难，通过分析伴随症状，推求其病机，可有中气不足、肾元亏虚、气滞血瘀、湿热下注、肺热气壅等病因。所以只有在正确诊病和识证的基础上，针对病和证的特点立法处方，才能取得良好的临床效果。

（二）急则治标，缓则治本

《景岳全书》谓：“病有标本者，本为病之源，标为病之变。”从疾病本身而言，则病因为本，症状为标；故治本是从根本上治愈疾病，治标是为治本创造条件。以糖尿病所致的勃起功能障碍为例，若患者急以完成一次成功的性生活而求治时，则可视其为标证而给予相应的治疗方法去解决，当标证（勃起功能障碍）缓解后，应该积极去治疗本证（糖尿病），以求从根本上治愈之。当然，亦可按照标本同治的原则，在治疗本证的同时，也治疗标证。

二、整体调理

（一）调和阴阳

《内经》曰：“阴平阳秘，精神乃治。”人体阴阳平衡则健康，疾病的产生是阴阳失调的结果，因此，各种治疗方法无不以调和阴阳为最终目标。调和阴阳就是通过药物或其他方法，调整人体阴阳的偏盛和偏衰，使两者协调，恢复其相对平衡，此乃一切治法的总则。例如，中医治疗男科疾病，尤其重视“补肾”，但具体施治时不可只补肾阳而忽略肾阴，或者只补肾阴而忽略肾阳，而应遵循古训“善补阴者，阳中求阴；善补阳者，阴中求阳”，力求做到阴阳调和，方能收到较好的疗效。

（二）三因制宜

在治疗男科疾病时，除做到扶正与祛邪恰当、治标治本合理外，还应做到因人、因地、因时制宜。根据患者的年龄、性别、体质等不同特点，制订适宜的治疗原则，为“因人制宜”。如阳痿之病，青壮年患者多肝郁血瘀，治多疏肝活血；老年患者多肾虚血瘀，治多补肾活血。根据不同的地域环境特点，制订适宜的治疗原则，为“因地制宜”。不同地域特点形成了不同的身体特性，对来自不同地区的男科疾病患者，治疗上东南之地重化痰，西北之地重温肾，中央之地重活血。根据时令气候节律特点，制订适宜的治疗原则，为“因时制宜”。许多男科疾病迁延难愈，屡治乏效，患者身心俱疲，应顺应四时节令疏肝补肾、健脾宁心。如冬令时节，万物封藏，最宜进补，可以用膏方调治男性不育症患者，固本正源，以冀来年有获。

（三）经络归属，明辨脏腑

男性泌尿生殖器官的脏腑经络归属理论，具有重要的临床指导意义。足厥阴肝经、足少阴肾经和足太阳膀胱经均循行于男性会阴部。许多治疗方法和著名方剂就是依据这些理论而创立的，如导赤散治疗心火移热于小肠所致的热淋证就是一个很好的例子；又如用龙胆泻肝汤治疗肝经湿热导致的阴囊汗证；再如，暖肝煎治疗寒滞肝脉所导致的男子阴冷、寒疝等病。

（四）局部整体，协同治疗

有些男科疾病主要表现为局部性的病理改变，但局部和整体是不可分割的。所以，在治疗时，必须将局部与整体情况综合考虑而后立法处方用药，若只治局部而忽视整体或只治整体而忽视局部，都不会取得满意疗效，应根据不同情况有所偏重。如失精一病，主要是精关失约所引起，治疗时必须同时固涩精关与调整脏腑功能，只涩精或只调整脏腑功能都难以取得良好效果。再如血精一病，只知止血而不清脏腑邪热或补脏腑气血，很难收效，只有清除肝、脾、肾之热邪，再加止血才能达到预期效果。

三、病证结合用药

辨病用药与辨证用药相结合的治疗方法，是男科疾病治疗的最切合实际的方法。病和证同时存在，辨病用药治疗相对稳定的病，辨证用药治疗可变的证。这样，固定的病和可变的证都得到了治疗，因而能取得满意疗效。若仅辨病论治或辨证论治，都只能治疗疾病的一个方面，因此，必须两者结合。如男子乳疬是男子乳房的异常发育，出现器质性的包块，在治疗乳疬时，必须始终贯穿“软坚散结”这一辨病论治的方法；同时根据乳疬在不同的发展阶段或不同的个体上所表现出来的证进行辨证论治，肝郁者疏肝解郁、气滞者理气、气结者散结、血瘀者活血、痰凝者化痰解凝等。再如精闭一病，其本质是精道不通致精不能泄，其治先要通精，然后根据其精瘀不畅或肾精不足等证型，或活血通精，或补肾填精。又如子痨一病，在辨证治疗的同时，必须进行抗痨治疗。

四、调理脏腑

（一）固精护肾

男子以肾为先天，以精为根本，肾精难成易亏，最忌克伐，精性喜温喜润、恶寒恶燥，属阴属水。因而，治疗男科疾病时必须以固精护肾为先，尤其是治疗慢性男科疾病时常须在方剂中加入补肾的药物，但用药不能过于苦寒攻伐，同时做到温而不过热，润补而不过滞，燥而不伤阴，当补泻相宜，疏调而不滋腻，若热之所过、燥之太甚、补而过腻，则可伤精、动精、滞精。

（二）理气疏肝

肝藏血，主疏泄，宗筋为肝所主，肝经绕阴器。肝喜条达，肝的疏泄功能正常，则气血调和，经脉通利，宗筋得以濡养，男性的正常生理活动得以维持。男性的性功能障碍（如阳痿、早泄）是一个非常复杂的疾病，其中夹杂有心理性因素和器质性病变，而中医治疗心理性疾病最主要的治法是疏肝理气。气为血之帅，气能行血、摄血，肝气条达则血行舒畅，如治疗精浊时，病程缠绵者，易兼夹血瘀、肝郁，故活血祛瘀不忘行气疏肝。

（三）肝肾同治

治肾法与治肝法往往同用。由经络学说可知，肝司阴器、肾主阴器，两者相辅相成，肝肾同源，肝主疏泄，肾司闭藏，一开一阖，一泻一藏，相互协调，共同维持男性的性与生殖活动。生理上，肝藏血，肾藏精，精血互生，乙癸同源；病理上，肝病及肾，肝肾同病，从而衍生出多种男科疾病。其基本病机为肝失疏泄条达，气机郁结，致气郁血瘀或肝郁化火，灼津伤阴，致肝肾阴虚，或外邪内侵，寒凝肝脉，宗筋失养等。因此，从肝肾论治男科疾病具有系统的理论依据。如精索静脉曲张致不育症，治宜疏肝通络强精为法。

（四）开胃健脾

脾主运化，为气血生化之源，脾将水谷精微化生为气血并源源不断地补充肾所藏先天之精和肝所藏之血，并濡养宗筋、脏腑及四肢，从而保证了男性生理功能活动的物质基础。对于呈现虚弱症状的疾病，从开胃健脾入手进行治疗或在调补其他脏腑的同时加入具有健脾功效的药物能提高疗效。对于病程较长且需要较长时间治疗的男科疾病，施以开胃健脾之法，既可防止长期服药伤脾碍胃之虞，又可促进药物吸收而提高疗效。脾胃不仅可以化生水谷精微充养天癸、肾精、肝血，还具有摄精统血等作用，若脾虚气陷，统摄无力，出现遗精滑泄、膏淋、泄泻等病，治疗上不仅要固涩肾气，还要健脾益气升提。

第二节　三因制宜

一、存在问题

因时、因地、因人的“三因制宜”治疗学思想，是中医学重要的治疗原则，但人与自然是统一整体理念和“三因制宜”思想在中医临床实践中很少得到广泛的实际应用。主要原因有二，一是各版中医药院校教材除了在中医基础理论教材中有整体观和三因制宜内容并加以讲授外，在临床课程体系教材中几乎没有这方面的内容，讲授每一类或每个疾病的诊疗时不讲或少讲这方面的内容；二是认为这种理念和思想对疾病的诊断与治疗不会有多大实际意义，因而少用或不用。

二、理论基础

中医学认为，人体不仅是一个相对独立的有机整体，而且因其处于天地气交之间，与天时、地利也息息相关，即人体与自然界密切关联并成为一个对立统一的整体。因此，人的生、长、壮、老、已和任何疾病的发生发展，除了与人体这一生物体机能发生变化有关外，还与人的禀赋、体质、情志、生活习惯、社会关系以及其所处的社会环境、地域环境、气候环境等关系密切。现代西方医学也认为，人体的生理、病理等变化除与人这个生物体有关外，还与人的心理状态及其所处的社会关系、自然环境等密切关联。可见，临床诊疗疾病，不能仅仅以人的“病”为对象，更应以患病的“人”作为对象，从多维的角度提出处理临床问题的原则与方法。如果忽略了以上综合因素，仅仅基于生物学发病微观变化来处理问题，临床的诊疗优势就难以体现，治疗效果也难以提高。

三、理论运用

在中医临床诊疗工作中，应该时时思考“天”“地”“人”三才同人体健康与疾病之间的关系及影响，运用“三因制宜”的思维方法来指导疾病的诊断与治疗。“三因制宜”在疾病诊疗中的运用，需要用发散思维法的方法进行思考，亦即根据疾病已有的某一点信息，然后运用已知的相关知识、经验，通过推测、想象，沿着天、地、人三个方向去思考，重组记忆中的信息和眼前的信息，产生新的信息，对疾病的各种相互影响因素加以总体考量，最后对疾病做出符合生物、心理、社会、环境、行为等多因素的综合诊断，并用以指导临床治疗。只有如此，才会更好发挥中医特色优势和提高中医诊疗能力与诊疗效果。一般情况下，气候寒冷或冬季患病时稍加温散药，气候干燥时或干燥之地患病者稍加养阴药，气候潮湿时或潮湿之地患病者稍加除湿药；气候湿热时或湿热之地患病者稍加清利湿热药；因饮酒致病或酗酒使病情加重者稍加清解酒毒之品；因郁致病或因病致郁者稍加解郁之品，患者忧郁者稍加疏肝药。“三因制宜”，即因人、因时、因地、因食用药，需要与患者的七情、患病时节、患病地点、饮食习惯相适宜。

四、运用举例

如治阳痿，不论其发病原因如何，一旦疾病发生后，患者都会产生不同程度的情志变化（情志因素），或忧郁，或悲观，或紧张，尤以情志抑郁最常见，治疗时如果不顾及患者情志变化，不改善或消除不良情志对疾病的负面影响，就很难收到预期治疗效果。如果其发生与夫妻关系不和有关，或患病后遭到配偶歧视、嘲讽等，治疗时夫妻关系（社会因素）得不到改善，即使仙丹也难解其苦。遇气候转凉（气候因素）时病情即会加重，治疗时应该考虑气候因素的影响，在整体治疗的基础上，稍加独活等温通散寒之品。遇饮酒（饮食因素）尤其是饮酒过量时病情也会加重，治疗时应该考虑生活因素的影响，在整体治疗的基础上，稍加葛花、荷叶等清解酒毒之品。

如治精浊（慢性前列腺炎），遇气候转凉（气候因素）时病情即会加重，治疗时应该考虑气候因素的影响，在整体治疗的基础上，稍加独活等温通散寒之品。遇饮酒（饮食因素）尤其是饮酒过量时病情也会加重，治疗时应该考虑生活因素的影响，在整体治疗的基础上，稍加葛花、荷叶等清解酒毒之品。此外，精浊患者多有或轻或重的抑郁倾向，甚至是抑郁症的表现，其基本病理变化为肝郁，因此，不论何因、何证或病程新久，均可适当加入疏肝解郁之品。

第三节　内治法用药特点

男科疾病病位隐蔽，涉及的经络多与三阴经和奇经有关，疾病性质有别于内外科常见疾病，不仅在总的发病学上有其特点，而且在常见分类疾病如性功能障碍、前列腺疾病、男性不育等方面也各有其独特的病因病机和发生、发展规律，所以治疗上也相应地有其特定的用药规律和特点，简述如下：

一、总体内治用药特点

（一）用药特点

1. 以通为顺　男性生殖系统从睾丸的曲细精管、直细小管到附睾管、输精管，从精囊腺壶腹、射精管到前列腺导管、后尿道等，由很多管道组成一条精路，其性质类似中医学“腑”的范畴，很容易发生瘀阻或部分瘀阻。六腑以通降为顺，精路亦然，没有正常的精路通泄，就没有正常的肾气固摄，所以“通”是男科疾病第一治疗大法。临床上“通”有很多方式，桃仁、红花活血化瘀是通，天花粉、皂角刺软坚散结也是通，虎杖、泽兰祛湿降浊是通，石菖蒲、郁金化痰开窍是通，肉苁蓉、生地黄补肾填精、滑可去着也是通，贵在灵活变通。

2. 以补为用　男子的睾丸又称“外肾”，藏精气而不泻，满而不能实，属于中医学“脏”的范畴。男子以睾丸所藏之肾气、肾精为先天根本，肾精难充而容易亏损，“肾常不足”，男性疾病的发生多与过度手淫、房事过频，损伤肾气、肾精有关，所以治疗常常要“补”。但如何进补要注意方式方法，一方面滋补之味不可过重，太过则影响脾胃运化功能，可以适当加木香、砂仁等理气醒脾之品；另一方面，中医治病讲究“攻得要狠，补得要稳”，王道无近功，男科疾病病程较长，服药常常数月，贵在守法守方，只要辨证精准，不要经常改变治法和方药，否则前功尽弃，事倍功半。

3. 以和为贵　男科疾病常常表现为各种极端状态，如阳痿对应着阳强，遗精早泄对应着不射精，性欲亢进对应性欲低下，排尿困难对应尿失禁等，可以统称为“亢则害”。治疗的目的是调和气血阴阳，如何达到阴阳平衡、气顺血畅，当以和为贵，中气斡旋正常，则一身气和，达到所谓“承乃制”。《素问·上古天真论》曰：“阴阳和，故能有子。”男科处方应当寒热搭配，补泻调和，一定要有中和之气，一定不能影响中焦升降气机。如果临床辨证为下焦湿热内蕴，需要龙胆、黄连、苦参等大苦大寒之味，处方可酌加干姜、甘草护胃之品佐之；如果阴寒痼疾阻滞经络，需要附子、吴茱萸、细辛等大辛大热之品，处方可酌加生地黄、麦冬等濡养胃阴之味。《素问·疏五过论》又曰：“治病之道，气内为宝。”无论定什么治则，下什么处方，都要依靠中焦生生不息之元气来达到治疗作用，所以处方当以和为贵。

（二）剂量与剂型

男科疾病处方的剂量一般根据患者年龄、体重及药物性能来定。少儿患者及攻伐性药物剂量要轻；青壮年患者及温补性药物可适当加重剂量；老年患者服用攻伐性药物剂量要轻，服用健脾益肾药物剂量要足。至于剂型，急性危重疾病如脱囊、子痈等应该服用汤剂；慢性缓和性疾病如不育症、精浊等可以使用丸散剂。

（三）煎药与服药

男科药物多是滋补厚重之味，煎药应该文火久煎，有利于药物有效成分的溶出，以更好地发挥治疗作用。

男科滋补药物一般建议空腹服用，睡前服药最好，白天服药与吃饭的时间应分开至少1小时，以便于药物充分吸收。攻伐性药物建议饭后半小时服药。

（四）注意事项

男科疾病使用攻伐之剂不宜过量，中病即止，以免伤及正气；使用大苦大寒之剂不可久用，以免损伤脾胃元气；辛热之品不可重用、久用，以免劫伤肝肾阴液；精血亏虚者应当服用补益之味，但不宜滥用滋补之品，滋补药宜文火久煎、浓煎、缓服。

二、分类内治用药特点

（一）性功能障碍

1. 阳痿 阳痿之病，又名宗筋不用，乃阳道不兴，功能失用之故，病因病机虽然关系到肝、肾、心、脾功能失调，然其基本病理变化多为肝郁、肾虚、血瘀。阳痿的治疗主要从肝肾着手、兼及心脾，以疏肝、补肾、活血为总则，反对滥用燥烈温补。年轻而体壮者，病多在心肝，实证占多数，治以调神疏肝为主，常用柴胡、枳实、薄荷、当归、白芍、炙甘草、白蒺藜、合欢皮、丹参、蜈蚣等药物；中年男子应酬较多者，湿热和肾虚并存，治疗宜化湿兴阳补肾为主，宜龙胆泻肝汤、四妙散加减，常用龙胆草、茯苓、茵陈、车前子、蛇床子、当归、巴戟天、苍术、黄柏、薏苡仁、牛膝等药物；年老而体弱者，病多在脾肾兼有血瘀，虚实夹杂证占多数，治以调补脾肾、活血通络，常用熟地黄、山茱萸、枸杞子、杜仲、菟丝子、当归、鹿角胶、露蜂房、蛇床子、淫羊藿等药物。

2. 早泄 早泄与心、肝、肾关系密切。朱丹溪曰："主闭藏者肾也，司疏泄者肝也，二脏皆有相火，而其系上属于心。"一方面，精液的藏摄疏泄依赖于心、肝、肾等脏腑的协同作用，肾主藏精，肝主疏泄，一藏一泻全在于心所主的神志所系，心神安宁则藏泻有度，心神不宁则精液藏泻失度，所以早泄其本在肾，其制在肝，其源在心。临床一般使用生地黄、酸枣仁、柏子仁滋心阴，宁心安神；黄连、莲子、竹叶清心火，滋阴泻火，清早泄之源；常用白芍、乌梅养血敛阴柔肝，疏泄肝气，山萸肉、金樱子酸涩，补肝肾兼有收敛之功，一疏一涩，使肝气疏泄有度而平早泄之逆；常用沙苑子、韭菜子、覆盆子、桑螵蛸大补肾水收敛肾精而固早泄之本，如此清源固本，早泄乃效。另一方面，早泄患者要分虚实，一般来讲，勃起坚硬，性欲较强，射精有力者属于实证，多属于心肝火旺，治疗宜加重养阴泻热之味；如果勃起不坚，性欲淡漠，射精无力，精液流出者属于虚证，多辨证为肾气不固，治疗加重补肾固精之药。

（二）前列腺疾病

1. 精浊 精浊之病，肾虚、湿热、瘀血为其基本病机，湿热、瘀血为标，肾虚真阴不足为本，两者可同时存在。治疗的目的不仅要祛除湿热、瘀血，更要补充肾精，帮助前列腺恢复生理濡润功能。精浊临床表现以睾丸、小腹、会阴疼痛为主，舌质暗红者，常用活血通络之法，临床常用虎杖、牛膝、地龙、桃仁、红花、丹参、当归、全蝎、泽兰等药物；临床表现以尿频、尿无力、尿后余沥等尿路症状为主者，类似"气淋"的表现，临床常用理气活血通淋之法，常用当归贝母苦参丸加莱菔子、乌药、石韦、木香、橘核等药物；临床表现为勃起不坚，早泄，性欲淡漠，检查前列腺液量少或无者，属于肾精亏虚、真阴不足，治疗当濡养精血，一般使用肉苁蓉、地黄、当归、菟丝子大补阴血，滑以去着，正气胜则祛邪外出。

2. 精癃 精癃之病，表现为排尿困难、尿频、尿等待等症，病性虚实夹杂，温肾、活血、益气为其基本治则。《素问·灵兰秘典论》曰："膀胱者，州都之官，津液藏焉，气化则能出矣"，说明膀胱所存之尿液排出体外，需要与之相表里的肾脏气化正常。精癃患者之所以排尿困难乃肾气衰惫，气化不开所致。其治疗不仅要使用滋肾通关丸加牛膝、车前子等活血通利之品，还应当加益智仁、山药、覆盆子等味"涩因涩用"温养肾气，肾气实开阖有度，则尿等待、排尿困难、尿线细诸症自然缓解。《灵枢·口问》记载："中气不足，溲便为之变。"精癃患者表现为顽固尿频，甚至伴发充溢性尿失禁。尿频、尿失禁这些溲便的变化都可以从调补中气入手，临床对于年老体衰久病患者，采用益气之法，可参考使用王清任《医林改错》记载的黄芪甘草汤，治疗老人溺尿、玉茎痛如刀割，不论年月深久，立效。

（三）男性不育症

1. 少精子症　《内经》曰："阳化气，阴成形。"中医学称生育为"种子"。少精子症是精子的绝对数量减少，精液中有形成分减少，属于"阴成形"障碍，治疗一般使用种子类药物养阴生精，如菟丝子、五味子、车前子、桑椹子、蛇床子、女贞子、枸杞子、覆盆子等以"子"种"子"，形象自然，取效甚捷。如果伴有痄腮病史，睾丸萎缩者，多为瘟热毒邪损伤肾阴，阴络不通所致，这种情况不应该单纯补益肾精，而要加用养阴通络透热药物，给邪气以出路，临床可使用青蒿、黄芩、牡丹皮、知母、忍冬藤、水蛭、生地黄、玄参等治疗。对于精索静脉曲张导致一侧睾丸萎缩合并少精症者，由于局部静脉回流缓慢，瘀血内生，常加入行气活血药物，如当归、赤芍、川芎、黄芪、益母草、泽兰等药物，或者加用虫类药物如全蝎、蜈蚣、土元、雄蚕蛾等增加疏通瘀滞之力；瘀血日久，阻滞气机，气不行津，可导致水湿内停。正如《金匮要略》所言："气强则为水，脉得诸沉。"又曰："水饮属阴，伤人阳气，治疗水饮，当温阳化气。"所以临床一般要加用茯苓、白术、桂枝、甘草、车前子、薏苡仁等药物温化水饮，饮去则正气来复，启动精子生生不息之机。

2. 弱精子症　是指精子运动无力。精子是机体内为数不多的可以自己运动的特殊"细胞"，而且运动速度很快，应该具备充沛的"气"。气有运动属性，弱精症属于"阳化气"障碍，治疗要从调"气"入手，中医学认为，肺主一身之气；脾为气血生化之源；肾藏精，精化气，阴虚和阳虚都可以伴有气虚。所以临床治疗要从脾、肾、肺三经入手，一方面要遵循少火生气原则，一般使用山药、莲子、巴戟天、枸杞子等温补脾肾，或者酌加血肉有情之品如鹿角霜、雄蚕蛾、紫河车等；另一方面要注意壮火食气，补益药物要缓、要稳，补中还要有泻，临床不仅要使用百合、知母、天冬补养肺阴，还要使用黄芩、桑白皮清泄肺热，而且对于附睾饱满或有结节者，还要加入活血散结的果核类药物如荔枝核、橘核、桃仁等。这样补中有泻，泻中有生，肺脾肾三经通调，上中下联动，先天后天之本兼顾，则精子得先后天元气所养，活力乃增。

第四节　常用内治法

中医男科疾病内治法是在中医总的内治法的基础上，结合男科的疾病、证候特点而逐渐形成并确立的，男科疾病内治法既有其他各科的共性，也有其独有的特点。其大部分治法仍以辨证论治为基本原则，也有依据辨病、辨证、辨症和辨其他临床表现而确立具体治法者。如根据精液检测结果不同指标而确立治法者在临床上亦很常见。

中医男科疾病内治法有很多，本节只介绍临床常用治法，临证之时宜灵活运用，有单独运用某一治法者，亦有多种治法联合运用者，切忌机械照搬，有失偏颇。

1. 温补肾阳法　温补肾阳法是指运用补肾壮阳的药物消除阳气亏虚症状，使肾阳之气得以恢复的治疗方法。肾阳为全身阳气之根本，具有温煦形体，气化津液，促进生长、生殖发育，维持男性性功能等作用。肾阳亏虚时可出现形寒肢冷，精神萎靡，排尿障碍，发育迟缓，精少，精凝，不育症，性欲低下，阳痿等病症。代表方剂有金匮肾气丸、右归丸等。

2. 滋补肾阴法　滋补肾阴法是指运用补肾养阴的药物消除肾阴不足或阴虚火旺症状的治疗方

法。肾阴为全身阴液之本，具有滋润全身脏腑形体、充养脑髓骨骼、抑制相火妄动等作用。肾阴亏虚可出现脏腑枯萎、功能消退、形体消瘦、咽干口燥、五心烦热、眩晕耳鸣、腰膝酸软；阴虚火旺则骨蒸潮热、遗精、早泄、失眠多梦等。代表方剂有六味地黄丸、左归丸、大补阴丸等，若阴虚火旺明显者可选用知柏地黄丸。

3. 补肾益髓法 补肾益髓法是指运用血肉有情之品中的补肾填精益髓的药物消除肾精不足，精髓亏虚症状的治疗方法。先天之精藏于肾，肾精具有促进生长发育和生殖繁衍的作用。脑为髓之海，精亏则髓海空虚而骨失充养，肾精亏虚则可见发育迟缓、天宦、不育、无精、阳痿不举、智力低下、耳鸣失聪等。代表方剂有龟鹿二仙膏、河车大造丸、虎潜丸、五子衍宗丸等。《素问·阴阳应象大论》曰："形不足者，温之以气；精不足者，补之以味。"故补肾益髓法的要点在于多用血肉有情之品和滋补厚味之品如紫河车、阿胶、鹿角胶、龟板胶、熟地黄、黄精、肉苁蓉等。

4. 补肾涩精法 补肾涩精法是指运用补肾收敛固涩的药物治疗因肾气不足、精关不固所致病症的治疗方法。临床常用于早泄、遗精、滑精、遗尿、尿频等病症。代表方剂有金锁固精丸、缩泉丸、水陆二仙丹、桑螵蛸散等。本法专为虚证所立，如体内有实邪未尽时，不宜单用此法，以免留邪。

5. 补脾益肾法 补脾益肾法是指运用健脾养胃和补肾益气的药物治疗脾肾两虚所致病症的治疗方法。临床常用于不育症、阳痿、早泄、遗精、遗尿、尿频、膏淋、五更泄、浮肿等病症。代表方剂有十全大补汤、肉苁蓉丸等。

6. 交通心肾法 交通心肾法是指运用滋肾阴、降心火的药物治疗因肾阴亏虚不能抑制心火所致病症的治疗方法。临床常用于遗精、早泄、失眠多梦、阳强、精浊、男性雄激素部分缺乏综合征等病症。代表方剂有交泰丸。

7. 补益心脾法 补益心脾法是指运用补脾益气和补益心血的药物治疗因心脾两虚所致病症的治疗方法。临床常用于性欲低下、阳痿、早泄、遗精、血精、精少、不育、男性雄激素部分缺乏综合征等病症。代表方剂有归脾汤。

8. 暖肝散寒法 暖肝散寒法是指运用温经散寒、温阳理气的药物治疗因阳气不足，寒邪凝滞肝脉所致病症的治疗方法。临床常用于阳痿、缩阳、精凝、精冷、不育症、性欲低下、子痨、子疾、精液囊肿、阴茎痰核等病症。代表方剂有暖肝煎、茴香丸等。

9. 疏肝理气法 疏肝理气法是指运用疏肝理气的药物治疗因肝气郁结所致病症的治疗方法。临床常用于阳痿、早泄、不射精、精浊、疝气、性欲低下、输精管结扎术后神经官能症等病症。代表方剂有逍遥散、四逆散、柴胡疏肝散等。

10. 清热解毒法 清热解毒法是指运用苦寒泄热的药物治疗因感受热毒之邪或体内热毒炽盛所致病症的治疗方法。临床常用于急性子痈、囊痈、脱囊、热淋、淋病等病症。代表方剂有五味消毒饮、黄连解毒汤等。

11. 软坚散结法 软坚散结法是指运用具有化痰软坚、行气、活血等作用的药物治疗因痰浊瘀血凝滞所致病症的治疗方法。临床常用于慢性子痈、子痰、阴茎痰核、子岩、肾岩等病症。代表方剂有消瘰丸、逍遥散合二陈汤、少腹逐瘀汤、香贝养荣汤等。

12. 清热利湿法 清热利湿法是指运用清利湿热的药物或清热药与淡渗利湿药物并用治疗因湿热蕴结所致病症的治疗方法。临床常用于膏淋、精浊、精癃、热淋、子痈、囊痈、肾囊风、脱囊、癃闭、水疝等病症。代表方剂有龙胆泻肝汤、萆薢渗湿汤、五神汤、八正散等。

13. 活血化瘀法 活血化瘀法是指用活血化瘀的药物治疗因经络阻塞，气血瘀滞所致病症的治疗方法。临床常用于筋疝、阴茎痰核、血疝、慢性子痈、精癃、精浊等男性疾病中有疼痛和肿块结节等表现者。代表方剂有桃红四物汤、少腹逐瘀汤、活血散瘀汤等。

第五节 常用外治法

中医外治法是中医治疗学的重要组成部分，是男科疾病的一种常用治疗方法。特别是对某些部位的疾病，应用外治诸法，有利于药力的渗透发挥，使药物直达病所，祛除病邪，常可收到良好的临床疗效。

近年来，外治法在理论研究、药物剂型、用药途径、施治方法、适应范围诸方面均有了长足的发展。归纳起来有熏洗法、敷贴法、热熨法、湿敷法、涂擦法、脐疗法、坐浴法、塞肛法、保留灌肠法及穴位注射法等。

1. 熏洗法 熏洗法是运用中药药液及蒸汽熏洗人体体表部位的一种治法。如用芒硝、食盐，或者用苦参、明矾、雄黄煎水熏洗患处，可治疗阴囊湿疹；用蝉蜕、蚯蚓粪、茯苓煎水熏洗患处，可治疗阴茎包皮水肿；用五倍子，或者蛇床子、地骨皮、石榴皮煎水熏洗龟头，待龟头皮肤黏膜变厚、变粗，可治疗早泄；用龙胆草、山栀仁、土茯苓、黄芩、萆薢、黄柏、生地黄、车前草煎水熏洗会阴部，可治疗前列腺炎；用透骨草、鲜樟树叶、松针、生姜等煎水熏洗患处，可治疗阴囊包皮象皮肿；用黄连、黄柏、雄黄、百部、大黄、冰片煎水熏洗外敷患处，可治疗生殖器疱疹等。

2. 敷贴法 敷贴法是用新鲜的中草药捣烂，或将药物研为细末，与各种不同的液体调制成糊状制剂，敷贴于体表一定部位或穴位的一种治法。如用鲜蒲公英加适量金黄散，共捣成泥敷于患处，可治疗急性睾丸炎、附睾炎；用赤小豆、风化硝、赤芍、枳壳、商陆（俱不宜见火，晒干者良）研末，用侧柏叶煎水冷调敷于患处，可治疗阴囊水肿；用生石膏、芒硝调大黄汁外敷阴茎、少腹、会阴部，可治疗阳强症；用白芥子、芒硝、冰片共研细末，水调糊状，敷贴于患处，可治疗阴茎硬结症；用白芷粉与蜂蜜或阳和解凝膏调匀外敷患处，可治疗男性乳房异常发育症；用炒桃仁、炒杏仁、川楝子、蓖麻子共捣如膏泥，加麝香拌匀，夜间入睡时敷贴阴囊部，可治疗睾丸鞘膜积液；用淫羊藿、蛇床子、皂荚、马钱子、肉苁蓉、黑附片、丁香水煎后浓缩成膏，阴凉干燥，研为细末，外敷于命门穴，可治疗阳痿等。

3. 热熨法 热熨法即采用药物和适当的辅料经过加热处理后，敷于患部或穴位的一种治法。常将药物炒热或蒸热，装入布袋中，放在病变或经穴部位及附近的皮肤上，如神阙、气海、关元、中极等。如用川椒、吴茱萸、肉桂等份，研末炒热敷关元穴，或用小茴香适量，打碎和青盐炒热，布包熨烫脐下，可治疗缩阳症；用青盐、葱头、车前子热熨脐部或小腹，可治疗前列腺增生；用吴茱萸、青盐、丁香等热熨，可治疗不射精症；用青盐、丁香、干姜、艾叶、石菖蒲、肉桂、小茴香热熨，可治疗阳痿；用芒硝炒热后布包，热敷于关元、中极穴，可治疗阴虚火旺型阳强症等。

4. 湿敷法 湿敷法是用中药药液浸泡过的纱布块湿敷于患处的一种外治法。如治阴茎头包皮炎，可用黄柏、生地榆、白及煎水，待冷后浸湿纱布，将湿纱布敷于患处；治尖锐湿疣，可用明矾加水溶解去渣后，浸湿纱布，将湿纱布敷于患处；治睾丸鞘膜积液，可用五倍子、枯矾煎水熏洗后，纱布湿敷患处；治阴茎异常勃起，可用寒水石、玄明粉冷湿敷；治阴茎水肿，可用芒硝、明矾加开水冲化，以干纱布浸吸药液趁热湿敷阴茎部，湿敷时可顺势将包茎下抹复位；治阴囊湿疹，可用黄芩、黄连、大黄、苦参、黄柏、白鲜皮、地肤子煎水后湿敷患处等。

5. 涂擦法 涂擦法是将药物制成洗剂、酊剂、油剂或软膏等剂型，涂擦于患处的一种治法。如用板蓝根、苦参、香附、木贼草、露蜂房水煎取液，加入陈醋适量，用棉签蘸药涂擦，可治疗尖锐湿疣；用青木香、山栀仁煎成浓汁，用棉签蘸药涂擦可治疗阴茎包皮水肿；用青黛、枯矾、川黄柏、虎杖、煅石膏、寒水石、滑石、煅海蛤壳研细末涂于患处或用麻油调匀涂擦患处，可治疗阴囊湿疹；用细辛、丁香浸泡于乙醇中，房事前 1 ～ 3 分钟以此浸出液涂擦阴茎龟头，可治疗精神因素引起的早泄等。

6. 脐疗法 脐疗法是将药物放在脐中（神阙穴），上用胶布或纱布等覆盖固定，以防治疾病的一种方法。如用川椒、巴戟天、淫羊藿、菟丝子、熟地黄、红花、香附、人参研为细末，取药末以温开水调和成丸敷脐，3 天换药 1 次，可治疗男性不育症；用芒硝、明矾研成细末，外敷肚脐，可治疗前列腺增生；用露蜂房、白芷共研细末，醋调成面团状，临睡前敷脐上，外盖纱布胶布固定，可治疗早泄；用樟脑、龙脑、薄荷脑各等份研末，傍晚纳入脐中，滴白酒 1 ～ 2 滴，纱布胶布固定，性交后去掉，可治疗不射精症；睡前用五倍子、海螵蛸、龙骨研末，加水为丸填脐内，可治疗遗精；用小茴香、炮姜研末，加少许食盐，用蜂蜜调成糊状敷脐，可治疗阳痿；用麝香粉填脐，再将白胡椒 7 粒研末覆盖其上，或用麝香、香附、乌药、延胡索、小茴香研为细末，加水调匀，敷于肚脐，可治疗慢性前列腺炎等。

7. 坐浴法 坐浴法是将药物煮汤或溶化后置于盆中，适温后（38 ～ 41℃）坐浴的一种治疗方法。如用野菊花、苦参、马齿苋、败酱草、延胡索、当归、槟榔煎水坐浴，可治疗前列腺炎；用蛇床子、川芎、细辛水煎坐浴，可治疗阳痿；用苦参、黄柏、地肤子、蒲公英煎水坐浴，可治疗阴囊及会阴部湿疹；用艾叶、赤芍、泽兰、苦参、蒲公英、桂枝、红花各煎水坐浴，可治疗前列腺肥大；用马齿苋、板蓝根、香附、木贼草、山豆根煎水坐浴，可防治尖锐湿疣复发等。

8. 塞肛法 塞肛法是将中药制成栓剂塞入肛内，药物通过直肠黏膜吸收后发挥作用的一种治法。如用黄柏、土茯苓、半枝莲、乳香、没药制成栓剂，或用白花蛇舌草、王不留行、马鞭草、三七、穿山甲、琥珀、地鳖虫制成栓剂，或用前列安栓（以黄柏、虎杖、栀子、大黄、泽兰、毛冬青、吴茱萸、威灵仙等制成），每次 1 粒，每日 2 次，于早、晚塞入肛内，可治疗慢性前列腺炎；用白山雄栓（以人参皂苷、鹿茸提取物、淫羊藿浸膏、水蛭浸膏等制成），塞入肛内，可治疗阳痿等。

9. 保留灌肠法 保留灌肠法是将药物从肛门注入肠道内，药物通过肠黏膜吸收后发挥作用的一种治法。如生大黄、黄柏、牡丹皮、金银花、蒲公英、败酱草、白花蛇舌草、薏苡仁煎水，待温度至 37 ～ 41℃时，用 100ml 作保留灌肠，每日 1 次；或者用生大黄、黄柏、牡丹皮、当归尾、桃仁、赤芍、王不留行、丹参浓煎后作保留灌肠，可治疗慢性前列腺炎、精囊炎；用巴戟天、菟丝子、黄芪、党参、当归、延胡索、王不留行、赤芍、穿山甲、木香、牡丹皮、淫羊藿、仙茅、枸杞子煎水，作保留灌肠，可治疗性欲减退；用虎杖、赤芍、蒲黄、透骨草煎水，作保留灌肠，可治疗血瘀阻窍型阳强症等。

10. 穴位注射法 穴位注射法是将药水注入穴位，对穴位形成刺激，达到治疗疾病的目的。它可将针刺刺激和药物的性能及对穴位的渗透作用相结合，发挥其综合效应，故对某些男科疾病有较好的疗效。如选取肾俞（双侧）和气海、小肠俞（双侧）和关元、膀胱俞（双侧）和中极三组穴位，每日更换 1 组，用胎盘注射液或维生素 B_{12} 注射液作穴位注射，可治疗阳痿；选取三阴交（双侧）、足三里（双侧）、关元穴，用胎盘注射液作穴位注射，可治疗精液异常症；选取曲骨穴，用川参通注射液（以丹参、当归、麦冬、川芎制成）作穴位注射，可治疗慢性非细菌性前列腺炎等。

第六节 其他疗法

在中医男科疾病的治疗中，除内治法与外治法外，还有多种其他治疗方法。因为男科疾病的病因较多，病机变化又错综复杂，往往一种疾病由多种原因造成，所以在治疗上应采取不同的方法治疗，才能达到预期效果。现将男科疾病治疗中，其他治疗方法介绍如下：

一、心理疗法

情志失调是致病的重要因素之一，同样也是男科疾病的主要原因。当前的医学模式，已由单纯的生物医学模式逐渐向生物 - 心理 - 社会医学模式转变，在男科医学范畴中，心理学、社会学的交叉渗透作用尤为明显。由于男科学的研究客体涉及人类最隐秘、最敏感的“性”问题，同时这部分内容除了基本的生物学属性外，还具有社会学与心理学属性，这就使男科学与其他临床学科相比，具有显著精神情志因素的个性特征。男科病患者在疾病过程中常常表现有比较明显的精神情志症状，还有男科病患者，由于疾病反复难愈，病程较长，往往加重精神负担，产生焦虑、烦躁、紧张等情绪，反过来又成为加重情志失调的不良刺激，形成恶性循环。因此，情志因素在男科疾病的病因中是一个重要因素。所以心理疗法，在男科疾病中的运用就显示出其重要的治疗学意义。

（一）概念

心理疗法就是医生利用语言、表情、姿势、态度和行为，影响或改变患者的感受、认识、情感、态度和行为，减轻或消除使患者痛苦的各种情绪、行为及躯体症状，以达到恢复健康的目的。

具体来说就是医生要引导患者敢于说出焦虑和恐惧，分析产生心理障碍的根源，找出克服焦虑、恐惧的有效方法。医生应以热情、耐心并富有同情心的姿态，用安慰性语言稳定患者情绪，得到其充分信任；用解释性语言说明其病机及治疗方法，使患者坚定信心，积极配合治疗；用鼓励性的语言使患者树立战胜疾病的信心，建立起正常的性心理、性生理状态；用疏导性的语言，使患者消除焦虑恐惧心理；用劝说性语言，解开患者的烦恼和忧愁，排除性事干扰；用暗示性语言使患者相信自己一定能早日康复。

（二）方法

1. 言语心理疗法 言语是运用语言表达思想达到交际的过程。人的心理活动是通过言语直接感受到和意识到的，言语能使人的认识情感发生变化。言语心理疗法就是指医生通过言语影响患者的认识和情感等心理活动，以达到治疗疾病的目的，尤其是男科有些疾病如阳痿、早泄、不射精等与心理情绪有直接关系。但是，这里所说的言语不是生活中的语言交际过程，它是在一定的中医理论指导下，由受过一定专业训练的医生运用的心理治疗技术，都属于言语心理治疗。

2. 行为矫正疗法 主要是使患者改变自己不正确的认识和行为，从而促使患者获得康复。如有些男性频繁地手淫，不仅使思想产生焦虑和恐惧心理，而且还导致身体出现异常。而行为矫正疗法就是通过医生在中医理论指导下，帮助患者改变自己的一些不好的行为进而促使身体康复。行为矫正疗法要求患者不仅要关心自身疾病的治疗，而且能很好地按照医生制订的行为矫正方案完成治疗任务。

3. 暗示疗法 是针对患者由于情绪心理因素引起的身心疾病的疗法，有时会起到意想不到的效果。如有的阳痿病患者，是由于一时性心理紧张，思想压力大而导致阳痿不举，不能完成性生活。这时医生用鼓励的言语，暗示他的性功能很棒，是一个真正的男子汉，能完成性生活。患者往往容易接受暗示，他们可因暗示而发病，往往也可因接受暗示而治愈。

4. 家庭疗法 又称家庭治疗，是以家庭为对象而施行的心理治疗方法。特别是自己爱人的心理疗法对某些疾病，如阳痿、早泄等患者，疗效就特别显著。“丈夫患阳痿，妻子是良医。”妻子是家庭中的主要成员，通过语言疏通家庭关系，给予安慰、鼓励、体贴，帮助患者消除不良的心理负担；并通过体贴关怀，指导生活方式，以改善患者的生活环境，促进患者康复。这个过程称为家庭治疗。

5. 个别心理疗法 是指对患者进行单独治疗的过程，即“一对一”的一种心理治疗方法。这种心理疗法是涉及患者的特殊心理矛盾、隐私和深层次的疗法。个别心理治疗对医生、会诊形式、会诊环境等方面的要求较高，如性功能障碍及性传播疾病等个别心理治疗。

6. 集体心理疗法 是指医生同时对两个或两个以上的患者进行心理治疗的过程。一般多以讲座、讨论和示范的方法，提高患者的自我认识和对疾病性质的认识，从而发挥患者的主观能动性，努力战胜疾病，或者由医生指导、组织同一性质心理障碍的患者，相互了解，现身说法，互相借鉴，促使康复。如对阳痿、不射精等性功能障碍的疾病，此种方法疗效比较显著。

二、针灸疗法

针灸治疗男科某些疾病，临床医疗实践是有效的，也是常采取的一种治疗方法。针灸的治疗作用是通过针刺或艾灸穴位，以疏通经络，调和气血，调节脏腑阴阳而达到治疗疾病的目的。

疏通经络是针灸治病最主要、最直接的作用。疏通经络就是疏通经气、调理气血。针灸治病就是采用针法或灸法作用于经络、穴位，通过经气的作用疏通经络、调理气血，从而治疗因经络不通、气血失调引起的男科疾病。

如治疗慢性前列腺炎，针刺可采用秩边穴透水道为主，湿热下注加关元、阴陵泉、丰隆；气滞血瘀加气海、太冲、血海、三阴交；肝肾亏虚加肾俞、肝俞、太溪、太冲；肾阳不足加肾俞、命门、关元、气海。或在前列腺体表投影部位涂擦药油（由小茴香、丁香、乌药、冰片、王不留行、麻油煎熬制成）进行箍毒拔毒灸。治疗男性不育症，可选取关元、气海、三阴交、肾俞、命门等穴位进行隔姜灸。治疗脾肾阳虚型阳痿、早泄，可选取肾俞、命门、志室、脾俞，进行隔附子灸等。

三、按摩疗法

按摩疗法在治疗男科疾病方面，也是经常采用的一种治疗方法。它是通过手法按摩穴位起到调整阴阳、疏通经络、调和营血、补虚泻实、活血化瘀的作用，从而达到防治疾病的目的。

1. 调整阴阳 人体阴阳平衡是健康的保证，阴阳失衡是产生疾病的根本原因，无论是内伤或外感，其病理变化都是阴阳偏盛或偏衰的结果。按摩是根据不同的病症采用不同的按摩部位和手法，通过经络气血使身体的阴阳重新得到平衡，使其恢复正常，阴虚则补阴，阳虚则补阳，使阴阳恢复平衡。

2. 疏通经络 经络不通则产生疾病，经络不通可以表现出身体局部的不同症状，如身体不同部位的疼痛感、麻木感。经络不通可引起肌肉紧张、痉挛，长期的紧张可以引起肌肉实质性的改变，如纤维性、瘢痕性。穴位按摩能够疏通经络，调节肌肉神经，消除肌肉组织和神经的紧张与痉挛，从而达到治病的目的。

3. 调和营血 经络遍布全身，是气血运行的主要通道，脏腑功能失调或者病理变化，可以通过经络反映于体表，体表的病理变化往往反映相应脏腑的病理变化。如瘀血阻滞型阳痿，按中医理论是由于经络失常、营卫不和、气血运行发生障碍而引起的疾病。经络阻滞，发生疾病，也可以通过穴位按摩来调和营血，消除疾病。

4. 补虚泻实 虚证表现为人体内脏功能低下，实证则表现为内脏功能亢进。穴位按摩通过一定的手法作用于体表，使人体气血、津液、脏腑起到相应的变化，虚证补虚、实证泻实。较小的力度刺激按摩可以活跃人体的生理功能，较强的刺激则可以抑制生理功能的亢奋。这就是通过不同的手法实现补虚泻实。

5. 活血化瘀 瘀血内停可以引起脏腑或机体的病理变化，按摩的作用在于促进局部血液循环，改善血液的流速，降低血液的流动阻力，从而改善脏腑功能，促进血液循环，达到活血化瘀，祛除疾病的目的。

四、性 疗 法

性疗法为专治男（女）性功能障碍的特殊疗法。如阳痿、早泄等用手指挤捏阴茎头部，训练性感集中等，同时指导性生活方法。发挥男女间性“补偿”作用，互为补充，激发情欲，男子不射精、无性高潮等，均可得以解决。

五、意念疗法

意念疗法是应用心理学理论和技术，治疗情绪、精神障碍及某些躯体疾病的一种方法，适用于阳痿、早泄、不射精等男科疾病。以便在消除焦虑、内疚、抑郁、自卑等情绪的同时，进行性知识教育并取得配偶的合作，藉以使患者的性功能得到改善。

六、饮食疗法

饮食疗法是以膳为医，达到治病目的的一种治疗方法，是中医学的一个重要组成部分。中华民族自古以来就非常重视食物的服用和调配，不仅以食养生，还用食物治疗疾病，认为“药食同源，药食同理，药食同用”，更有“药疗不如食疗”之说。中医学在其漫长的历史过程中，古代医家摸索积累了许多有效的食疗方，此中不乏对男科病有很好疗效的食疗方。食疗方法简捷有效，许多男科疾病经食疗方法治疗可获一定疗效。

男子的生理特点是以肾为先天，以肝为疏泄，以脾为充养。故选取的食药两用之品多为补肾、疏肝、健脾的食物。如肾藏精，为先天之本，肾虚则阳痿、早泄、精冷、精少、不育症等，可选用补益肾精之品如羊肉、狗肉、猪肾、韭菜、菟丝子等；肝主疏泄，外肾功能赖其疏以为常，肝经不疏可见睾丸胀痛、疝病诸疾等，故可选荔枝核、橘核、小茴香等疏肝之品；脾主运化、输布精微，充养先天，与男子生理特点关系密切，《临证指南医案》说：“胃为水谷之海，纳食不旺，精气必虚。况男子外肾，其名为势，若谷气不充，欲求其势之雄壮坚举，不亦难乎。”脾虚不运，可致阳痿、不育症等，故可选山药、莲肉、人参、茯苓等健脾益肾固涩之品。

思维导图

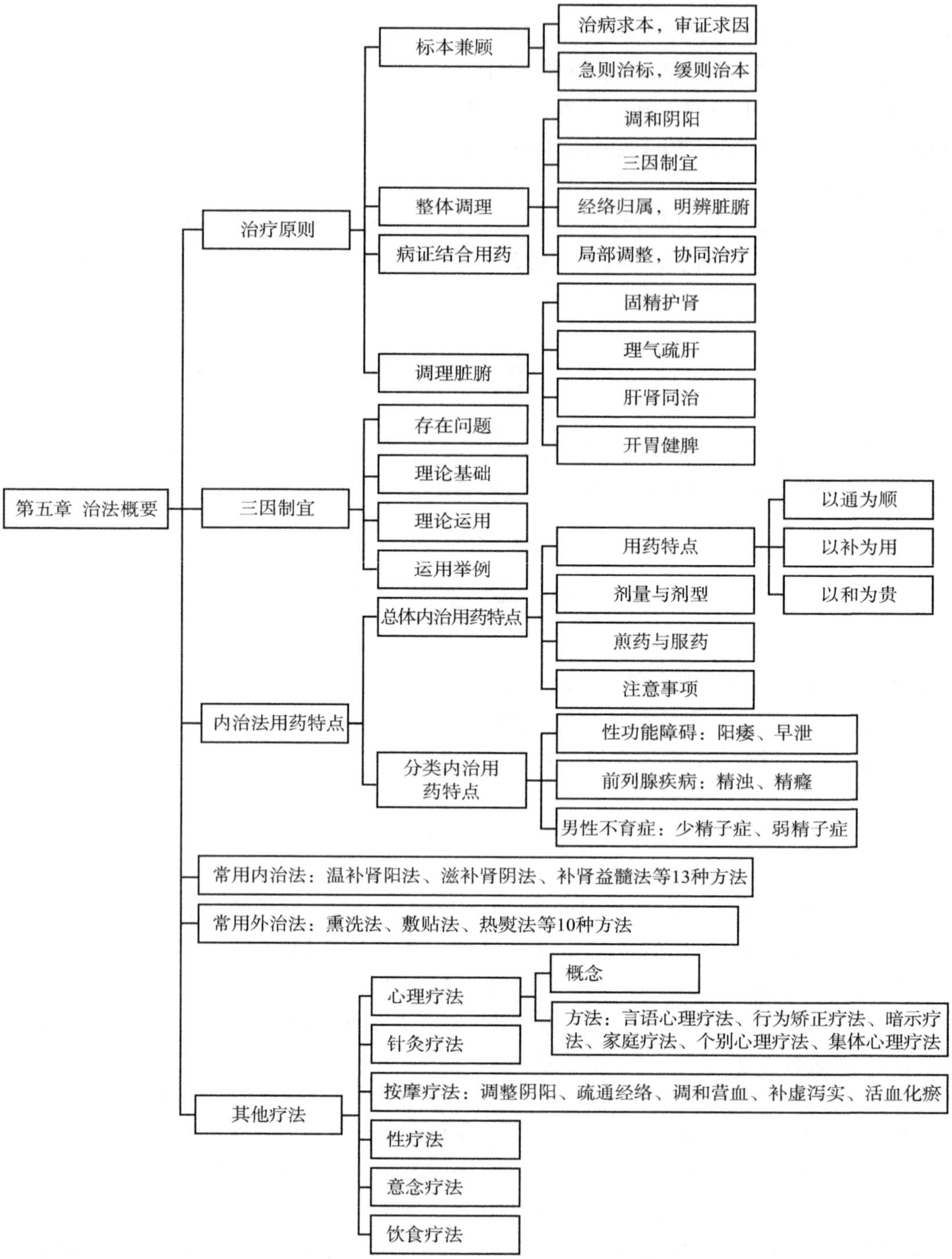

思考题

1. 如何理解男科疾病的治疗原则？
2. 男科疾病的总体内治用药有哪些特点？
3. 男科疾病的常用内治法有哪些？如何理解？
4. 男科疾病的常用外治法有哪些？如何理解？
5. 心理疗法在男科疾病的治疗中有何意义？

第六章　护 理 特 点

第一节　一般护理

一、病室环境适宜

病室是患者接受治疗和调养的地方，应保持清洁整齐、空气新鲜、冷暖适宜，按要求定期消毒。病室内陈设要力求简单，保持整洁。病室内除固定的患者必需用品外，其余物品均不应放置，保持地面和床单的清洁、干燥，定时消毒。厕所要做到无臭味、无污垢、无霉变斑点，定时消毒，严格做好消毒隔离和终末处理。病室要经常清扫，保持干净无异味。室内温度应冷暖适宜，根据天气情况适时开窗通气。

病室内光线要柔和，保持明亮，这样能使人感到舒适愉快。患者接受检查时最好到专门的检查室或者在病室内设置隔断设施。病室环境宜安静，嘈杂的环境对患者的心情、睡眠等都有不利影响，特别是肝郁气滞的患者，常表现为心烦、急躁、易怒等，在听到噪音后往往容易进一步加重情绪恶化，甚至情绪失控。因此，病室要保持安静，设法消除嘈杂之声。

二、顺应四时，调摄养生

《素问·四气调神大论》曰："所以圣人春夏养阳，秋冬养阴，以从其根，故与万物沉浮于生长之门。逆其根，则伐其本，坏其真矣。故阴阳四时者，万物之终始也，死生之本也，逆之则灾害生，从之则苛疾不起，是谓得道"，说明要顺应一年四季气候变化进行养生，根据自然界生、长、化、收、藏的规律调整衣、食、寝、行，即中医天人相应的整体观。

"春夏养阳，秋冬养阴"为四时调摄的基本原则。做好四时气候护理，才能防止病邪侵袭，促进早日康复。如前列腺疾病患者，防寒保暖特别重要，春季被褥衣着等应随气候变化而随时增减，不能减得过早过快；夏季起居纳凉时不宜贪凉，如睡觉时不关风扇或空调温度过低等；秋冬季节要提前做好保暖工作，避免天气突然转凉而致受寒。而"春捂秋冻"并不适用于前列腺疾病患者，宜春捂，不能秋冻，防寒保暖是第一要义。睡眠也要根据四季昼夜的长短变化进行调整，春季夜卧早起，夏季夜卧早起，秋季早卧早起，冬季早卧晚起。适度运动能够增强体质，预防疾病和促进疾病早日康复。但运动方式及时间也要根据四时气候进行调整，如冬季锻炼，一是避免日出前就外出锻炼，二是要避免在大风、大寒、大雪、雾露中锻炼。

三、起居有常，劳逸适度

《素问·上古天真论》曰："上古之人，其知道者，法于阴阳，和于术数，食饮有节，起居有常，不妄作劳，故能形与神俱，而尽终其天年，度百岁乃去”，说明中国人较早就认识到要保持健康，就要起居有常、劳逸适度、顺应自然。而规律的生活起居对男性健康至关重要。首先，保证充足的睡眠。熬夜已经成为危害男性健康的常见原因，以昼作夜，阴阳颠倒，耗精伤血，阴阳失调则疾病生，因此要适度午休，按时就寝，以保证充足的睡眠。研究显示，阳痿患者若睡眠充足，心神宁静，非常有利于阴茎勃起，早泄患者充足的睡眠后性敏感度降低，可延长射精时间。其次，养成良好的生活习惯。建议男科疾病患者能够做到以下几点：①不憋尿：经常憋尿会使膀胱黏膜的抵抗力降低，使细菌有机可乘造成感染，甚至影响肾功能。另外，长期憋尿，膀胱肌肉会逐渐变得松弛无力，收缩力量变弱，会出现排尿不畅和排尿缓慢。尤其是有前列腺增生的老年人如果长期憋尿，膀胱颈部和后尿道部经常处于充血、水肿状态，很可能诱发尿潴留。②不憋精：即保持规律的性生活。慢性前列腺炎、精囊炎的患者，适当的排精对炎症的消退是有益的。另外，长期不排精，精液在生殖腺内储存时间过久，可使精子活力下降，导致不育症。③不压抑：现代社会生活节奏快，致使很多男性长期处于焦虑、抑郁状态。而男性的性活动与心理因素有很大关系，焦虑、抑郁的不良情绪会造成性欲下降、勃起功能障碍、早泄等情况的出现。④不久坐：久坐者是慢性前列腺炎的高发人群，由于前列腺的特殊位置，久坐会压迫前列腺，造成前列腺充血肿胀、循环障碍、腺体堵塞，从而引起前列腺炎。另外，久坐会使局部温度升高，影响睾丸散热，从而造成精子活力或浓度下降。⑤不贪凉：寒冷可使人体交感神经兴奋，前列腺腺体收缩而导致排泄受阻，加重前列腺疾病。同时，着凉后可能会出现感冒、发热等情况，也会加重前列腺疾病。⑥不喝酒：乙醇进入血液后可刺激前列腺组织，加重充血，影响腺体的正常分泌排泄，引起或加重前列腺炎症。同时充血肿胀的前列腺也会压迫刺激尿道，加重前列腺增生患者的尿频、尿急、排尿困难的症状。乙醇还会降低睾酮的生成速度，引起男性体内雌激素增高，抑制精子的产生与发育，甚至影响勃起。⑦不食辛辣：辛辣食物可直接刺激前列腺，使腺体充血水肿，从而加重前列腺及邻近器官如后尿道、输精管、附睾、精囊的炎症。辛辣食物会导致尿液中产生刺激性的物质，刺激尿道、前列腺，产生不适的感觉。因此，泌尿生殖系统有炎症的人应不吃或少吃辛辣刺激食物。

孙思邈《备急千金要方·道林养性》说：“养生之道，常欲小劳，但莫大疲及强所不能堪耳”，劳逸适度对人体健康起着重要作用。适度从事一些体力劳动能够活动筋骨，通畅气血，强健体魄，增强体质等，但劳役过度，则精竭形弊进而内伤虚损引发疾病。适度休息是生理的需要，它能消除疲劳、恢复体力和精力，但贪逸无度，则气机郁滞，气机失常而致病。因此，要合理安排工作与休息，劳逸适度。

四、重视性卫生

保持外生殖器卫生，经常清洗，勤换内裤。男性阴囊的皮肤表面有丰富的汗腺，容易潮湿，要注意保持局部干燥；而有包皮过长或包茎的患者，容易出现包皮垢沉积，尽量做到每日清洗。包茎（大于 3 岁）尽早手术，包皮过长有并发症（无论本人或者伴侣）的建议手术。男子不适合穿牛仔裤等过紧的裤子，由于通气差，易出现阴囊潮湿，且局部温度较高，影响睾丸生精功能。

洁身自好，避免性乱，有安全性行为的意识。性生活前清洗外生殖器，必要时选择适当的避孕方法，推荐使用安全套。手淫是男性正常的性行为方式，对身体健康及性功能无不良影响，正确认识，但要适度。性传播疾病如淋病、生殖器疱疹、尖锐湿疣等患者，在治愈前禁止同房，避免搔抓，以防继发感染，局部应保持清洁，每日清洗数次，内裤、床单等注意消毒。睾丸炎、附睾炎、精索静脉曲张患者，在治疗期间可用阴囊托带兜起阴囊，急性期可予冷敷，慢性期方可热敷，保持阴囊清洁、干燥；内裤要宽松，利于局部血流通畅和阴囊散热；骑行时间不宜过长。前列腺炎患者进行直肠指诊时，手法宜轻柔，按摩用力不宜过大，时间不宜过久，次数不宜过多，急性期禁止按摩。

《养性延命录》曰："壮而声色有节者，强而寿"，说明适度性生活是健康长寿的重要环节。房劳过度，损耗精血，劳倦内伤而致病；性交中断、手淫过度或房事不规律，也会导致性器官的不正常充血，引起精浊、阳痿、早泄等病症。一般而言，在房事过程中，男性处于主动地位，消耗精力较大，由于精是男性立身之本，故房劳伤精，对男性健康有一定影响。所以，房事要适度，根据个体身体情况，量力而行，避免纵欲。

五、情志护理

中医学很早就重视人的精神活动和思想变化，《素问·阴阳应象大论》中归纳为五志，后衍化为七情，即喜、怒、忧、思、悲、恐、惊。正常情况下，七情仅是精神活动的外在表现，并不成为致病因素，但是长期过度的精神刺激，则可以引起人体阴阳失调，气血紊乱，经络脏腑功能失常，而发生疾病，同时人的精神状态对疾病发展和治疗又有很大的影响。男科疾病则有很多身心疾病，如阳痿、早泄、遗精、前列腺炎等，情志因素在这些疾病的发生、发展、转归过程中，作用尤为突出。《灵枢·本神》曰："怵惕思虑则伤神，神伤则恐惧，流淫而不止……恐惧而不解则伤精，精伤则骨酸痿厥，精时自下"，说明过度思虑恐惧可导致遗精、滑精、阳痿等疾病。《素问·汤液醪醴论》指出"精神不进，志意不治，故病不可愈"。因此，情志护理在男科疾病中的作用至关重要。

患者的精神状态和行为不同于正常人，常常会产生寂寞、苦闷、忧愁、悲哀等不良情绪。故护理人员需要诚挚体贴、关心、同情和体谅患者，既要耐心，又要细致，一方面坚持正面引导，以情动人；另一方面，又要因人而异，有的放矢，以减轻患者的心理压力，使其情绪稳定，保持良好的精神状态，促使疾病痊愈。情志护理方法多样，可根据患者的具体情况选择适合的方法。男科常用的情志护理方法主要包括以下几个方面。

（一）保护隐私

很多男性患生殖系统疾病时，怕损名声丢面子，因此，应避免当众询问或议论患者的病情，精心营造私密、舒适的就医环境，提供一对一的个性服务，保护患者隐私，营造让患者舒心、放心的康复园地。

（二）心理疏导法

心理疏导的方法要针对患者不同的症结，做到有的放矢，动之以情，晓之以理，喻之以例，明之以法，从而起到改变患者身心状态的目的。首先，向患者健康宣教，指出疾病的性质、原因、危害及病情的轻重，使患者正确认识疾病，避免进入误区，产生不必要的畏惧恐慌；其次，告诉患者疾病的日常调养注意事项及现有的治疗方案与预后；最后，帮助患者解除消极的心理状态，放下思想包袱，克服内心的苦闷、焦虑、恐惧等不良情绪。例如，阳痿这一性功能障碍疾病，男性性心理较为脆弱，哪怕只是一次不成功的性交，都会让男性性自信极度下降，进而导致精神焦虑、紧张，甚至出现抑郁等精神障碍表现。研究显示，阳痿和抑郁症呈正相关性，并且阳痿的发病率可随抑郁严重程度的增加而增高，因此，心理疏导在阳痿的治疗中意义重大。对于阳痿患者，在首次接诊时要详细了解病史，尽量探寻患者阳痿的精神心理或家庭因素，评估患者是否存在焦虑、抑郁等精神障碍的表现，明确患者的症结所在，取得患者的信任；然后向患者详细解释阳痿的病因病机、治疗方案及预后，使患者正确认识阳痿，消除误区；着重性知识宣教和心理咨询，耐心开导，消除患者的顾虑，树立战胜疾病的信心，更好地配合治疗。对于典型的焦虑、抑郁状态的患者，一方面要耐心解释，帮助患者消除心理的紧张情绪；另一方面，必要时建议患者进行专业的心理咨询。

（三）转移注意力

有些人患病后，往往将注意力集中在疾病上面，整天围绕着疾病胡思乱想，陷入苦闷、烦恼和忧郁之中，甚至焦虑、恐惧，不利于疾病的康复。对于这类疾病的患者，要通过一定的方法和措施转移患者对疾病的过度关注，以解除不良情绪的影响。男科许多疾病都属于身心疾病，躯体症状与精神症状并存，且两者相互影响，贯穿疾病发生、发展的全过程。如慢性前列腺炎患者，病程长，反复发作，久治不愈，常常伴有焦虑、抑郁等精神障碍，以致患者过度关注慢性前列腺炎的症状，容易胡思乱想，进而出现失眠、多梦等症状，甚至诱发性功能障碍。所以，在慢性前列腺炎的综合治疗措施中，尤其是慢性前列腺炎伴有焦虑、抑郁的患者，要重视转移注意力方法的使用。首先，言语诱导，详细解释慢性前列腺炎的病因病机，解除患者的思想顾虑，增强治疗信心。其次，建议患者将精力投入工作或兴趣中，寄托情怀，舒畅气机，怡养心神。此外，适度运动也是消除紧张情绪、调节情志的良方。

第二节　饮食护理

中医学认为食物像中药一样也会对人体产生治疗作用，对人体这种作用亦同中药一样具有“四气五味”，不同的食物具有不同的气味，从而会对人体的疾病产生不同的治疗作用。通过调整饮食结构能够对疾病的康复有促进作用，反之则产生负作用。因此，合理调整饮食结构会对改变体质状况，提高男科疾病治疗效果有很大的辅助作用。临床上应该根据患者体质或疾病不同情况辨证分型进行饮食护理。

一、饮食原则

（一）选择食物原则

《素问·至真要大论》中有“寒者热之，热者寒之”的治疗原则，该原则同样可作为饮食护理时选择食物的指导原则。因此见到患者有热证表现时，就要选用具有寒凉性质的食物，用来清热、泻火或解毒。有寒证表现时，就要选用具有温热性质的食物，用来温中、祛寒。根据虚则补之的治疗原则，见到虚证表现，就应当选择具有补益作用的食物，用来补气、补血、补阴、补阳。根据实则泻之的原则，见到实证表现时，应当选用有排泄实邪作用的食物，用来泻火、祛湿。

《素问·藏气法时论》中指出“辛、酸、甘、苦、咸，各有所别，或散，或收，或缓，或急，或坚，或软，四时五脏，病随五味所宜也”。中医学根据五味特性选用药物治疗疾病的原则，同样也能用来指导饮食护理。辛味食物有宣表散邪、行气血之功效，表证或气血阻滞病证应选用具有辛味的食物来护理。甘味的食物有补益和中缓急的作用，当见到患者有气血阴阳虚证或由于虚证出现挛急疼痛方面的病证时，应选用具有甘味的食物来护理。酸味食物有收敛固涩之效，当见到患者有气虚、阳虚不固而致的多汗症及泄泻等病症时，应选用酸味的食物来护理。苦味食物有能泄、能燥、能坚的作用，多用于治疗热证、湿证、气逆等病症。见到患者有热证表现时，应选用具有苦味的食物来护理。咸味食物具有软坚散结、补肾的作用，用治热结、痰核、瘰疬、肾虚等病症，应选用具有咸味的食物来护理。

（二）饮食禁忌

饮食选择正确对提高疗效，加快疾病痊愈有很好的作用。反之，食物选择不当也可以造成许多疾病难愈，或愈而复发。《备急千金要方》曾说："大凡水肿病难治，瘥后特须慎于口味，病水人多嗜食，所以此病难愈也。"《医学六要》对血证饮食禁忌强调"血证不断酒色厚味，纵止必发，终成痼疾。"由此可见，饮食禁忌在疾病治疗中也是应当注重的。如在男科疾病饮食护理中前列腺炎应该禁忌酒、辣椒等。遗精应该禁忌虾、狗肉等。

二、辨证施食

1. 寒证

临床表现：形寒肢冷，面色皖白，口淡不渴，或渴喜热饮，静而少言，小便清长，大便稀溏，舌质淡，苔白润，脉沉迟等。宜用食物：狗肉、芥子、肉桂、小茴香、糯米、核桃、葱、姜等温热之品。禁忌食物：寒凉类食物。

2. 热证

临床表现：发热，恶热喜冷，口渴欲饮，面红，烦躁不宁，痰涕黄稠，小便短黄，大便干结，舌红，苔黄燥少津，脉数等。宜用食物：马齿苋、苦瓜、莲藕、蟹。禁忌食物：温热类食物。

3. 阳虚证

临床表现：形体白胖，面色白，手足不温，怕冷，易出汗，大便清稀，小便清长，口唇色淡，口淡无味，食欲不振，舌质淡，苔白而润，脉虚弱等。宜用食物：狗肉、羊肉等。禁忌食物：猪肉、鸭肉、苦瓜、茭白、芹菜等寒凉伤阳之物。

4. 阴虚证

临床表现：体形瘦长，手足心热，舌红少苔，脉数，口燥咽干，口渴，喜欢冷饮，大便干燥，小便次多量少，夜间盗汗，手足心发热，耳鸣等。宜用食物：枸杞、百合、银耳、黑芝麻、蜂蜜。禁忌食物：烧烤煎炸食品、辛辣食物，禁忌烟酒。

5. 气虚证

临床表现：身体虚弱，面色苍白，呼吸短促，四肢乏力，头晕，动则汗出，语声低微，舌淡白，脉细弱等。宜用食物：山药、白扁豆、小米、黄豆制品等。禁忌食物：煎、炸、烧烤、腌制食物，辛辣、油腻、刺激性食品。

6. 痰湿证

临床表现：体形肥胖，四肢浮肿，面部皮肤油脂较多，面色淡黄而暗，眼睑浮肿，容易困倦，头身重困，关节疼痛重着，口中黏腻，舌体胖大，苔滑腻等。宜用食物：冬瓜、扁豆、薏苡仁、蚕豆、包菜等。禁忌食物：肥肉和高脂肪等食物。

7. 湿热证

临床表现：肢体沉重，脘闷腹满，恶心厌食，小便色黄，舌苔黄腻，脉濡数等。宜用食物：绿豆、薏米等。禁忌食物：辛辣刺激及牛羊肉等助湿生热之品等。

8. 血瘀证

临床表现：面色黯淡，疼痛如针刺刀割，痛有定处而拒按，舌质紫暗，或见瘀斑瘀点，脉象细涩，总之以痛、紫、瘀、块、涩为特点。宜用食物：桃仁、洋葱等。禁忌食物：蟹黄、油炸食品、甜食。

9. 气郁证

临床表现：忧郁不畅，烦闷不乐，喜欢叹气，或不思饮食，失眠多梦，或易怒善哭，或咽中异物感，敏感多疑，阳痿，不射精等。宜用食物：菊花、玫瑰等疏肝解郁之品。禁忌食物：乌梅等收敛之品。

三、三因制宜

根据春夏秋冬温热凉寒的时令、气候的特点，因时制宜。春夏季节，腠理疏松，不能过食辛温发散食物。暑热季节，湿气较重，应多食用解暑化湿食物，慎食滋腻助湿食物。秋天气候干燥，宜多食滋润生津食物，慎食辛燥劫阴之品。冬季寒冷，腠理致密，阳气内敛，慎食寒凉食物，应多食温热之品。地域环境、水土品质不同，因地制宜，西北地域寒冷，应多食辛温通阳食物。东南沿海地区炎热，应多食益气生津食物。人的年龄大小、体质不同，因人制宜。中年以上人群，机体由盛渐衰，气血渐亏，应多食补气养血食物。阳虚体质者，阳气不足，应食用温性食物。阴虚体质者，阴精偏衰，应食用滋补阴精食物。气虚体质者，元气不足，应食用补气健脾食物。血虚体质者，营血亏虚，应食用补血食物。任何人不论患有何种疾病，时间久都要产生不同程度的情志变化，或忧郁，或悲观，或紧张，尤以情志抑郁最常见，特别是阳痿病人，受到妻子、社会上的压力多会产生肝郁气滞。当食用一些调理肝郁气滞的食物。

延伸学习

对于糖尿病勃起功能障碍现代医学强调清淡少油，蔬菜可以生吃，如西红柿、黄瓜、生菜等[1]。高脂饮食与男性生育力密切相关，长期高脂饮食会使男性的精液质量下降，可能会导致男性不育的发生[2]。大鼠摄入较高剂量（> 20mg/kg/ 日）的植物雌激素大豆黄酮 2 个月以上可导致勃起功能减弱、血清睾酮水平下降，同时伴有海绵体组织结构的改变[3-5]，经常使用大豆及其制品者患勃起功能障碍的风险较不经常使用大豆及其制品者高 3.46 倍[6]。补充锌剂可提高合并前列腺炎的男性不育患者精浆中的锌离子浓度，有助于提高患者精液质量[7]。

[1] 方克勤 . 中医食疗在护理健康教育中的应用 [J]. 长春中医药大学学报，2009，25（3）：423-424.

[2] 赖剑锋，赵如青，张伟强，等 . 高脂饮食与男性生育力关系的研究 [J]. 中国医药科学，2016，6（9）：217-219.

[3] Pan L，Xia X，Feng Y，et al. Exposure to the phytoestrogen daidzein attenuates apomorpine-induced penile erection concomitant with plasm a testoste level reduction in dise-and time-related manner in adult rats[J]. Urology，2007，70（3）：613-617.

[4] Pan L，Xia X，Feng Y，et al. Exposure of juvenile rats to the phytoestrogen daidzein impairs erectile function in a dose-related manner in adulthood[J]. Journal of Andrology，2008，29（1）：55-62.

[5] Huang Y，Pan L，Xia X，et al. Long-term effects of phytoestrogen daidzein on penile cavemosal structures in adult rats[J]. Urology，2008，72（1）：220-224.

[6] 潘连军，张爱霞，黄宇烽，等．饮食中的异黄酮类植物激素与勃起功能障碍关系的初步调查 [J]. 中华男科学杂志，2009，15（6）：561-564.

[7] 邓春华，郑彬，余盛飞．锌剂治疗合并前列腺炎的男性不育患者 38 例 [J]. 中华男科学杂志，2005. 22（2）：127-129.

思维导图

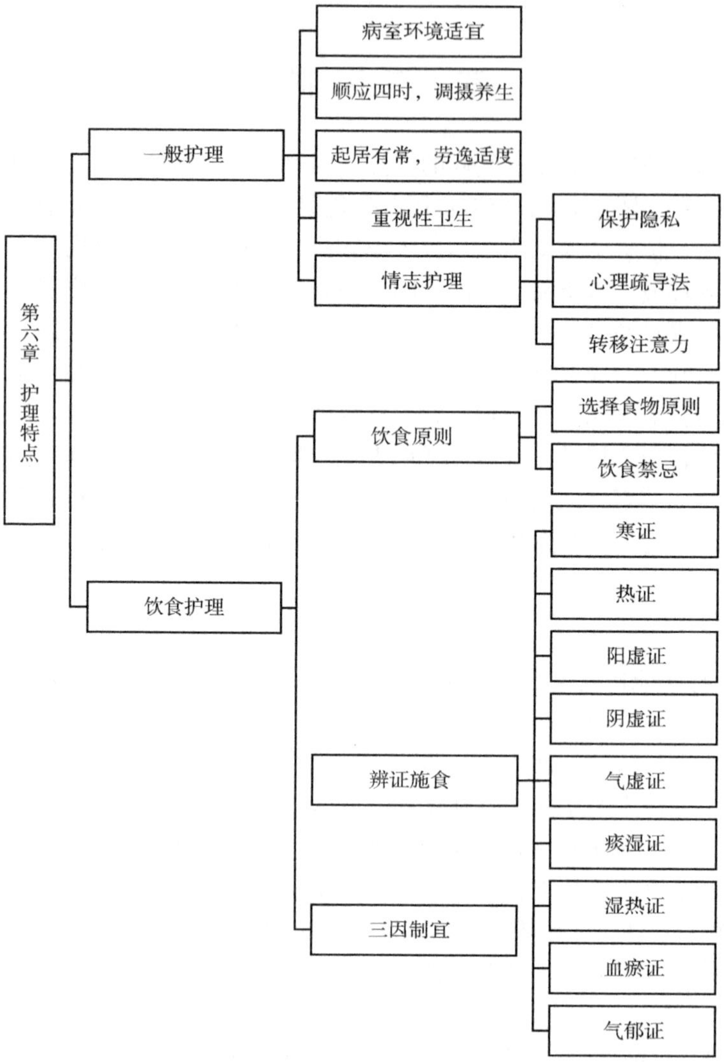

思考题

1. 应该如何对男科患者进行情志护理？
2. 重视性卫生在男科疾病中有何意义？
3. 如何指导男科疾病患者辨证施食？

第七章 预防保健与优生

第一节 一般预防保健

医学研究表明，人类的健康状况和寿命的长短，虽与先天禀赋的遗传因素有密切关系，但后天的调养摄生也是不可缺少的重要影响因素。《素问·上古天真论》中说："上古之人，其知道者，法于阴阳，和于术数，食饮有节，起居有常，不妄作劳，故能形与神俱而尽终其天年，度百岁乃去。今时之人不然也，以酒为浆，以妄为常，醉以入房，以欲竭其精，以耗散其真，不知持满，不时御神，务快其心，逆于生乐，起居无节，故半百而衰也。"指出若能坚持正确地养生，就能"尽终天年"，同时也告诫人们，不适当的生活方式，有悖于养生之道，就会损命折寿，"半百而衰"。因此，重视预防保健，至关重要。

一、预　　防

按照中医"治未病"的原则，做好男科疾病的预防工作，具有与治疗同等重要的意义。主要预防途径有普及性知识，注意生理卫生，提倡早诊、早治，防止医源性损伤等。

（一）普及性知识

性和生殖是科学性和社会性都很强的复杂课题。我国过去长期囿于封建意识的影响，对此多取鄙视回避态度，视成"可为而不可议"，无师自通，顺其自然，以致造成许多谬误。因此，普及性知识，是预防男性疾病的首要工作。

1. 各期性教育　儿童的性教育，实际是父母性知识在下一代的体现。要保护、培育儿童性心理的正常发展。3 岁以内明确树立性角色和性身份，男女儿童融洽接触应受到鼓励。儿童模仿性强，双亲间的亲昵活动，有性刺激的成人电影、电视，均不宜在较大儿童面前展现。

青少年时期，性腺发育成熟，第二性征突然明显，身心不断受到性意识、性冲动的冲击，好奇、羞愧、惶恐、消沉、手淫、性犯罪均可发生。对中学生要上好生理卫生课，适当讲解性生殖的解剖生理等问题，引导他们将精力用于学习和文体活动等，顺利度过青春期。

婚姻，是两性结合的开始，是人生旅途中又一重大转折。已婚者，出于心理的、生理的、病理的主客观因素影响，可出现暂时的或长期的性功能波动和紊乱，使人困惑不解，苦恼不堪，甚则酿成悲剧。目前性功能障碍者空前增多，其实是群众认识提高，思想解放，愿向医师及亲人暴露隐私。解决途径有二：一要保持身心健康，防止疾病侵袭；二是做好群众性的性知识科普宣传，提高科学文化知识。内容上还应注意到残疾人、男性更年期紊乱等问题。与此同时，还须设立专门咨询机构，为男性排忧解难。做好这方面的工作，可减少诸如性冷淡、性虐待、纵欲和禁欲等性问题的出现。

2. 性知识教育 夫妻保持规律的性生活是正常现象，但必须在合适条件下，建立于自愿基础上。不通过爱抚，唤醒情欲，只是简单粗暴的性行为，情同“有婚姻关系的强奸”，有似性虐待，对女方性心理伤害很大，会使女方出现阴道痉挛、分泌减少、性交困难、性冷淡及性高潮抑制，降低双方交媾情趣。性生活频度取决于多种因素，而与年龄因素关系最大，任何纵欲或禁欲都会产生不良后果。两性生殖器官的密切接触是受精的必要手段，也是传播感染性病的途径，如蜜月期膀胱炎、肾盂肾炎等便是实例。妇女月经期、妊娠早期和晚期、分娩后恢复期，均应停止性生活。

3. 性病防治教育 性病包括淋病、尖锐湿疣、梅毒、软下疳、淋巴肉芽肿、艾滋病等。轻者有损健康，酿成多种后遗症；重者丧失生育能力，或贻害子孙后代。我国早已废除娼妓，从根本上铲除了性病传播的根源，性病一度罕见。但不能不清醒地看到，近来随着改革开放，性病又卷土重袭。必须在各方面采取预防措施，医护检验人员更须保持警惕，提高诊断治疗能力，将其及时消灭。

4. 调畅情志 中医称精神因素为“情志因素”，通过神经、内分泌的调节，可控制机体各系统的活动。性生殖系统也是如此，过度兴奋、抑郁、紧张、忧虑、疲劳，均会使性能力降低。精神性阳痿就是明显的例证。可通过体育活动保持身体健康，精力充沛，思想开朗，精神愉快，以预防各类男性疾病的发生。

（二）注意生理卫生

健康的体魄有赖于合理的营养，健康的心态，和睦的家庭生活，规律而有节制的性生活等。加强体育锻炼，增强抗病能力，注意生理卫生，养成良好的个人卫生习惯，是预防工作的重要一环。良好的社会环境，高尚的性道德修养，是减少或杜绝性病传播的有效手段；注意个人卫生，生活起居有节，是防止生殖泌尿系非特异性感染的重要方法；精力旺盛，思想集中，重视安全，操作细致，是防止公共事故、生殖器官损伤的较好方法。

（三）提倡早诊早治

男科疾病大都为难于启齿的“隐疾”，要提高群众对疾病的辨别能力。一旦怀疑或发现异常，不应讳疾忌医，拖延时间，养痈成患。对各种男性生殖器先天性畸形，应早做有效处理。如包茎，特别是针孔式包茎需早行环切术，以预防龟头包皮炎和阴茎癌的发生。隐睾，出生后 9 个月内尚未自行下降者，10 个月起便应选用人绒毛膜促性腺激素（HCG）治疗，无效则行手术治疗，将阴囊下降固定，以保持睾丸生精功能，亦可预防睾丸肿瘤的发生。严重尿道下裂畸形，最迟应在学龄前矫正，以避免儿童心理创伤，解除生活不便。真两性畸形，应及早纠正与处理，对性心理的培育、性生活的适应有良好作用。克氏症小阴茎应在青春期前使用雄激素，以促进阴茎发育，呈现第二性征，以便可以进行正常性生活，免除终生痛苦。

后天性疾病的早期诊治更为迫切。如流行性腮腺炎及时隔离治疗，既可免于接触传染，又可防止睾丸炎、睾丸萎缩；急性睾丸扭转早期探查和复位，可防止睾丸坏死；会阴部创伤、睾丸破裂、阴囊大血肿，需早期探查，取出凝血块，修补睾丸，这是保存睾丸功能的得力措施；前尿道断裂，应及时做端端外翻缝合；骨盆骨折并发后尿道断裂，应早期膀胱造瘘，延期处理损伤尿道，以防止尿道狭窄，并减少性功能障碍。单侧附睾结核早期抗痨治疗或手术切除，可保全睾丸，避免侵犯对侧附睾。彻底治疗淋病性尿道炎，可避免附睾受破坏，以保持精道通畅。早期梅毒应用大量青霉素，可遏制二、三期梅毒，并防止遗传下一代。积极治疗阴囊皮肤炎，可预防坏疽性阴囊炎、阴囊脓肿、阴囊象皮肿的发生。早期有效处理生殖泌尿系非特异性感染，可防止转为慢性而影响性生殖功能。睾丸癌若早发现和早切除，并结合化疗、放疗，5 年治愈率可明显提高。性功能障碍早期易治，晚期则比较棘手。

（四）防止医源性损伤

医师通过医疗，可减轻、消除患者痛苦，恢复健康。然而在医疗过程中，由于医务人员言语不当，态度生硬，检查草率，治疗拖延，用药不当，消毒马虎，常带来不良后果，轻则发生合并症，重则危及患者生命，须予以防范。

1. 提高医务人员素质　一位好的医生，除具有丰富的医学理论知识与精湛的医疗技术外，还需具备良好的医德医风，才能赢得患者及其家属的信任与合作。男科患者反应敏感，医生任何失望神态、有刺激性的言谈，均会影响患者的情绪和信心，加重病情。病情未查清前，最好不要轻下断语。对神经官能症、阳痿、癌症等，诊断更应慎重。正确的治疗取决于正确的诊断。检查要仔细，准备要充分，要考虑到手术中可能发生的意外及其相应对策。

2. 合理用药　药物作为防治疾病的主要手段，正确合理的用药是取得良好疗效的前提；反之，则会给人体造成伤害。凡能导致机体阴阳失衡，脏腑失调，气血运行障碍或紊乱的药物都可能诱发或加重男科疾病。因此，在男科临床治疗中，如何有效正确地使用药物，是一个值得重视和深入研究的问题。

（1）用药宜忌：包括药物配伍禁忌、服药饮食宜忌、病证用药宜忌三个方面。

1）药物配伍禁忌：中医治病用药，以复方为主，单味药物经配伍组成复方，由药物间相互作用而产生整体功效，适合于复杂的病情。药物配伍得当与否，直接影响着整体疗效。配伍得当，能增强疗效，减低毒副作用；反之，配伍不当，则会降低原有药效，甚至产生毒性。

早在金元时期，古代医家概括出“十八反”“十九畏”作为中药配伍禁忌，并已被收载于《中国药典》，至今仍为中医临床用药的一项常规。某些有名的古方用药超出“十八反”“十九畏”的界限，如感应丸中巴豆与牵牛子同用、海藻玉壶汤中甘草与海藻合用等。近年来亦有报道人参配五灵脂、丁香配郁金能增强疗效，而未见毒性反应，说明“十八反”“十九畏”中的某些内容同实际存在着出入。但目前无论文献记载、临床应用，还是实验研究，都没有统一的结论。因此，在尚未弄清这些药物相互配伍后的作用机制之前，应持审慎态度，若无足够根据及实际经验，当尽量避免盲目使用，仍应以《中国药典》为据，将“十八反”“十九畏”作为男科的临床用药禁忌。

2）服药饮食宜忌：服药饮食禁忌，俗称“忌口”。食物同药物一样，也具有性味、功能和主治，某些食物本身又是药物，故有“药食同源”之说。

服用药物时应忌食某些食物，以避免药物与食物间相互作用而影响疗效。如服人参或人参制剂应忌食萝卜；服含有生物碱的中药，应忌饮牛奶；服含有铁质的中药，应忌饮茶等。古代医学文献中有常山忌葱；地黄、何首乌忌葱、蒜、萝卜；薄荷忌鳖肉；鳖甲忌苋菜；茯苓忌醋、蜜，反生葱等记载。此外，乌梅不宜与猪肉同食；螃蟹不宜与柿、荆芥同食；鸡肉不宜与胡桃、荞麦同食；鸭肉不宜同大蒜、鳖肉同食。

根据病证的不同，忌食某些食物，是忌口的另一项内容。《内经》中有“心病忌温食，肺病忌寒食”的记载。《灵枢·五味》亦有肝病禁辛、心病禁咸、脾病禁酸、肾病禁甘、肺病禁苦等记载，指出了某经疾病忌食某类性质的食物。同时，也提出了五脏精气不足的“五宜”饮食方案。如《灵枢·五味》说：“脾病者，宜食粳米饭、牛肉、枣、葵；心病者，宜食麦、羊肉、杏、薤；肾病者，宜食大豆黄卷、猪肉、粟、藿；肝病者，宜食麻、犬肉、李、韭；肺病者，宜食黄黍、鸡肉、桃、葱。”《金匮要略》则列“禽兽虫鱼禁忌并治”“果实菜谷禁忌并治”专篇讨论饮食禁忌。

3）病证用药禁忌：男科疾病与脏腑尤其是肝、脾、肾的功能密切相关。在临床治疗时，要重视脏腑本身的功能状态及脏腑间在生理、病理上的相互影响，在审证求因的基础上根据病性之寒热虚实，结合患者的年龄、体质状况来辨证用药。

一般情况下，青壮年多体格壮实，肾气充盛，生机奋发，当避免妄用温补之品；而老年时期，体衰肾气不足，或久病、重病，元气受损，可适当使用补肾助阳药物。如阳痿一病，青年患者少有肾虚、气血衰少的表现，其治重在心肝；而老年患者，则治在脾肾。对于素有脾胃病者，应慎用苦寒药物，以免重伤胃气。

（2）不同给药途径及其护理：男科临床常用的药物剂型有汤剂、丸剂、胶囊、散剂、冲剂、栓剂等。中药的不同剂型有不同的给药途径，因而护理措施也各有不同。

1）内服给药：药物效能的发挥，除受到药物剂型、剂量、给药时间的影响外，还取决于服药方法。清代医家徐灵胎说：“方虽中病，而服之不得其法，非特无功，反而有害”，强调了服药方法的重要性。

一般而言，补益药，以饭前或空腹服为佳；补阴药，宜晚上服 1 次；固涩止遗药，早晚各服 1 次；补肾药，宜在早晚空腹，淡盐水送服；健胃药，用于开胃的宜饭前服。

根据药物剂型的不同，服药方法亦异。汤剂有分服、顿服、频服、连服之不同。消食导滞的药物宜饭后服。刺激性较大的药物，宜餐后服或同时进少许食物，以减轻对胃黏膜的刺激。为防止食物影响药物的吸收或消化酶对药物的破坏，可在空腹或两餐之间服药。

中、西药同用，若有配伍禁忌，则应错开服药时间。根据病情需要、药物的性质及患者的体质状况来选用。其他剂型的药物也有不同的服法，如丸剂、胶囊宜用开水或药引、汤剂送服；水丸、糊丸应整个吞服；大蜜丸宜掰成小块吞服或嚼服；散剂、冲剂及贵重中药或芳香药物，如三七、琥珀、麝香等，宜用药引或汤剂冲服。

服药时还应注意药物的温度和剂量问题。服药温度，首先是指中药汤剂的药液温度，一般有冷服、热服、温服之分。其次，是指送服中成药或西药的开水、药引等的温度。总的原则是寒证用热药，宜热服，即“寒者热之”；热证用寒药，宜冷服，即“热者寒之”。不论汤剂或中成药，大凡止血、收敛、清热、解毒之剂宜冷服；理气、活血、化瘀、补益之剂宜热服。

药物剂量的大小，直接关系到药物的疗效和毒副作用，剂量过大会引起中毒，而剂量过小又达不到治疗的目的。对一些峻烈或有毒的中药如附子、肉桂、阳起石、细辛、天雄、淫羊藿等，更应注意剂量。在已知能引起性功能障碍的西药中，药物剂量的大小与性功能障碍有明显关系，如胍乙啶每日给药剂量在 25mg 以上时，50% ～ 60% 的男性出现射精延迟或不能射精；甲基多巴每日剂量在 1 ～ 1.5g 时，有 10% ～ 25% 的男性发生性功能障碍。因此，应严格掌握药物的剂量使既达到治疗目的，又可防止药物对性功能的损害。

服药后应辨证施护，辅以适当措施，促进疗效发挥。如服解表药，可同时饮些热开水或热粥以助药力，并注意避风寒，卧床休息，取汗以微微汗出为宜。服泻下剂应注意观察患者大便的次数、性状、颜色及有无腹痛等兼症。服补益剂后，宜稍事活动，以助脾胃运药，并应注意调理饮食。对脾胃虚弱不受药者，可适当加入健脾运胃之品，或配合食疗。服理气剂应同时配合情志调护，保持情志舒畅，注意起居有节。服用药酒时，应考虑患者的酒量，以免引起头晕、呕吐、心悸等不良反应。

2）药物外治：《理瀹骈文》说：“外治之理，即内治之理；外治之药，即内治之药，所异者法耳。”男科常用的药物外治法有热熨、熏洗、贴敷、脐疗、坐浴、涂搽、直肠灌注及肛门栓塞等。

运用药物外治法时，除注意患者对药物是否过敏外，还应考虑患者年龄和病变部位的皮肤特性。一般外生殖器及会阴部皮肤对药物比较敏感，用药时宜先从低浓度开始，根据其耐受的情况酌情增减。用药前以适当的清洁剂洗净患处，皮肤、黏膜如有破损，要注意无菌操作，以防感染。油膏、软膏、散剂调成糊状涂抹患部，以轻涂柔搽为妥。热熨、熏洗、坐浴，注意药液的温度要适宜，太热易致烫伤，太凉则药效不足。湿敷时，先将消毒纱布或毛巾浸透药液，稍拧后敷于病处。皮肤用药后，如出现痒、水泡、红肿现象应暂停用药，严重者做对症处理。

保留灌肠，中药剂量要比内服药剂量大，宜用浓缩煎剂，药量以 100 ～ 150ml 为宜，药液温度不宜过高（35 ～ 38℃为宜），以减少对黏膜的刺激。灌肠前，嘱患者排空大便，以避免妨碍药物的吸收。患者取侧卧位，使用硬质橡胶粗导管或肛管，蘸润滑剂后缓慢插入，灌药速度不宜太快。灌药后，嘱患者保持平卧半小时，以达到保留目的。肛门栓塞，栓剂使用药宜低温（2 ～ 5℃）保存，以防被室温软化。临用时取出，嘱患者取侧卧位或胸膝位，给药者的食指戴上指套，蘸上润滑剂，将药栓轻轻纳入患者肛内。

3. 严密消毒，防止交叉感染 消毒不严格，常导致交叉感染，或伤口感染化脓，手术失败，严重者可引起全身反应，发生多脏器功能衰竭。如尿道下裂成形术后形成尿道瘘；器质性阳痿阴茎假体移植后阴茎海绵体感染，常被迫取出支撑物，或自尿道口自行逸出。

4. 操作轻巧细致，避免组织损伤 医源性损伤时有发生，给患者带来痛苦和负担，因此操作时应轻巧细致，防止手术合并症的发生。如腹股沟疝修补不可误扎输精管；男性输精管结扎时避免损伤输精管动脉及发生痛性结节；附睾切除不可误伤睾丸动脉，以免睾丸萎缩；血栓闭塞性脉管炎行腰交感神经切除，应保留至第 1 腰椎，以免影响射精；尿道狭窄扩张，动作要轻柔，尿道探条口径要适合，防止疼痛、出血、假尿道形成或感染性休克的发生。

二、保　　健

男性保健是针对男性在未病之时采取适当的保健养生方法，提高健康质量，预防男科疾病的发生，从而达到延年益寿的目的。

（一）调畅情志，心态平和

在男科疾病的发生、发展、转归和治疗过程中，情志作用尤为突出。情志的太过或不及都可成为致病因素，如愤怒、过喜、忧郁、悲伤等，可直接伤及内脏，并影响脏腑气机，导致脏腑功能紊乱，气血不畅，天癸节律紊乱或精关开合失常，引起性欲低下或亢进、阳痿、不射精等男科疾病。由于社会竞争日趋激烈，生活节奏加快，男性工作压力越来越大，过度紧张，精神疲劳，日久不仅会引发失眠、偏头痛、高血压、消化性溃疡、缺血性心脏病等，还会使性欲减退，造成男性性功能障碍。因此，男性必须调畅情志，避免五志过激，女性也要学会如何去关怀男性，让男性保持心态平和。

1. 应时调神 根据时令变化，应时调节自己的精神活动，可使机体保持最佳的活动状态，保证机体健康。春季气候温暖，自然界充满欣欣向荣的景象，人的精神活动也要活泼而富有生机；夏季气候炎热，要保持精神愉快，不要过分激动，以适应酷热的气候特征；秋季气候转凉，要保持清静安谧的心绪，使神气收敛，以适应萧索的秋气特征；冬天严寒，需保持安静含蓄的精神状态，使阳气闭藏。如此才能适应四时气候的更迭对机体带来的不利影响。

2. 保持乐观，心态平和 乐观使人健康长寿，平和的心态可使脏腑功能保持最佳状态，增进人体健康，延长寿命。保持乐观的情绪，有助于克服更年期烦躁和悲观抑郁的心理，减少老年病证的发生，以顺利地度过更年期。

3. 及时消除恶劣情绪 情绪低沉是身体健康的大敌，长寿的拦路虎。它能使人气机紊乱，脏腑功能失调。恶劣的心境能使人体免疫功能降低，产生多种疾病。据医学分析，有 50% ～ 80% 的疾病与精神刺激有关，如消化性溃疡、支气管哮喘、心脏病、高血压、偏头痛、阳痿等均与消极的恶劣的心境相关。正因如此，中医学家十分重视精神的调养，通过精神调养，自我调控，消除不良的情绪刺激。唐朝百岁老寿星、中医学家孙思邈总结了调神的具体方法："莫忧愁，莫大怒，莫悲恐，莫大恨……勿悄悄怀忿恨……若能勿犯者，则得长生也"。

4. 有效减轻心理压力 紧张的精神活动，会给机体带来伤害。因此，应把个人的生命活动融于社会群体的生命活动之中，要有献身于社会、献身于人类的远大胸怀和高尚情操，在遇到复杂的人事纠纷时做到乐观和畅怀，及时摆脱不良的情绪刺激和不必要的心理压力。此外，还应当多参加一些社团群体活动，参加如琴棋书画之类的有益活动，能唤起童心，振奋精神，陶冶性情，能摆脱不良情绪刺激和有效减轻心理压力。

（二）饮食合理，营养充足

合理的饮食是健康的根本。食物有不同的偏性，可对身体产生不同的影响。许多男科疾病的发生，诸如阳痿、遗精、不育症等，均与饮食有关。

1. 饮食原则 美国专家对男性饮食进行了专门研究，告诫男性要注意减少脂肪及胆固醇的摄入，增加蛋白质的摄入，同时指出膳食纤维、铬、镁、锌、维生素 E、维生素 A、维生素 C、维生素 B_6、水 9 种元素是男性饮食中必不可少的，要适当增加摄入量。

2. 男性宜多进食的食物 男子要保持健康和性功能正常，宜多进食的食物有坚果类，如核桃、榛子、花生等；海鲜类，如虾、海参、鱼、蚝、泥鳅等；绿色蔬菜类，如韭菜、豆荚、胡萝卜等；肉类，如羊肉、瘦猪肉、鸡肉、麻雀肉、鸽子肉等。大枣、芝麻、蜂蜜、腰果、葡萄、莲子、黄豆、山药、牡蛎、南瓜子、所有贝类、啤酒酵母、小麦糠、小麦胚芽、燕麦等食物对于改善、维持和提高男性性功能有重要作用，可经常食用。

3. 男性不宜的饮食 男性在未生育前，建议戒酒，不要喝可乐等碳酸饮料，不要喝咖啡，不要吃芹菜、山慈菇等。

4. 定量而食 《内经》重视"饮食有节"，认为"饮食自倍，肠胃乃伤"。孙思邈告诫说："不欲极饥而食，食不过饱；不欲极渴而饮，饮不过多。饮食过多，则结积聚，渴饮过多，则成痰疾"，指出饮食要有节制，不能暴饮暴食，不能过量饮食，否则会破坏肠胃的生理活动，扰乱机体的动态平衡而发病。

5. 定时而食 按时进食同样是合理饮食不可缺少的方面。一日三餐，定时而食，对保持肠胃正常活动很有益处。如果食无定时，则会破坏肠胃的正常活动状态，引起消化功能失调，导致消化、吸收能力减弱，食欲减退，"脾胃不和，百病变化由生"。

6. 食无所偏，五味调和 所谓五味调和，就是要合理搭配膳食，食谱要广泛一些。中医学认为，不同的食物有不同的性味，各种不同性味的食物分别归走不同的脏腑，若长期偏食某一性味的食物，会导致该脏腑功能偏亢，同时还可引起与之相关的另一脏腑的损伤，破坏脏腑间的协调平衡从而发生疾病。中老年人的饮食不可过咸，因为"多食咸，则血脉凝涩"，所以"心病禁咸"。"盐能摧人寿"，尤其对患有高血压、心脏病的中老年人，更当严格控制盐的摄入。中老年人也不可过食甜味，过量进食糖类，因为糖类可使人发胖，使免疫功能降低，还可诱发糖尿病。可见，五味调和，合理膳食，对健康长寿有重要作用，正如张子和所说“五味贵和，不可偏胜”。

7. 饮食清淡，少食厚味　膏粱厚味食用太过，会加重胃肠负担，引起肠胃积滞而生痰热生瘀血，于健康无益。《内经》中早有明训：“膏粱之变，足生大丁。”这里所说的膏粱厚味、肥甘之品，主要是指脂肪和糖类而言。摄入的热量和脂肪过多，会引起肥胖和维生素A缺乏，易患直肠癌、胃癌、乳腺癌等。有的医学家指出，中老年人尤当“忌馋”，俗言道“少年长骨，青年长肉，中年长膘”，可见预防肥胖除加强运动外，还应注意“忌馋”，控制糖类和脂肪的摄入。

8. 饮食宜忌，因体质而异　人的体质千差万别，个体差异较大，各人应结合自己的身体素质，制订适合于自身的膳食结构。从目前临床情况来看，人的体质有素体偏阴寒，有偏阳热，也有素体湿胜的。阴寒体质者，宜食辛甘温热食品，不宜多食苦寒食物；阳热体质的人则与此相反，宜甘寒凉润之食，不宜多用辛温炙煿之品；素体湿重者，不宜多食肥甘油腻、易于生痰之物。

此外，进食不宜过快，中老年人更不能狼吞虎咽。因为中老年人的胃肠功能降低，消化能力减弱，咀嚼不充分，会影响营养物质的吸收，于健康十分不利。国外学者提出应养成细嚼的进食习惯，认为细嚼能促进体内激素的分泌，加强大脑皮质活动，预防细胞老化，从而预防脑细胞衰老和老年性痴呆的发生。细嚼30秒能使食物中存在的致癌物质毒性失灵，从而起到防癌作用。

（三）体能锻炼，劳逸适度

常言道“生命在于运动”“流水不腐，户枢不蠹”，运动可全面改善身心状态，提高神经系统的反应能力、应激能力和协调性，舒缓忧虑、紧张、抑郁等不良情绪，提高循环、呼吸、消化、内分泌、运动等系统的功能，间接提高生殖系统的功能，增强性功能。临床上，许多男科病患者，往往由于病程漫长，精神心理负担较重，以致体质虚弱，脏腑功能失调，气血不足，抗病能力降低，有碍于疾病的治疗与康复，此时更需要通过适当的体育锻炼，增强体质，以促进疾病的康复。

适当的体力活动，充足适宜的休息，是健康长寿不可缺少的条件。过劳或过逸，对身体健康都是不利的。《素问·宣明五气》曰：“五劳所伤，久视伤血，久卧伤气，久坐伤肉，久立伤骨，久行伤筋，是谓五劳所伤”，指出不适当劳和逸都是伤人致病的原因。运动锻炼固然有益于健康，但是应该根据每个人的体质、年龄、不同的病情等选择适当的运动方式或运动量，才能达到有效锻炼的目的。总之，加强体育锻炼，增强体质，是防治男科疾病的一个重要环节。

（四）日常起居，谨守常道

《内经》认为“起居有常，不妄作劳”是却病延年的重要保健措施之一。若“起居无常”“以妄为常”，又“不知持满，不时御神”，势必损形伤神，耗竭真精，诸病丛生。养成良好的生活习惯对保护男性健康非常重要。

1. 重视生活起居，合理作息　良好的生活作息习惯，能使机体活动始终处于协调和谐的运转之中，保持健康和长寿。《素问·四气调神大论》认为春夏生机旺盛，要晚卧早起，多进行户外活动，积极锻炼；秋冬阳气内敛，神气潜藏，则要早卧晚起，避寒就温，减少不必要的体力消耗。起居活动有规律，适应外界气候的变化，使机体在四时气候的变更中保持平衡协调，方能健康少病。

2. 选择适宜的居住环境　人有一半时间是在居室中度过的，清静而卫生的居室，对人的身心健康大有裨益。居室要有良好的通风和适宜的温度及湿度。过于干燥会使人咽喉干痛；湿度太大，在冬季会使人有冷感，容易感冒。居室的采光照明要合理，色彩要协调柔和，居住环境要安静，避免噪音的刺激。

3. 保持办公室空气清新 据研究，在患男科疾病的人群中体力劳动者的比例大大低于城市脑力劳动者，这可能与办公室空气污染有关。最新检测表明，办公室是空气污染的重灾区。不断向外呼出二氧化碳和水汽时，同时也释放出多种有毒物质和异味。此外，胶合板、地毯、防火材料等，往往含有甲醛、氡和石棉等有害物质，也会造成空气污染。因此，必须常开窗，常通风，保持室内空气清新。

（五）摒除恶习，洁身自好

男性的一些恶习，如吸烟、酗酒、手淫等，直接危害健康。因此，摒除这些恶习，是男性养生中十分重要的措施。

1. 戒烟 当今社会，香烟成了疏导人际关系的媒介，一些男性把吸烟认为是男子汉风度的一种体现。然而，吸烟对健康的危害逐步被科学研究所证实。吸烟可以干扰丘脑 - 垂体 - 性腺轴的功能，降低男子精液质量，导致少精子症和弱精子症，还可诱发静脉曲张，导致不育症。有研究报道，烟草中的尼古丁和多环芳香烃化合物对多种实验动物均可造成睾丸萎缩、精子中断、形态改变。

2. 戒酗酒 对于酒的功过，历代毁誉参半。《养生要集》言其“能益人，亦能损人”。《寿世保元》云：“夫酒者，祭天享地顺世和人，行人气血，乃可陶性情，世人能饮者固不可缺。凡遇天寒冒雾，或入病家，则饮三五盏，壮精神避疫疠。”但同时也认识到酒的危害，如罗天益认为，酒“伤冲和，损精神，涸荣卫，竭天癸，夭人寿”。《名医杂著》云：“梦遗滑精，饮酒厚味，痰湿之人多得之。”《医学入门》也说：“饮酒厚味乃湿热内郁，故遗而滑也。”现代研究证明，乙醇能破坏精子膜的结构，使精子发生畸变或活力减弱，说明酗酒对男性危害之大。

3. 戒不正常手淫 男子手淫就是用手刺激、摩擦阴茎，以引起性快感或达到射精。大多数男子都有手淫的行为，适度手淫，一般不会影响健康。过度手淫或特殊的手淫方式会使性兴奋中枢经常处于紧张状态，导致性中枢衰竭，使性功能早衰，出现阳痿、功能性不射精；此外，还会使大脑疲劳，心理紧张，导致神经衰弱。王孟英认为“手淫的危害，较之实有其事，确有其人者，尤为甚焉矣”。

克服过度手淫或不正常的手淫方式，首先要养心怡性，立志修身，树立正确的人生观，增强事业心和工作责任感，不沉湎于色情；其次，要移情易性，积极参加各种有益于身心健康的文娱体育活动，进行体育锻炼，丰富生活内容，从单纯追求本能快感中解脱出来；再次，要保持性器官的卫生，避免穿紧身裤，被子不宜过暖、过厚，睡时不要俯卧，避免对性器官的局部刺激而诱发阴茎勃起，不看黄色书刊和拒绝色情较浓的诱惑。我国著名医学家吴阶平教授曾撰文道：“不以好奇去开始，不以发生而懊恼，已成习惯要有克服的决心，克服之后就不再担心，这样便不会有任何不良后果。”

4. 洁身自好 随着对外开放，我国出现了性泛滥，性传播疾病越来越多。其不仅害已，更害他人，更有种种悲剧出现。所以，为了自已和家人的幸福，必须杜绝嫖娼和滥交。

（六）节制房事，怡情养生

人的性欲既不可绝无，也不能恣纵，当有节度。纵欲是引起性事疾病，尤其是性功能障碍的主要原因。纵欲的直接后果是损精伤肾，继而导致脏腑之精不足，髓海不充，产生相应的病证。

频繁的性交，不但影响精子的质量和数量，还会影响精子与卵子的结合和着床，是导致不育症的原因之一。中医在房事中比较重视“节欲保精”，认为“夫精者，生之本也”。张景岳在《类经》中说：“欲不可纵，纵则精竭。精不可竭，竭则真散。盖精能生气，气能生神。营卫一身，莫大乎此。故善养生者，必保其精，精盈则气盛，气盛则神全，神全则身健，身健则病少。神气坚强，老当益壮，皆本乎精也……无摇汝精，乃可长生”，从精、气、神与健康长寿的关系突出了节欲保精的重要意义。据研究，性生活过度会影响身体多系统的功能活动，可出现耳鸣耳聋、头晕目眩、腰酸困倦、健忘心悸、精神不振、齿发早脱、阳痿早泄等。当然，中老年人也不必“惜精如惜命”，不必过分地抑制性欲，而应把性生活调整到合理的生理限度。

（七）局部保健，不容忽视

由于男科疾病病变部位多隐蔽，兼因文化观念的束缚，加之局部清洁不方便，常常会影响疗效或加重病情。因此，做好局部调护，是维护男性健康的重要方面，对于提高疗效、缩短疗程，同样必要。需要注意以下几个方面。

（1）注意个人卫生，勤换内衣裤，勤洗涤，以淋浴为好，但水温不宜过高，保持阴部洁净。

（2）内裤应宽大，宜穿透气性好的棉质的裤子，以利于阴部血液的通畅及阴囊的散热，忌穿紧身裤如牛仔裤、腈纶裤等。

（3）包皮过长、包茎者，宜早日施行包皮环切术。及时清洗外阴，以免包皮垢沉积，减少局部刺激。

（4）龟头、包皮、阴茎、阴囊等部位，有炎症、溃疡等疾患时，可用中药煎出液或浸出液浸透纱布后湿敷患部或趁热熏洗，以利于炎症吸收，促进局部血液循环。而使用外用药外擦、清洗时，一定要注意药物的浓度，一般都要稀释。因为这些部位的皮肤比较娇嫩，容易发生灼伤。如高锰酸钾用 1 ∶ 5000 的浓度，碘伏（聚维酮碘）要稀释 20 倍，中药宜稀释 3 ～ 6 倍，切忌用原汁清洗。

（5）睾丸、附睾、阴囊等部位疾患，在治疗期间，可用阴囊托带兜起阴囊。急性期，可给予冷敷，以减轻充血、水肿、疼痛；慢性期，可给予热敷，保持阴囊清洁、干燥，减少感染机会。但若为厌氧菌感染，有时需要直接将患病部位裸露在空气中，以促进疾病的恢复。

（6）晚睡前，可用温水浸泡足部，养成侧卧习惯。睡觉时不将手放置在外生殖器部位。

（7）前列腺炎伴有精索静脉曲张者，不能简单地提倡热坐浴，以防加重病情，可以改为用热毛巾敷会阴部。

（8）前列腺增生的老年患者，常常有小便余沥不尽，要注意嘱咐老人小便时，不要匆忙，一定要待小便滴净后，再穿裤子，否则，容易引起下部感染。

（9）对于性传播疾病，如淋病、尖锐湿疣等，治愈前禁止同房，不可用手捏、抓，以防继发感染。患者所用内衣裤，要单独清洗，不能与家人的衣物混杂清洗。

（10）生病期间，如患前列腺炎，不宜长时间骑自行车或驾车，以免加重不适。若坐垫被晒烫时，最好待温度适宜再坐下。

（八）注意防护

应注意防止外在各种有害物质对机体的损伤，以保持身体健康。随着对男科学的深入研究，发现许多外在因素可以直接影响男性的身心健康，如接触放射线、有毒化学物质、有毒元素及高温作业等，可以影响男性体内性激素的分泌及睾丸的生精功能，导致性功能障碍、不育症等；某些刺激性物质污染外生殖器后可引起过敏反应或直接损伤局部组织。而生活放纵、不洁性交或婚外乱交，不仅容易染上性传播疾病，而且还可因此导致不育症、性功能障碍等多种疾病。因此，男性养生保健尤当注意防护，一是做好职业防护，凡从事有毒有害和危险工作时，一定要严格执行有关规定，加强防护，切勿粗心大意或存侥幸心理；二是养成良好的生活作风，检点自身行为，切忌不洁性交或婚外乱交。

第二节 婚姻保健

婚姻保健是对婚配或即将婚配的男女双方在婚育方面的健康保健指导。也是落实国务院关于《健康中国行动（2019—2030年）》的措施之一。婚姻保健包括婚前保健指导、婚前卫生咨询、婚前医学检查和新婚卫生。

（一）婚前保健指导

婚前保健指导是婚前保健的主要内容之一，是对准备结婚的男女双方进行以生殖健康为核心，与结婚和生育有关的保健知识的教育。主要内容包括男女生殖器官的解剖、性生理、性心理等方面的教育；新婚避孕知识及计划生育指导；受孕前的准备、环境和疾病对后代影响等孕前保健知识；遗传疾病的基本知识；影响婚育的有关疾病基本知识和其他生殖健康知识。医师通过讲课、录音、影像等多种形式向服务对象进行婚姻、生育保健及预防病残儿出生等生殖健康有关的教育。

（二）婚前卫生咨询

婚前卫生咨询是准备结婚的男女双方在婚前针对相关性知识、生育保健、优生优育、计划生育等方面提出问题，医师进行解答及个别指导。针对医学检查结果发现的异常情况及服务对象提出的具体问题进行解答、交换意见、提供信息，耐心细致地讲明医学科学道理，对可能产生的后果给予重点解释，帮助受检对象在知情的基础上做出适宜的决定。

通过婚前卫生指导和卫生咨询使男女双方了解婚姻与健康的关系，疾病及遗传对后代的影响，医学上认为不宜结婚或暂缓结婚的疾病知识。掌握性生理、性卫生和新婚避孕等基本知识、方法，对保障健康，促进婚姻和谐，家庭幸福，社会稳定，提高民族素质具有重要意义。

（三）婚前医学检查

婚前医学检查是对准备结婚的男女双方可能影响结婚或生育的疾病进行医学检查。通过询问病史、体格检查、常规辅助检查及其他必要的特殊检查，明确有无影响结婚、生育的疾病。对一些不能确诊的疑难病症，可转上级卫生行政部门指定的医疗保健机构进行确诊。检查后，婚前医学检查单位应向接受婚前检查的当事人出具婚前医学检查证明，并提出医学指导意见。因此，婚前医学检查是婚前保健的重要环节。婚前检查主要包括以下主要内容。

1. 全身检查 身高、体重、血压、视力；精神、语言、行为、智力有无异常；有无遗传性疾病，如色盲、先天性聋哑、痴呆等；心、肺、肝、肾及四肢、脊柱的功能，以及是否患有严重的器质性疾病。

第二性征发育情况，如体形、喉结、毛发分布及声音等。

2. 生殖器官的检查 采取直立位检查。主要是检查生殖器的发育有无畸形，以及可否通过手术校正；阴茎大小是否与年龄相符，是否有尿道上裂、尿道下裂、阴茎硬结症、包茎、包皮过长和包皮龟头炎；精索有无精索静脉曲张及曲张程度；输精管有无结节，输精管是否缺如，睾丸位置、大小、质地；附睾大小、有无结节、压痛。还需注意是否有两性畸形、腹股沟疝，必要时需做肛诊检查前列腺及精囊。

3. 常规辅助检查　一般包括胸透、血常规、尿常规、肝肾功能。必要时还应进行艾滋病的检查、梅毒血清学检查、淋球菌涂片、精液检查、染色体核型分析；心电图、超声波、活体组织病理检查、智商测定等，经检查后正常方可结婚。否则，根据卫生部颁发的“异常情况的分类指导标准”，按所患疾病情况给予必要的指导和治疗。结婚不宜生育或暂缓生育者，应提出意见并进行治疗和处理。

4. 婚前医学检查的主要疾病

（1）严重的遗传性疾病：由于遗传因素，患者全部或部分丧失生活能力，子代发病风险高，医学上认为不宜生育的疾病。

（2）指定性传染病：《中华人民共和国传染病防治法》中规定的艾滋病、淋病、梅毒，以及医学上认为影响结婚和生育的其他传染病。

（3）有关精神病：精神分裂症、躁狂抑郁型精神病及其他重型精神病。

（4）其他与婚育有关的疾病：如重要脏器和生殖系统疾病等。

（四）新婚卫生

新婚卫生包括身体和性器官的卫生，也包括精神心理方面的卫生。

1. 身体和性器官的卫生　讲究个人卫生是良好性生活的条件之一。如刷牙、漱口、洗脸、洗脚。有条件者最好洗个温水澡，会增加爱抚之情，清爽愉快。温水澡还能加速血液循环，对外生殖器产生良性刺激。

不论男女都要保持外生殖器的清洁。男性阴茎包皮内常存包皮垢，包皮垢是一种脂性分泌物，带有特殊臭味，并有多种细菌生长繁殖，容易引起包皮和龟头炎。长期的慢性炎症刺激是导致阴茎癌的重要因素。因此，包茎和包皮过长应尽早行包皮环切术。阴囊皮肤多皱褶，易于藏污纳垢，细菌生长繁殖，引起外生殖器感染，而且男性外生殖器的污垢和细菌，也可通过性生活带入女性生殖器官，导致生殖系统感染。

2. 新婚性生活需要注意的几个问题

（1）初次性生活要消除紧张情绪，男方要体贴关心女方，双方要互相照顾。和谐的性生活仅有爱情是不够的，还必须对性知识有所了解。男女除生殖器官的构造、性功能和性敏感区不同外，在性生理方面也存在差异。

1）性欲强弱不同：一般成年男女都有性欲的要求，但男性性欲比较强烈、主动，不同个体差异不大；女性性欲相对较弱、被动，而且不同个体之间差异较大。无论男女，性欲都受体质、健康、情绪、年龄、环境、性经历等的影响。

2）性欲快慢不同：男性性欲可以随时被唤起，而且可以很快达到性兴奋的高潮期，射精后迅速消退；女性与男性相比，性唤起较慢，兴奋需要的时间较长，消退的速度也比较缓慢。有人研究认为，女性性欲和月经周期有关。

3）性欲被唤起的方式不同：男性性欲容易被视觉、听觉、嗅觉、触觉等唤起。性欲大多集中在性器官上，以射精达到性高潮，得到性满足。女性性欲比较广泛和复杂，大多喜欢情话、抚摸和拥抱等。一般女性性高潮不如男性明显、强烈，而且不少女性并非每次性生活都能达到高潮。

因此在性生活中，要根据这些差异互相适应，默契配合，创造美满和谐的性生活。

（2）房事不宜剧烈，以免发生包皮嵌顿、系带撕裂和其他损伤。女性初次性交可导致处女膜破裂，给女方带来轻微疼痛和少量出血，故男方动作要轻柔，粗暴性交可造成女方会阴或阴道裂伤致大量出血，一旦发生，需急诊止血。

（3）房事要有度，应该注意节制，防止过频。身体健康的新婚夫妇，每周性交 3 ～ 4 次为宜；体质较差者，间隔时间可适当延长。性交次数如何才算合适，主要由身体素质、健康状况、精神状态、疲劳程度等因素而定。总之，以性交第 2 天精力充沛、心情愉悦，不感疲劳为宜。如果感觉精神萎靡，腰酸背痛，嗜睡无力，食欲不振，可能是性交次数过频，应当节制，否则影响身体健康。

如患有心、肺、肝、肾脏慢性疾病者，更要节制性生活，否则可因身体疲劳，抵抗力降低而使疾病复发或病情加重，严重影响身体健康。

（4）经期禁止房事，以免邪毒入侵致带下病、痛经、月经不调、癥瘕等。

（5）新婚不宜立即怀孕。婚礼前后要筹备婚事，忙于应酬，接触烟酒机会较多，身心疲惫，或旅行结婚长途跋涉，休息不好。在疲劳的状态下受孕，对胎儿健康发育不利。因此，新婚立即怀孕不利于优生。

（6）注意精神心理卫生。在两性性生活时，一方面一定要重视精神心理卫生，夫妻和谐的性生活可以提高家庭生活质量，增进感情，是人类繁衍的生理需要。另一方面要彼此相互理解，相互尊重，相互配合，逐渐适应，不应不顾对方的感受和心理承受能力，操之过急，强加于人。要注意保持良好的情绪、情感状态，在夫妻生活中保持健康的心理和良好的人格。

第三节　男子优生

优生学的概念于 1883 年由高尔登提出，其学说虽不可取，然而对后人研究人类优生以极大启迪。现代优生学是一门研究如何改进人类遗传性的科学，其研究的基本内容包括研究影响后代素质的各种因素，预防和发现先天性异常，阻断遗传疾病的延续，从体力、智力等各方面改进人类的遗传素质，从而提高人口的质量。其研究有两大任务，一是研究如何避免和减少生育患遗传病、先天性疾病的后代，其方法和措施有禁止近亲结婚、禁止有遗传病者之间配偶或生育、产前诊断等；二是研究如何生育健康、聪慧的后代，但这方面多处于设想和探索阶段，如人工授精、胚胎移植、体外孕育、单性繁殖等。

优生不只是妇女的事，生出体质差、智力弱或有先天性或遗传性疾病的后代，其责任也不完全在妇女。在同等条件下，男性提供的精子可以决定胎儿素质的强弱与优劣，高质量的精子可使后代的智力和体质都能得到更好地发展。因此，在人类生育中，男性负有更多的责任。加强男性优生方法的研究，采取措施提高男性精子质量，可生育身体强壮、智商更高的后代。中医学早就认为，欲要后代健康聪慧，男子优生是一个关键，并提出了一些方法和措施。

综合中西医对男性优生的认识，男性优生的方法和措施主要包括婚育年龄适当、进行婚前检查、杜绝近亲结婚、种子贵在适时、注意养生保精、改善工作环境、加强营养、戒除烟酒、纠正不良习惯和切勿滥用药物等方面。

（一）婚育年龄适当

这里所讲的婚育年龄并非婚姻法和有关政策中规定的婚育年龄，而是指优生学上的适宜婚育年龄。

男性生育必须以生殖器官的发育、成熟为根本条件，生育的最佳年龄也就是生殖能力最旺盛的时期。法定婚龄并不是最佳生育年龄。最佳生育年龄当从生理学角度来考虑，在这一时期，生殖能力最旺盛，精子质量最高，为生育体质强、智力高的后代打下良好的基础。

一般而言，男性生殖功能从 15 岁左右时开始，即始于睾丸发育成熟，便有精子产生而初具生育能力，直至睾丸功能完全停止时，才会中止生育能力，这时的年龄约在 55 岁，但少数男性的生育能力可以延迟到更大的年龄，据文献报道，有在百岁之后仍有生育能力的男性。男性睾丸的生精过程是一个连续的过程，每一个生精周期约持续 74 天，彼此交替发育，直到睾丸功能减退时，精子的质和量才会出现下降趋势，最后至睾丸功能停止时才不再生精。

从男性睾丸生精功能的自然规律看，虽然在 15 岁左右便开始有成熟精子，但生精功能尚未完全成熟，到 25 岁左右时，生精功能健全并已臻成熟，到 40 ～ 55 岁时，睾丸功能开始衰退，生精功能趋于下降，但有报道男性在 35 岁时睾丸便有萎缩，其功能已开始衰退。因此，男性生殖功能最旺盛时期即最佳生育时期为 25 ～ 35 岁。这一时期身体各方面的发育已很成熟，精子数量和质量最高。过早或过晚生育，都有可能降低后代的素质。《易经》说："男子三十而娶。"《褚氏遗书》也指出 "男虽十六而精通，必三十而娶……育而子坚长寿。" 这是指出男子开始生育的适宜年龄，但年龄过大，则又不宜生育，即"母壮父衰，生男必弱"。现代研究也认为，男性生育年龄若过大，则死产率、新生儿死亡率及畸形率有上升趋势，尤其是内脏转位、软骨发育不良及先天性心脏病发病的机会增多。

（二）进行婚前检查

古代中医对此早有认识，如《妇人大全良方》说："凡欲求子，当先查夫妇，有无劳伤痼疾，而依方调治，使内外和平，则有子矣。" 古人还认为如男性患有某种疾病则不宜结婚或暂缓结婚，如"五不男"等。

进行婚前检查可以及时查出不宜结婚、不宜生育或暂时不宜结婚生育的疾病。从优生学角度讲应着重探讨患有哪些疾病的人不宜生育或暂缓生育。我国《中华人民共和国民法典》中规定，"患麻风病未经治愈或患其他在医学上认为不应当结婚的疾病，均应禁止结婚"。此处所指医学上认为不应当结婚的疾病，包括范围很广，没有肯定的界限。不宜结婚的疾病当然包括不宜生育的疾病，对不宜生育的疾病也尚未有统一的标准。对不宜生育者，从优生角度出发，或者禁止结婚，或对其施行绝育术后再结婚，即施行强制性绝育。施行强制性绝育必须通过立法才能实施，目前我国尚无此项立法。有的国家如日本，便以立法的形式（优生保护法）规定患有不宜生育的疾病者如果要求结婚，婚前必须施行强制性绝育。

男性婚前检查包括询问生长发育史、既往史、家族史与体格检查两部分，遇到特殊情况需要明确诊断者，必要时作实验室检查及其他特殊检查。患有以下疾病者不宜生育：①遗传性精神疾病，如精神分裂症、躁狂抑郁性精神病、癫痫；②遗传性智力极度低下，严重先天性愚型；③显著的遗传性精神病素质，如显著的性欲异常、显著的犯罪倾向；④显著的遗传性躯体疾患，如汉丁顿舞蹈症、遗传性脊髓共济失调、遗传性小脑共济失调、神经性进行性肌萎缩症、进行性肌营养不良、肌肉强直、视网膜色素变性、全色盲、先天性眼球震颤、蓝巩膜、遗传性重听或耳聋、血友病等；⑤严重的遗传性畸形，如手足畸形、先天性骨缺损症等。

关于其他不准或暂时不宜结婚的疾病还有麻风、各种性传播疾病及某些传染性疾病如肝炎、肺结核等。这些疾病均有可能影响后代的质量，因此不准或暂缓结婚生育，这不仅仅是从优生学角度考虑，而且是从结婚者的身心健康与家庭幸福来考虑，故必须按照有关法律、法规认真执行。

（三）杜绝近亲结婚

几千年以前，华夏祖先就认识到近亲结婚生育，会降低所育后代的素质。据《中国通史简编》记载，我国早在公元前 12 世纪便规定了同姓不婚的制度。这里所指的同姓，就是血缘较近的亲属。在春秋战国时代的文献《左传·僖公二十三年》中有“男女同姓，其生不蕃”的记载，即指血缘亲近的男女结婚，所育后代会出现畸形等各种遗传性和先天性疾病，降低人口素质。

在一个群体中，如果两个人有一个或几个共同的祖先，就是有亲缘关系。如果亲缘关系很近的人通婚，即为近亲结婚。现行《中华人民共和国民法典》中规定：直系亲属和三代以内的旁系血亲禁止结婚。直系亲属即直接血亲，是指有直接血缘关系者，也就是自己所生的和自己所从属的亲属，如父母与子女、祖父母与孙子女、外祖父母与外孙子女。旁系血亲是指在血缘上和自己同出一源的亲属，如兄弟姐妹、堂兄弟姐妹、表兄弟姐妹、叔、伯、姑、姨、舅等。三代以内的旁系血亲，包括同出一父母、同出一祖父母、同出一外祖父母的旁系亲属。在三代以内的旁系血亲（图 7-1），无论同辈与否，都不能结婚。若从优生学角度考虑，从表兄弟（四代旁系血亲）甚至从从表兄妹也不宜结婚。

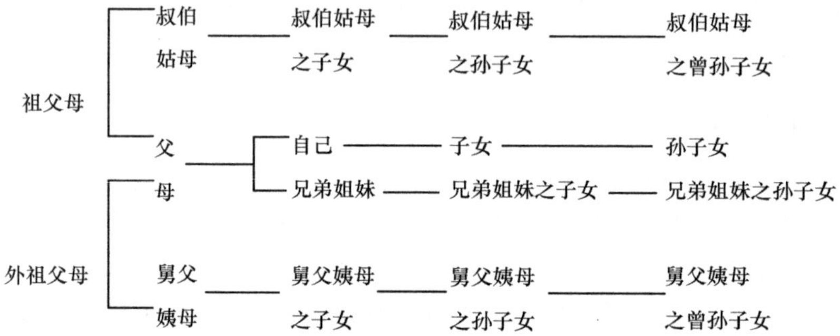

图 7-1 《中华人民共和国民法典》规定的三代旁系血亲（以本人为中心上下各推数三代）禁婚图

禁止近亲结婚，是从提高人口素质考虑而采取的措施。避免近亲结婚，可使后代纯合体的比例减少，隐性遗传病的发病率降低，从而减少遗传性疾病的扩散。人类通过精子与卵子的结合，将上代的特征和性状遗传给下一代，上代的遗传病也可通过基因传给下一代，甚至可以隔代相传。遗传学研究表明，父母和子女之间的遗传物质有 1/2 是相同的，表兄妹之间也有 1/8 的遗传物质相同。如果近亲结婚，两个相同的致病基因结合在一起的可能性增大，下一代遗传病的发生率必然增加。根据医学科学调查，近亲结婚的危害主要有：①使常染色体隐性遗传病发病率升高：常染色体隐性遗传病已发现有 1232 种之多，但在自然人群中的发病率并不高，而在近亲结婚生育的人群中其发病率则成几倍、几十倍地增加，如苯丙酮尿症、色素性干皮症、白化病、全色盲、小头症、黑矇性痴呆、先天性鱼鳞病等几种常染色体隐性遗传病的出生危险率，表兄妹婚配比随机婚配分别高 8.5 倍、10.5 倍、13.33 倍、17.8 倍、18.3 倍、36.0 倍、62.5 倍。②使子代死亡率升高：如果婚配双方都有隐性致死基因则形成纯合体的机会大大增加，从而增加胚胎死亡或婴幼儿死亡的概率。因此，近亲结婚所育子代之死胎及婴儿死亡率均比随机婚配所育子代的死胎及婴儿死亡率高，即近亲结婚与所育后代的死胎率和早死率之间存在着高度的相关性。法国曾统计 1919 ～ 1950 年死产与新生儿死亡率，在非近亲婚配的子女中为 3.9%，而同期表（堂）亲婚配的子女中则为 9.3%。

据世界卫生组织（WHO）调查，随机婚配婴儿死亡率为 8‰，近亲婚配婴儿死亡率则为 24‰。上海的调查资料显示，近亲婚配子女 20 岁以内死亡率为 13.9%，而非近亲结婚者子女 20 岁以内的死亡率仅有 1.9%。③使多基因遗传病发病率升高：根据调查，表明一些多基因遗传病的发病率在近亲婚配的子女中也明显高于非近亲婚配的子女，如智力低下、先天性心脏病、无脑儿、脊柱裂、唇裂等。据调查记载，腭裂、脑积水、合并畸形等几种畸形，近亲结婚子女的发病率分别为非近亲结婚子女的 4.2 倍、3.5 倍、2.9 倍。在社会人群中，配偶双方有同样的遗传基因的机会非常少，但同一祖先的后代婚配，有病患基因的双亲不仅可将遗传病传给子女，还可代代相传，在一些通婚范围狭小的地区多发遗传性疾病的关键就是近亲结婚。

因此，为了减少遗传性疾病的发生，为了后代人口素质的提高，男性必须禁止与三代旁系血亲的女性结婚。与远离血缘关系最远的女性结婚，更有利于优生。当然，女性也不应与血缘关系亲近的男性结婚。这就是法律规定禁止近亲结婚的依据和目的所在。

（四）种子贵在适时

中医学认为，选择适宜的受孕时机是生育高质量后代的因素之一，《万氏妇人科·种子》说："欲种子，贵在其时" "不失其候者，结孕易，生子多寿……失其期者，胎难结，生子多夭" 。这里的"时""候""期"都是指同房后容易怀孕的时间。男性要选择什么时候与女性交合才容易受孕呢？古人认为选择妇女行经之后的"氤氲"之日（一般位于两次月经之间）。《景岳全书·妇人规》说："但于后半月为之，自可无他虑矣。"此说与现代医学认为在排卵期同房易于受孕的看法一致。从优生学角度考虑，选择适宜的受孕时机，还应包括选择最佳的生育年龄、最佳的身体状况和最佳的受孕环境。

健康的身体、充沛的精力是生育后代的条件之一。病中、大病之后等身体健康欠佳、形体过劳、脑力过劳等形志劳伤而精力欠充沛时，不宜受孕。因患病、疲劳等时极易降低精子质量，如此时受孕，其后代可能质弱不慧。现代研究发现，当人的大脑皮质处于兴奋状态时，则激素分泌正常，身心健康，易产生高质量的精子。因此当于身体健康、精力充沛时受孕。

古代中医认为，房事时环境的好坏亦与优生有关。《万氏妇人科·种子》有"三虚四忌"之说。《景岳全书·妇人规》则指出，凡交会下种之时，"惟天日晴明，光风霁月，时和气爽，及情思安宁，精神闲裕之况，则随行随止，不待择而从可辨。于斯得子，非惟少疾，而必且聪慧贤明" "但觉神魂不安之处，皆不可犯" 。可见，古人认为天地晦冥、日月薄蚀、雷电风雨、晦朔弦望、地震土陷、山崩水溢、忧怒悲恐、醉饱劳倦、大寒大暑、居处嘈杂、怀抱抑郁等时，不宜同房孕育后代，育则生子有疾、不健不聪，或虽孕难育；必待天晴月皓、风和温暖、时和气爽、居室安静、神思安宁、七情顺和等时同房，所育后代才能禀赋强盛，身体健康，聪颖慧达。古人之说虽难免牵强附会，但其强调选择天时、地利、人和的最佳时机同房受孕，有极重要的参考价值。

（五）注意养生保精

胎儿素质的优劣与精子质量的高低有密切关系，即后代素质的优劣、体质的壮弱、智力的慧愚等都直接受精子质量的影响。精充液足，质量优良，所育后代多体质强壮、智力聪慧；反之则不育，或育而体弱多病，或夭而不寿，或愚笨迟钝，素质较差。因此，男子优生，养生保精又是极为关键的一环。

保精之法，传统有节情欲、宁心神、戒手淫、和七情、适劳逸、疗疾病、药培养、慎药石、洁外肾及除不良嗜好十方面（具体内容参阅本书有关章节）。从广义上讲，本章所述内容除婚前查疾和禁止近亲结婚外，均属保精措施范畴。影响精子质量的原因非常复杂，如疾病、劳累、生活习惯不良、职业影响、环境污染、乱用药物、营养不良、情绪变化等均可降低精子质量。因此，凡是妨碍精子生发和成熟过程的种种原因都应避免。

（六）改善工作环境

工作和生活环境与人类生殖生育过程有密切联系，因此，改善工作与生活环境，有利于男性优生。长期从事高温作业或水下作业，或长期接触放射线工作的男性，因高温或低温可影响精子的生成，放射线能杀伤精子，从而使精子数量减少、质量下降。长期接触某些化学物质或有毒物质，也会影响精子的生长和质量。因此，从事某些特殊职业的男性，应尽量改善工作环境，做好防护工作，把因工作环境对身体的损害减少到最低程度或消除。

随着社会的进步，一方面带来了人类文明和工业的发达，但也造成了严重的环境污染，人类生存的空间很少有不被有害物质污染者，如家用电器的电力辐射、居室装饰品和家具释放的化学物质、食物的农药污染、大气的“三废”污染等，这些污染或多或少造成机体的损害。环境污染同样会影响精子的生成和质量。芬兰医学家对欧洲、美洲、远东和澳大利亚的 62 项精液调查报告进行了分析，发现男性的精液量平均减少 20%，精液里的精子数目自 1940 年以来几乎减少一半，认为这种短时期内精液质量发生如此显著的变化很可能是由于环境因素而不是遗传因素所造成的。

（七）加强营养

男性生育的关键是要有足够发育成熟的精子，加强营养，提高身体素质则有利于精子的发育和成熟。而加强营养只能从饮食入手，饮食不仅可以影响人体的生命活动，同时也影响男性精子的质量。若择食、偏食，或久病消化吸收功能障碍，可导致一些与精子发育关系极为密切的营养物质如维生素 A、维生素 E 及微量元素锌等的缺乏，从而影响精子的质量。因此，应避免择食、偏食，对消化道疾病进行积极有效的治疗。

处于生育期的男性，在准备生育之前，可以选择性地吃一些有利于提高精子质量的食物。蛋白质是生成精子的主要原料。精氨酸是精子生成的主要成分，怀山药、鳝鱼、墨鱼、核桃、花生、紫菜等均含有较多的精氨酸。维生素对于提供精子和精液的原料，促进精子的合成化生，增强副性腺的抗感染能力，维持精子的代谢过程等都有重要作用，尤其是维生素 E、维生素 A 能调节睾丸功能，增强精子活力，更有利于男性优生。动物肝、植物油、胡萝卜、西红柿、南瓜、扁豆、大枣等均含有丰富的维生素。

注意摄入微量元素。微量元素锌和镁等与男性生殖功能关系密切，能影响精子的生成与活力。当体内微量元素缺乏或含量不足时，就会影响精子的生成与活力，如长期缺锌，可引起睾丸萎缩，降低精子质量。鱼、虾、牡蛎、蛤、蚌、海带、蛋类，以及木耳、核桃、蜂蜜、大豆、红糖等都含有较多的微量元素。

动物外生殖器、人胎盘及鸡蛋等因富含性激素及能合成激素的胆固醇、卵磷脂等，能促进精原细胞的分裂和成熟，对提高精子质量有利，因此也可以适当进食。

（八）戒除烟酒

吸烟能降低血中睾酮水平和使阴茎动脉发生动脉粥样变化，从而引起男性性功能障碍。香烟中还含有许多能损害精子的有害物质，因此吸烟可影响后代的健康和发育，受损害的精子受精，则会造成胎儿畸形等。有人检查了 120 名吸烟超过 1 年的男性的精液，其中畸形精子超过 20%，且吸烟历史越长，畸形精子量越多。每天吸烟 31 支以上者，其精子存活率仅为 49%。通过电镜观察，长期大量吸烟者，其精子表面膜会发生糜烂，降低精子活动力及存活率。可见，男性吸烟主要是通过引起精子的生理改变而影响胎儿。

吸烟能导致后代畸形率的增加已被医学调查资料所证实。据日本的调查表明，父亲每日吸烟 1 ～ 10 支者，子女体表畸形发生率为 0.5%，11 ～ 20 支者为 0.7%，21 支以上者竟达 1.7%。可见子女体表畸形发生率与父亲抽烟数量有相关关系。此外，有人对 5200 次妊娠的调查发现，孕妇丈夫每天吸烟 10 支以上者，其胎儿死亡率大为增加，吸烟量越大，死亡率越高；同时还表明，婴儿严重先天性畸形的频率随父亲吸烟量的增多而增加；不吸烟的 2563 次分娩先天性严重畸形儿童的只有 21 例，占 0.8%；每日吸 1 ～ 10 支的 1089 例，严重先天性畸形儿的出生率为 1.4%；每日吸 10 支以上的 1509 例，严重先天性畸形儿的出生率则高达 2.1%。

医学家们通过研究还发现，尼古丁会使精子透明带的能力降低 12% ～ 16%；每日吸 20 支以上香烟的男性，精子数显著减少，精子的运动性姿势和形态也产生障碍；男性吸烟会使怀孕伴侣的流产率提高至 60%、婴儿体重减轻等。

酒的产生给人类带来了欢乐，给人体带来了健康。但物极必反，大量饮酒或经常饮酒又给生活增添了不少烦恼、疾病和痛苦，如对男性性功能及优生就带来了极为不利的影响。

偶尔少量饮酒，可以降低大脑皮质的性抑制，一部分人可增强性欲、性快感，但长期过量饮酒而致慢性酒精中毒的男性患者，有 50% 发生性功能障碍，伴有慢性肝损害的患者，性功能障碍者可达 75%，主要表现为阳痿和不射精。乙醇抑制性功能的主要机制是抑制了中枢神经系统，干扰正常性兴奋的神经通路，无法建立正常的性反射。有关调查资料表明，乙醇能损害男性生殖系统，慢性酒精中毒发生睾丸萎缩者达 65%，前列腺萎缩者达 58%，有 15% ～ 17% 的人出现抗精子抗原和抗睾丸抗原的自身抗原，17% ～ 38% 的人发生阳痿，34% ～ 65% 的人有不同程度的性功能减退，55% 的人胡须减少，50% 的人阴毛呈女性分布。研究表明，乙醇能对性腺产生直接作用，降低睾酮的生成速度，同时可使肝脏 5-a- 睾酮还原酶活性增强，使大量睾酮降解，从而导致血中睾酮水平降低。在非酒精中毒的男性中，每日饮酒量达 200ml，就能测到血中睾酮水平降低，久之将出现酒精中毒性生殖腺功能低下。

男性嗜酒、大量饮酒和过度饮酒不仅会导致性功能障碍，而且因乙醇能使睾丸萎缩和体内睾酮水平降低，从而影响精子的生成，导致不育症。同时，乙醇对生殖细胞的正常发育有毒害作用，大量饮酒会直接损伤精子，受毒害的精子若与卵子结合，则可致受精卵发育不健康或产生畸胎。古代中医对饮酒会影响精子质量从而降低后代素质这一问题也有所认识，《景岳全书·妇人规》说："酒性淫热，非惟乱性，亦且乱精。精为酒乱，则湿热其半，真精其半耳。精不充实，则胎元不固，精多湿热，则他日豆疹、惊风、脾败之类，率已受造于此矣。故凡欲择期布种者，必宜先有所慎，与其多饮，不如少饮；与其少饮，犹不如不饮，此亦胎元之一大机也。"现代研究表明，在大量饮酒后的男性精液中有 70% 的精子发育不健全或活动力不强。

嗜酒是优生的大敌，已被历史上的例证和现代研究所证实。中国历史上的陶渊明、李白、杜甫等均为聪明过人者，但皆以酒伴终生，所育后代智力极度低下，真可谓酒误后人。德国曾对 2550 例患有各种疾病的儿童进行调查，发现其中有 928 名（36.4%）儿童的父母有酗酒习惯。"星期六胎儿"的出现进一步说明了饮酒对后代的害处。所谓"星期六胎儿"是指西方人在周末晚上，夫妇双方或一方在大量饮酒后性生活而怀孕的胎儿，这样的胎儿其发育往往不正常，出生后多有先天性发育不健全，体力和智力较一般孩子低下，胎儿畸形率高，身体矮小，貌丑。这种胎儿出生后常见的表现有：小头，小眼裂，小下颌，心脏畸形，皮纹异常，关节发育异常，生长发育迟滞，体小，智力低下，甚则痴呆等。可见，嗜酒既能导致生殖腺功能降低，损伤生殖细胞，抑制精子生成，又能直接损害精子，影响受精卵的正常发育。

从以上分析可以看出，烟酒对生殖生育过程的危害很大，直接影响到后代的素质。从优生学角度考虑，必须在准备生育之前戒除烟酒。根据生精周期的时间至少应在准备生育前半年戒烟；结婚生育之前切忌嗜酒，尤其不能在新婚之宴、两地分居夫妻团圆、节日、假日等时大量饮酒后同房怀孕。不然，不仅给家庭带来痛苦，更重要的还在于影响人类素质的提高。

（九）纠正不良习惯

温度与精子生成之间有一定关系。阴囊内的正常温度应为 32 ～ 33℃，比体温和腹腔温度要低，这说明精子要正常生成，必须保持一个相对恒定的阴囊内温度，一旦阴囊内的温度因某种原因发生改变尤其是使温度升高，都可使精子发生出现障碍。

实验表明，给睾丸每日局部加温 30 分钟，15 ～ 20 天内即对生精过程产生不利影响，短期内加温精子生成可逆，长时间的温热效应将导致生精作用的不可逆反应。临床观察到，经常穿紧身裤的男性，患不育症的比例大于穿非紧身裤者。长期热水浴、蒸汽浴的男性，亦存在同样的情况。睾丸局部温度升高时对睾丸组织的形态学、生物化学、组织化学、免疫学等方面都可造成损害，损害生精细胞，抑制精子生成，妨碍精子的正常发育，从而降低精子质量。

从优生学角度出发，日常生活中能使阴囊内温度增高的不良习惯如长期穿紧身裤、长期长时间洗热水盆浴或蒸汽浴、长期骑硬座自行车等都应避免。

（十）切勿滥用药物

临床上许多常用的化学治疗药物能影响睾丸的精子发生，或抑制精子成熟，从而降低精子质量。如利舍平、胍乙啶等中枢性降压药和甾体类药物能影响下丘脑和垂体的功能而抑制精子的发生；癌宁、白消安、氨甲蝶呤、秋水仙碱、环磷酰胺、长春新碱等抗肿瘤药，可抑制精原细胞的分裂，使精子生成减少；呋喃妥因、阿司匹林等可抑制前列腺分泌，影响精子活动等。还有某些性激素可抑制精子发生，某些抗生素会影响生精细胞的糖代谢过程，某些麻醉剂对生精作用也有不利影响。可见，从优生学考虑，对未生育的男性应慎用对生殖生育有影响的药物。

此外，用于治疗各种疾病的药物中，有相当一部分可影响男性性功能，从而对男性优生产生不良影响。因此，不论从保护性功能出发，还是从优生学考虑，均应慎用有关药物，切忌滥用能影响男性性功能的药物。目前临床上已确认的最常引起性功能障碍的药物有：①抗高血压药：如可乐定、甲基多巴、喷托铵、六甲双铵、美加明、咪噻芬、利舍平、胍乙啶、肼屈嗪、普萘洛尔、氢氯噻嗪、三氯噻嗪、环戊噻嗪、苄氟噻嗪、甲氯噻嗪、呋塞米、依他尼酸、螺内酯等。②抗精神失常药：如氯丙嗪、甲硫哒嗪、奋乃静、氟奋乃静、三氟拉嗪、氟哌啶醇、碳酸锂、丙咪嗪、氯丙咪嗪、阿米替林、多塞平、苯乙肼、异羧肼、尼拉米、苯环丙胺等。③抗焦虑和失眠药：如氯氮䓬、地西泮、巴比妥、苯巴比妥、司可巴比妥、导眠能等。④皮质激素：如可的松、泼尼松等。⑤组胺拮抗剂：如苯海拉明、多西拉敏、氯苯那敏、异丙嗪、敏克静、去氯羟嗪、赛庚啶、西咪替丁等。⑥其他类药：如地戈辛、氯贝丁酯、苯妥英钠、氯普噻吨、阿托品、盐酸双环胺、苯海索、苄托品、甲氧氯普胺、乙硫异烟胺、氯贝丁酯、二甲麦角新碱、苯丙胺等。

思维导图

- 第七章　预防保健与优生
  - 一般预防保健
    - 预防
      - 普及性知识
      - 注意生理卫生
      - 提倡早诊早治
      - 防止医源性损伤
    - 保健
      - 调畅情志，心态平和
      - 饮食合理，营养充足
      - 体能锻炼，劳逸适度
      - 日常起居，谨守常道
      - 摒弃恶习，洁身自好
      - 节制房事，怡情养生
      - 局部保健，不容忽视
      - 注意防护
  - 婚姻保健
    - 婚前保健指导
    - 婚前卫生咨询
    - 婚前医学检查
    - 新婚卫生
  - 男子优生
    - 婚育年龄适当
    - 进行婚前检查
    - 杜绝近亲结婚
    - 种子贵在适时
    - 注意养生保精
    - 改善工作环境
    - 加强营养
    - 戒除烟酒
    - 纠正不良习惯
    - 切勿滥用药物

思考题

1. 为了尽量减少男科疾病的发生，应该采取哪些预防措施？
2. 保持男性健康的保健措施主要有哪些？
3. 如何指导婚前保健和新婚卫生？
4. 开展男性优生应该采取哪些措施？

第八章　男 性 心 理

第一节　人 格 特 征

男性人格特征是指存在于男性群体上的性格特征的总称，是一种表现在男性群体对现实的态度和行为方式中的倾向，是一种社会化的倾向。它是后天获得的一定思想意识及行为习惯的表现，它既比较稳定但又具有可变的特性。相对稳定是指在群体上的稳定；可变性是指群体中个体的人格特征各不相同，以及群体上的特征随社会发展而变化。

男性人格特征形成的机制与整个人类人格特征形成的机制相似。人生活在世界上，不论是为了个体需要的满足，还是为了外界要求的实现，都会意识到自己本身与外界现实的关系，知道该做什么和怎样做，因而决定了总要以一定的态度和行为方式对各种事物做出应答。在不断地适应和改变现实的过程中，在头脑中以需要观念为核心的态度体系和应答系统之间就会形成一定的联系系统。由于不断地重复，这个按一定的模式形成的系统就会固定下来，成为一种自动化了的比较稳定的暂时神经联系系统。有了它，人在特定的环境中总是以习惯了的态度和行为方式去对待一定的事物。这就是人格特征产生的机制，强调人格特征是后天获得的同时，并不排除先天因素对人格特征形成的作用。形成群体上的人格特征又是因为群体所处的环境基本相同和互相模拟，也即模仿别人的态度或受到别人的态度传染而形成。外界环境是人格特征形成的最主要因素，但它又不是机械地决定人格特征。人是能动的，当掌握了正确的观点、观念，辨别是非，判断善恶等能力时，就会分析、选择和抵制外界环境的影响，或者通过改变环境来能动地发展自己的性格。

男性人格特征是后天获得的、与社会关系相联系的、存在于男性群体上的对现实的态度和行为方式中比较稳定，但又是可变的人格特征的总称。其所表现出来的具有倾向性的特征一般是刚强、果断、责任、事业、顽强、坚韧、大胆、无畏等。男性人格特征最主要的有以下五个方面：

（一）自强自大

这是一种在处理任何事物时，以自我为中心的情绪反应。一般讲，成年男性总以为自己了不起，多要求别人尊重自己，而自己则很少想到要尊重别人，当想到要尊重他人时，往往抱有一定的目的，而且总有好胜、逞能的想法。这种特征与妇女的自卑感形成鲜明对比，它是在社会发展进程和日常生活中逐步形成的，最初在家庭中表现出来。自从有了人类社会以来，尤其是奴隶社会和封建社会时期，男性一般处在主导地位上，久而久之，这种自强自大感便逐步固定下来，并相互模仿和传染，世代沿袭。这种特征使男性总认为比别人要高一等，别人都得听他的，若别人的意愿与自己不相符合时，由于好强心的驱使而与之争斗，总想以自己取胜为果。这种特征在处理社会事务中也逐渐地表现出来，对一些未知的事物也认为自己能行，喜欢争论，对别人的意见或论点，往往持批评的态度，甚至对权威人物也如此，除非他人能以充足理由加以论证才肯接受。

（二）大胆果断

这是一种遇事需要做出应答的人格特征。有的人临危或遇事时能大胆地做出相应的应答措施，勇敢而果断；有的人则优柔不定，胆怯而不决。男性在群体上表现出来的往往是前一种。自从有了动物以后，雄性在群体中，对任何问题的处理总处于主导的地位，它们要保护群体的生存，要避免外来侵袭，就必须大胆、勇敢，对事物的处理必须果断。同理，自有人类社会以来，尤其是原始社会，男性担负着保护群体生存的责任，必须大胆、无畏、勇敢和果断，对一些重大事件或急事的处理不允许优柔寡断，必须尽快做出对应的决策，而不管决策正确与否。随着社会的不断发展，这种特征便逐步固定下来，由于存在未经检验以前应答对策是否正确难以估计，故果断的决定，必须要有大胆的气质作前提，而大胆的行为又需要无畏和勇敢才能完成。

（三）刚强坚毅

男性对待生活的态度往往有坚定的目的性。为了达到这个目的，总是刚强而不软弱，坚毅而不退缩，一往无前，不屈不挠，顽强奋斗，不怕失败，并自信通过努力一定能达到目的。执着地追求生活的目标，是男性突出的人格特征。同时，男性总认为自己有无穷的力量，是人类力量的象征，因而在社会生活中勇于对自然界宣战，向邪恶作斗争，敢于承担更多的和重要的责任，为创造美好的生活而奋斗。刚强坚毅是男性对人生的态度。

（四）独立自主

独立自主反映出了男性群体对现实生活的态度，与女性的依赖也形成鲜明对比。男性在长期的社会发展中都处于支配主导的地位，坚强勇敢，大胆无畏，遇事果断，能独立地生活，有自己的见解和主见。不论遇到什么危险，都能临危不惧，具有独立处理问题的能力。这种独立自主的精神最初可能是被动的，但随着社会的发展，这种精神已由被动变成主动，男性都以自己有独立自主的能力而感到自豪，以依赖别人为耻辱。

（五）追求事业

“男人如果没有本事，就不是男子汉”，说明男性在群体上有坚忍不拔的事业心。所说的“事业”，不仅指从事某项高深的科学研究，而且泛指每个人所从事的职业。在社会生活中，男性最关心的是自己的事业，很少对琐屑碎事感兴趣。因为男性都知道，他们的位置是在事业中，人生的位置一旦摆错了地方将被人小看。加之，男性好胜心强，不愿落后别人，总想干出点样子来，如从事农业的男性总是想把自己的田种得比别人好，多收粮食；搞科学研究者，总是想尽办法有所成就，多出成果等，这些都由强烈的事业心所驱使。因而，男性多举事业为生命。

第二节 青少年心理

青少年期是人类生长发育过程中的一段时期，介于童年与成年之间，此阶段在人生的生长发育进程中具有非常重要的地位，常被称为心理上的“断乳期”，也是人生的“危险期”。青少年期一般分为“少年期”和“青年期”，“少年期”年龄范围一般介于12～17岁，而“青年期”年龄范围一般介于17～35岁。

这一时期具有非常明显的阶段性特征，主要表现为：生理上生长发展迅速，心理上逐步成熟。身体外形发育变化迅速，身体功能迅速发育健全，性器官和性功能日趋发育成熟。思维发展经历较大波动，情绪波动强烈而不稳定，自我意识日趋强烈，个性特征开始发展并逐步稳定，社会适应力逐渐增强，价值观、道德观日趋形成，此时期对于以后整个人生的发展构建起到了决定性作用。

（一）身心迅速发展

本阶段青少年无论在身体上还是心理上都发展迅速，身体外形急剧地生长发育变化，性器官和性功能日趋发育成熟。伴随着身体的发育，青少年的心理发育进入一个较大的波动期和成长期。自我的逐步发育发展，使得青少年由着重认识外部世界转向注重内在自我。一方面他们必须适应发展变化中的新自我；另一方面还必须适应外界对他们新自我所做出的反应。但是，由于此阶段青少年身心发展的不协调及不对等，使得他们的行为方式和思维方法还处于一个不稳定期和矛盾期。

（二）思维能力的发展成熟

青春期由于形成运算的出现而使思维完善，逐步由单一的具体运算和简单形象思维，过渡到抽象思维阶段。即已懂得试验、假说、推论这类形式化的思考，运用理论来推想因果关系，开始懂得处理复杂的信息或资料。此时青少年的辩证逻辑思维能力逐步发展并日趋成熟。青少年思维的发展促使他们思维活动的依赖性迅速降低，独立性和批判性迅速提高。这使得他们能够在掌握形式逻辑所抽象的事物本质和规律性的基础上，整合各种规律，用以认识理解各种科学问题和社会问题。

（三）确立自我的同一性

Marcia 等心理学家指出：同一性是指个体将自身动力、能力、信仰和历史进行组织，纳入一个连贯一致的自我形象中。它包括对各种选择和最后决定的深思熟虑，特别是关于工作、价值观、意识形态和承诺等方面的内容。如果青少年无法将这些方面和各种选择整合起来，或者说他们感到根本没有能力选择，那么角色混乱就发生了。青少年时期的发展是自我发展、自我意识和人格的重要构建期，这一时期，青少年往往要经历同一性的确立和对社会生活的选择。随着自我意识的发展，青少年往往通过自我探索、他人评价、同龄人的认同感等途径来提高自我认识水平。青少年期的自我发展通过自我分化、自我接纳、自我排斥等过程，以使自我发展得到进一步深化和提高，形成自我同一感。

（四）人生观与价值观的形成

人生观是人们在实践中形成的对于人生目的和意义的根本看法，它决定着人们实践活动的目标、人生道路的方向，也决定着人们行为选择的价值取向和对待生活的态度。价值观，是基于人的一定的思维感官之上而做出的认知、理解、判断或抉择，也就是人认定事物、辨定是非的一种思维或价值取向，从而体现出人、事、物一定的价值或作用。人生的人生观、价值观在少年期开始萌芽，在青年期迅速发展，并逐步趋于稳定和成熟。在形成和发展过程中主要受个体因素、社会背景和文化条件、家庭教育环境等多方面因素影响。总之，青少年人生观、价值观的形成，是在社会化过程中受关注的社会文化环境因素影响和自我调节机制综合作用的结果。

（五）道德认知的形成

道德认知即对现实道德关系和道德规范的认识。心理学界一般采用柯尔伯格的道德推理发展理论。一般认为，少年期的个体多处于“功利取向”和“好孩子取向”阶段。青年期则发展到“好孩子取向”及“好公民取向”两个阶段为主导的水平。此阶段的道德认知逐步向遵从社会规范、社会规章制度的“习俗水平”过渡。

第三节 中老年心理

国家统计局公布的第七次全国人口普查（2020 年 11 月 1 日零时为标准时点）结果显示，我国 60 岁以上人口已达到 2.64 亿、占全国人口的 18.70%，与 2010 年第六次全国人口普查相比，60 岁及以上人口的比重上升 5.44%。中老年人的增加势必引起整个社会格局的改变，而他们的心理健康也直接关乎着整个社会的稳定与繁荣。

心理健康状况是个人生活的整体评价，涉及关于认知和情感的自我概念，以及精神卫生的主观领域。中老年人的心理健康状况受主观因素（对健康、收入、交往等的满意度和应对方式）、客观因素（健康状况、经济收入、人际交往等）和一般人口学变量（年龄、性别、教育）三方面的影响。其中，主观因素对心理健康的影响（55%）远大于客观因素（21%）和一般人口学变量（24%）的影响。

（一）老年人常见心理问题

1. 身体健康的压力 中老年男性面临着更大的健康压力，尤其是 40 ～ 60 岁的男性，是癌症、心脑血管疾病、糖尿病的高发人群，并且该年龄段的人群是社会和家庭的顶梁柱，来自社会、工作和家庭的压力及不健康的生活方式、频繁的应酬、身体调节适应能力的下降，使不少男人倒在了这个年龄段。中老年健康心理主要有两个方面问题：一是忽视健康，盲目自信，主要见于中年人，认为自己还年轻，身体还行，加上工作忙，往往忽视了自己的健康，不注意体检和养生，一旦出现问题，悔之晚矣。二是恐惧死亡，主要见于老年人。老年病，多属绝症或慢性复发性疾病，治愈率低，致残率、死亡率高，且会给家庭带来巨大的经济压力和负担。所以，不少老年人患有死亡恐惧症。

2. 离退休综合征 这是老年人最常见的问题，离退休后，生活突然从忙碌变成无所事事，并逐渐淡出曾经的人际关系网，社交范围变窄，众多老年人一时间无所适从。更有些老年人离开了担任多年的领导岗位，落差更大，顿陷心情失落境地。

3. 孤独和情感饥饿 离退休以后，逐步脱离了集体生活，特别是当下家庭成员少，工作流动性大，“空巢”现象比较普遍，客观上造成老年人沟通交流的对象减少，孤独感油然而生；有的家庭成员虽不算少，但各自忙于现代快节奏的工作和生活，容易使老年人感到缺乏关爱；如果家庭不和睦，孤单和情感饥饿更易发生。对于中年夫妻，感情趋于平淡，伴随着女方更年期的出现，更容易引起生活中的摩擦和争执，甚至导致家庭感情危机。而事业有成的中年男性，往往对年轻女子具有吸引力，所以中年人情感问题也是影响心理的问题之一。

4. 夫妻不睦与丧偶的震撼 俗话说“少年夫妻老年伴”，珍惜老来相伴的珍贵与难得，互相搀扶走完人生的道路，也是一种幸福。此外，互相体谅、互相关爱的夫妻关系更有助于找到共同的乐趣，给子女树立榜样，给家庭带来和谐。丧偶对老年人的确是一个很大的震撼，休戚与共一辈子的伴侣突然离去，带来的不仅是悲痛的情绪体验，还有生活环境的巨变，以及对未来生存的信心和死亡的恐惧，但应该看到自然规律无可抗拒，面对现实才是唯一出路，节哀自重才是对逝者最好的怀念。

5. 固执己见和狭隘自负 用老眼光看事物，忽略时代的发展进步，秉持旧眼光，总觉得过去的“老一套”好。这种固执己见，一味指责的态度，必然带来与身边家人和社会环境的矛盾，引发身心问题。

6. 性观念与性功能问题 人到中年以后，性激素水平改变、身体健康状况下降、疾病的影响、来自家庭和社会的各种压力，增加了他们心理上的忧虑和情绪上的波动，会明显影响到性生活。一般认为中老年性功能的问题多是心理因素导致的。

（1）性感受：研究显示，男女双方在性生活时获得满意快感者不过半数，35 ～ 59 岁年龄组的男女对性生活的感受无差别，中年以后随着年龄的增长获得快感的比例逐渐降低。

（2）性功能：中年以后，随着年龄的增长，性功能正常的比例逐渐降低，中年组的变化较缓慢，而老年组则较迅速。研究显示，男性20岁左右是雄激素分泌高峰期，30岁以后以1%的速度递减，70岁基本停止分泌。但睾酮的浓度并不是维持性功能的唯一因素，诸如心理因素、既往的性体验、体质及健康、生活是否愉快、与配偶的情感等在性功能的维持方面占有重要的地位。长期无性生活的男性，睾丸、海绵体会提前萎缩。缺乏性生活的老人较多表现为冷酷、孤僻或抑郁等病理心态，其死亡率也比性功能正常的人高2～10倍。

（3）性交频率：通常每周的性交频率是：35～40岁为2.2次；60岁以上为0.3～0.7次，40～59岁年龄段性交频率波动较大，因人而异；60岁以上的老年组性生活完全消失者高达55%，明显高于国外统计。

7. 认知障碍与痴呆 痴呆是脑组织发生的严重器质性病变，使人的感知能力、记忆思维、语言行为、情绪情感、性格品质等脑部功能明显衰退，出现相应的认知、理解、言行、情感和人格等障碍，生活自理能力部分甚至全部丧失，给个人、家庭和社会带来很大的负担。据统计，65岁以上的人群，痴呆症的发病率在5%左右。

（二）老年人心理问题的应对策略

中老年人作为一个特定的社会群体，心理健康的内涵应包括五个主要方面：性格健全，开朗乐观；情绪稳定，善于调适；社会适应良好，能应对应激事件；有一定的交往能力，人际关系和谐；认知功能基本正常。想要达到上述标准，应注意以下八个方面的问题：

1. 学会调节情绪，保持宁静心态 进入中年期，心身负担繁重，各种矛盾、困难和挫折均可引起较大的情绪波动，因此必须对情绪加以适当调节，增强心理适应能力，学会调节情绪的方法与技巧，力求做到“喜不得意忘形，悲能声色恰当，怒不暴跳如雷，惊能镇定自如”。学会“静”“松”，持之以恒，以达心境平静，舒适轻松，以乐观的态度面对生活，以积极的心境顺其自然，“淡泊以明志，宁静以致远”，实为中老年人心理保健之上策。

2. 积极参加社会活动 人是社会群体的一员，融入社会才有可能消除孤独感，所以一定要安排好自己的生活，积极参加力所能及的社会活动。

3. 保持良好的人际关系 人际关系密切，心理关系亲和，就易于与人交流和沟通而保持友好融洽的正常交往，应当在社会和家庭中遵循平等、相容、互利、相信的原则，这也是中老年人心理保健的必要原则。

4. 定期体检，有问题及时治疗 从中年开始，要养成定期体检的习惯，要关注自己的身体健康，发现问题要及时治疗。对于多种慢性病要重视基础治疗，改变不健康的生活方式。

5. 规律起居 规律起居，规律性生活，凡事不过“度”，也是养生和心理调节的重要部分。保持足够的休息睡眠，晚上11点前睡觉，中午午睡15～30分钟。

6. 注意饮食健康 对于中老年人，饮食健康应尤为注意，应戒烟限酒，应采取低盐、低糖、低脂饮食，多菜少肉七分饱，早餐吃好，午餐吃饱，晚餐吃少。

7. 适度锻炼 中医养生要求“心静体动”，而现代人的生活方式是“心动体静”，是想得太多、动得太少，不少现代“文明病”都与运动相关。所以中老年人要保持适度的运动，根据自己的身体状况，每天安排适量的活动，快走、散步、太极拳都可以。

8. 无龄感 “无龄感”生活是指在年龄增长甚至年老后，仍然保持一种不为年龄所累，如年轻时一般的生活态度。他们认为，只要秉持对美好的追求，无论任何年龄，都能体会到人生的乐趣。事实上，“无龄感”也是人生最良好的心理状态。人一旦忘记自己的年龄，进入到这种“无龄感”状态，无论到什么时候，都还想学习，还想继续进步，甚至会发现，人即使老了，年龄即使很大了，也没有传说中的那么可怕。

所以，一个身心健康的中老年人，应具有理智的思想感情，充实的精神生活，宁静的心理状态，实现“健康的一半是心理健康”。

思维导图

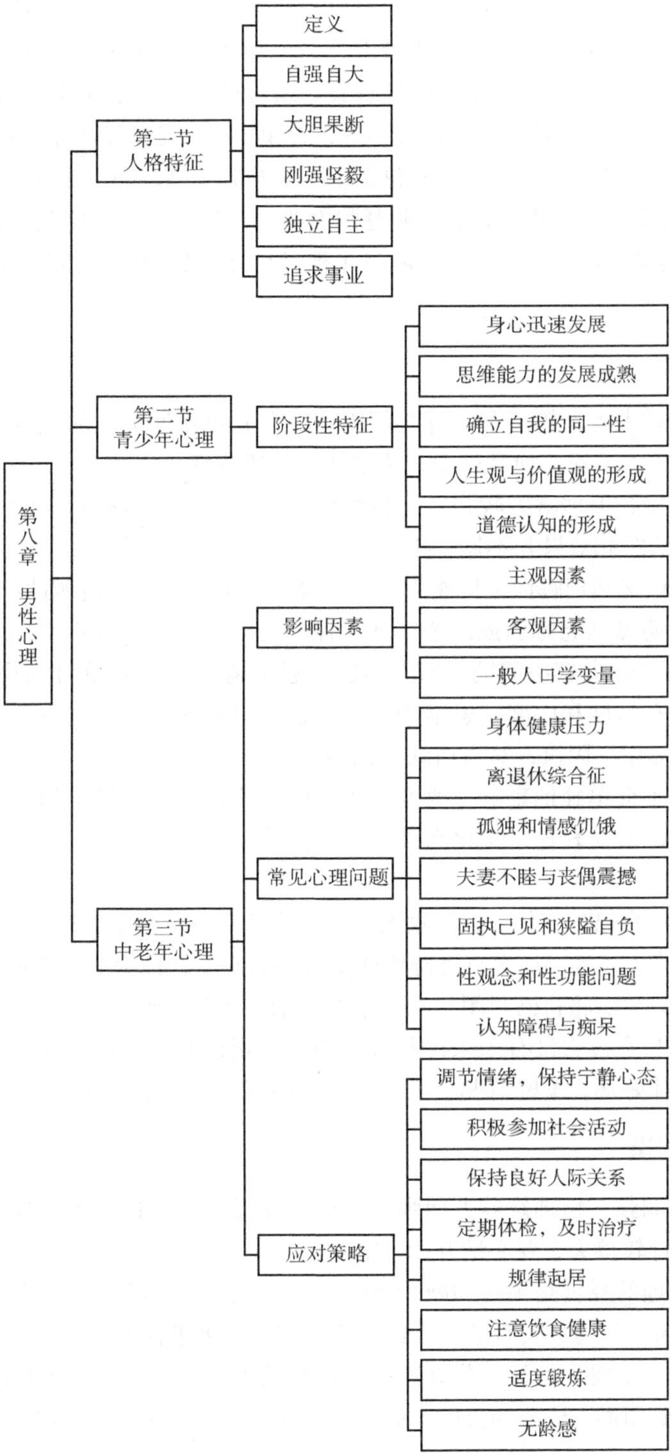

第四节 更年期心理

男性更年期心理是伴随男性更年期综合征（迟发型性腺功能减退症）出现的非正常性情改变症状，好发于 55 ～ 65 岁男性。因个体修养、文化素质、生活习惯、心理特征不同，症状不同，轻重不等。《素问·阴阳应象大论》曰："年四十而阴气自半，起居衰矣；年五十，体重，耳目不聪矣；年六十，阳痿，气大衰，九窍不利，下虚上实，涕泣俱出矣。"《千金翼方·卷十二·养老大例》曰："人年五十以上，阳气日衰，损与日至，人力渐退，忘前失后，兴居怠惰，计授皆不称心。视听不稳，多退少进，日月不等，万事零落，心无聊赖，健忘嗔怒，情性变异，食欲无味，寝处不安。"《素问·上古天真论》中"七八肝气衰，筋不能动，天癸竭，形体皆极；八八则齿发去。"正是男性更年期阶段，肾阴肾阳失调，进而导致各脏器功能紊乱。现代医学认为，更年期与性腺结构功能的退化有密切关系，除自主神经功能紊乱、性功能和生殖器等方面的症状外，常伴有心理改变。

（一）心理特征

更年期心理变化越大者，越不利于身心健康，应引起更年期男性的注意。精神心理相关症状包括恐惧、抑郁、焦虑、不安、神经过敏、情绪低落及疲劳感等。

1. 学习 反应较慢，但理解力较强，盲目性较少，特别在学习有意义的或有内在联系的内容和感兴趣的内容时，成绩和效果并不比青年人差。

2. 记忆力 远事记忆和理解性记忆能力并不下降，对近事记忆和机械性记忆差于年轻人。

3. 思维 青年时期思维能力越强，老年衰退程度越晚、越轻。更年期在思维方面的改变存在显著个体差异，更善于提出并解决问题，创造性较强，思维越来越敏锐，善于接受新思想和新鲜事物；思维独立性更强，更有深度和广度；思维的逻辑性强，思考问题前后连贯，层次分明；另可变为思维迟钝，思想保守僵化、固执，对事情缺乏兴趣。

4. 性格 年龄并不会单独地影响、改变一个人的性格，更年期性格的变化主要与生活条件、自身经历、健康状况、所受教育、文化水平、自我修养、社会地位、生活环境及道德准绳等有着密切关系。

5. 社会交往 男性自己的工作、经济收入、亲友及以往的生活规律和范围发生变化，从社会、劳动、工作中退出，步入家庭，加上自己健康或疾病的影响，在社会交往方面感到不适应、淡漠，甚至自我限制、自我束缚。将自己封闭起来，不愿和别人接触，怕别人笑话，感觉失落。

6. 垂暮感 自感只有过去没有未来，悲观失望，对死亡的态度可表现为惧怕、无所谓或愿早离人世，与个人的身体好坏，家庭情况，工作、生活环境，经济条件及文化水平等有关系。

（二）预防与调摄

1. 精神、心理的调整 精神修养方面强调"恬淡虚无"，即指安闲清静，无贪求杂念，不要有过高的妄想，不应计较得失，要心情开朗、豁达。

2. 合理膳食 合理的膳食是预防和减少疾病发生及更年期症状的辅助方法。男性进入更年期后，要保证全面的营养，注意饮食宜清淡、饮食应有节。应多进食可改善和增加性腺功能的食物，如海参、鱼虾、核桃、羊肉、羊肾、黄豆等；进食有助于改善神经和心脏功能、强身健体、提高免疫力的食物，以达到镇静、养心的目的，如山药、大枣、蜂王浆、新鲜水果、菠菜等新鲜蔬菜，还应适当补充维生素及微量元素如铬、锌、维生素 A、维生素 B_6、维生素 C 和维生素 E 等，可增加运动耐力、增强肌力、减少脂肪、提高免疫力、增强记忆力，并具有抗癌、保护牙齿和肾脏、减少心血管疾病、维持性功能正常的重要作用。

3. 生活有规律　遵守作息时间，起居有时、劳逸有度、保证睡眠、适应环境、减少烦恼、心情平和以达到修身养性，才能得以延年益寿。

4. 体育锻炼　长期坚持体育锻炼、循序渐进，量力而行，方式可选择太极拳、散步、慢跑、爬山、打球等。

第五节　遗精手淫心理

正常的人类个体，当其身心发展到一定阶段时，都会产生性欲和性冲动，男性随着性生理成熟和性心理趋向成熟，有了满足性欲的需要。但不能与异性伴侣有正常、规律的性生活时，基于体内生理变化、性激素增加而产生性冲动。性冲动引起的遗精手淫而产生的心理改变是男性常见的问题。

一、遗精心理

（一）心理特征

1. 内疚感　表现为“心理反刍”，即反复思考遗精和对自己身体的罪行。

2. 精力减退　表现为疲乏、无力、精力减退、头及躯体疼痛和四肢无力，对工作、学习、生活保留了责任和义务感，想做事，但感到力不从心，常因完不成任务而自责。

3. 抑郁心境　表现为失眠、健忘、焦虑不安、坐卧不宁、紧张、恐惧、害怕、羞愧、自卑、情绪不稳、易激怒，担心日后性功能障碍和影响生育，担心对身体和情感会产生有害的影响。

（二）预防与调摄

1. 正确对待遗精现象的出现　未成年人要坦诚地与父母、家人沟通。父母应该用经历过的体验去帮助孩子应对遗精带来的困惑，多安慰，帮助孩子顺利度过青春期健康地成长。

2. 积极健康生活　要有强烈的事业心、工作心，把精力投入到学习、工作、事业中去，培养高尚的道德情操，避免看那些充满刺激性、挑逗性的电影、录像、书籍等，远离不健康内容的干扰，多参加户外活动，如太极拳、散步、慢跑、爬山、打球等。

3. 自我调控　学会控制自己的性欲，自控能力是男性健康、成熟和自信的能力，要明白放纵自己对身体健康有害，也是不道德的行为。

4. 异性交往　在生活、学习、工作中与异性交往时应坦诚、自然。

5. 治疗原发病　针对病因积极治疗原发疾病。

二、手淫心理

手淫是随着正常的性成熟发育而发生的性释放活动，是一种自然发生的行为，是不随人们的意志而转移的自然规律，正常的手淫是有一定的积极意义，并不会产生危害、疾病及影响生育功能，并能改善早泄、性功能低下，消除某些精神紧张、焦虑症问题，但同时也会产生相关心理问题。

（一）心理特征

1. 唯乐原则的支配 在缓解性冲动的基础上追求快乐是人的性行为的基本目的之一，通过手淫个体获得肉体和情感快乐，手淫时精神紧张，无恐惧感及羞耻感，且感手淫后轻松。

2. 寻求替代性满足 直接诱因是边缘性性行为。边缘性性行为是指男女之间的拥抱、相互抚摸、游戏性性接触等性交以外的性行为。两性在相处过程中，由于表达感情的需要，非常容易产生边缘性性行为，为了使被激起的性欲和性冲动得到满足，通过手淫获得一种替代性的满足感。

3. 缓解心理压力 由于升学、就业、生活、求偶、情感及家庭各方面的压力产生心理方面的问题，如焦虑、自卑、抑郁、无助和焦虑，通过手淫方式消除压力。

4. 自我封闭意向的诱导 自我封闭的产生往往由于个体在其学习、生活、工作环境中遭到冷落与排斥，缺乏温情与爱意，常有一种疏离感。当个体在心理上同外界隔离开来，就易出现自恋的倾向。在性方面，有自恋倾向的人更易于采用手淫的形式。

5. 自责及自咎感 手淫发生后常感紧张、不安、害怕、后悔、自责、罪恶、恐惧、焦虑，担心被发现、日后影响性功能和生育，常因此注意力分散，不能集中到学习、工作、生活上，症状加重会引起失眠进而出现头晕、乏力、耳鸣、精神不振、记忆力减退、学习成绩或工作效率下降，甚至对生活失去信心等问题。

（二）预防与调摄

1. 饮食有常，起居有度 注意生活起居，节制性欲，戒除手淫，夜晚进食不宜过饱。睡前用温水洗脚，养成侧卧的习惯，被褥不宜过厚，脚部不宜盖得太暖，衬裤不宜过紧。少食辛辣刺激性食物，如烟、酒、咖啡等。

2. 健康心理，积极调摄 注意精神调养，排除杂念，既是预防措施又是调摄的内容。《灵枢·师传》载："语之以其善，导之以其便，开之以其所苦"，对性知识和思想顾虑作必要的解释，使男性充分认识到"过度手淫"对自身的危害，力求挣脱病魔，兼之药物的对证有效治疗，因而早日获愈。《景岳全书·遗精》说："遗精之始，无不病由乎心……及其既病而求治，则尤当以持心为先，然后随证调理，自无不愈。使不知求本之道，全恃药饵，而欲望成功者，盖亦几希矣！"应避免过度的脑力紧张，丰富文体活动，适当参加体力劳动。

第六节 疾病与心理

中医理论极为重视心理因素在疾病发生、发展、治疗和康复预防中的作用，不仅强调生理现象与心理现象是不可分割的统一体，而且还指出人的生理活动和心理活动的相互作用，以及病理活动与心理活动的相互影响。《素问·调经论》指出"心藏神，肺藏气，肝藏血，脾藏肉，肾藏志，而此成形""形盛则神旺，形衰则神惫""形伤神，神伤形"。此外，《素问·阴阳应象大论》还将情志因素作为病因加以认识，指出"怒伤肝，悲胜怒，喜伤心，恐胜喜，思胜脾，怒胜思"，认识到情志既能致病也能治病，从而形成朴素的形神合一、身心统一的疾病观和治疗观。

（一）疾病与心理致病因素

情志是导致疾病的主要因素之一，正常情志是脏腑阴阳气血功能活动的反映，脏腑阴阳气血功能活动是情志活动变化产生的物质基础。脏腑阴阳气血功能活动正常，情志活动也相应正常，人体健康；反之，脏腑阴阳气血功能活动失常，则情志活动也可失常，可发生疾病。情志与疾病之间具备特有的双向作用，即情志异常导致疾病，疾病表现出异常情志。

1. 情志因素直接导致疾病 在疾病发生方面，情志不但是一种临床表现，同时也是一种不可忽视的致病因素。情志活动不仅可以反映内脏功能活动变化，而且不同情志活动变化还可以直接作用于其所属内脏，使本脏功能活动出现失常。正如，《灵枢·百病始生》所述："喜怒不节则伤脏，脏伤则病"；《素问·阴阳应象大论》"怒伤肝，喜伤心，思伤脾，悲伤肺，恐伤肾"，意味着情志变化是重要的致病因素。

2. 情志因素作为诱发因素导致疾病 作为诱发因素，情志因素可引动潜留在体内尚未引起病证的邪气，如瘀血、湿气等而致病。《灵枢·贼风》有"故邪留而未发，因而志有所恶，及有所慕"以致"血气内乱，两气相搏"为病的记载。

3. 情志致病的条件 主要决定于刺激的性质、强度、持续时间和个体反应的差异。不同的情志刺激，其致病性并不相同。一般来说，喜悦较少致病，而惊恐致病最速，愤怒致病较重，忧思致病较缓慢。就"七情"（喜、怒、忧、思、悲、恐、惊）致病而言，怒、恐、惊、喜以刺激量过大为主而致病；忧、悲以刺激时间过长而致病为多见；思病则多以刺激量和刺激时间并重而致病。作用时间连续持久，或反复多次，也能导致疾病，诸如久悲、久思、过忧等持续不良的心境，可致"忧悲焦心，积乃成疾"（《古书医言》）。个体对情志致病的易发性、耐受性、敏感性等，因个人人格体质、意志勇怯、思想修养的差异及性别、年龄等而有很大差异。

除情志因素直接致病以外，各种社会因素、四时气候、劳倦、饮食、人体内代谢产物等，也可导致情志变化而致疾病。《素问·宝命全形论》说："人以天地之气生，四时之法成。"如清代王燕昌《王氏医存·郁结不同》"人惟遂心事少拂意事多，故病常兼肝郁"，即是说社会因素对人的心理、生理都有很大的影响。人是一个有机整体，人与自然界也是一个整体，自然界四时阴阳消长的不同变化，影响脏腑阴阳气血功能，人若不能适应四时气候变化，则产生疾病。其他，如生活在声音嘈杂的环境中，容易导致人们心烦易怒等情志变化等，都属于自然条件的影响。人体若代谢失常，形成瘀血或痰湿，阻滞气机，也会导致情志异常而致病。

现代医学将情绪活动分为愉快的或积极的情绪和不愉快的或消极的情绪两大类。后者可表现为愤怒、恐惧、焦虑、悲伤、痛苦等。这些情绪的产生，一方面是适应环境的一种必要反应；另一方面则可促使人的心理活动失去平衡，导致神经系统、内分泌和免疫系统功能紊乱，对机体产生不利影响。如果经常反复出现消极情绪，就会导致某些器官系统的疾病。另外，某些疾病的发生还与人格因素或行为特征、社会因素等有一定关系，社会因素在疾病的发生和发病机制方面是不可忽视的重要因素。

（二）疾病与心理病理机制

系统全面地掌握心理病机，对于指导临床审证求因、三因制宜、确立治法和提高疗效均具有重要的实践意义。在此主要阐述情志致病的病机。

情志致病的机制是多方面的，既可直接伤神，导致神志异常，也可导致气机紊乱，或损伤脏腑，或致精血亏损。其基本病理在于气机失常，如气滞不行，气机紊乱，升降反作。《素问·疏五过论》说"离绝菀结，忧恐喜怒，五脏空虚，气血离守。"

1. 直接伤神导致神志异常 各种异常情绪活动，均可影响心神活动，甚至出现各种神情病变，同时，由于心神为五脏六腑之大主，故神志异常通过影响心神活动，进而可影响其他脏腑的气机，以致产生更为复杂的病变，故《灵枢・口问》说："故悲哀愁忧则心动，心动则五脏六腑皆摇。"

2. 气机失常 是情志致病的基本病理。其所致脏腑气机失常的基本规律是：

（1）喜：是心情愉快的表现。喜归心属火，喜为心志，"喜则气缓"。喜则意和气畅，营卫舒调，心的功能正常而健康无病。喜可致神气散耗，精气消耗太多，心气泄缓，血气涣散，不能上奉于心，神不守舍，则出现心悸、失眠、失神等症。主要表现为精神情绪不稳定，周身软弱无力。

由于脏腑气机的相互联系，大喜之后心气虚弱，"则肾气乘矣"（《素问・玉机真藏论》），"肺喜乐无极则伤魄"（《灵枢・本神》），说明喜乐过度亦可引发与肾、肺相关的其他疾病。

（2）怒：是指暴怒或怒气太盛。怒归肝属木，怒为肝志，"怒则气上"。可使肝气失于条达、疏泄功能，肝气上逆，甚至血随气逆，并走于上。气血上逆而出现面红耳赤、青筋怒张、毛发竖起、横眉张目、头痛脑胀，甚至眩仆厥倒，可致肝、胆、心、肾各系疾病。在出现眩晕头痛、心烦呕逆、血随气逆症状时，还可见吐血衄血。

（3）忧：是指经历过某种不顺意的事情，沉浸在担忧愁郁的不良心境中，表现为忧愁、苦闷、焦虑和担心。忧归肺，属金，忧为肺志，肺主气，"忧则气聚"。若是忧愁焦虑太过，闷闷不乐，则气滞郁结。气机不畅、气滞郁结，全身脏腑皆受其累，导致咳、喘、噎逆、呕吐、不寐、便秘、阳痿、癫痫等多种病证。

（4）思：是指集中精神，运用智慧，考虑问题。思归脾属土，思为脾志，"思则气结"。正常思虑维持人的思维活动，也维护脾的正常功能。思虑过度，则心有所存，神有所归，正气留而不行，故气结。临床常上表现出肝郁或兼脾虚的证候，如嗜睡、脘腹痞满、便溏、倦怠乏力、不思食、胁痛、胸膈烦闷、善太息等，可出现头晕目眩、心悸怔忡、失眠等多种病证。

（5）悲：是指悲伤和哀痛，属金，一般多归于肺。"悲则气消"。过度的悲哀，以致意志消沉，心神沮丧，肺气消耗，是谓"悲则气消"。其主要表现为心境凄凉，无可奈何，垂头丧气，叹息不已，愁眉不展，面色惨淡，时泪涌而泣，少气不足以息，肢体麻木，肌肉、筋脉疼痛等，可引发痨瘵和各种癌症在内的多种疾病。

（6）恐：是惧怕的意思，是一种精神极度紧张所引起的胆怯表现，也是在异常情况下的应激心理，常与惊同时产生，且事后可持续一段时间。恐归肾，属水，恐为肾志，"恐则气下"。恐引起气机功能紊乱的机制，归纳而言，不外肾脏亏虚，气血不定，志歉神怯，志歉则恐，恐则神怯。内脏气血不足导致恐惧发生之后，恐惧又能使气机功能紊乱，"恐则气下，精气下陷"。由于恐惧过度，则消耗肾气，精气下陷不能上升，升降失调，因肾主二便、主生殖功能，肾气升降失调则可引发大小便失禁、遗精、滑泄等病证；同时，还可能引发癫痫、痉厥、癫狂等更为严重的疾病。

（7）惊：是指突然遇到非常事故，精神上骤然紧张的表现。突然受惊，以致心无所依，神无所附，虑无所定，慌乱失措，其气乱矣，是谓"惊则气乱"。惊与恐虽然都是人精神极度紧张的情志表现，但又有所区别。惊为自不知，从外入而为阳，是骤临危险，突遇怪异，不知所措；恐为自知，从内而出为阴，多为从容而致，可以宛转思维，即惊急而恐缓。气乱之后，由于气机功能紊乱，气血失调，导致人体其他脏腑受累，从而引发心悸、怔忡、失眠、惊厥等多种疾病。若心气不虚，抑或猝遇险情，身临异境，亦能镇静如常，亦不致产生疾病。

情志变动所致的气机失常，既可直接致病，也可由于气机失常而气郁化火；或气机紊乱，水液代谢失常，水湿内聚而生痰；或由气机郁结不畅导致气滞血瘀，从而出现一系列实热证、痰湿证和血瘀证。一般来说，怒、惊，忧、思所引起的"气上""气乱""气聚""气结"，多致郁结化火、气滞血瘀、痰热蕴结；而恐、喜、悲所引起的"气下""气缓""气消"，易致气虚血阻，精气亏损等证。

从男科疾病的发生来说，尤其与七情中的怒、恐、思三者的关系最为密切，怒为肝志，过怒则伤肝，肝气抑郁，疏泄失职，可致性欲低下，射精不畅，甚或阳事不举，不能射精；气郁肝经，肝血瘀滞、气滞血瘀，可致睾丸坠痛、玉茎结疸。恐为肾志，大惊卒恐则伤肾，肾气亏虚，精关不固，可致阳事不举，精时自下。思为脾志，思虑过度则伤脾，脾虚不运，气血乏源，无以充养肾气，肾气亏虚，天癸不足，生殖之精不能正常产生，可致精少不育；脾气亏虚，气血虚少，无以充养宗筋，宗筋弛缓不收，可致阳痿；脾气亏虚，统血无权，血溢脉外，可致血尿、血精。

3. 损伤脏腑　各种不同的情志变化可直接损伤脏腑，使脏腑功能失常，正如《灵枢·百病始生》所述："喜怒不节则伤脏，脏伤则病"；《素问·阴阳应象大论》所述："怒伤肝，喜伤心，思伤脾，悲伤肺，恐伤肾"；并具有一定的规律，以伤本脏和所胜之脏为主，亦能损伤其他脏腑。此即张子和《儒门事亲》所述："夫怒伤肝，肝属木，怒则气并于肝，而脾土受邪；木太过，则肝亦自病。喜伤心，心属火，喜则气并于心，而肺金受邪，火太过，则心亦自病。悲伤肺，肺属金，悲则气并于肺，而肝木受邪；金太过，则肺亦自病。恐伤肾，肾属水，恐则气并于肾，而心火受邪，水太过，则肾亦自病。思伤脾，脾属土，思则气并于脾，而肾水受邪；土太过，则脾亦自病。"

4. 耗伤精血　剧烈的情志变动，可以直接或间接导致精血亏损。过喜则使血气涣散，忧愁太过可耗气伤阴；大惊卒恐，可使精气内损；思虑伤脾，使脾之运化失职，则精血生化之源不旺；暴怒则血随气逆，还可见呕血衄血，而致阴血耗损。故《灵枢·本神》指出"怵惕思虑者则伤神。神伤则恐惧流淫不止。因悲哀动中者，竭绝而失生"。悲伤过度会使精血内耗而竭绝生命。由情志刺激以致精血亏损而致的常见病症有腰酸腿软、阳痿、遗精、早泄等。

综上所述，情志致病机制主要有导致神志异常、导致气机失常、直接损伤脏腑、导致精血亏损四个方面。在发病过程中，这些方面经常是互相联系、互相影响的，往往很难截然分开，直接损伤脏腑功能，往往是通过使各脏腑气机紊乱而引起的，反之脏腑功能失常，则更进一步加重各种气机的紊乱。同样，脏腑功能失常和气机紊乱，进而可导致精血亏损和神志异常；反之，精血亏损和神志异常，也可加剧脏腑功能失常和气机的紊乱。只是因情志刺激的性质、量、作用时间及个体差异等不同情况下，以上四种病机的主次先后不同。但一般来说，气机紊乱是较普遍存在的，它始终存在于其他病机之中，只是有时（多数情况）气机紊乱的矛盾处于主导地位，有时（少数情况）处于次要地位。而神志异常，往往是脏腑功能失常、气机紊乱，精血亏损等进一步发展所导致。当然，有时因情志刺激过于强烈或个体的敏感性，亦可直接引起神志异常，从而加重脏腑损伤、气机紊乱、精血亏损，形成恶性循环。因此，临床上发生神志异常的人，常常是四种病机并存，互相影响，以致治疗时也较复杂。

现代医学认为，心理活动是通过中枢神经系统、神经 - 内分泌系统和免疫系统相互影响，使精神因素转变为生理病理因素，最终导致疾病发生。因此，三者被认为在心理 - 社会因素导致疾病中起着中介作用。

（三）疾病与心理诊断要点

1. 整体恒动观是诊断的指导思想　人体是一个有机整体。人体内部的任何局部病变都可以影响全身，全身的病变可以呈现在某个局部，躯体内部的病变可以牵连及外，躯体外部的病变也可以传变入里，情志刺激可以影响脏腑功能，脏腑病变也可以造成情志活动的改变。

对于心理因素所致疾病而言，应根据中医形神合一、身心统一的观点，在辨证过程中，明确患者情志所伤的病因，情志所伤与起病的联系，以及情志所伤与病情波动的关系，分析出患者因情志所伤究竟伤及何脏何腑，导致脏腑功能紊乱，气血失调，气机紊乱的症结所在。除此之外，必须从人是一个统一的整体，且与自然、社会有关的整体恒动观出发，考虑患者的外环境和体质因素、心理精神因素等诸多方面。亦即是通过种种不同手段和方法，结合患者居住地、风土人情、季节、气候特点，以及患者年龄、性别、职业、经历、体质、心理状况，辨别患者患病征象、分析致病成因、性质和发展趋势，从动态上掌握疾病和患者，把握每个患者对疾病的不同反应，判断出疾病本质所在。从而通过“望闻问切，四诊合参”来了解患者病变情况。《素问·阴阳应象大论》说：“以我知彼，以表知里，以观过与不及之理，见微得过，用之不殆。”中医诊病中的整体恒动观思想主要从以下几个方面体现出来。

（1）司外揣内：《灵枢·论疾诊尺》说：“从外知内。”由于“有诸内者，必形诸外”，所以视其外部现象有可能测知内在的变动情况。

（2）见微知著：意指通过微小变化，可以测知整体情况。机体的某些局部包含着整体的生理、病理信息。

（3）以常达变：《素问·玉机真藏论》说：“五色脉变，揆度奇恒，道在于一。”“道”和“一”是物质世界运动变化的一般规律。要认识客观事物，必须通过观察比较，知常达变，在认识正常的基础上，发现太过、不及的异常变化，从而认识事物的性质及变动程度。

健康与疾病，正常与异常，不同的色泽，脉搏的虚、实、细、洪都是相对的，在诊断疾病时，一定要注意从正常中发现异常，从对比中找出差别，并进而认识疾病的本质。

2. 四诊合参 望、闻、问、切四种基本诊断方法其义有二：一指我，一指彼。即是指医生在诊断上要钻研，应确有心得体会；另指应重视患者心理因素，在诊断中弄明白决定疾病的基本要素。

（1）望诊：“望而知之谓之神”，是直观印象的产生，为诊病的第一步。望诊的主要内容是望神、色、形、态几个方面。望诊的原则是“得神者昌，失神者亡”。这是《内经》在《素问·移精变气论》《灵枢·天年》等篇中反复强调的基本原则。诊断就是判断“失神”的性质与程度，治疗的目的就是使之恢复。总之，望诊心法中，辨“有神”与“失神”贯穿于各个环节中。

（2）闻诊：“闻而知之谓之圣”，包括耳识和鼻识两部分内容。在闻诊中除嗅二便、痰饮等物所发出的气味外，主要还是要通过患者所发出的声音，来推断疾病的性质、部位及程度。声音所反映出来的心理状况是直接而明显的。如“谵语”“狂言”“独语”“郑声”“睡中呢喃”“错语”“夺气”等。

（3）问诊：“问而知之谓之工”。问诊有着十分丰富而广阔的内容，尤其是对致病心理因素的发掘，在临床上涉及的问题极为广泛，许多疾病在实际诊断中，往往以问诊作为主要诊断依据。就是一般疾病，对其病因阅历、情志精神、居处睡眠、职业嗜好等方面的情况也应注意其中的心理因素。

（4）切诊：“切而知之谓之巧”。切诊包括切脉和触诊，主要是切脉。切脉是中医诊断学中最显著的特点。人的情感、情绪对脉象有一定影响。脉象对心理病机的分析和疾病预后判断方面都有一定意义。孙思邈在《备急千金要方》中指出“人乐而脉实，人苦脉虚极，性急而脉缓，性慢而脉躁，此皆为逆，逆则难治”，即是根据情志的苦乐、性格的缓急与脉象的关系来判断疾病的逆顺。

3. 情志所伤是诊断的关键 疾病种类及证型繁多，其诊断要点亦不尽相同。情志所伤可由外因引起，亦可发自体内；人的情志活动乃以五脏精气为物质基础，是脏腑阴阳气血功能活动的反映。疾病与心理因素的这种必然关系决定了情志所伤是诊断疾病的关键。因此，在诊断疾病的辨证过程中，辨情志异常十分重要。

（四）疾病与心理治疗原则

心理治疗效果是不容置疑的，是医学科学不可缺少的一个重要手段。其与药物治疗、物理治疗、外科治疗并称为当代四大治疗方法。从历史来看，东西方各民族都经历过以心理治疗为主，以针药治疗为辅的历史时期。尽管以后发展为以针药治疗为主，但是心理治疗仍未丧失其辅助治疗的作用。

1. 辨证论治是治疗疾病的基本法则　辨证论治强调因人、因时、因地制宜，在三因制宜中因人制宜是问题的中心。每个个体都有着自己的身心发展过程，既有先天禀赋的影响，也有后天调理的情况，形成了个体的不同特点。所以，辨证论治的实质是因人论治。它立足于所处环境，重视对致病因素的个体反应而进行病机的分析、证候的识别，选择适当的治疗方法，整体地施行治疗。随着中西医结合和中医现代化的进展，又产生了西医辨病、中医辨证，提出了疾病微观辨病和分型辨证的方法，即在辨病的基础上辨证论治。

中医对心理治疗的重要意义有较为深刻的认识。整体观念强调形神一体，心身统一，对于疾病不仅看到局部病变部位，更重要的是看到病是发生在活体的人身上，故治疗疾病的重点应着眼于整体的调理。有时甚至将心理治疗强调到第一位。《素问·宝命全形论》说："一曰治神，二曰知养身，三曰知毒药为真，四曰制砭石小大，五曰知脏腑血气之诊。"对于由心理因素引起的疾病尤应如此。

2. 对立统一平衡观是治疗疾病的核心　主要包括整体治疗思想、辨证治疗思想、动态治疗思想、调平治疗思想。其中，调平治疗思想又是核心。事实上，中医疾病心理治疗常用的方法和手段，在认识论和方法论上，都是将患者视为一个整体，从动态观点出发，通过抑盛扶衰，扶正祛邪，从而使机体达到"阴平阳秘"，重新处于一种动态平衡之中。"阴平阳秘，精神乃治"的健康状态实质上是一种动态平衡，而这一健康状态的恢复依靠的是中医调平治疗思想和对立统一平衡观的指导，因此，在对立统一平衡观指导下的调平治疗思想是治疗中医疾病的核心。

疾病的治疗过程中，心理因素贯穿始终。心理治疗是中医长期使用的一项重要治疗手段。《内经》中写道："精神进，志意治，故病可愈。今精坏神去，荣卫不可复收。"在临床实践中，心理治疗方法的选择往往是心理疗法成败的关键。运用好心理疗法，并不是一件容易的事情，做一个好的心理治疗医生难度是很大的。王文缘说："医者，意也。度时致病者意起之，立方医之，若天时圣教不同也……是以医贵审气运，察人情及病之原"（《医先》）。"医意"就是要医生细察人情，体验患者的心理，选择适当的治疗方式。《内经》就曾谈过医者要口舌巧利，善灵机应变，须行为活泼。

中医治疗心理疾病常用特色疗法主要有意疗（包括情志疗法、语言开导疗法、移情易性疗法、暗示解惑疗法等）、行为疗法、情境疗法、激情疗法、导引吐纳疗法等。在此不做赘述。

（五）疾病与心理预防调护

疾病与心理的预防调护强调在整体观念基础上突出人与自然界的关系、形与神的关系、情志与神气的关系等。

1. 保持人与环境的统一性　人类心理与行为是在与其生活环境的相互作用过程中，经过长期历史发展形成的。它必然受到社会结构、社会类型及其变动的影响，并随之发生变化。

（1）人与自然环境的协调：人与自然环境的协调关系，即“天人相应”“天人合一”等。天人相应，就是指人体的阴阳与自然界的阴阳相呼应，自然界的阴阳无时无刻不影响着人体，人体的阴阳必须适应自然界，才能保证心理、生理健康，强调人与自然界息息相关，人必须适应四时生长化收藏的规律才能健康地生长。人的养生，也必须适应自然，不但要适应气候变化，注意生活起居，还要调养神气，只有这样才能祛病长寿。《素问·保命全形论》云：“人以天地之气生，四时之法成。”

（2）人与社会环境的协调：人既有自然属性，又有社会属性。人类生活于自然界，其生命活动必然受到自然环境和社会环境的影响。人是社会的组成部分，人能影响社会，社会环境的变动也无时无刻不影响着人。其中，社会的进步、社会的治与乱及人的社会地位变化，对人体的影响更大。有效的社会行为不仅有赖于个体对社会刺激与事件的准确认知，而且还依赖于个人对各种社会角色的准确把握。

2. 保持神气动与静的统一性 重视精神调摄，避免不良精神刺激，以达到人体形与神的协调、神气动与静的统一。静养心神，应以适度为常，滥用则伤，不用则废为原则；并注意保证营养，进行适当的体育锻炼，注意睡眠等。《素问·上古天真论》指出“恬淡虚无，真气从之，精神内守，病安从来。是以志闲而少欲，心安而不惧，形劳而不倦，气从以顺，各从其欲，皆得所愿”。因此，应当做到意志安闲而少有欲望，内心安定而不被外物所惊扰，形体劳作而不感觉到疲倦。以使正气调和顺畅，从而顺从己欲，满足己愿；反之，神气躁动而浮越，精气耗损，脏腑功能失调，就会发生各种疾病。

3. 保持神气与情志的统一性 神气与情志是相互作用不可分割的，情志活动以脏腑功能为基础，是人的精神意识对外界事物的反应。只有神气正常才能接受外在事物对人体的作用，而形成相应的情志变化；只有心胸豁达，心情愉快，才能保证精神意识思维活动的正常进行。

在现代心理学中，情志活动属于情绪的范畴。情绪是人对客观事物是否符合或满足自己需要而产生的一种体验。因此，善于培养自我健全的情绪，学会自我情绪的调节，具有重要的意义。①发挥情绪的功效，即促进情绪对于个人身心健康、全面发展的良好影响，避免其不良影响；②获得情绪的均衡，使个人兼有愉快与不愉快的情绪体验，因为各种情绪均有其功能，但愉快情绪体验应多于不愉快情绪体验；③促进情绪的成熟，即使个人情绪稳定。

第七节 心理治疗

华佗曰：“是以善医先医其心，而后医其身”；朱丹溪亦云：“因七情而起之病，宜以人事剖之，非药石所能疗也”，说明中医十分强调心理治疗的重要性。对待疾病，不能只见病，不识人，只治病，不治人。凡治病既要治疗躯体的疾患，又要调整不利于疾病的心理，男科疾病尤重心理治疗。

但是，要想心理治疗达到预期效果，必须与患者建立良好的医患关系，注重诊断和治疗上的整体观念，提高医者的诊疗水平。上述几项是取得患者信任的起码条件，而心理治疗效果的好坏取决于患者对医者的信任度。因此，在诊疗过程中医者必须诚恳、认真、耐心，了解患者的需求和顾虑，尊重患者的权益和人格。医者的一举一动、一言一行必须慎重，不要给患者造成不良的情绪影响。要为患者保守秘密，诊治时不要有第三者在场。同时医者还应不断努力学习，做到技术上的精益求精。

临床中，男科心理治疗方法主要有以下几种。

（一）言语开导

《灵枢·师传》曰："人之性，莫不恶死而乐生，告之以其败，语之以其善，导之以其所便，开之以其所苦，虽有无道之人，岂有不听者乎？"这便是一种言语开导的心理疗法，是一种最基本的心理疗法。在男科临床中，要与患者共同讨论疾病，向患者解说疾病的问题所在，对患者提出的各种疑问要认真解释，使其了解发病的原因和治疗前景，从而对自己的疾病有正确的认识，消除焦虑不安的不良心理，树立治疗的信心，与医者进行密切的配合，变被动为主动，充分发挥自我调节的心理功能。此法如果运用得当，可收到立竿见影之效。

（二）恰当保证

这是一种给患者吃"定心丸"的心理治疗方法。这种心理疗法必须是在言语开导和全面检查排除某些目前不能治愈的疾病的基础上才能实施。一些患者对自己所患疾病不了解，常敏感多疑，焦虑紧张，情绪低落，缺乏治疗信心。医者除要鼓励和安慰患者，帮助其振作精神，提高战胜疾病的主观能动性外，还要及时地以充分的事实作为依据，用充满信心的态度和坚定的语气向其做出恰当保证，指出疾病是能治愈的，使患者确信医者能治疗且能治愈他的病，从而消除患者消极的心理因素。由于医者坚定的信念会直接影响患者，使其振作，所以若此法运用得当，也会收到良好效果。如一位49岁的患者，因夫妻关系不和而导致性功能减退、阳痿2年，多方治疗均认为是"脑垂体功能减退"所致，不能完全治愈，患者因此而悲观丧气，后经全面检查，找到诱发因素，认为性功能减退是由大脑皮质功能受到抑制所引起，经过言语开导并给予充分的保证，辅以中药共同治疗，只1周的时间，疾病便获治愈。

由于现在医患矛盾突出，使用这种疗法要注意：使用对象不是"找麻烦"的患者；预后相对较好的患者；必须有足够的基础治疗及饮食生活禁忌作为保障，要求患者必须做到；给自己留下足够的退路。

（三）暗示治疗

暗示有他暗示和自暗示两种，他暗示是医者把某种观念暗示给患者，使这个观念在患者的意识和下意识中发挥治疗作用；自暗示是患者自身把某种观念暗示给自己而达到治疗目的。许多功能性的男科疾病乃至某些器质性疾病都可采用暗示疗法，但这要求医生要有一定的威望。如对功能性阳痿，一位有威望的医者给患者暗示能治愈后，即便只给患者服安慰剂，也能治愈其病。如阳痿的患者，如果在平静、缓和的气氛中将"阴茎勃起良好，完全能进行性交"的观念给予暗示，往往可以获效。

暗示疗法不只是靠医生的威望和语气，要有足够的、让患者信服的科学依据，比如治愈的病例、完善的检查结果。患者对患者的病例展示，比医生自己的叙述更有说服力。

（四）顺理移情

这是一种使患者明白疾病道理后而转移情志的心理治疗方法。许多男科患者，患病后总是把注意力集中到疾病上，结果反使病情加重。这时，医者要向其正确解释疾病的有关问题，使其对疾病有一定的正确认识，把注意力转移到其他方面去，纠正不良的情绪，保持坦然开朗的心境，可促使疾病早日治愈。

（五）改变患者错误的认知

心理问题是男科疾病常见的致病因素及疾病难以治愈的原因，相当一部分心理问题来自从不正规渠道获得的错误认知，如果不能改变这种认知，往往会影响治疗。在沟通过程中，不要随意否定患者的错误认知，应该拿出来权威的标准让患者自己去对照，自己去改变。

（六）配偶配合

性功能障碍、男性不育症、性病患者的心理压力常常来自于配偶，配偶的观念往往会影响治疗。所以，在治疗前要和患者的配偶沟通，取得一致的认识，获得她的配合。

其他如心理分析、配偶的心理治疗方法等在男科中也经常用到，这就需要医者耐心聆听患者的叙述，找出疾病的真正原因，同患者一起分析病史资料，解除患者的心理负担，或求得其配偶的积极合作。

思维导图

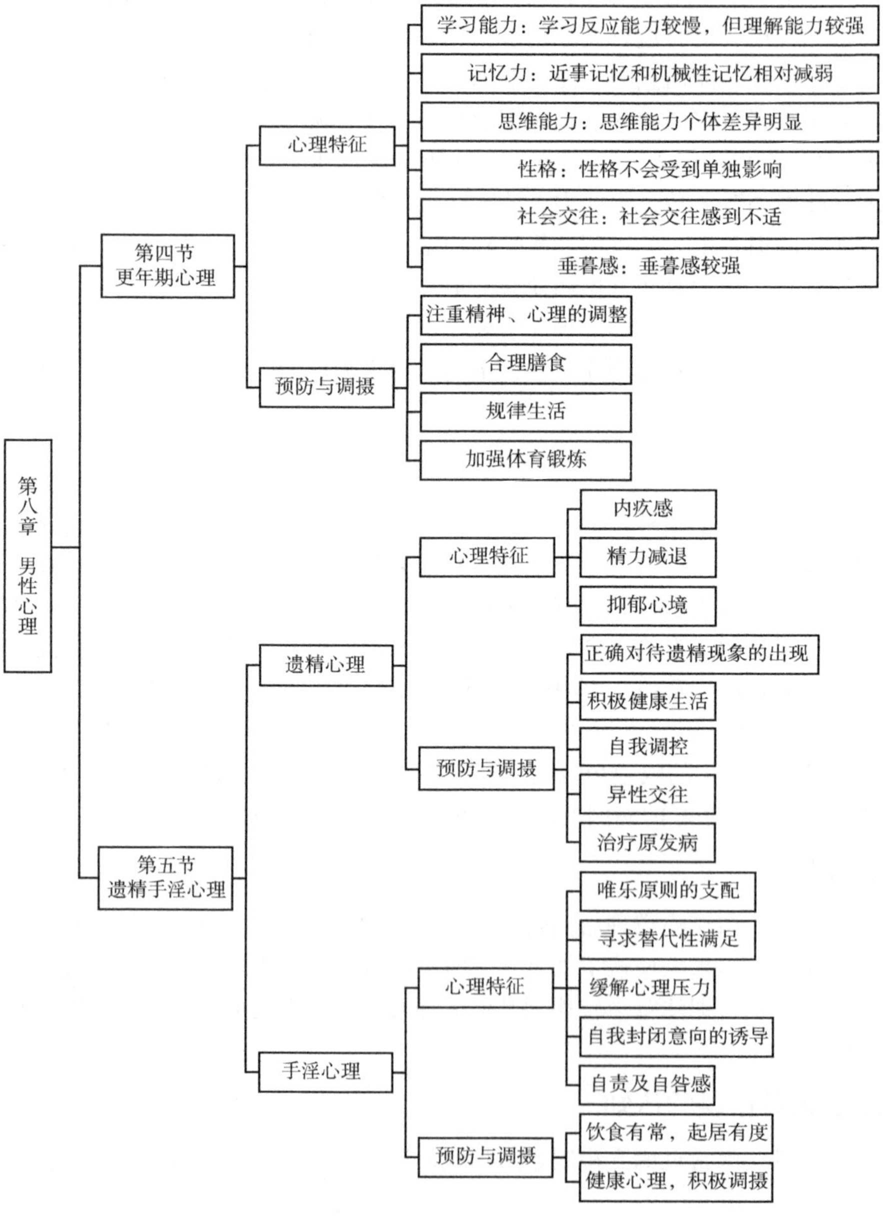

- 第八章 男性心理
  - 第六节 疾病与心理
    - 心理致病因素
      - 情志
        - 直接致病、作为诱发因素致病、情志致病的条件
      - 疾病
      - 各种社会因素、四时气候、劳倦、饮食、人体内代谢产物等
      - 现代医学认识
        - 心理活动失去平衡、疾病
    - 病理机制
      - 指导临床审证求因、三因制宜，确立治法和提高疗效
      - 情志致病
        - 直接伤神、气机失常、损伤脏腑、耗伤精血
      - 现代医学认为
        - 心理活动、精神因素、生理病理因素，以上三者互相联系、互相影响、不可截然分开
    - 诊断要点
      - 整体恒动观
        - 形神合一、身心统一；外环境因素；体质因素；心理精神因素
      - 四诊合参
        - 望诊："望而知之谓之神"为诊病第一步
        - 闻诊："闻而知之谓之圣"包括耳识和鼻识两部分内容
        - 问诊："问而知之谓之工"内容广泛
        - 切诊："切而知之谓之巧"切诊包括切脉和触诊
      - 情志所伤
        - 诊断的关键
    - 治疗
      - 心理治疗是不容置疑的，当代四大治疗方法之一
      - 治疗原则
        - 基本法则为辨证论治，强调三因制宜
        - 对立平衡统一观，主要包括：整体治疗思想、辨证治疗思想、动态治疗思想、调平治疗思想（核心）
      - 特色疗法：意疗、行为疗法、情境疗法、激情疗法、导引吐纳疗法等
    - 预防调护
      - 保持人与环境的统一性
        - 人与自然环境的协调："天人相应""天人合一"
        - 人与社会环境的协调
      - 保持神气动与静的统一性
      - 保持神气与情志的统一性
      - 现代心理学
        - 善于培养自我健全的情绪，学会自我情绪调节
  - 第七节 心理治疗
    - 言语开导、恰当保证、暗示治疗、顺理移情、改变患者错误认知、配偶配合

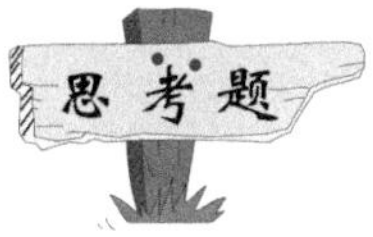

1. 男性人格特征是如何形成的？其主要特征有哪些？
2. 男性青少年、中老年、更年期心理的心理特点有何差异？
3. 如何正确看待遗精与手淫对生理及心理的影响？
4. 对男科疾病患者采取的心理治疗措施主要有哪些？
5. 如何理解情志与疾病之间特有的双向作用？
6. 如何理解男科疾病与七情的关系？
7. 简述情志所伤是诊断身心疾病的关键。
8. 疾病与心理预防调护强调了哪些关系？
9. 手淫会有危害吗？
10. 如何正确理解男性更年期产生的心理与生理原因？
11. 如何调理男性更年期心理改变？

第九章　常用方药

本章简明介绍男科常用的中药和方剂。常用中药按照中药材料来源分为植物类、动物类、矿物类和其他类四种。每味中药按照性味归经、功效、主治、注意事项，主治结合男科临床应用介绍。常用方剂按照方剂来源、组成、功效、主治和注意事项及方剂在男科的临床应用简明介绍。

第一节　常用药物

一、植　物　类

1. 人参

性味归经　甘、微苦，微温。归肺、脾、心、肾经。

功效　大补元气，固脱，生津，安神。

主治　脾、肺、心气虚而致劳伤虚损，倦怠，纳呆，气短，自汗，阳痿，尿频等症。对于勃起功能下降和性欲减退、勃起困难、射精无力者均有很好的疗效。还可用于精子活率低、活动力差所致的男性不育症。

注意事项　若有实证、实热证及湿热壅滞等证，不宜服人参。不宜与茶同服。反藜芦。

2. 黄芪

性味归经　甘，温。归肺、脾经。

功效　益气升阳，固表止汗，利水消肿，托毒生肌。

主治　一切气虚血亏之证及肺脾气虚之遗精、不射精、阳痿、房劳虚损、精子成活率降低、少精症，以及子痈、囊痈、子痰等破溃久不收口等病症。

注意事项　表实邪盛，内有积滞，阴虚阳亢等，均不宜用。

3. 淫羊藿

性味归经　辛、甘，温。归肾、肝经。

功效　温补肾阳，益气强精。

主治　肾阳不足、精气亏虚之性欲低下、阳痿，以及少精、弱精所致虚冷不育症。

注意事项　阴虚火旺者不宜服。

4. 山药

性味归经　甘，平。归脾、肺、肾经。

功效　补脾养肺，固肾益精。

主治　脾虚泄泻及肺肾阴虚所致的阳痿、早泄、遗精、不育症，以及慢性前列腺炎、精囊炎等。

注意事项　有湿热实邪者不宜用，且使用本品时勿与甘遂同用。

5. 肉苁蓉

性味归经 甘、咸，温。归肾、大肠经。

功效 补肾阳，益精血，润肠道。

主治 肾阳虚衰、精血不足而致的阳痿、遗精、早泄、不育、白浊、尿频余沥及男性更年期综合征等。

注意事项 本品助阳，滑肠，故阴虚火旺及大便滑泄者禁服。肠胃有实热之大便秘结者也禁用。

6. 巴戟天

性味归经 甘、辛，微温。归肾、肝经。

功效 补肾助阳，强筋壮骨，祛风除湿。

主治 用于阳痿、遗精、少腹冷痛、男子不育症等属肾阳亏虚兼夹寒湿所致者。

注意事项 本品补肾助阳，性质柔弱，适用于阳虚有寒湿之症，如有阴虚火旺或有湿热者均禁服。

7. 锁阳

性味归经 甘，温。归肾、肝、大肠经。

功效 补肾阳，益精血。

主治 用于肾阳不足、精气亏虚所致的阳痿、遗精、早泄、不育症等。

注意事项 对于阴虚火旺、脾虚泄泻、实热便秘者禁服。长期服用亦可致便秘。

8. 补骨脂

性味归经 辛、苦，温。归肾、脾经。

功效 温肾助阳，固精缩尿。

主治 用于虚寒腰痛、阳痿、遗精、遗尿、尿频、久泻、肾虚作喘。

注意事项 因本品伤阴助火，故阴虚火旺、大便秘结者禁服。

9. 韭子

性味归经 辛、甘，温。归肾、肝经。

功效 补益肝肾，壮阳固精。

主治 用于肾阳虚衰、肝肾不足引起的阳痿、遗精、早泄、不育症、尿频、尿浊等症。

注意事项 阴虚火旺者禁服。

10. 菟丝子

性味归经 辛、甘，平。归肝、肾、脾经。

功效 补肾益精，养肝明目，健脾止泻。

主治 用于肝肾亏虚引起的腰膝酸痛、阳痿、遗精、早泄、不育、遗尿等症。

注意事项 阴虚火旺，大便燥结者禁服。

11. 蛇床子

性味归经 辛、苦，温，有小毒。归肝、肾经。

功效 温肾壮阳，祛风止痒。

主治 用于肾阳不足、寒湿壅滞引起的阳痿、遗精、阴囊湿痒、睾丸冷痛、水疝等。外治外阴湿疹。

注意事项 有阴虚火旺或下焦湿热者不宜内服蛇床子。

12. 仙茅

性味归经 味辛，性温，小毒。归肾、肝经。

功效 温肾壮阳，祛寒除湿。

主治　肾阳不足所致的阳痿、精冷、遗尿、脘腹冷痛、筋骨软弱、尿频。

注意事项　因本品性热兼燥，有伤阴之弊，阴虚火旺者禁服。

13. 肉桂

性味归经　辛、甘，热。归脾、肾、心、肝经。

功效　补火助阳，散寒止痛，温经通脉。

主治　肾阳不足，命门火衰而致的畏寒肢冷、阳痿早泄、滑精，小便不利以及寒疝之睾丸疼痛等。

注意事项　本品性大热，阴虚火旺者忌服。一般不与赤石脂为伍，以免降低疗效。

14. 附子

性味归经　辛、甘，热，有毒。归心、肾、脾经。

功效　回阳救逆，散寒除湿。

主治　用于阳痿、弱精症、不射精症、缩阳、色厥、夹阴伤寒、阴冷、睾丸冷痛等属于阳虚寒证者。

注意事项　属湿热壅滞、相火偏旺及阴虚之体当忌用本品，服药时不宜饮酒，反半夏、瓜蒌、白蔹、白及、贝母。本品用之不当，可引起中毒。

15. 山茱萸

性味归经　酸，微温。归肝、肾经。

功效　补益肝肾，收敛固脱。

主治　用于肝肾亏虚所致的阳痿、遗精、早泄、阴汗不止、小便频数、男性更年期综合征等。

注意事项　本品温补收敛，故命门火炽，素有湿热及小便不利者禁服。

16. 杜仲

性味归经　甘、微辛，温。归肝、肾经。

功效　补肝肾，强筋骨。

主治　用于肝肾虚寒之阳痿、遗精、阴冷、阴汗、睾丸冷痛等。

注意事项　阴虚火旺者慎用。

17. 续断

性味归经　苦、辛，微温。归肝、肾经。

功效　补肝肾，强筋骨。

主治　用于伴有腰膝酸软的阳痿、遗精、慢性前列腺炎等。

注意事项　风湿热痹者忌服。

18. 牛膝

性味归经　苦、酸，平。归肝、肾经。

功效　活血化瘀，引血下行，补肝肾，强筋骨，通淋消肿。

主治　阳痿、不射精、阳强、阴茎痰核、慢性子痈、精索静脉曲张、前列腺炎、前列腺增生、精液不液化、痛性结节、附睾郁积等。

注意事项　中气下陷，脾虚泄泻，下元不固，多梦遗精者慎用。

19. 何首乌

性味归经　苦、甘、涩，微温。归肝、心、肾经。

功效　补益精血，固肾乌须。

主治　用于精血亏虚之遗精、滑精、不育症等。

注意事项　大便溏泻及痰湿较重者不宜服。

20. 熟地黄

性味归经 甘，微温。归肝、肾经。

功效 补血滋阴，益精填髓。

主治 用于肾阴不足、肝肾精血亏虚而致的遗精、男性不育、腰膝酸软、眩晕耳鸣等症。

注意事项 因本品性黏腻，有碍消化，故凡气滞多痰、脘腹胀痛、食少便溏者禁服。

21. 枸杞子

性味归经 甘，平。归肝、肾、肺经。

功效 滋补肝肾，明目。

主治 肝肾阴亏、精气不足所致之阳痿、遗精、少精、弱精、更年期综合征等病症。

注意事项 因本品滋阴润燥，故脾虚便溏者不宜服用。

22. 沙苑子

性味归经 甘，温。归肝、肾经。

功效 温补肝肾，固精，缩尿。

主治 用于肾虚腰痛、遗精早泄、白浊带下、小便余沥、眩晕目昏、男性不育症。

注意事项 因本品为温补固涩之品，阴虚火旺及小便不利者禁服。

23. 女贞子

性味归经 甘、苦，凉。归肝、肾经。

功效 滋补肝肾，清虚热，明目。

主治 用于肝肾阴虚所致的头昏目眩、遗精、腰酸、耳鸣等症。

注意事项 因本品性凉，故脾胃虚寒泄泻及阳虚者慎服。

24. 楮实

性味归经 甘，寒。归肝、肾、脾经。

功效 补肾益阴，清肝明目，健脾利水。

主治 用于肾气亏虚引起的小便不利、尿少、尿线细、阳痿等症。

注意事项 因本品性寒，故素体脾胃虚寒、大便溏泻者不宜用。

25. 金樱子

性味归经 酸、涩，平。归脾、肾、膀胱经。

功效 固精缩尿。

主治 用于滑精、遗精、遗尿、尿频等。

注意事项 本品功专收敛，故有实火、实邪者不宜用。

26. 五味子

性味归经 酸，性温。归肺、心、肾经。

功效 敛肺滋肾，生津敛汗，涩精止泻，宁心安神。

主治 用于阳痿、遗精、滑精、不育症、男性更年期综合征等。

注意事项 表邪未解，内有实热，咳嗽初起均不宜用。

27. 覆盆子

性味归经 甘、酸，微温。归肝、肾精。

功效 补肝益肾，固精缩尿。

主治 用于肾虚阳痿、早泄、遗精、滑精、遗尿、尿频、须发早白等症。

注意事项 阴虚火旺，小便短涩者不宜服。

28. 乌药

性味归经　辛，温。归脾、胃、肝、肾、膀胱经。

功效　行气止痛，温肾散寒。

主治　用于少腹、会阴、阴囊冷痛及小便频数遗尿等症。

注意事项　气虚及内热证者禁服。

29. 益智仁

性味归经　辛，温。归脾、肾经。

功效　暖肾固精缩尿。

主治　用于治疗肾气虚寒之遗精、早泄、遗尿、尿有余沥、夜尿增多等症。

注意事项　本品燥热，伤阴助火，故阴虚火旺或因热而患遗精、尿频等证均禁服。

30. 芡实

性味归经　甘、涩、平。归脾、肾经。

功效　益肾固精，健脾止泻。

主治　用于肾虚遗精、白浊、滑精、早泄、小便不禁、大便泄泻等症。

注意事项　大小便不利者禁服。

31. 砂仁

性味归经　辛，温。归脾、胃、肾经。

功效　化湿行气，温脾止泻。

主治　用于脾胃虚寒、健运失常所致之阳痿、遗精，以及寒滞厥阴之阴冷、睾丸冷痛等症。

注意事项　阴虚有热者禁服。

32. 薏苡仁

性味归经　甘、淡，微寒。归脾、胃、肺经。

功效　健脾渗湿，舒筋除痹，清热排脓。

主治　用于湿热下注引起的遗精、阳痿、子痈、子痰、血精、阴囊湿疹、水疝、精液囊肿、附睾郁积等病症。

注意事项　本品力缓，宜多服久服。脾虚无湿，大便燥结者及孕妇慎用。

33. 茯苓

性味归经　甘、淡，平。归心、脾、肺肾经。

功效　利水渗湿，健脾安神。

主治　用于心肾不宁所致的阳痿、遗精、男性更年期综合征、房劳心悸，以及水湿阻滞之阴肿、水疝等病症。

注意事项　虚寒精滑者忌服。

34. 知母

性味归经　苦、寒。归肺、胃、肾经。

功效　清热泻火，滋阴润燥。

主治　用于阴虚火旺所致之遗精、早泄、性欲亢进、阳强、血精、阴囊湿疹、子痈、精液不液化等病症。

注意事项　本品性寒质润，有滑肠之弊，故脾虚便溏者不宜用。本品苦寒，有伤胃之弊，故不宜过量，不可久服，或于方中配伍白术、山药等健脾之品。

35. 黄柏

性味归经 苦，寒。归肾、膀胱、大肠经。

功效 清热燥湿，泻火解毒，退热除蒸。

主治 用于湿热壅盛所致之遗精、早泄、性欲亢进、阳强、血精、阴囊湿疹、子痈、急性前列腺炎、囊痈等病症。还可用于下焦湿热引起的阴囊湿痒、睾丸附睾炎、小便灼热、淋漓涩痛、皮肤湿疹等症。

注意事项 本品苦寒，有伤脾胃之虞，因此不可过量，不可久服，脾胃虚弱之人慎用。

36. 丹参

性味归经 苦，微寒。归心、心包、肝经。

功效 活血祛瘀，凉血消痈，除烦安神。

主治 用于前列腺增生、慢性前列腺炎、阴茎痰核、阴茎异常勃起、血精、痛性结节、男子乳疬、阴茎阴囊睾丸外伤、阳痿等属瘀血阻滞之病症。

注意事项 反藜芦。

37. 三七

性味归经 甘、微苦，温。归肝、胃、心、大肠经。

功效 散瘀止血，消肿定痛。

主治 用于尿血、血精等出血症及瘀血阻滞之疼痛等症。

注意事项 孕妇慎用。

38. 白芥子

性味归经 辛，温。归肺、胃经。

功效 温肺祛痰，利气散结。

主治 用于咳喘痰多及阳痿、阴茎痰核、子痰、子痈、附睾郁积、男子乳疬、痛性结节、慢性前列腺炎、前列腺增生等属痰湿阻络之男科病症，常与白僵蚕、穿山甲配伍同用，以取痰瘀同治之功。

注意事项 本品辛温走散，耗气伤阴，久咳肺虚及阴虚火旺者禁用。用量不宜过大，过量易导致胃肠炎，产生腹痛、腹泻。

39. 小茴香

性味归经 辛，温。归肝、肾、膀胱、胃经。

功效 温肾暖肝，祛寒止痛，理气和胃。

主治 用于少腹、会阴、阴囊冷痛等症。

注意事项 阴虚火旺者禁服。

40. 白芷

性味归经 辛，温。归肺、脾、胃经。

功效 祛风除湿，通窍止痛，消肿排脓。

主治 用于疼痛为主或炎症较重的慢性前列腺炎、睾丸附睾炎等。

注意事项 阴虚血热者忌服。

41. 车前子

性味归经 甘、淡，微寒。归肺、肾、肝、膀胱经。

功效 利尿通淋，渗湿止泻，清肝明目。

主治　用于痰湿壅滞所致之阳痿、水疝、遗精、不射精、前列腺炎、前列腺增生、尿潴留等病症。

注意事项　凡内伤劳倦、阳气下陷、肾虚滑精及内无湿热者慎服。

42. 泽泻

性味归经　甘、淡，寒。归肾、膀胱经。

功效　利水渗湿，泄热通淋。

主治　用于湿热下注所致的阳痿、阳强、性欲亢进、遗精、射精疼痛、血精等病症。

注意事项　肾虚精滑无湿热者禁服。

43. 石菖蒲

性味归经　辛、苦，微温。归心、肝、脾经。

功效　豁痰开窍，化湿和胃，宁心益智。

主治　用于心肾不宁所致之阳痿、早泄、遗精，以及精窍瘀阻所致之不射精、射精不爽等病症。

注意事项　阴虚阳亢，汗多、滑精者慎服。

44. 萹蓄

性味归经　苦，微寒。归膀胱、大肠经。

功效　利水通淋，杀虫止痒。

主治　用于湿热淋证、阴囊湿痒、皮肤湿疮等。

注意事项　脾胃虚弱及阴虚者慎服。

45. 石韦

性味归经　苦、甘，寒。归肺、肾、膀胱经。

功效　利水通淋，清肺化痰，凉血止血。

主治　用于湿热淋证，可治疗前列腺增生、前列腺炎引起的小便淋漓，尿路感染引起的小便涩痛、血尿等。

注意事项　阴虚及无湿热者禁服。

46. 萆薢

性味归经　苦，平。归肝、胃膀胱经。

功效　利湿浊，祛风湿。

主治　用于膏淋、白浊（慢性前列腺炎引起的尿道口滴白）等症。

注意事项　肾阴亏虚之遗精滑泄者慎用。

47. 通草

性味归经　甘、淡，微寒。归肺、胃经。

功效　清热利湿。

主治　用于湿热下注之小便不利、淋沥涩痛、水肿等。

注意事项　气阴两虚及孕妇慎用。

48. 灯心草

性味归经　甘、淡，微寒，归心、肺、小肠、膀胱经。

功效　利水通淋，清心降火。

主治　用于小便不利、淋沥涩痛。

注意事项　虚寒者慎服。

49. 小蓟

性味归经 甘、微苦，凉。归肝、脾经。

功效 凉血止血，解毒消肿。

主治 用于尿血、血精等各种出血证。

注意事项 虚寒出血及脾胃虚寒者禁服。

50. 玄参

性味归经 甘、苦、咸，微寒。归肺、胃、肾经。

功效 凉血、滋阴降火，解毒散结。

主治 用于肺肾阴虚所致之遗精、精液不液化、血精，以及热毒壅滞所致之子痈、囊痈、前列腺炎等病症。

注意事项 本品性寒而滞，脾胃虚寒、食少便溏者不宜服用。

51. 金银花

性味归经 甘，寒。归肺、胃经。

功效 清热解毒。

主治 用于热毒炽盛引起的淋证、前列腺炎、睾丸附睾炎等病症。

注意事项 脾胃虚寒及气虚疮疡脓清者慎服。

52. 蒲公英

性味归经 苦、甘，寒。归肝、胃经。

功效 清热解毒，消肿散结，利尿通淋。

主治 用于湿热下注引起的热淋涩痛、前列腺炎、尿路感染、睾丸附睾炎等。

注意事项 用量过大可致缓泻，非实热之证及阴疽者慎服。

53. 败酱草

性味归经 苦、辛，微寒。归肺、大肠、肝经。

功效 清热解毒，破瘀排脓，祛风止痛。

主治 用于热毒蕴结所致的前列腺炎、睾丸附睾炎、尿路感染等症。

注意事项 脾胃虚弱，食少泄泻者禁服。

54. 白花蛇舌草

性味归经 苦、甘，寒。归心、肺、肝、大肠经。

功效 清热解毒，活血消肿，利湿退黄。

主治 用于肺热喘嗽及湿热蕴结引起的尿路感染、热淋涩痛、前列腺炎、睾丸炎、附睾炎、非淋菌性尿道炎等。

注意事项 阴疽及脾胃虚寒者忌用。

55. 马鞭草

性味归经 苦、辛，微寒。归肝、脾经。

功效 清热解毒，活血通经，利水消肿。

主治 用于湿热蕴结引起的淋证、子痈等；瘀血阻滞引起的尿痛、少腹会阴疼痛。

注意事项 临床观察本品胃肠道反应发生率较多，70%左右的患者出现恶心、呕吐、腹痛、腹泻等，但停药后可消失。

56. 土茯苓

性味归经 甘、淡，平。归肝、肾、脾、胃经。

功效 清热解毒，泄浊除湿。

主治 常用以治疗湿热下注所致之遗精、血精、前列腺炎、阴囊湿疹、龟头包皮炎等病症。

注意事项 服本品期间忌饮茶，肾阴亏者也不宜用本品。

57. 虎杖

性味归经 苦，微寒。归肝、肺、胆经。

功效 清热利湿，活血化瘀。

主治 用于热毒蕴结所致的前列腺炎、尿路感染、睾丸附睾炎等。

注意事项 孕妇禁服。

58. 连翘

性味归经 苦，微寒。归肺、心、胆经。

功效 清热解毒，消肿散结。

主治 用于热毒蕴结所致的前列腺炎、尿路感染、睾丸附睾炎等。

注意事项 脾胃虚寒及气虚脓清者不宜用。

59. 甘草

性味归经 甘，平。归心、肺、脾、胃经。

功效 益气补中，润肺，解毒，祛痰止咳，缓急止痛，调和诸药。

主治 生甘草用于热毒炽盛所致的睾丸炎、前列腺炎等。炙甘草多用于腹痛便溏。

注意事项 湿盛胀满、浮肿者不宜用。反大戟、芫花、甘遂、海藻。

60. 白芍

性味归经 苦、酸，微寒。归肝、脾经。

功效 和血养营，缓急止痛，敛阴平肝。

主治 用于血虚寒热，脘腹疼痛；前列腺炎、附睾炎而致的睾丸、附睾及会阴部疼痛。

注意事项 虚寒之证不宜单独应用。反藜芦。

61. 红景天

性味归经 甘、涩，寒。归肺经。

功效 清肺止血，散瘀消肿。

主治 用于热蕴上焦而致的肺热咳嗽、阳痿、早泄、男性不育症等。

注意事项 虚寒者慎服。

二、动物类

1. 鹿茸

性味归经 甘、咸，温。归肝、肾经。

功效 补肾阳，益精血，强筋骨，托疮毒。

主治 用于肾阳不足，精血亏虚所致的阳痿、遗精、滑泄、腰膝酸软、筋骨乏力、神疲畏寒、头晕耳鸣及精神不振等症。

注意事项 阴虚阳亢，血分有热者不宜用；上焦有痰热及胃家有火者禁服。

2. 海狗肾

性味归经 咸，热。归肝、肾经。

功效 暖肾壮阳，益精补髓。

主治 用于肾阳虚弱所致之阳痿、早泄、滑精、精冷无子，伴见畏寒、腰膝酸软、小便频数清长之症。

注意事项 阴虚火旺及骨蒸劳嗽者忌服；脾胃夹有寒湿者忌服。

3. 海马

性味归经 甘，咸，温。归肝、肾经。

功效 补肾壮阳，调气活血。

主治 用于阳痿、遗尿等症。

注意事项 阴虚火旺者忌服。

4. 黄狗肾

性味归经 咸，温。归肾经。

功效 补肾壮阳。

主治 用于肾虚阳衰所致的阳痿、早泄、滑精、精冷无子、性欲减退等病症。

注意事项 阴虚火旺者不宜单用本品。

5. 冬虫夏草

性味归经 甘，温。归肾、肺经。

功效 补肺固表，补肾益精。

主治 用于肾虚精髓不足所致的腰膝酸痛、软弱无力、自汗盗汗、梦遗滑精、阳痿早泄、耳鸣健忘等诸症。

注意事项 有表邪者慎用。

6. 蛤蚧

性味归经 咸，平。归肺、肾经。

功效 补肺气，助肾阳；益精血，定喘嗽。

主治 用于肾阳不足，精血亏虚之性欲低下、阳痿、遗精、早泄、精少不育等病症。

注意事项 风寒及实热喘咳均忌服。

7. 紫河车

性味归经 甘、咸，温。归肺、肝、肾经。

功效 益气养血，补肾填精。

主治 用于肾气不足、精血衰少所致的阳痿、遗精、性欲低下、不育症等。

注意事项 凡有表邪及实证者禁服。

8. 白僵蚕

性味归经 咸、辛，平。归肝、肺、胃经。

功效 祛风止痉、解毒散结。

主治 用于痰浊阻滞宗筋脉道所致的阳痿、阴茎痰核、子痰、慢性子痈、不射精等症。

注意事项 气虚惊风者慎用。

9. 九香虫

性味归经 辛、咸，温。归脾、肝、肾经。

功效 行气止痛，温肾助阳。

主治 用于肾阳亏虚、寒滞肝脉而致的阳痿、阴冷、子痈、缩阳、阴茎痰核等病症。

注意事项 凡阴虚内热者禁用。

10. 露蜂房

性味归经 微甘，平，有小毒。归胃、肝、肾经。

功效 温运脾阳，调肝通络，祛风止痒。

主治 用于脾胃虚弱或肝郁络阻而致的阳痿、不射精等症。

注意事项 气血虚弱者禁服。

11. 原蚕蛾

性味归经 咸，温。入肝、肾经。

功效 补肝益肾，壮阳涩精。

主治 用于肝肾亏虚所致的阳痿、早泄、梦遗、滑精、白浊等症。

注意事项 阴虚有火者忌之。

12. 蚂蚁

性味归经 咸、平，入肝、肾经。

功效 益肾壮阳，养血荣筋，祛瘀通络，解毒消肿。

主治 用于阳痿、遗精、男性不育等病症。

注意事项 阴虚火旺者，不宜单用。

13. 蜈蚣

性味归经 辛，温，有毒。归肝经。

功效 息风止痉，解毒散结，通络止痛，兴阳起痿。

主治 用于肝郁、血瘀所致的阳痿及不射精、阴茎痰核、慢性子痈、精索静脉曲张等病症。

注意事项 本品有毒，用量不可过大。

14. 龟甲

性味归经 咸、甘，微寒。归肝、肾、心经。

功效 滋阴潜阳，益肾健骨，养血补心，固经止血。

主治 用于心肝肾阴血亏虚所致的阳痿、遗精、早泄、血精，以及虚热炼液成痰，而阻滞脉络之阴茎痰核、子痰、前列腺增生等症。

注意事项 脾胃虚寒或有寒湿者禁服。

15. 鳖甲

性味归经 咸，微寒。归肝、肾经。

功效 滋阴潜阳，软坚散结。

主治 用于相火妄动所致的遗精、滑精、早泄，以及痰瘀互结之阴茎痰核、前列腺炎、前列腺增生、子痰、子痈等。

注意事项 脾胃虚寒、食少便溏者禁服。

16. 穿山甲

性味归经 咸，微寒。归肝、胃经。

功效 活血通经，导滞通精，消肿排脓。

主治 用于血瘀阻络、精道瘀阻所致之阳痿、不射精、阳强、阴茎痰核、慢性子痈、血疝、精索静脉曲张、前列腺增生、前列腺炎、痛性结节、男子乳疬、附睾郁积等。

注意事项 气血不足痈疽已溃者忌服。

17. 地龙

性味归经　咸，寒。归肝、肺、肾经。

功效　清热息风、通络利尿。

主治　用于阳痿、不射精、阴茎痰核、阳强、子痈、前列腺炎、精液不液化等病症。

注意事项　脾胃素虚，或无实热之证者忌用。

18. 牡蛎

性味归经　咸，微寒。归肝、肾经。

功效　平肝潜阳，软坚散结，收敛固涩。

主治　用于遗精、滑精、早泄、阴茎痰核、前列腺增生、慢性前列腺炎、痛性结节等病症。

注意事项　本品有收敛作用，湿热实邪者忌用。

19. 桑螵蛸

性味归经　甘、咸，平。归肝、肾、膀胱经。

功效　助阳固精缩尿。

主治　用于肾虚之遗溺、尿频、滑精、阳痿、早泄等症。

注意事项　阴虚火旺及膀胱有热者不宜服。

20. 刺猬皮

性味归经　苦，平。归胃、大肠、肾经。

功效　收敛止血，固精缩尿。

主治　用于肾虚不固引起的遗精、遗尿、早泄等症。

注意事项　凡有表邪、湿滞、郁热等证者不宜服用。

21. 乌贼骨

性味归经　咸、涩，微温。归肝、肾经。

功效　收敛止血，固精止带，制酸止痛，收湿敛疮。

主治　用于早泄、遗精、血精等症。

注意事项　阴虚多热者不宜服。

22. 水蛭

性味归经　咸、苦，平，有小毒。归肝经。

功效　破血逐瘀，通经消癥。

主治　用于血瘀络阻所致之阳痿、前列腺增生、慢性前列腺炎、阴茎痰核、精索静脉曲张，以及睾丸、阴囊、阴茎等部位的外伤血肿、瘀阻等病症。

注意事项　本品为破血之品，有出血倾向者禁服。

23. 海参

性味归经　甘、咸、平。归肾、肺经。

功效　补肾益精，养血润燥，止血。

主治　用于精血亏损而致的早泄、遗精、血精、小便频数等症。

注意事项　脾虚不运，外邪未尽者禁服。

三、矿　物　类

1. 阳起石

性味归经　咸，温。归肾经。

功效　温肾壮阳。

主治　用于肾阳衰微、下元虚寒所致的男子阳痿滑泄、女子宫冷不孕。

注意事项　阴虚火旺者忌用。不宜久服。

2. 龙骨

性味归经　甘，平，涩，微寒。归心、肝、肾、大肠经。

功效　平肝潜阳，镇静安神，收敛固涩。

主治　用于遗精、遗尿、早泄、自汗盗汗、尿血、心悸怔忡、久泻久痢等病症。

注意事项　本品收敛作用较强，若非滑脱不禁或有湿热积滞者均不宜用。

3. 琥珀

性味归经　甘，平。归心、肝、膀胱经。

功效　定惊安神，活血散瘀，利尿通淋。

主治　用于血淋、石淋、热淋、小便出血、癃闭不通等病症。

注意事项　阴虚内热及小便频数者忌用。

4. 赤石脂

性味归经　甘、涩、酸，温。归大肠、胃经。

功效　涩肠固脱，收涩止血。

主治　用于下焦失于固摄而致的遗精、早泄、血精、湿疹等病症。

注意事项　凡有湿热积滞者忌服，孕妇慎服。

5. 花蕊石

性味归经　酸、涩，平。归肝经。

功效　化瘀止血。

主治　用于血精、阴茎阴囊睾丸外伤、阴汗，以及囊痈、脱囊、子痈、子痰等溃后久不收口者。

注意事项　本品质重性堕，又能祛瘀，孕妇慎用。

6. 磁石

性味归经　咸、平，归肝、肾经。

功效　潜阳安神，聪耳明目，纳气平喘。

主治　用于肾虚精亏、心胆气怯所致之性欲低下、阳痿、遗精、早泄等病症。

注意事项　因本品吞服后不易消化，如入丸散，不可多服。脾胃虚弱者慎用。

7. 滑石

性味归经　甘、淡，寒。归胃、膀胱经。

功效　清热解暑，利尿通淋。

主治　用于肝经湿热下注所致的遗精、阳痿、早泄、血精、不射精、阳强、性欲亢进等多种性功能疾患。

注意事项　脾虚气弱，精滑及热病津伤者忌服。

四、其　他　类

1. 猪苓

性味归经　甘、淡，平。归脾、肾、膀胱经。

功效 利水渗湿。

主治 用于水湿停滞之小便不利、水肿胀满、淋证。

注意事项 无水湿者禁用，以免伤阴。

2. 乳香

性味归经 辛、苦，温。归心、肝、脾经。

功效 活血止痛，消肿生肌。

主治 用于气滞血瘀所致的以疼痛为主的男科病症。

注意事项 本品味苦气浊，入煎剂常致汤液混浊，胃弱者多服易致呕吐。故对胃弱者，用量不宜过大或久用；无瘀滞者忌用。

3. 没药

性味归经 苦，平。归心、肝、脾经。

功效 祛瘀，消肿，定痛。

主治 用于气滞血瘀所致的以疼痛为主的男科病症。

注意事项 胃弱者慎服。孕妇及虚证无瘀者禁服。

4. 海藻

性味归经 咸，寒。归肝、胃、肾经。

功效 消痰软坚，利水消肿。

主治 用于水肿、小便不利等症。

注意事项 反甘草，脾胃虚寒者禁服。

5. 五灵脂

性味归经 苦、甘，温。归肝、脾经。

功效 活血止痛，化瘀止血，解毒。

主治 用于男科瘀滞诸痛证。

注意事项 与人参不宜同用；血虚及无瘀滞者忌用。

6. 血竭

性味归经 甘、咸，平。归心、肝经。

功效 散瘀定痛，止血、生肌、敛疮。

主治 用于男科各种瘀血肿痛等症。

注意事项 凡无瘀血者慎用。

7. 蒲黄

性味归经 甘、微辛，平。归肝、心、脾经。

功效 收涩止血，行血祛瘀，利尿。

主治 用于血淋、尿血等男科各种出血病症。

注意事项 无瘀滞者慎用。

8. 血余炭

性味归经 苦、涩，平。归肝、胃、肾经。

功效 止血散瘀，利尿，生肌。

主治 用于男科各种出血病症。

注意事项 脾胃虚弱者不宜服。

思维导图

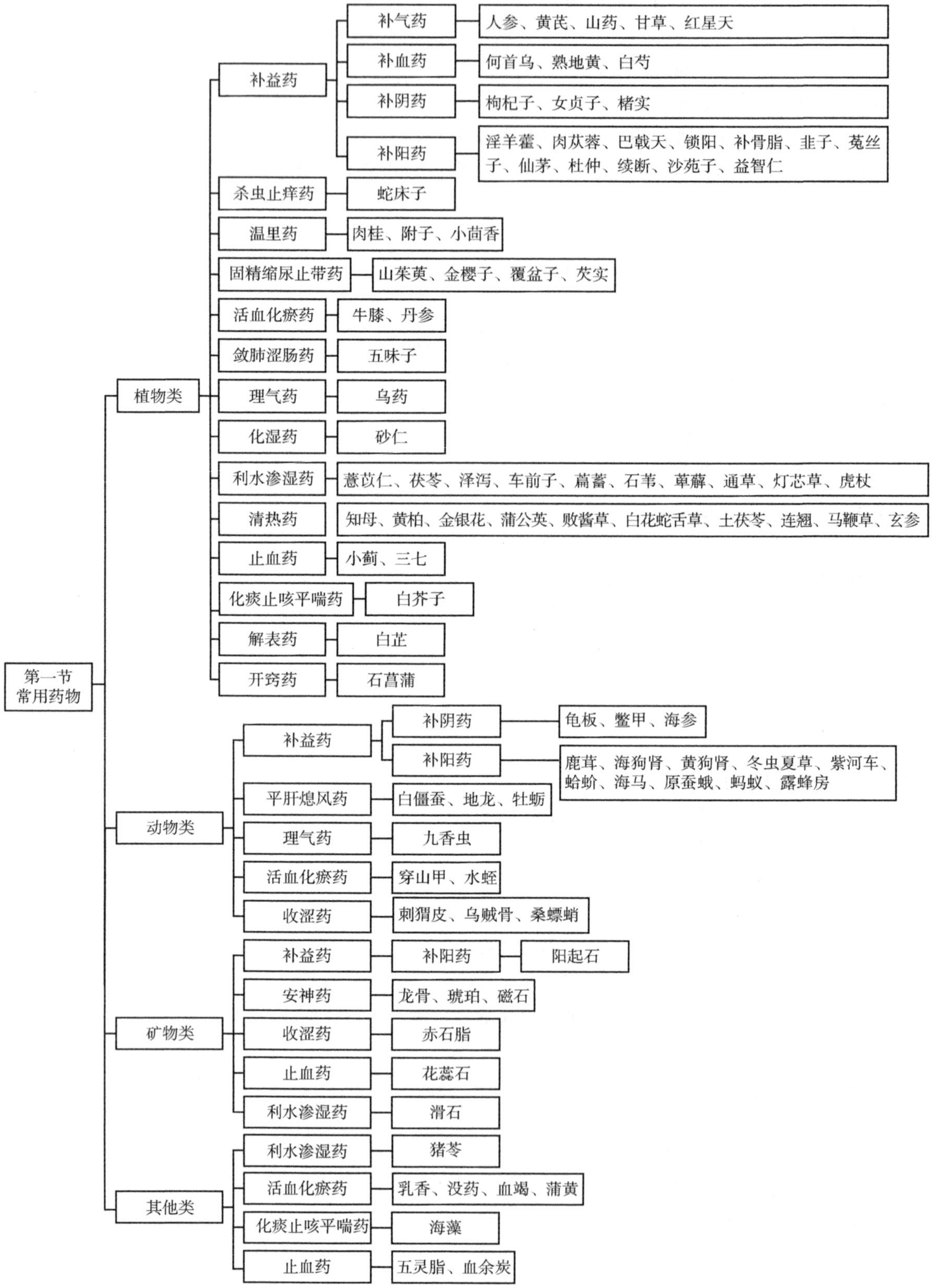
第一节 常用药物
植物类
补益药
补气药
人参、黄芪、山药、甘草、红景天
补血药
何首乌、熟地黄、白芍
补阴药
枸杞子、女贞子、楮实
补阳药
淫羊藿、肉苁蓉、巴戟天、锁阳、补骨脂、韭子、菟丝子、仙茅、杜仲、续断、沙苑子、益智仁
杀虫止痒药
蛇床子
温里药
肉桂、附子、小茴香
固精缩尿止带药
山茱萸、金樱子、覆盆子、芡实
活血化瘀药
牛膝、丹参
敛肺涩肠药
五味子
理气药
乌药
化湿药
砂仁
利水渗湿药
薏苡仁、茯苓、泽泻、车前子、萹蓄、石韦、萆薢、通草、灯芯草、虎杖
清热药
知母、黄柏、金银花、蒲公英、败酱草、白花蛇舌草、土茯苓、连翘、马鞭草、玄参
止血药
小蓟、三七
化痰止咳平喘药
白芥子
解表药
白芷
开窍药
石菖蒲
动物类
补益药
补阴药
龟板、鳖甲、海参
补阳药
鹿茸、海狗肾、黄狗肾、冬虫夏草、紫河车、蛤蚧、海马、原蚕蛾、蚂蚁、露蜂房
平肝熄风药
白僵蚕、地龙、牡蛎
理气药
九香虫
活血化瘀药
穿山甲、水蛭
收涩药
刺猬皮、乌贼骨、桑螵蛸
矿物类
补益药
补阳药
阳起石
安神药
龙骨、琥珀、磁石
收涩药
赤石脂
止血药
花蕊石
利水渗湿药
滑石
其他类
利水渗湿药
猪苓
活血化瘀药
乳香、没药、血竭、蒲黄
化痰止咳平喘药
海藻
止血药
五灵脂、血余炭

第二节 常用方剂

1. 肾气丸（《金匮要略》）

组成 熟地黄、山药、山茱萸、泽泻、茯苓、牡丹皮、肉桂、炮附子。

功效 补肾助阳。

主治 用于肾阳不足，腰膝酸软，肢体畏寒，少腹拘急，小便不利或频数，排出无力，阳痿早泄，舌质淡胖，尺脉沉细。

注意事项 火旺灼阴、燥热伤阴之证，不宜使用。

2. 右归丸（《景岳全书》）

组成 熟地黄、山药、山茱萸、枸杞、菟丝子、鹿角胶、杜仲、肉桂、当归、制附子。

功效 温补肾阳，填精止遗。

主治 用于命门火衰，畏寒肢冷，腰膝软弱，阳痿遗精，或阳衰无子，或大便不实，或小便自遗，舌淡苔白，脉沉而迟。

注意事项 阳痿遗精证属湿热下注或阴虚火旺者，禁用。

3. 秃鸡散（《医心方》）

组成 肉苁蓉、五味子、菟丝子、炙远志、蛇床子。

功效 温肾助阳，敛精安神。

主治 用于肾阳不足，精亏心神失养所致性欲低下、阳痿、早泄、遗精，并兼有心悸、怔忡、失眠，舌淡，脉虚细。

注意事项 实火者不宜使用。

4. 菟丝子丸（《普济方》）

组成 菟丝子、萆薢、补骨脂、防风、硫黄、续断、巴戟天、细辛、蜀椒。

功效 温补肾阳。

主治 用于肾阳虚所致的阳痿、遗精，伴小便频数、腰膝酸冷等。

注意事项 避风寒，慎起居，戒烟酒，少食醇酒厚味。

5. 二仙汤（《中医方剂临床手册》）

组成 仙茅、淫羊藿（仙灵脾）、当归、黄柏、巴戟天、知母。

功效 温肾阳，补肾精，泻肾火。

主治 用于男性更年期综合征伴有高血压、性功能减退、抑郁头痛、潮热；精液异常等。

注意事项 由湿热实邪导致的精液异常等慎用。

6. 六味地黄丸（《小儿药证直诀》）

组成 熟地黄、山药、山茱萸、茯苓、泽泻、牡丹皮。

功效 滋阴补肾。

主治 用于肾阴亏损之遗精，腰膝酸软，消渴，性欲低下，小便余沥、头晕耳鸣、盗汗潮热等。

注意事项 消化不良、脾虚便溏者不宜使用；若遗精、淋沥、消渴等非属肝肾阴虚者禁用；忌辛辣肥甘之品。

7. 左归丸（《景岳全书》）

组成 熟地黄、山药、枸杞、山茱萸、川牛膝、鹿角胶、龟板胶、菟丝子。

功效 滋阴补肾，填精益髓。

主治 用于肾精亏虚所致男子不育症等，见头晕目眩、腰酸腿软、遗精滑泄、自汗盗汗、口燥舌干、舌红少苔、脉细。

注意事项　方中组成药物以阴柔滋润为主，久服常服，每易滞脾碍胃，故脾虚泄泻者慎用。

8. 河车大造丸（《活人心统》）

组成　紫河车、熟地黄、天冬、麦冬、杜仲、牛膝、黄柏、龟板。

功效　滋阴清热，补肾益肺。

主治　用于肺肾两亏，虚劳咳嗽，骨蒸潮热，盗汗遗精，腰膝酸软，性欲减退。

注意事项　证属肝阳上亢、湿热蕴结者禁用。

9. 知柏地黄汤（《医方考》）

组成　熟地黄、山茱萸、山药、泽泻、茯苓、牡丹皮、知母、黄柏。

功效　滋阴降火。

主治　用于遗精、早泄、慢性前列腺炎等证属阴虚火旺者，见潮热盗汗、口干咽痛、耳鸣遗精、遗精早泄、小便短赤等症。

注意事项　忌辛辣肥甘之品，以免辛辣伤阴、生湿助火。

10. 大补阴丸（《丹溪心法》）

组成　熟地黄、炙龟板、黄柏、知母。

功效　滋阴降火。

主治　用于肝肾亏虚，阴虚火旺所致遗精频作，性欲亢进，易举易泄，潮热盗汗，舌红苔少或薄黄，脉细数。

注意事项　若脾胃虚弱、食少便溏，以及火热属于实证者不宜使用。

11. 五子衍宗丸（《摄生众妙方》）

组成　枸杞子、菟丝子、五味子、车前子、覆盆子。

功效　补肾益精。

主治　用于肾虚腰痛，尿后余沥，遗精早泄，阳痿不育。

注意事项　辨证属热证、实证者禁用；忌食寒冷食品；慎房事。

12. 养精种玉汤（《傅青主女科》）

组成　熟地黄、当归、白芍、山茱萸。

功效　滋补肝肾、填精养血。

主治　用于男子肾亏血虚所致阳痿、早泄、腰膝酸软、精神疲乏等。

注意事项　本方药效单薄，需连服3个月以上方能起效。

13. 生髓育麟丹（《辨证录》）

组成　人参、麦冬、肉苁蓉、山茱萸、山药、熟地黄、桑椹、鹿茸、龟板胶、枸杞、鱼鳔、菟丝子、当归、北五味子、紫河车、柏子仁。

功效　益肾补髓，填精种子。

主治　用于男性不育症见精液稀薄、伴神疲乏力、腰膝酸软、阴囊湿冷；阳痿伴头痛耳鸣、腰膝酸软、遗精。

注意事项　辨证要点是先天禀赋不足，肾亏精乏之精少、不育。

14. 秘传十子丸（《摄生众妙方》）

组成　槐角子、覆盆子、枸杞子、桑椹子、冬青子、菟丝子、柏子仁、没石子、蛇床子、五味子。

功效　平补肝肾，益精种子。

主治　用于男子不育，阳痿，腰膝酸软，头晕目眩，面色少华，神疲乏力，失眠多梦证属肾精亏虚者。

注意事项　忌辛辣，节房事。

15. 赞育丹（《景岳全书》）

组成 熟地黄、白术、当归、枸杞、杜仲、仙茅、巴戟天、山茱萸、淫羊藿、肉苁蓉、韭菜子、蛇床子、附子、肉桂。

功效 温肾壮阳。

主治 用于阳痿精衰，虚寒不育。

注意事项 阴虚阳亢者禁用。

16. 斑龙丸（《医学正传》）

组成 鹿角胶、鹿角霜、菟丝子、熟地黄、栀子仁、白茯苓、补骨脂。

功效 温补肾阳。

主治 用于精液异常之无精、少精、弱精及精闭、阳痿、早泄等属肾阳不足之证。

注意事项 肝阳亢盛，湿热下注者慎用，不宜久服。

17. 水陆二仙丹（《洪氏经验集》）

组成 芡实、金樱子。

功效 补肾涩精。

主治 用于男子遗精白浊，小便频数，属肾虚不摄者。

注意事项 本方虽能涩精固气，但味单力薄，所以治疗时应根据辨证，适当加味。凡由湿热、君相火动等引起的遗精则忌用。如体内合并其他实邪者慎用。

18. 金锁固精丸（《医方集解》）

组成 沙苑蒺藜、芡实、莲须、龙骨、牡蛎。

功效 补肾涩精。

主治 用于遗精频作，神疲乏力，腰酸耳鸣，四肢酸软，舌淡苔白，脉沉细。

注意事项 本方多为收涩之品，如证属相火内炽或下焦湿热所致之遗精，不宜服用本方。

19. 锁阳固精丸（《仙拈集》）

组成 沙苑蒺藜、山萸肉、芡实、莲须、覆盆子、菟丝子、枸杞子、续断。

功效 补肾涩精。

主治 用于遗精早泄，腰膝酸软，四肢无力，目眩耳鸣，精神倦怠，阳事不举，举而不坚，面色苍白，精神萎靡，腰膝酸软。

注意事项 本品多为收涩之品，以固肾涩精为主，如属下焦湿热或相火妄动而致遗精者，不宜使用，脾虚者慎用。

20. 补天育麟丹（《辨证录》）

组成 鹿茸、人参、山茱萸、熟地黄、肉苁蓉、巴戟天、白术、黄芪、淫羊藿、山药、芡实、当归、蛇床子、菟丝子、柏子仁、肉桂、五味子、锁阳、黄连、砂仁、麦冬、紫河车、腽肭脐、蛤蚧。

功效 温肾益精，清心固涩。

主治 用于心肾两虚，阳痿早泄，精液清冷，腰膝酸软，听力减退、头晕耳鸣、头发脱落、牙齿摇动、夜间多尿、小便频数、面色淡白、舌淡苔白、脉细弱。

注意事项 湿热下注于肾，相火妄动，扰乱精室之阳痿早泄非本方所宜。

21. 三才封髓丹（《卫生宝鉴》）

组成 天冬、熟地黄、人参、黄柏、砂仁、炙甘草。

功效 滋阴补血，清火固精。

主治 用于肾阴亏虚，相火妄动之遗精、阳强不痿。

注意事项 熟地黄用量不宜过大，天冬更宜朱砂拌。

22. 鹿茸丸（《三因极一病证方论》）

组成 鹿茸、麦冬、熟地黄、黄芪、鸡内金、肉苁蓉、山茱萸、补骨脂、怀牛膝、五味子、茯苓、玄参、地骨皮、人参。

功效 益气养阴，调补肝肾，温阳利水，化瘀降浊。

主治 用于小便频数，阳痿，遗精。

注意事项 本方对有实邪者禁用；忌食寒凉滋腻之品；服药期间慎房事。

23. 地黄饮子（《圣济总录》）

组成 熟地黄、巴戟天、山茱萸、石斛、肉苁蓉、附子、五味子、肉桂、茯苓、麦冬、石菖蒲、远志。

功效 滋肾阴，补肾阳，开窍化痰。

主治 由于肾阴阳两虚导致性欲下降、滑精及男性更年期综合征等。

注意事项 本方偏于温补，故对气火上升，肝阳偏亢而阳热之象明显者禁用。

24. 毓麟珠（《景岳全书》）

组成 人参、白术、茯苓、山药、川芎、炙甘草、当归、熟地黄、菟丝子、杜仲、鹿角霜、川椒。

功效 补益肝肾，调和气血。

主治 用于腰膝酸软，少腹冷痛，性欲减退，小便清长，舌淡苔白，脉沉细。

注意事项 饮食清淡，忌食油腻肥厚之品。

25. 开郁种玉汤（《傅青主女科》）

组成 白芍、香附、牡丹皮、白术、茯苓、天花粉、当归。

功效 疏肝解郁调经种子。

主治 用于肝气郁结所致阳痿、梦遗、不育等。

注意事项 服药期间忌烟酒。

26. 前列腺汤（《中医外科学）

组成 丹参、赤芍、乳香、没药、桃仁、红花、泽兰、青皮、川楝子、蒲公英、败酱草、王不留行、小茴香、白芷。

功效 活血化瘀，行气导滞。

主治 用于血尿、血精及慢性前列腺炎见排尿异常；尿道灼热疼痛；尿道口溢液，尿末或便后更明显；尿不尽感，排尿困难，尿频；会阴部、肛门、小腹及腰骶部呈间歇性胀痛或酸胀不适，有时疼痛可放射至阴茎、睾丸、腹股沟区、大腿根部内侧等处；或伴勃起功能障碍、早泄、神经衰弱等。

注意事项 仅适用于慢性前列腺炎属气滞血瘀者。

27. 缩泉丸（《妇人良方》）

组成 乌药、益智仁、山药。

功效 温肾缩尿。

主治 用于小便频数，尿液清长，小儿遗尿或老人尿失禁证属下焦虚寒者。

注意事项 忌辛辣刺激食物。

28. 逍遥散（《太平惠民和剂局方》）

组成 柴胡、当归、白术、白芍、茯苓、炙甘草、薄荷、生姜。

功效 疏肝解郁，健脾养血。

主治 用于肝气不达、疏泄失司、所欲不遂所致的不射精、阳痿、阳强、遗精、早泄等。

注意事项 阴虚阳亢者禁用。

29. 天台乌药散（《医学发明》）

组成 乌药、川楝子、木香、小茴香、青皮、高良姜、槟榔、巴豆。

功效 行气疏肝，散寒止痛。

主治 用于寒凝肝脉，气机阻滞之小肠疝气，少腹、睾丸疼痛，偏坠肿胀，苔白，脉弦。

注意事项 本方辛散温通力强，只适用于寒疝实证，体弱者慎用。方中巴豆为必用之品，但应如法炮制，不宜直接投入方中使用。

30. 柴胡疏肝散（《景岳全书》）

组成 柴胡、陈皮、川芎、枳壳、芍药、炙甘草、香附。

功效 疏肝解郁。

主治 用于肝气郁结所致的男性更年期综合征、精闭等，气郁而胁痛，寒热往来，痛而胀闷，不得俯仰，喜太息，性欲减退，脉弦。

注意事项 饮食清淡，调畅情志。

31. 暖肝煎（《景岳全书》）

组成 当归、枸杞、小茴香、乌药、肉桂、茯苓、沉香。

功效 暖肝温肾，行气止痛。

主治 用于肝肾阴寒，气机阻滞引起的少腹疼痛，或疝气疼痛诸证。

注意事项 本方补散兼施，偏于温散，如系纯实无虚，或湿热为患，则不宜使用。

32. 交泰丸（《韩氏医通》）

组成 生川黄连、肉桂心。

功效 交通心肾，清火安神。

主治 用于心肾不交所致的遗精、阳痿、早泄。

注意事项 本方仅适用于心火亢盛、肾阳不足引起的心肾不交，若肾阴不足者慎用。

33. 天王补心丹（《校注妇人良方》）

组成 人参、茯苓、玄参、丹参、桔梗、远志、当归、五味子、麦冬、天冬、柏子仁、酸枣仁、生地黄。

功效 滋阴清热，养血安神。

主治 用于阴虚血少，神志不安证。症见心悸失眠，虚烦神疲，梦遗健忘，手足心热，口舌生疮，舌红少苔，脉细而数。

注意事项 本方滋阴之品较多，对脾胃虚弱、纳食欠佳、大便不实者，不宜长期服用。

34. 归脾汤（《正体类要》）

组成 白术、当归、茯苓、黄芪、远志、龙眼肉、酸枣仁、人参、木香、炙甘草。

功效 益气补血，健脾养心。

主治 用于心脾气血两虚所致的遗精、早泄，性欲减退，盗汗体倦，气短乏力，心悸不宁，失眠健忘，舌质淡，苔薄，脉细弱。

注意事项 忌食辛辣油腻之品。

35. 参苓白术散（《太平惠民和剂局方》）

组成 莲子肉、薏苡仁、砂仁、桔梗、扁豆、茯苓、人参、炙甘草、白术、山药。

功效 健脾益气，和胃渗湿。

主治 用于阳痿、早泄、精浊等属脾虚胃弱者。

注意事项 服本药时不宜同时服用藜芦、五灵脂、皂荚或其制剂。

36. 萆薢分清饮（《杨氏家藏方》）

组成 川萆薢、炒黄柏、石菖蒲、茯苓、白术、莲子心、丹参、车前子。

功效 清热利湿，分清祛浊。

主治 用于下焦湿热，小便频数，浑浊不清，白如米泔水，凝如膏糊之白浊、膏淋。多用于慢性前列腺炎。

注意事项　本方主治之白浊属下焦湿热之证，下焦寒湿之白浊则非本方所宜。

37. 八珍汤（《正体类要》）

组成　人参、白术、茯苓、当归、川芎、白芍、熟地黄、炙甘草。

功效　益气补血。

主治　用于气血两虚证。囊脱等后期气血双亏者，见头晕目眩，四肢倦怠，气短懒言，心悸怔忡，饮食减少，舌淡苔薄白，脉细弱或虚大无力。

注意事项　本方注重滋补，滋腻之品较多，体内湿邪偏盛者慎服。

38. 补中益气汤（《脾胃论》）

组成　黄芪、人参、白术、当归、陈皮、升麻、柴胡、炙甘草。

功效　补中益气，升阳举陷。

主治　用于脾胃气虚所致男性不育，或气虚下陷所致内脏下垂，或气化不利所致癃闭等。

注意事项　阴虚火旺、肝经湿热偏盛、湿邪困脾之实证者忌用。

39. 人参养荣汤（《太平惠民和剂局方》）

组成　白芍、当归、陈皮、肉桂、人参、白术、炙甘草、熟地黄、五味子、茯苓、远志。

功效　补气养血，养心安神。

主治　用于阴茎癌、男性更年期综合征等属脾肺气虚，营血不足者，惊悸健忘，盗汗发热，食少无味，身倦肌瘦，色枯气短，毛发脱落，小便赤涩等。

注意事项　阴虚阳旺而致心悸、自汗、失眠、健忘诸症者，忌用本方。

40. 沉香散（《三因极一病证方论》）

组成　石韦、沉香、滑石、王不留行、当归、冬葵子、白芍、橘皮、甘草。

功效　理气活血，通淋止痛。

主治　用于情志内伤，气机闭滞，三焦水道失于通调之气淋实证，见小便涩滞，淋漓不尽，少腹满痛，苔薄白，脉沉弦；慢性前列腺炎及前列腺增生属实证者。

注意事项　应用本方时需辨明淋证类别，审查证候虚实，注意标本缓急。

41. 少腹逐瘀汤（《医林改错》）

组成　小茴香、干姜、延胡索、当归、川芎、官桂、赤芍、蒲黄、五灵脂、没药。

功效　活血祛瘀，温经止痛。

主治　用于少腹寒凝血瘀证如少腹胀痛为主证的慢性前列腺炎等。

注意事项　非确有瘀血证者，不宜使用。

42. 桃红四物汤（《医宗金鉴》）

组成　当归、熟地黄、川芎、白芍、桃仁、红花。

功效　养血活血。

主治　用于瘀血阻滞所致的血精等，如精中带血，血色暗红，夹有血丝，血块，可伴少腹疼痛。

注意事项　饮食清淡，忌辛温助阳固涩之品。

43. 龙胆泻肝汤（《医方集解》）

组成　龙胆草、黄芩、栀子、泽泻、木通、车前子、当归、柴胡、生地黄、甘草。

功效　泻肝胆实火，清下焦湿热。

主治　用于肝经湿热下注所致的阴肿阴痒，白浊，筋痿阴汗，尿血，小便淋浊等。

注意事项　本方药多苦寒，易伤脾胃，中病即止，不宜多服。

44. 五苓散（《伤寒论》）

组成　泽泻、猪苓、茯苓、白术、桂枝。

功效　利水渗湿，温阳化气。

主治　用于水疝见阴囊坠胀肿大，或伴形寒肢冷，属寒湿凝聚型者；癃闭症见小腹胀满，触痛明显，小便点滴不出，证属膀胱气化不利者。

注意事项　忌坐湿地，少涉冷水，饮食清淡，节制房事；湿热者忌用。

45. 阳和汤（《外科证治全生集》）

组成　熟地黄、肉桂、麻黄、鹿角胶、白芥子、炮姜炭、生甘草。

功效　温阳补血，散寒通滞。

功效　用于子痨等属阳虚寒凝证，见睾丸隐痛，阴囊下坠，疲劳加重，舌淡，苔薄白或白腻，脉沉细或尺细。

注意事项　阳证疮疡红肿热痛，或阴虚有热，或疽已溃破者，不宜用此方。

46. 枸橘汤（《外科全生集》）

组成　枸橘、川楝子、秦艽、防风、泽泻、赤芍、炙甘草、小茴香、高良姜、橘核、荔枝核、延胡索。

功效　化痰散结，疏肝止痛。

主治　用于睾丸酸胀隐痛，阴囊稍肿，按时能触及硬结，舌淡苔白，脉沉弦。

注意事项　忌食辛辣油腻之品，禁饮酒，用药期间禁房事。

47. 导赤散（《小儿药证直诀》）

组成　生地黄、木通、生甘草梢、竹叶。

功效　清心养阴，利水通淋。

主治　用于心经火热证。见小便赤涩之热淋、血淋、石淋以及口舌生疮，舌红，脉数；慢性前列腺炎、前列腺增生并尿路感染。

注意事项　方中木通味苦性寒，生地阴柔寒凉，故脾胃虚弱者慎用。

48. 八正散（《太平惠民和剂局方》）

组成　车前子、瞿麦、萹蓄、滑石、山栀子、炙甘草、大黄、灯心草。

功效　清热泻火，利水通淋。

主治　用于湿热下注之热淋、石淋，尿频涩痛，淋沥不畅，甚或癃闭不畅，小腹急满，咽干口燥，舌苔黄腻，脉滑数。

注意事项　方中药物大多苦寒通利，不宜多服久服，脾胃虚弱者慎用。

49. 小蓟饮子（《济生方》）

组成　生地黄、小蓟、滑石、木通、蒲黄、藕节、淡竹叶、栀子、当归、炙甘草。

功效　凉血止血，利水通淋。

主治　用于下焦瘀热所致的出血病症，见小便频数，赤热涩痛，血尿血精，睾丸胀痛，舌红，脉数。

注意事项　本方药物多属性寒通利之品，血淋日久正虚者非本方所宜。

50. 五味消毒饮（《医宗金鉴》）

组成　金银花、野菊花、蒲公英、紫花地丁、天葵子。

功效　清热解毒，消肿散结。

主治　用于热毒结聚所致的子痈、囊痈，或热毒蕴结下焦所致的急性前列腺炎、前列腺脓肿、血尿、血精，伴发热恶寒，舌红，苔黄，脉数。

注意事项　本方仅适用于脏腑功能与气血津液均未受损者。

思维导图

- 第二节 常用方剂
  - 补虚类
    - 补肾
      - 滋阴：六味地黄丸、左归丸、河车大造丸、知柏地黄丸、大补阴丸、三才封髓丹
      - 温阳：肾气丸、右归丸、秃鸡散、菟丝子丸、二仙汤、赞育丹、斑龙丸、缩泉丸
      - 生精：五子衍宗丸、养精种玉汤、生髓育麟丹、秘传十子丸、补天育麟丹
      - 涩精：水陆二仙丹、金锁固精丸、锁阳固精丸
      - 阴阳双补：地黄饮子
    - 肝肾同补
      - 益气养阴：鹿茸丸
      - 益气养血：毓麟珠
    - 养心
      - 滋阴养血安神：天王补心丹
      - 益气养血安神：归脾汤、人参养荣汤
      - 交通心肾：交泰丸
    - 健脾
      - 益气健脾除湿：参苓白术散
      - 益气升阳：补中益气汤
    - 益气养血
      - 八珍汤
  - 祛实类
    - 疏肝
      - 健脾：开郁种玉汤
      - 解郁：逍遥散、柴胡疏肝散
      - 行气散寒：天台乌药散
    - 活血化瘀
      - 行气导滞：前列腺汤
      - 理气止痛：沉香散
      - 温经止痛：少腹逐瘀汤
      - 养血：桃红四物汤
    - 清热利湿
      - 分清祛浊：萆薢分清饮
      - 泻火：龙胆泻肝汤
    - 通淋
      - 温阳利水：五苓散
      - 清热养阴：导赤散
      - 清热泻火：八正散
      - 凉血止血：小蓟饮子
    - 散结
      - 温阳养血通滞：阳和汤
      - 清热消肿：五味消毒饮
      - 疏肝化痰：枸橘汤
  - 其他
    - 温暖肝肾，行气止痛：暖肝煎

思考题

1. 熟悉男科常用中药的性味归经、功效、主治及注意事项。
2. 熟悉男科常用方剂的组成、功效、主治、注意事项。

下篇 各论

第十章　性功能障碍

第一节　阳　　痿

阳痿是指男性除未发育成熟或已到性欲衰退时期，性交时阴茎不能勃起，或虽勃起但勃起不坚，或勃起不能维持，以致不能完成性交全过程的一种病症。记载阳痿最早的中医文献为《马王堆医书·养生方》，称之为“不起”，《内经》中称为“阴痿”“筋痿”。明代周之干首次以“阳痿”命名本病，在《慎斋遗书·阳痿》中有“阳痿多属于寒”的记载。“阳痿”与“阳萎”病名通用。其临床特点是成年男性虽有性的要求，但临房阴茎萎软，或举而不坚，或虽坚举而不能维持足够的勃起时间，阴茎不能进入阴道完成性交。阳痿是常见的男性性功能障碍，我国城市男性的阳痿总患病率为26.1%，而40岁以上中老年男子阳痿的患病率为40.2%～73.1%，且随年龄增长而上升，60岁以上者尤为明显。目前西医学将“阳痿”改称为“勃起功能障碍”。

一、病因病机

阳痿的病因病机比较复杂，但总与肝、肾、心、脾功能失调密切相关。年龄较小，或体质强壮者，其病多与心肝相关，是心神与情志之变；年龄较大，或体质衰弱者，又多与脾肾相联系，是虚损之疾。然其理归结到一点，阳痿乃阳道不兴，功能失用之故，其基本病理变化多为肝郁、肾虚、血瘀。

（1）情志所伤：哀愁缠绵，忧郁不舒，情志不遂，致肝失条达，疏泄不利，气机不畅，阳气不伸，宗筋弛缓，则病阳痿，《顾松园医镜·乐集·辨证大纲》说：“阳痿有因志意不遂所致者。”卒受惊恐，突遭不测，心肾受伤，茎失所主，也萎软不用。《类证治裁·阳痿论治》云：“阴之痿……或恐惧伤肾。”《景岳全书·贯集·杂证谟·阳痿》说：“凡惊恐不释者，亦致阳痿。经曰：恐伤肾。即此谓也……又或于阳旺之时，忽有惊恐，则阳道立萎，亦其验也。”忧思气结，伤及脾胃，水谷不化，精微不布，无以“散精于肝，淫气于筋”，致宗筋失养，也发阳痿。

（2）湿热伤筋：外感湿热郁滞肝胆，或嗜食辛辣及醇酒厚味致脾胃湿热内生，终致湿热流注下焦，灼伤宗筋，阴茎弛纵，故阳事不举，《景岳全书·贯集·杂证谟·阳痿》说：“有湿热炽盛，以致宗筋弛缓而萎弱者。”

（3）心脾两伤：用脑过度，思虑过多，或幻想连连，所愿不遂，以致劳伤心脾，心脾虚弱，气血不旺。心虚神不守舍，阳不下煦外肾；脾虚不运，精微不能下养于茎，故而阳事不举，《景岳全书·贯集·杂证谟·阳痿》说：“凡思虑焦劳忧郁太过者，多致阳痿。盖阳明总宗筋之会……若以忧思太过，抑损心脾，则病及阳明冲脉……气血亏而阳道斯不振矣。”

（4）气滞血瘀：宗筋之振，非血液充足不可为，血液运行正常，则宗筋受血而振奋，阳兴用事。若气郁不畅，疏泄不及，或久病不愈，或外肾、玉茎外伤，气血滞缓，终致血液滞涩，运行障碍，则宗筋受血不足而不振。

（5）脾胃不足：大病久病失却调养，或饥饱失调损伤脾胃，致脾胃虚弱、运化无力，气血生化不足，不能输布精微以养宗筋，则宗筋不举而萎软，《临证指南·阳痿》说："阳明虚则宗筋纵。盖胃为水谷之海，纳食不旺，精气必虚。况男子外肾，其名为势，若谷气不充，欲求其势之雄壮坚举，不亦难乎？"

（6）药病损伤：久用或过用苦寒攻伐之剂，或大量使用镇静剂、抗高血压药、雌激素等药物，损伤肝肾，宗筋失养，阳道不兴而阳痿。某些疾病，如慢性肝病、消渴病、一氧化碳中毒、汽油中毒及泌尿生殖系慢性炎症长期不愈，也可损伤心肾而致阳痿。

（7）色欲过度：少年累犯手淫，戕害太早，或婚后恣情纵欲，不节房事，以致肾气亏损，命门火衰，宗筋失于温养，故萎软不兴，《素问·痿论》说："入房太甚，宗筋弛纵，发为筋萎，及为白淫。"或肾阴损伤太过，相火偏亢，火热内生，灼伤宗筋，也可导致阴茎萎软不用。

西医认为，引起阳痿的原因有器质性和功能性两大类。其中器质性原因主要包括血管性原因、神经性原因、内分泌性原因、手术、外伤及药物性因素等；功能性原因多为精神因素如恐惧、紧张、忧郁，体力和脑力过度疲劳等。

二、诊断与鉴别诊断

1. 诊断

（1）临床表现：有性刺激和性欲情况下，临房阴茎不能勃起或勃起不坚，勃起时间短促，很快疲软，以致不能进行或完成性交，并持续 3 个月以上。但须除外阴茎发育不良引起的性交不能。

常伴有头晕、心悸、精神不振、夜寐不安、胆怯多疑等症状。患者多思虑无穷、多疑善感，精神压力大。

（2）辅助检查：西医学认为阳痿有功能性与器质性之别，除常规检查尿液、性激素外，还可做夜间阴茎勃起试验；或进行多普勒超声、阴茎动脉测压、阴茎海绵体造影等检查，确定有无阴茎血流障碍。

2. 鉴别诊断

（1）早泄：阴茎勃起正常，但过早射精，一般性交时间不足 1 分钟精液即排出，甚至阴茎尚未插入阴道即泄精，妨碍性生活的正常进行。

（2）假性阳痿：这是患者的自我意识。即阴茎能正常勃起进入阴道进行性交，很快达到高潮而射精并获得快感，但因不能满足对方而遭到非议，便自以为是阳痿而求治，这种情况不属阳痿范畴。

三、治疗方法

1. 辨证论治

阳痿的治疗主要从肝肾着手，兼及心脾，以疏肝、补肾、活血为总则，反对滥用燥烈温补。功能性阳痿以中医药为主治疗，器质性或混合性阳痿以综合疗法为主治疗。年轻而体壮者，病多在心肝，实证占多数，治以调和心肝为主；年老而体弱者，病多在脾肾，虚证或虚实夹杂证占多数，治以调补脾肾为先。"因郁致痿"或"因痿致郁"均有肝郁的存在，不论何因、何证或病程新久，均可适当加入解郁和活血之品。

（1）肝气郁结证

证候：阳事不兴，或举而不坚；心情抑郁，烦躁易怒，胸胁胀满，善太息，纳食不香；舌淡或红，苔薄白，脉弦或细弦。

治法：疏肝解郁。

方药：逍遥散加减。常用药物：柴胡、枳实、薄荷、当归、白芍、炙甘草、白蒺藜、紫梢花、川楝子、醋延胡索、丹参、蜈蚣等。

加减：肝郁化火，胸胁灼痛，口干口苦者，加牡丹皮、山栀子；化火伤阴，眼目干涩者，加枸杞子、黄精。

（2）湿热下注证

证候：阴茎痿软；阴囊潮湿，瘙痒腥臭，睾丸坠胀作痛；小便色黄，尿道灼痛，胁胀腹闷，肢体困倦，泛恶口苦；舌红，苔黄腻，脉滑数或沉滑。

治法：清利湿热。

方药：龙胆泻肝汤或柴胡胜湿汤加减。常用药物：龙胆草、柴胡、甘草、茯苓、栀子、泽泻、车前子、蛇床子、当归、生地黄、蜈蚣、丹参。

加减：阴部瘙痒重者，加地肤子、苦参；阴部潮湿重者，加土茯苓、薏苡仁。后期湿热已除，当减量苦寒攻伐之品，少加沙苑蒺藜、菟丝子等品。

（3）脾虚胃弱证

证候：临房阴茎举而不坚；纳食减少，脘腹饱闷，身体倦怠，四肢乏力，面色萎黄；舌淡，苔薄，脉沉弱。

治法：补脾益胃。

方药：参苓白术散加减。常用药物：扁豆、党参、白术、茯苓、甘草、山药、莲子、桔梗、薏苡仁、砂仁、淫羊藿、韭菜子、枸杞子、补骨脂、白蒺藜、蜈蚣、丹参等。

加减：纳差者，加焦山楂、炒麦芽；大便稀溏者，加焦神曲。

（4）气血瘀阻证

证候：阴茎临举不坚，经久不愈，或服滋补反甚；伴精神抑郁，会阴胀感，睾丸刺痛，或少腹抽痛，肌肤粗糙失润；多有动脉硬化、糖尿病或阴部外伤及盆腔手术史，阳事不兴或勃起不坚，性欲淡漠；舌质暗，边有瘀点或瘀斑，脉沉涩或弦。

治法：行气活血，通脉振阳。

方药：血府逐瘀汤加减。常用药物：当归、生地黄、红花、桃仁、枳壳、赤芍、柴胡、桔梗、川芎、牛膝、韭菜子、紫石英、蛇床子、丹参、蜈蚣。

加减：瘀久化热，烦躁易怒者，加知母、黄柏；少腹疼痛者加延胡索、台乌；会阴坠胀甚者加黄芪、党参。

（5）心脾两虚证

证候：阴茎临房不举，或举而不坚不久；心悸不宁，精神不振，失眠多梦，神疲乏力，面色无华，食少纳呆，腹胀便溏；舌质淡，苔薄白，脉细弱。

治法：补益心脾。

方药：归脾汤加减。常用药物：党参、黄芪、白术、当归、生地黄、茯神、酸枣仁、木香、肉苁蓉、淫羊藿、补骨脂、菟丝子、白蒺藜、丹参、蜈蚣等。

加减：心悸不宁明显者，加生龙骨、生牡蛎；纳差者，加焦神曲、炒麦芽。

（6）惊恐伤肾证

证候：阴茎不举，凡有性欲要求时则心悸怔忡；心悸易惊，精神苦闷，胆怯多疑，夜多噩梦，常有被惊吓史；舌淡，苔薄白，脉弦细或细弱无力。

治法：宁神益肾。

方药：天王补心丹或启阳娱心丹加减。常用药物：人参、五味子、天冬、麦冬、柏子仁、玄参、丹参、桔梗、菟丝子、当归、远志、茯神、石菖蒲、生酸枣仁、巴戟天、枸杞子、淫羊藿、蜈蚣等。

加减：腰膝酸软无力者，加怀牛膝、桑寄生；情绪惊恐不安者，加重镇安神之品。

（7）肾阴亏虚证

证候：阳事不举，或举而不坚，多由正常而逐渐不举，终至萎软不起；伴腰膝酸软，眩晕耳鸣，失眠多梦，遗精，形体消瘦；舌红少津，脉细数。

治法：滋阴补肾。

方药：左归丸或二地鳖甲煎加减。常用药物：熟地黄、枸杞子、山茱萸、龟胶、鹿胶、菟丝子、牛膝、山药、枸杞子、丹参、蜈蚣。

加减：阴虚火旺，阴茎易举不坚，梦遗，心烦不寐，夜热不安，小便短黄者，加生地黄、牡丹皮、女贞子、旱莲草等，或用知柏地黄丸加龟板、鳖甲、枸杞子。

（8）肾阳不足证

证候：阳事不举，或举而不久，多由正常而逐渐不举，终至萎软不起；神疲倦怠，阴部冷凉，形寒肢冷，面色无华，头晕耳鸣，腰膝酸软，小便清长；舌淡胖，苔薄白，脉沉细。

治法：温肾助阳。

方药：右归丸加减。常用药物：熟地黄、山药、山茱萸、枸杞子、杜仲、菟丝子、附子、肉桂、当归、鹿胶、丹参、蜈蚣。

加减：肾阳亏虚甚者，加淫羊藿、阳起石、露蜂房、蛇床子、仙茅、淫羊藿等；兼气虚者，加黄芪、太子参、白术；尿后余沥、溲清频数甚或不禁、失精者，加金樱子、芡实、锁阳。

2. 其他疗法

（1）心理治疗及性技术指导：在阳痿的治疗中占有重要位置，尤其对功能性阳痿的治疗更为重要。所以，应有针对性地给予心理治疗和性技术指导。

（2）药物外治：露蜂房适量烧灰，于临卧时用水涂敷于阴茎上，未婚或虽婚两地分居者勿用。或取小茴香 5g、炮姜 5g，共研细末，加食盐少许，用蜂蜜调和，敷于肚脐，外用胶布贴紧固定 5 ～ 7 天。

（3）中成药治疗：肾阳亏虚者，用金匮肾气丸，每次 9g，每日 2 次；肝气郁结者，用逍遥丸，每次 9g，每日 2 次；肝经湿热者，用龙胆泻肝丸，每次 9g，每日 2 次；肝肾阴虚者，用六味地黄丸，每次 9g，每日 2 次。

（4）针灸疗法：选中极、关元、气海、肾俞、命门、肝俞、三阴交、会阴、阳痿穴（肾俞穴上 2 寸半、督脉向外开 1 寸处）等穴，每次用 3 ～ 5 穴针刺，毫针平补平泻，每次 20 ～ 30 分钟，隔日 1 次。

（5）西药治疗：根据情况可选用西地那非（万艾可）、育亨宾、士的宁等，使用时应严格观察不良反应。雄性激素及促性腺激素、溴隐亭等也可根据病因选用。

（6）手术治疗：器质性阳痿可以采用血管再通手术、背深静脉结扎术、背深静脉切除术、尿道海绵体松解术、阴茎假体支撑等手术治疗。

3. 三因制宜

不论其发病原因如何，一旦疾病发生后，患者都会产生不同程度的情志变化（情志因素），或忧郁、或悲观、或紧张，尤以情志抑郁最常见，治疗时应注意采用药物和语言等手段改善或消除不良情志对疾病的负面影响。如果其发生与夫妻关系不和有关（社会因素），或患病后遭到配偶歧视、嘲讽等，治疗时宜夫妻同治。如其发生与长期大量饮酒（饮食因素）有关，或一次饮酒过量使病情加重或突发阳痿者，治疗时稍加葛花、荷叶等清解酒毒之品。如其发生与长期久居寒湿之地有关，或突受寒冷刺激使病情加重或突发阳痿者，应稍加独活等温通散寒之品。

四、预防护理

（1）预防：应学习必要的性知识，减轻对房事的焦虑心理；戒除手淫，节制房事；过度疲劳、大病久病时禁止同房或尽量减少同房次数；注意调摄心情，加强锻炼，以增强体质，提高抗病能力；保证充足睡眠，劳逸适度，增强营养；调适寒温，少食醇酒厚味和甜食，不吸烟；积极治疗糖尿病、动脉硬化等全身性疾病和泌尿生殖系疾病，慎用对性功能有抑制作用的药物。

（2）护理：应饮食有节，起居有常，不过食肥甘饮酒，以免湿热内生，加重病情；重视夫妻沟通，女方应与男方多沟通，多鼓励帮助男方重树信心，以利康复。调畅情志，心态平和，怡情养心。

阳痿之病古代医家多责之于肾，但现代研究发现情志因素所致肝气郁结、肝失疏泄，以及湿热下注、气滞血瘀亦为阳痿发病之主要病机。其病机变化虽然比较复杂，但总与肝肾关系密切，与心脾相关，其基本病理变化多为肝郁、肾虚、血瘀。治疗主要从肝肾着手，兼及心脾，以疏肝、补肾、活血为总则，反对滥用燥烈温补。不论“因郁致痿”或“因痿致郁”均有肝郁的存在，因此不论何因、何证或病程新久，均可适当加入解郁和活血之品，以截断“郁”对阳痿的影响，从而提高疗效。

延伸学习

通过流行病学研究发现，肝郁、肾虚、血瘀是贯穿阳痿病始终的基本病理变化，对拓展阳痿治疗思路起到了积极作用。“阳痿”系阴茎中风致病的观点，深化了中医对阳痿病因病机的认识。

思维导图

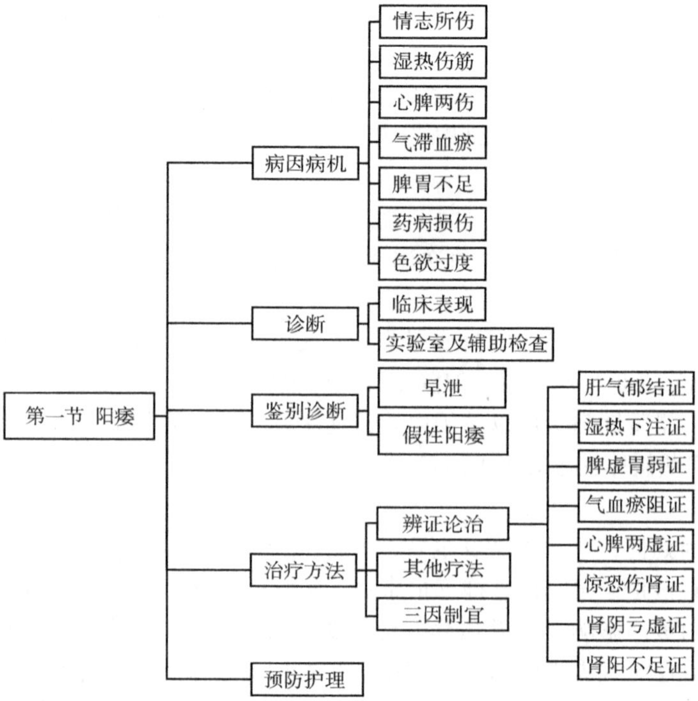

思考题

1. 如何看待阳虚和阴虚在阳痿发病学上的关系？有何临床意义？
2. 如何认识肝郁、肾虚、血瘀是阳痿发病的基本病理变化？
3. 调畅情志在治疗阳痿中有何意义？

第二节　阳　　强

阳强是指无性欲要求的、阴茎痛性的、持续长时间的阴茎异常勃起。其临床特点是发病突然，阴茎海绵体持续性勃起、肿胀，伴有疼痛。本病又称“强中”“纵挺不收”“阳强不倒”等，古代医籍中多有论述。《灵枢·经筋》曰：“足厥阴之筋……伤于寒则阴缩入，伤于热则纵挺不收。”《诸病源候论·消渴病候》指出“强中病者，茎长兴盛不衰，精液自出。”《备急千金要方》认为本病皆由“肾中湿热”所致，并创猪肾荠苨汤和白鸭通丸两方治疗本病。《类证治裁》发挥《内经》关于本病的认识，认为其病机为“肝之筋伤热”“肝火太强”，治宜“泻火解毒”，用知母、石膏、生地黄、大豆等治之。现代医学将阳强称为阴茎异常勃起，本病可发生于任何年龄的男性，但以青壮年多见，也可以发生于完全性阳痿患者。

一、病因病机

阳强病位在肝、肾、宗筋、阴器。肝主疏泄，肝脉络阴器，阴茎为宗筋之所聚；肾藏精，主生殖，开窍于前后二阴，阴茎为肾之所系。其本在肾，尤以先天不足、肾阴亏虚多见；其标为痰、瘀、火，病位在肝。病因为湿热、阳亢、损伤等。基本病机为邪阻阴器，经络瘀滞，宗筋失养。

（1）情志内伤：情志不遂，抑郁伤肝，肝失疏泄，或大怒暴怒，气逆伤肝，肝疏泄太过，气机紊乱，导致肝经实火，循经下扰，宗筋热盛，发为阳强不倒。正如《类证治裁》所谓“阴纵不收，肝之筋伤热”。

（2）饮食不节：过食肥甘厚味，或饮酒过度，以致酿生湿热，湿热循肝经下注，炽于宗筋，宗筋热盛，发为阳强不倒。

（3）药石所伤：过服温补壮阳之品，或服用金石丹剂，致热积肾中，损伤肾阴，终致相火过旺，发为阳强不倒。《诸病源候论》中有“强中病者……是由少服五石，五石热住于肾中，下焦虚热”之论述。

（4）房劳过度：新婚性欲亢奋，妄施兴举，交合无度，或持续手淫，阴精耗损，不能抑制相火，发为强中。正如《世医得效方》所云：“强中多因耽嗜色欲。”《石室秘录》也云：“阳强不倒，此虚火上炎……若用黄柏、知母二味煎汤饮之，立时消散。”

（5）跌仆损伤：外力撞击，或不慎跌仆，腰骶或阴部受伤，瘀血阻滞于玉茎络脉，或阳强经久不愈，瘀血停聚，茎络被阻，发为强中。

二、诊断与鉴别诊断

1. 诊断

（1）临床表现：本病多发生于青壮年性活跃期。主要表现为起病突然，无特殊诱因，也有因持续长时间的性交所诱发，阴茎呈持久的痛性勃起，持续时间长短不一，短的几个小时，长的数周。局部检查发现阴茎海绵体呈勃起状态，但尿道海绵体和阴茎头仍较柔软，可出现局部瘀血斑、排尿困难或尿潴留及心理上的恐惧。

（2）辅助检查：应针对病因进行。血液化验可排除真性红细胞增多症、白血病、镰形细胞贫血症。还要检测凝血时间及尿常规，血液病患者必要时做骨髓血片检查。海绵体血气分析有助于判断异常勃起的类型，动脉性阴茎异常勃起海绵体内抽出的血液为鲜红色，表现为高流率，几乎正常的氧饱和度和二氧化碳含量；静脉阻滞性阴茎异常勃起海绵体抽出血液为暗红色或紫黑色，表现为低流率，低氧（$PO_2 < 30mmHg$）、高二氧化碳水平（$PCO_2 > 60mmHg$）和酸中毒（$pH < 7.25$）。

超声多普勒检查海绵体动脉血流有助于判断阴茎异常勃起的类型、病情的严重程度和预后。如扫描可区分高流性阴茎异常勃起和低流性阴茎异常勃起；海绵体造影也是区分的一种手段，证明为动脉性海绵体快速储存和静脉阻滞性静脉瘀血。

2. 鉴别诊断

（1）生理性勃起：是指性欲旺盛，在性刺激情况下的阴茎勃起，勃起时间偶有较长，但一般不会超过 1 小时，并且性交排精后或注意力转移后可自行消退。而阳强是在无性欲、无性刺激情况下发生的持续阴茎异常勃起，可伴有局部瘀血斑、排尿困难或尿潴留及心理上的恐惧。

（2）不射精：是指性欲正常，阴茎勃起功能良好，能插入并感受到性快感，但始终不射精，感受不到射精带来的性高潮，停止性交后阴茎随即疲软。阳强是无性欲，无法性交，持续勃起，一般不能自行消退。

（3）性欲亢进：是指性兴奋增强，性欲要求强烈，性交频繁，能完成性交的全过程，有与其年龄不相适应的性要求，性交射精后阴茎萎软，但又很快产生性交欲望，往往伴有内分泌失调、性激素检测异常。阳强是无性欲，无法性交，或偶能性交，但阴茎持续勃起，经久不衰，一般不能自行消退。

三、治疗方法

1. 辨证论治

本病的病位在肝、肾、宗筋、阴器；其基本病机为肝火内盛，湿热下注，阴虚阳亢，气血瘀滞，故其治疗原则以清肝泻火，清热利湿，滋阴泻火，化瘀通络为基本原则。

（1）肝火内盛证

证候：阴茎持续勃起疼痛，纵挺不收，伴烦躁易怒，面红目赤，口苦咽干，目眩耳鸣。舌质红绛，苔干黄，脉弦而有力。

治法：清肝泻火，化瘀软坚。

方药：当归龙荟丸加味。常用药物：当归、龙胆草、芦荟、黄连、黄芩、黄柏、栀子仁、炒大黄、木香、麝香。

加减：可酌加虎杖、赤芍、延胡索、川楝子、水蛭以加强活血化瘀之功。

（2）肝经湿热证

证候：阴茎久挺不衰，颜色晦暗，肿胀疼痛，伴阴囊湿热，口干不欲饮，肢体困倦，汗出黏腻，排尿困难，小便黄赤。舌红绛，舌体胖大，边有齿痕，舌苔黄腻，脉滑数或弦数。

治法：清热利湿，散瘀软坚。

方药：龙胆泻肝汤加味。常用药物：龙胆草、柴胡、山栀子、车前子、泽泻、木通、黄芩、当归、生地黄。

加减：可酌加赤芍、白芍、桃仁、红花、炙甘草、黑豆等，以活血散瘀通络、缓急止痛解毒。

（3）阴虚阳亢证

证候：阴茎坚挺不倒，硬胀疼痛，或交接后仍坚挺不收，可伴见精液自出，睾丸胀痛，潮热盗汗，心烦少寐，腰膝酸软，颧红口干，小便短少。舌红苔少，脉细数。

治法：滋肾养肝，泻火软坚。

方药：知柏地黄汤合大补阴丸加味。常用药物：熟地黄、怀山药、山茱萸、龟板、猪脊髓、牡丹皮、泽泻、茯苓、知母、黄柏。

加减：可酌加龙胆草、柴胡、木通苦寒直折相火，加王不留行、地龙、水蛭行枯滞之血则更佳。

（4）茎络瘀阻证

证候：阳物强硬，久而不倒，茎肿而皮色紫暗，刺痛难耐，可兼见少腹拘急，尿涩而痛，烦躁不安。舌质紫暗或有瘀斑瘀点，脉沉涩。

治法：化瘀通络，活血软坚，消肿止痛。

方药：虎杖散合红花散瘀汤加减。常用药物：虎杖、麝香、当归尾、红花、苏木、乳香、大黄、僵蚕、连翘、贝母、穿山甲、皂刺。

加减：可酌加王不留行、川牛膝、水蛭、地龙以活血；加黑豆、柴胡、木通、车前子以增强清热、消肿、解毒之力。

（5）痰火郁结证

证候：阳物较强硬，平素嗜食醇酒厚味及辛辣之品，或形体肥胖，或血液黏稠度高并伴有口黏而苦，口不欲饮，便秘或黏腻不爽，尿赤。舌红苔黄腻或黄厚，脉弦滑或滑数。

治法：泻火化痰，疏肝解郁。

方药：黄连温胆汤加减。常用药物：黄连、黄柏、胆南星、半夏、竹茹、瓜蒌皮、青皮、陈皮、枳实、玄明粉、甘草。

加减：阴茎勃起不衰者加忍冬藤、猫爪草；心烦不宁者加白菊花、石菖蒲；恶心呕吐者加藿香、佩兰；腰痛明显者加生薏仁、川牛膝。

2. 其他疗法

（1）单验方治疗：柴胡、龙胆草、琥珀粉（蜜调）各 5g，泽泻、车前子、生大黄、黑白丑各 10g，黄芩 6g，生甘草梢 3g，水煎服；或当归 10g，地龙 10g，赤芍 10g，红花 5g，桃仁 10g，黄芩 10g，水煎服；或泽泻 15g，煎汤代茶饮；或桃仁、红花、升麻、肉苁蓉、黄柏各 9g，王不留行、菟丝子各 12g，党参、黄芪各 15g，桔梗 6g，水煎。

（2）针灸疗法：取穴太冲、肝俞、少府、内庭、神门，以泻为主，留针 30 分钟；或取穴行间、太冲、膀胱俞、三阴交、阳陵泉，施泻法，留针 30 分钟，每隔 5 分钟行针 1 次；或取穴太溪、气海、照海、行间，施平补平泻法，留针 30 分钟；或取穴秩边、三阴交，施泻法，留针 30 分钟，每隔 5 分钟行针 1 次。

（3）外治疗法：药布缠渍法：当归、地龙、草乌、五灵脂、乳香、没药、白芥子各 15g，木鳖子（炒黄后研粉）5g，水煎取液 300ml，药布浸吸缠渍阴茎，每日早晚各半小时；或缩阳丹：水蛭 9 条，入水盆养至七月七日，取出阴干，麝香、苏叶三味各等分，研细末，蜜和为饼，用少许擦左脚心；或芒硝 120g，两手捧住，任其流水；或丝瓜汁调五倍子末敷之。

（4）中成药治疗：阴虚火旺者，用知柏地黄丸，每次 8g，每日 3 次；肝经湿热者，用龙胆泻肝丸，每次 8g，每日 2 次；心火亢盛者，用天王补心丹，每次 8g，每日 2 次；瘀血所致者，用少腹逐瘀丸，每次 9g，每日 2 ～ 3 次。

（5）西药治疗：首先应积极给予镇静、镇痛、灌肠，阴茎局部冷敷、挤压等对症治疗。若无效，可采用以下方法进行保守治疗：阴茎海绵体内抽血、灌洗，有效率为50%，对伴有心脑血管疾病的患者是一种最安全的治疗方法。1%的利多卡因阴茎根部阻滞麻醉，先用14号针头穿刺海绵体背侧，抽吸出淤积于海绵体窦内的血液，以降低海绵体内压，改善动脉供血状态，然后将肝素盐水（浓度为5000U/L）20～30ml注入海绵体内，再抽出，同时阴茎加压，如此重复进行，直至抽出液变红，海绵体变软。或者阴茎海绵体内应用α-肾上腺素类药物注射，首先抽吸20～30ml海绵体内积血，将10～20μg肾上腺素或100～200μg去氧肾上腺素用生理盐水稀释成1ml注入海绵体，每5分钟重复1次，直至阴茎萎软。同时检测患者血压、脉搏变化。对阴茎海绵体内注射复方罂粟碱等药物后，阴茎勃起达90°，并持续3小时以上无疲软趋势者，采用间羟胺阴茎海绵体注射，首次剂量是4mg。如果1小时不缓解，再加注间羟胺6mg，若第二次注射间羟胺后1小时无效，则改用阴茎海绵体抽吸。

（6）手术治疗：如上述抽吸仍无效，则需行分流术。有阴茎海绵体尿道海绵体分流术、大隐静脉阴经海绵体分流术、阴茎背静脉阴经海绵体分流术、阴茎头阴经海绵体分流术等。

3. 三因制宜

此病症发生后，患者多有恐惧焦虑心理，可作为情志病因再损肝肾，继而更资病邪，加重病情。治疗时首先应注意安抚患者情绪，可多予疾病宣教等，一方面减少情志因素所致的负面影响，另一方面使其积极配合治疗；用药方面可适当增加龙骨、珍珠母等以镇心安神，加远志、五味子、山茱萸等平恐定志。本病的发生与患者体质、日常精神情志等密切相关，如果患者平素饮酒太过，导致肝经湿热、肝热易怒，治疗时需加葛花、荷叶等清解酒毒之品；如果患者经常思慕不达、所愿不遂，郁而化热，稍加合欢花、绿萼梅等解郁畅情之品。若患者居处潮湿之所，还要顾虑湿与热结，助兴本病，适当加车前子、白茅根等清热通利之品。

四、预防护理

（1）预防：畅情志，避郁怒；适劳逸；节房事，勿纵欲；勿嗜肥甘，勿嗜酒；如患有血液疾病、糖尿病、肿瘤等，应予积极治疗；应用容易引起阴茎持续勃起的药物时，应谨遵医嘱，注意用量及疗程；一旦发生阴茎异常勃起超过4小时不萎软者，应及时到医院就医，不要贻误治疗时机。

（2）护理：勿食辛辣炙煿之品，禁饮酒，以免湿热内生，加重病情；同时，暂时停止性生活，避免性刺激；调节睡眠，调畅情志，以利于疾病恢复。

本病发病主要责之于肝肾。因肝主筋，司疏泄，肝脉络阴器，阴茎为宗筋之所聚，《灵枢·经筋》曰："足厥阴之筋……伤于寒则阴缩，伤于热则纵挺不收。"肾藏精，主生殖，出伎巧，肾开窍于前后二阴，阴茎为肾之所系。肾虚肝脉瘀阻为本病病机之所在，其本为肾，尤以先天不足、肾阴虚多见；其标为痰、瘀、火，病位在肝。无论属肝、属肾、属痰、属火，最终皆因阴茎血脉瘀阻而发病。故认为肝脉血瘀阻滞为其病理特点，其表现形式多以热证、实证出现，临床上多以清热解毒、活血化瘀为治疗大法，对于改善症状、防治并发症有着积极的作用。

延伸学习

观现代医家临床辨治，多以阴虚、肝火、血瘀、痰阻等为主要致病病机，另有湿热损伤宗筋阴器的观点，丰富了本病的病机认识。治疗方面，介入动脉栓塞在现代医学中应用增多；中医方面，针刺放血疗法也有一定的应用尝试。

思维导图

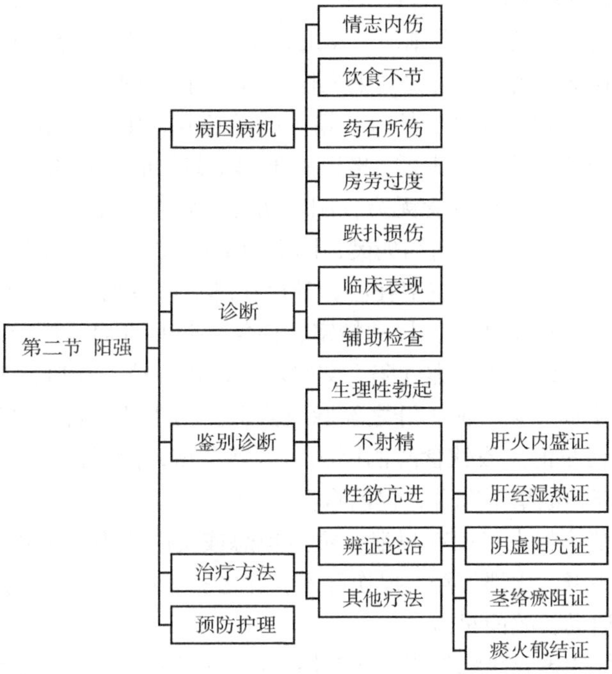

思考题

1. 阳强与性欲亢进有何区别？
2. 阳强的病因病机是什么？
3. 阳强如何进行辨证论治？

第三节　早　　泄

早泄，是同房时阴茎尚未接触或刚接触女方外阴，或阴茎虽进入阴道，但在很短的时间内便发生射精，随后阴茎疲软，不能维持正常性生活的一种病症，是较常见的男性性功能障碍疾病。沈金鳌《沈氏尊生书》将本病的表现描述为“未交即泄，或乍交即泄”。清代陈士铎《辨证录·种嗣门》强调了遗精日久是造成早泄的病因，心肾两虚是其病机所在。叶天士《秘本种子金丹》中指出早泄与男子阴茎包皮有关，并提出“鸡精”之名。《石室秘录》则认为过早射精、阴茎软缩，是由于肾之开合功能失常引起。《大众万病医药顾问》对早泄证进行了专门的论述，从定义、分类、病因、症状、变证、治法、调养等几方面加以阐述，使早泄理论得到较为系统的整理，并认为早泄是引起不育的原因之一，强调精神疗法在治疗中的重要性。成年男性均可发生本病，与年龄无明显关系。西医认为不能控制的过早射精并引起消极的身心影响可称为早泄，但还没有一个公认的早泄定义。

一、病因病机

精液的藏泄与心、肝、脾、肾功能有关，肝失疏泄，制约无能，心脾两虚，阴虚火旺，肾失封藏，湿热侵袭以致精关不固均可降低射精控制力。肾主藏精，肝主疏泄，心主神明，三脏共司精关之开合，与精液的闭藏和施泄密切相关。若肾气健旺、肝疏泄有度、脾统有权、心主得宜，阴平阳秘，精关开合有序，则精液当藏则藏，当泄则泄。总之，本病与心、肝、肾三脏关系密切，其制在心，其藏在肾，其动在肝。其基本病理为精关约束无权，精液封藏失职。

（1）肾失封藏：肾主藏精，开窍于外肾，精关能随意开合则精之施泄有度。如禀赋不足或恣情纵欲，房事不节，施泄太过，或年少未婚，累犯手淫，以致戕害肾气，使封藏失职，精关开合不灵，不能随意启闭，因而引起早泄。或欲念无穷，阴精暗耗，肾水不足，相火偏盛，以致同房之时，君火一动，使相火动极，精室被扰，闭约失灵，因而甫交即泄，或未交即泄。

（2）劳伤心脾：精虽藏于肾，而主宰在心，升摄在脾。劳倦伤神，用心思虑过度，则伤心脾。心阴不足，交时君火动极，引动相火，扰动精室，使精关过早开启而提前泄精；脾伤化源不足，肾气失充，精气不固可见早泄；或脾虚气陷，交时君火动极，精关开启，而脾失升摄，故而早泄。

（3）湿热下注：肝主筋，主疏泄，肝之经脉过阴器，结于茎，若湿热注于肝经，邪火妄动，疏泄太过，则精关早启而早泄。或饮食醇酒厚味、煎炒炙煿，湿热内生，下注于肾，相火妄动，扰乱精室，交时相火更旺，故精不守舍，提前自泄。

（4）七情所伤：七情不畅也可引起早泄。突遇惊恐或交时恐惧，损伤肾气，肾恐不宁，精关不闭，因而早泄；情怀不畅，忧郁不舒，损伤肝木，肝之疏泄功能失常也可引起早泄；心志过喜，君火动极，过早令精关启动，故而早泄。

（5）阴虚火旺：素体阴虚或热病伤阴，或劳倦过度，耗伤真阴，或欲念无穷，房事不节，纵欲竭精，均致阴精耗伤，阴虚阳亢，扰动精室，精液不固，发为早泄。

西医认为早泄与遗传倾向、较差的整体健康状况和肥胖、前列腺炎、甲状腺激素失调、情绪问题和压力及精神创伤性的性经历等因素有一定关系。随着研究深入，发现躯体疾病、神经电生理紊乱等因素亦可引起早泄，而心理环境因素可能强化早泄的发展。另外，手淫、酒精中毒、脊髓损伤也有引起早泄的可能。

二、诊断与鉴别诊断

1. 诊断

（1）临床表现：目前对早泄尚无确切的时间定义，但有以下症状之一，且持续 1 个月以上者，可诊断为早泄：阴茎未插入阴道、插入阴道时或阴茎在插入阴道后不足 1 分钟即发生射精，致使性功能正常的妻子在性交中不能达到性欲高潮和性满足者。2015 年国际性学会（International Society for Sexual Medicine，ISSM）对早泄的定义：①从初次性交开始射精往往或总是在插入阴道 1 分钟左右发生（原发性早泄），或者射精潜伏时间有显著缩短，通常少于 3 分钟（继发性早泄）；②总是或几乎总是不能延迟射精；③消极的身心影响，如苦恼、忧虑、沮丧和（或）躲避性生活等。

原发性早泄常伴有性欲减退或亢进、胆怯多疑、性交焦虑等症状，继发性早泄还伴有原发疾病症状。

早泄的诊断主要依据患者及其伴侣对性生活的描述，重视患者的病史和性生活史；结合中国早泄患者性功能评价表（CISFPE）（表 10-1）进行综合评价。

表 10-1 中国早泄患者性功能评分表（CISFPE）

您平时产生性欲望或性兴趣的频度如何？	几乎没有	少数几次	约一半	多数时候	几乎总是
	1 分	2 分	3 分	4 分	5 分
性生活时阴茎勃起硬度足以插入阴道的频度如何？	几乎没有	少数几次	约一半	多数时候	几乎总是
	1 分	2 分	3 分	4 分	5 分
性生活时，能够维持阴茎勃起直到完成性生活的频度如何？	几乎没有	少数几次	约一半	多数时候	几乎总是
	1 分	2 分	3 分	4 分	5 分
性生活时，您试图延长性交的时间困难程度如何？	很困难	困难	有些困难	一般	没有困难
	1 分	2 分	3 分	4 分	5 分
性生活时，从阴茎插入阴道直到射精的时间	极短	很短	短	比较短	不短
	（＜ 30s）	（1 分钟）	（2 分钟）	（3 分钟）	（＞3 分钟）
	6 分	7 分	8 分	9 分	10 分
总体而言，您对性生活的满意程度	很不满意	不满意	一般	满意	非常满意
	1 分	2 分	3 分	4 分	5 分
性生活时，女方对性生活的满意程度如何？	很不满意	不满意	一般	满意	非常满意
	1 分	2 分	3 分	4 分	5 分
您对圆满地完成性生活的自信程度	很低	低	一般	自信	很自信
	1 分	2 分	3 分	4 分	5 分
性生活时，有多少次感到焦虑、紧张和不安	几乎总是	多数时候	一般	少数几次	几乎没有
	1 分	2 分	3 分	4 分	5 分

利用这个表自我对照，有助于了解自我性生活健康状况，对自我的性生活健康状况进行一次全面的评估。以上各项得分相加，13 分以上为轻度早泄，10 ～ 13 分为中度早泄，5 ～ 9 分为重度早泄。

（2）辅助检查：除常规检查尿液、前列腺液、精液、性激素及甲状腺功能外，还可做阴茎神经电生理检查、阴茎交感皮肤反应测定和球海绵体肌反射潜伏期测定；或可做阴茎体感诱发电位测定等相关辅助检查。另外还要注意第二性征及外生殖器的检查。

2. 鉴别诊断

（1）阳痿：两者在临床上有阴茎萎软不用的共同特点，但有先后不同。早泄之阴茎萎软，是阴茎先能勃起，但因过早泄精而后萎软不用；阳痿则是萎而不举，举而不坚，坚而不久。早泄病久不愈往往会导致阳痿。

（2）遗精：早泄与遗精均有泄精的共同特点。但遗精是在无性交状态下的精液自遗自泄，当进行性交时射精可以是完全正常的；早泄则是在进行性交时，阴茎刚插入阴道或尚未插入阴道即射精，不能完成正常性交。临床中，许多早泄患者多有遗精病史，或与遗精共同存在。

（3）生理性早泄：新婚初期，或久别重逢，因为情绪过于兴奋、激动，可偶然出现 1 次或数次早泄，但经过调整即可自动恢复，不足为虑。

（4）假性早泄：指男性阴道射精潜伏时间在正常范围内且具有射精控制能力，但女性无性高潮体验，达不到性的满足，女方及自身皆以为是早泄而求治。其实质为女性性高潮障碍。

三、治疗方法

1. 辨证论治

早泄一病，需辨虚实、明脏腑、审寒热、分阴阳。早期、湿热、年轻健壮者多属实证，多用泻法，以清利为主。早泄日久、久病体虚、年老体弱者多属虚证，当以补虚固精为主。根据不同病机，采取“虚则补之，实则泻之”“男女双方同治”“坚持两个配合”总则。

（1）肾气不固证

证候：未交即泄，或乍交即泄，性欲减退。伴腰膝酸软或疼痛，小便清长或不利，面色不华。舌淡，苔薄白，脉沉弱或细弱。

治法：补肾固精。

方药：金匮肾气丸加减。常用药物：熟地黄、山药、山茱萸、泽泻、茯苓、牡丹皮、附子、肉桂。

加减：滑精者酌加五味子、金樱子、芡实、桑螵蛸等。

（2）肝经湿热证

证候：交则早泄，性欲亢进。伴烦闷易怒，口苦咽干，阴囊湿痒，小便黄赤。舌质红，苔黄腻，脉弦滑或弦数。

治法：清肝泻火，利湿泄浊。

方药：龙胆泻肝汤加减。常用药物：栀子、黄芩、柴胡、生地黄、车前子、泽泻、木通、甘草、当归等。

加减：尿浊者，加薏苡仁、萆薢。

（3）心脾两虚证

证候：行房早泄，性欲减退。伴四肢倦怠，气短乏力，多梦健忘，纳少便溏，心悸寐差。舌淡，苔薄，舌边有齿印，脉细弱。

治法：健脾养心，安神摄精。

方药：归脾汤加减。常用药物：白术、茯神、黄芪、龙眼肉、酸枣仁、人参、木香、炙甘草、当归、远志、大枣、生姜。

加减：肾气不足，出现头昏、耳鸣、腰膝酸软者加莲子、山药、芡实、桑螵蛸、龙骨、龟板等。

（4）阴虚火旺证

证候：阳事易举，乍交即泄，或未交即泄。伴五心烦热，潮热，盗汗，腰膝酸软。舌红，苔少，脉细数。

治法：滋阴降火，补肾涩精。

方药：知柏地黄汤加减。常用药物：生地黄、山萸肉、山药、泽泻、牡丹皮、茯苓、知母、黄柏。

加减：梦遗，心烦不寐，夜热不安，小便短黄者加龙骨、牡蛎、牡丹皮、女贞子、旱莲草等。

（5）心肾不交证

证候：阳事易举，早泄或梦遗，腰酸腿软，心烦不寐。舌红少苔，脉细数。

治法：交通心肾，潜阳固精。

方药：交济汤加减。常用药物：黄连、肉桂、煅龙骨、党参、黄芪、当归、麦冬、柏子仁、熟地黄、山茱萸。

加减：遗精甚者可加金樱子、芡实、牡蛎、龙骨、五倍子、五味子、鸡内金等。

（6）肝气郁结证

证候：早泄，精神抑郁，胁胀少腹胀痛，胸闷善太息，少寐多梦。舌淡苔薄白，脉弦。

治法：疏肝解郁。

方药：逍遥散加减。常用药物：柴胡、白芍、当归、白术、茯苓、合欢皮、薄荷、煨姜、甘草。

加减：肝郁化火，胸胁灼痛，口干口苦者，加牡丹皮、山栀子；肾气虚者加芡实、熟地黄、山药、五味子等。

2. 其他疗法

（1）心理行为治疗：早泄最常见的心理障碍是焦虑和抑郁，通过女方协助男方获得性功能自信，减轻焦虑；配合性交间歇刺激、性感集中训练、提高性刺激耐受性、挤捏法、落水冲击、下拉阴囊和睾丸、避孕套性交等适当的行为疗法，逐步建立射精控制力，从而提高射精阈值。

（2）药物外治：用丁香、细辛各 20g，浸泡于 95% 乙醇 100ml 中 15 天，过滤取汁，性交前涂擦龟头 1.5 ～ 3 分钟，10 次为 1 个疗程；用五倍子 10g，石榴皮 15g，细辛 10g，水煎，性交前温洗前阴并揉擦阴茎、龟头。

（3）中成药治疗：肾阳亏虚者，用金匮肾气丸，每次 9g，每日 2 次；肝气郁结者，用逍遥丸，每次 9g，每日 2 次；阴虚内热者，用知柏地黄丸，每次 9g，每日 2 次；肝经湿热者，用龙胆泻肝丸，每次 6g，每日 2 次；心阴不足、君火偏盛者，用天王补心丹，每次 9g，每日 2 次；肾气不固者，用金锁固精丸，每次 9g，每日 2 次。

（4）针灸疗法：气海、关元、命门、中封、曲骨、绝骨、足三里、膀胱俞、定志等穴，每次选用 3 ～ 5 穴毫针平补平泻，每次 15 分钟，每日 1 次，也可在同房前 15 ～ 30 分钟临时加针，以增强效果；三阴交、阴陵泉、中极用泻法，每次 15 分钟，每日 1 次。

（5）西药治疗：目前临床常用药物主要有选择性 5- 羟色胺再摄取抑制剂（SSRIs）、三环类抗抑郁药（TCAs）、表面麻醉药、5 型磷酸二酯酶抑制药（PDE5）、α 受体抑制剂、曲马多等药物。另外也要注重原发病的治疗。

（6）手术治疗：目前国内外还没有充分的数据证明早泄外科手术治疗的有效性、安全性。国内一些专家认为若因包皮及系带过于敏感引起的早泄需行包皮环切术、阴茎系带松解术、阴茎系带内羊肠线植入术；阴茎背侧神经选择切断术、阴茎背神经射频消融术、阴茎假体植入术等手术治疗是对于药物等治疗无效的一种最后选择。

3. 三因制宜

早泄的发生时常伴随着男性情志方面的变化，致使患者丧失自信、抑郁悲观，在治疗中除了使用药物之外，应使用言语及心理暗示等手段疏解患者情绪和精神方面的压力，使患者正确认识疾病，缓解患者的挫败感，增强自信，积极配合治疗。由于疾病的特殊性与隐私性，使得伴侣成为了本病重要的参与者，故夫妻同治也成为了治疗的关键一环，应对患者及其配偶进行充分的性健康教育，告知患者及其配偶应洁身自好，避免不洁性行为。同时与患者夫妻双方建立起良好的沟通关系，取得患者及其配偶的信任，提高患者的配合度。应注意饮食方面的调节，不过食肥甘厚味及辛辣烟酒，注意膳食营养均衡，并考虑所在地区的气候特点以及时令节气等相关因素斟酌用药，如久居气候干燥地区用药酌加白芍、乌梅等具有滋阴功效的药物；如冬季用药应辨证增加肉桂等补火助阳；年轻健壮证属实证者应稍加泽泻等泻火燥湿；年老体弱证属虚证者应酌加山茱萸等补益肝肾、收涩固脱。

四、预防护理

（1）预防：预防早泄与夫妻间互相理解、配合密切相关。因此夫妻双方要正确认知、掌握有关性知识，要劳逸结合，注意饮食、行为、运动等方面的保健；积极预防和治疗龟头炎等可能引起早泄的各种疾病。

（2）护理：起居有常，饮食有节，不过食肥甘辛辣，以免湿热内生，加重病情，适当食用含锌元素、精氨酸、钙元素、维生素等食材以补充性腺所需的营养元素；重视夫妻沟通，女方需体贴、安慰，不能责难、威胁，多鼓励以助男方重树信心；切勿恣情纵欲或手淫过度；调畅情志，心态平和，恬淡虚无，怡情养心。

早泄一病在古人看是以“其未交即泄，或乍交先泄”为症状，为早泄下了一个准确而形象的定义。其病机上可归纳为肝失疏泄、阴虚阳亢、心脾亏虚、肝经湿热、肾气不足等，导致精关疏泄失常，约束无能而罹患，本病与心、肝、肾三脏关系密切，其制在心，其藏在肾，其动在肝。其基本病理为精关约束无权，精液封藏失职。因此早泄是在虚则补之，实则泻之的大纲下辨证论治以达到延缓射精、收发自如的目的。

延伸学习

PE 的发生临床辨证以复合证型及实证多见，少见单纯虚证，治疗上应综合考虑，攻补兼施[1, 2]。中医对早泄认识较早，治疗方法多样，如针灸、中药外敷以及房中术等特色疗法拓宽了治疗时的思路，丰富了对于早泄治疗的选择[3, 4]。

另外，祖国医学的蒙、维、壮、苗、回医等，也有许多可借鉴依自有理论在临床实践中总结出的经验方[5]。

[1] 中国中医药信息学会男科分会 . 早泄中西医结合多学科诊疗指南（2021 版）[J]. 中国男科学杂志，2021，35（3）：66-72.

[2] 张贤生，梁朝朝 . 早泄诊断和治疗 [M]. 合肥：安徽科学技术出版社，2014.

[3] 秦国政 . 男科病特色专科实用手册 [M]. 北京：中国中医药出版社，2007.

[4] 李宏军，张志超，姜辉 . 早泄：从病因到诊断和治疗 [M]. 北京：北京大学医学出版社，2014.

[5] 白文俊，王晓峰 . 现代男科学临床聚焦 [M]. 北京：科学出版社，2017：1.

思维导图

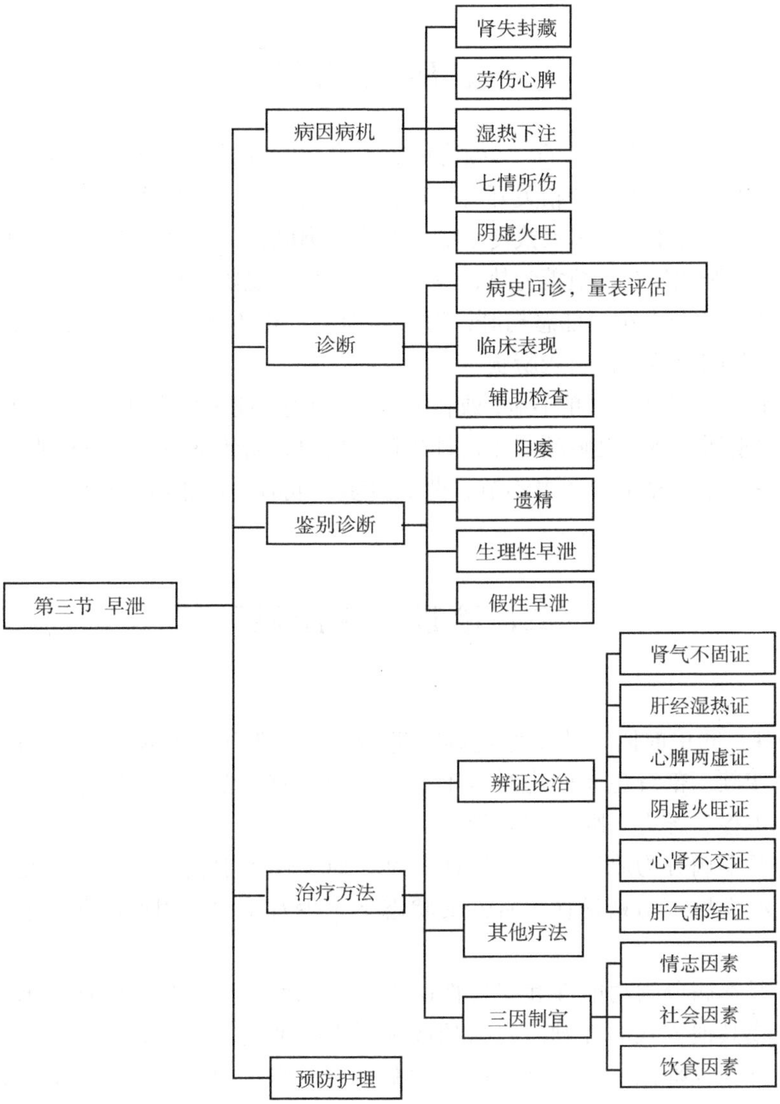

思考题

1. 试述早泄问诊的重要性。
2. 为什么中医治疗早泄更具优势？
3. 早泄以肾为本，那么如何看待心、肝、脾的作用？

第四节　精　闭

成年男子在性活动中阴茎能正常勃起，且性交能持续足够时间，但不能在阴道内射精的病症，称为精闭，古称“精不射”。本病属于西医学“不射精”“逆行射精”的范畴。精闭可以引起男子性高潮快感的缺失，也是不育症的重要原因之一。

中医对本病虽然论述较少，也无此专用名，但古籍中早已有“精射不出”“精瘀”“能交接而不施泄”等记载。如巢元方《诸病源候论・虚劳无子候》曰：“泄精，精不射出，但聚于阴头，亦无子。”可供临证参考。

一、病因病机

精闭的病位主要责之于心、肝、肾；病因为情志内伤、败浊内停、劳欲过度、大病久病、禀赋不足；基本病机为肾精亏虚、精道不通和精关开合失司，并且有虚有实，往往虚实夹杂。

（1）湿热下注，精关不启：多因饮食不节，偏嗜酒肉肥甘，聚湿生热，湿热蕴积，或感受湿热之邪，或外阴不洁，湿浊侵袭，蕴蓄为热，下注肝经，肝经受阻，精关不启。

（2）肝郁气滞，开合失司：郁怒伤肝，肝失疏泄，气机不畅，疏泄不及，肾气不通，开合失司而致射精困难，甚则精液逆行射入膀胱。

（3）败浊瘀阻，精道不通：忍精不泄，或相火妄动，所愿不遂；饮食所伤，痰湿内生或外感湿热，阻滞精窍；或久患遗泄，离位之败精停滞，日久精道瘀阻，而致不射精，或精泄不出。

（4）肾精亏虚，精源枯竭：房事不节，劳欲过多；或有手淫恶习，致肾精亏损，精源枯竭而致无精可射。

二、诊断与鉴别诊断

1. 诊断

（1）临床表现：同房时阴茎能很好地勃起进行性交，但不能在阴道内射精，阴茎勃起持续一段时间后慢慢变软。部分患者同房时虽不射精，但却有遗精现象。因精闭还可引起焦虑、痛苦、精神紧张、头昏、乏力、眠差等症状。

根据发病情况本病分为原发性和继发性两种。原发性不射精是在正常性交状态下从未在阴道内获得射精；继发性不射精是在正常性交状态下至少有1次在阴道内获得射精，但以后未获得阴道内射精。

根据病因情况本病分为功能性和器质性两类。功能性不射精是与配偶阴道内性交时不能射精，但其他时候或其他方式的性刺激有射精或睡眠中有遗精，多因大脑皮质、丘脑下部功能紊乱，脊髓射精中枢受到抑制所致。器质性不射精是无论阴道内性交还是其他方式性交均不能射精，睡眠中也没有遗精，多因先天疾病或手术、外伤等造成脊髓、腰骶交感神经节损伤或性器官畸形所致。

病史方面，要了解除与配偶阴道内性交时不能射精以外，手淫或其他方式的性刺激时能否射精，或有无与配偶以外性伴侣性交时射精的经历，性生活之后或其他时候有无遗精；同时了解性生活方式方法、性生活频度、性经历、性观念、避孕方法等。有无生殖系统先天解剖异常、糖尿病、脊髓受伤等神经疾患，有无可能影响射精功能的手术史或经尿道介入治疗操作史，有无使用影响性高潮药物等用药史。

（2）辅助检查：检查性器发育是否正常，有无炎症、包茎等异常情况，检查前列腺液常规、尿常规可了解尿路及前列腺有无炎症，B超检查精囊、前列腺可了解有无精囊扩张和前列腺病变，怀疑颅内病变所致的不射精症应做颅脑部CT或MRI检查。

2. 鉴别诊断

本病应注意与射精无力、阴茎异常勃起相鉴别。

（1）与射精无力鉴别：不射精者无精液排出，也无射精动作和快感；射精无力者有精液排出，但射精的动作和快感不强烈，而是精液缓慢流出。

（2）与阴茎异常勃起鉴别：不射精者性兴奋时阴茎能够正常勃起，而阴茎异常勃起一般不因性刺激引起，不射精者性兴奋时没有精液射出，而阴茎异常勃起者于射精后仍然持续勃起。

三、治疗方法

1. 辨证论治

精闭临床有虚实两端，按实则泻之、虚则补之的原则，实证以疏肝行气、祛瘀通窍、化痰利湿为主；虚证以补脾肾为主，如健脾益气，养血益精，或温肾助阳。虚而夹火者，则重在补虚，当予补肾阴以降虚火。若瘀血阻滞者，则属本虚而标实，祛瘀还当兼补肾气。各种证型均可加开窍通精之品，如王不留行、石菖蒲、路路通、蜈蚣等。

（1）湿热下注证

证候：阴茎勃起正常，行房有性高潮及射精感，无精液射出，行房后有浑浊尿，阴部湿痒，尿黄赤，下肢酸沉。舌稍红，苔黄腻，脉弦滑。

治法：清热利湿，利窍通精。

方药：程氏萆薢分清饮加减。常用药物：川萆薢、黄柏、石菖蒲、茯苓、白术、莲子心、丹参、车前子、生地黄、甘草、竹叶、王不留行、川牛膝。

（2）肝郁气滞证

证候：性交不射精，情志抑郁，小腹睾丸坠胀，胸胁胀痛，嗳气，善太息。舌质暗红，苔薄白，脉弦。

治法：疏肝解郁，行气通精。

方药：柴胡疏肝散加减。常用药物：陈皮、柴胡、川芎、香附、枳壳、芍药、甘草、蜈蚣、路路通。

加减：肝郁脾虚者可酌加白术、人参、茯苓、怀山药。

（3）败浊瘀阻证

证候：阴茎勃起而胀甚，有性高潮及射精感，无精液射出，或行房后尿浑浊；心烦易怒，或有小腹疼痛，腰痛。舌质暗红或有瘀点瘀斑，脉象弦或沉涩。

治法：行气活血，祛瘀通精。

方药：少腹逐瘀汤加减。常用药物：小茴香、干姜、延胡索、当归、川芎、官桂、赤芍、蒲黄、五灵脂、败酱草、土茯苓、薏苡仁、金银花、蜈蚣、地龙。

（4）肾精亏虚证

证候：阴茎勃起欠坚，行房无性高潮及射精感，无精液射出，腰酸腿软，夜尿清长。舌淡苔白，脉细。

治法：补肾温阳，化气通精。

方药：右归丸加减。常用药物：山药、熟地黄、山茱萸、枸杞子、菟丝子、杜仲、附子、肉桂、当归、鹿角胶、淫羊藿、巴戟天、王不留行、石菖蒲、川牛膝。

2. 其他疗法

（1）中药外治：麝香 0.3g，敷脐心，外用麝香追风膏固定，适用于各种类型不射精。

（2）推拿疗法：采用揉脐中极式。此式能调理肾与膀胱，以达到治疗逆行射精之目的。以下手法：先以脐为中心，双手重叠，手心（劳宫穴）相重，对准脐，顺时针，由小到大转圈揉36次，逆时针方向由大到小揉36次，转圈最大时，上至剑突下，下至曲骨。用同样的手法对准中极穴各揉36次，转圈最大时，上至脐，下至曲骨。用力要轻柔缓和。

（3）针灸疗法：体针常用穴位可选八髎、肾俞、关元、中极、曲骨、三阴交、太冲等，每日针刺1次，每次20分钟，虚寒者可加灸。耳针常用穴位可选内分泌、皮质下、肝、肾、神门、精宫等，按压或针刺。

（4）行为疗法：采用女上位性交，由女方用手刺激等方法使男方接近性高潮，即将射精时由女方将男方阴茎插入阴道，插入后继续对阴囊及阴茎根部加以抚摸刺激，女方紧缩会阴部肌肉并快速抽动，让男方在阴道内完成射精，往往能使男方恢复自然的阴道内射精能力。若不成功，可让男方在阴道口射精，往后仍坚持采用本法，逐步过渡到阴道内射精。

（5）按摩器刺激：对于手法刺激仍不能射精的患者，可使用专用的男性按摩器按摩刺激阴茎，同时辅以视觉性刺激等方法诱发射精，使患者体会射精的快感，逐步过渡到用按摩器刺激至即将射精时插入阴道内射精，也有助于恢复正常的射精反射。

（6）西药治疗：药物治疗可采取α肾上腺素能交感神经兴奋药，如性交前口服盐酸麻黄碱50～75mg，或静脉注射盐酸脱羟肾上腺素60mg（高血压、冠心病、甲亢、青光眼患者禁用）。由糖尿病等疾病引起的不射精应首先治疗原发病。精阜有炎症时应行抗炎治疗，精阜增生明显者可经尿道作电切，有前列腺炎者应同时治疗前列腺炎。

（7）手术治疗：对某些解剖异常引起或梗阻引起的不射精，可采用手术治疗，如射精管口梗阻可经尿道介入切开射精管口，肿瘤或囊肿压迫造成的阻塞可行肿瘤或囊肿切除术。

四、预防护理

1. 预防

（1）加强婚前性教育，夫妻双方都要掌握必要的性知识和方法，注意适度性生活，不应过频，也不宜长期禁欲。

（2）注意生活规律，劳逸结合，养心健体，避免久坐及长时间骑车。

（3）避免使用可能会抑制射精反射的药物，如抗精神病药物三氟拉嗪、丙咪嗪、硫利达嗪、阿米替林等；抗抑郁药品曲唑酮、氟西汀、舍曲林等；选择性α受体阻滞剂特拉唑嗪、坦索罗辛等；抗高血压药胍乙啶、酚苄明、酚妥拉明等；乙酰胆碱抑制剂苯海索等长期或大剂量使用均可能导致射精障碍。

（4）忌烟酒及辛辣刺激性食物；多食蔬菜、水果，保持大便通畅。

2. 护理

（1）积极防治尿道炎、前列腺炎等泌尿生殖系疾病。

（2）改善夫妻关系，调整性生活的环境，营造良好的性爱氛围，夫妻双方共同参与治疗。

精闭以同房不能射精为特征，主要与心、肝、肾三脏关系密切。其病理基础以无精可泄或精关闭锁、精不能泄为主，但以后者为多。故治以通精利窍、开启精关或充足精源为主。精虽藏于肾，但调在心肝，故精闭不能独以治肾，尚须调畅心、肝，辨证施治。临床中凡属射精无力者可加党参、黄芪；开精窍加石菖蒲、桔梗、远志；通精窍加虎杖、穿山甲、路路通、王不留行、牛膝、丹参。

凡遇精闭，切忌使用滋补或收涩之剂，以免阻滞精道；苦寒、辛热也不可过剂，以免伐阳或伤阴。本病之治，唯非草木可愈，尚需配合心理治疗、病后护理、夫妇同治及学习一定的性知识。

思维导图

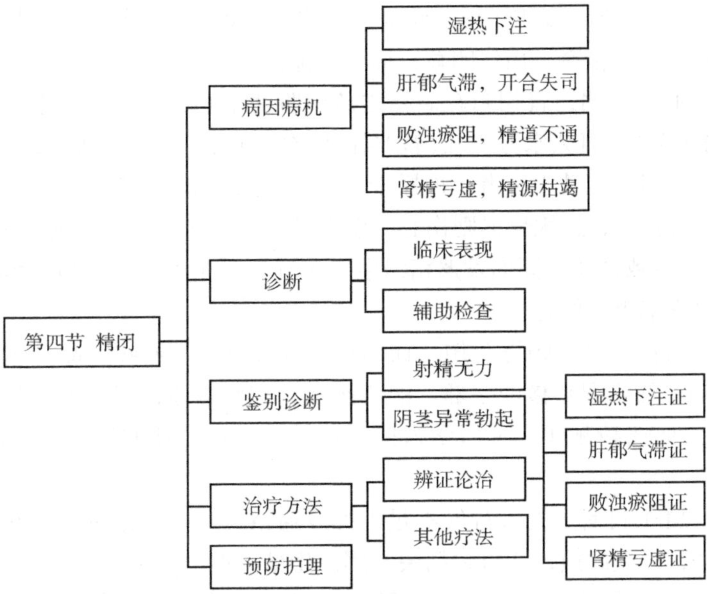

思考题

1. 什么是精闭？如何诊断精闭和对精闭进行分类？
2. 不射精与逆行射精如何鉴别？
3. 精闭的中医病因病机是什么？
4. 精闭应如何辨证论治？

第五节　遗　　精

遗精是指男子青春期后非性活动而出现精液遗泄的病症，有梦遗与滑精之分，其中睡眠中因性梦发生的谓之“梦遗”；无梦而遗，或者清醒状态下无性活动而精液流出则称“滑精”。两者临床表现虽有差异，但病因基本一致，故将其概括为遗精论治。青春期后男子长期无手淫或性生活等形式排精，每月遗精 2 ～ 3 次且不伴有其他不适，则为生理现象。

遗精表现首载于《灵枢 · 本神》“恐惧不解则伤精，精伤则骨酸痿厥，精时自下”；张仲景《金匮要略 · 血痹虚劳脉证并治》称之为“男子失精”，并以桂枝加龙骨牡蛎汤治疗；巢元方《诸病源候论 · 虚劳病诸候》对此以肾气虚立论；已知资料中“遗精”病名首次出现于《普济本事方》“治遗精梦漏锁不固”，提出“下元虚惫，精不禁者，宜服茴香丸”；朱丹溪《丹溪心法 · 遗精》提出“精滑专主湿热”并以清利湿热治之；张景岳《景岳全书 · 遗精》从五脏虚实论述翔实而完备；程钟龄《医学心悟》以有梦无梦分心、肾病机不同而治；黄元御《四圣心源 · 精遗》以肾寒脾湿，木郁风动立论，玉池汤构思精巧。历代医家学术经验至今仍有效地指导着临床实践。

一、病因病机

遗精以精关失固为病理表现，但病因有虚实之别，亦有五脏归属之不同。遗精初起、年轻体壮者，多为心火、肝火及湿热扰动之实证、热证或阴虚火旺，扰动精室；久病体衰，滑脱不禁伴有各种虚衰表现者，则常为脾肾虚寒，精关不固。

（1）阴虚火旺：年少无知，屡犯手淫；或早婚纵欲，房事过度；或过用温燥之品，致肾精亏虚，阴不制阳，阴虚火旺，扰动精室，精失闭藏，而致遗泄。

（2）心肾不交：心主神明，肾司封藏。精之疏泄听命于心，封藏所由乎肾。心有所慕则意淫于外，心火暗摇而肾水渐耗，日久水亏火旺，夜半阳生之时日有所思夜有所梦，淫梦频作，而发遗精。《金匮翼·遗精滑精》曰："动于心者，神摇于上，则精遗于下也。"

（3）心脾两虚：思伤脾，愁忧恐惧则伤心。思虑过度，脾气亏虚，心血暗耗；或兼饮食不节，脾失升清固摄之能，均可致精关不固而发遗精滑泄之疾。《景岳全书·遗精》"因用心思虑过度辄遗者，此中气不足，心脾之虚陷也"便是。

（4）湿热扰动：饮食自倍，肠胃乃伤。饮酒过度或过食肥甘厚味之品，则易脾失运化而湿热内盛；或者居处不洁，沾染湿热秽浊之邪。湿为阴邪，其性重浊，湿性下流易袭阴位，湿热下注扰动精室则精关不固而遗精频作。《医学入门·遗精》曰："饮酒厚味，乃湿热内郁，故遗而滑也。"

（5）肾虚不固：肾主封藏。先天肾气不足，抑或通精过早、色欲过度，暴恐伤肾，又或久病失养及肾，年老体衰，肾气虚损，均可致精关不固而生精液遗滑之患。

西医对病理性遗精的损害及发病机制尚无明确认识，多数认为遗精属于继发症状，与泌尿生殖系局部各种炎性刺激、自主神经功能紊乱、焦虑、抑郁状态、过度疲劳等有关。

二、诊断与鉴别诊断

1. 诊断

（1）临床表现：睡眠中遗精，伴随性梦与否均可，每周2次以上，严重者可一夜多次或者连续数日遗精；或清醒状态下无性刺激及性交射精愿望情况下发生精液遗滑。常伴随精神萎靡、腰膝酸软、头昏、耳鸣眼花、记忆力下降、注意力不集中等虚弱证候；或伴随尿频尿急尿痛、包皮垢增多或包茎、阴囊潮湿、少腹会阴等局部疼痛不适等症状。部分患者思虑过度、多疑善感，精神压力过大。

（2）辅助检查：规范查体，排除或确认包茎、包皮龟头炎、包皮垢过多等局部刺激因素；尿常规、前列腺液常规检查、尿液或前列腺液细菌培养、神经电生理、性激素等检查均有助于明确继发遗精的因素。

2. 鉴别诊断

（1）早泄：以性刺激情况下过快射精或失去控制力为特点；遗精则以无明确性刺激情况下精液自行排出为特点。

（2）精浊：以清醒状态下，在大便时或尿后努责时出现尿道口分泌物排出，常可伴有尿道灼热刺激感、尿频、尿急、尿痛等其他局部不适；遗精则以无明确性刺激或性行为主观愿望状态下精液自行排出为特征。两者也可同时出现。

三、治疗方法

1. 辨证论治

遗精辨证首分虚实。实则清泄，虚则补益固涩，虚实夹杂则清补兼施。年轻体壮或遗精初期实证居多，常见心火过旺或湿热下注证型，则以清心安神或清热利湿为主，慎用补益固涩以防敛邪而缠绵难愈；久病或身体虚弱者，则多以脾肾不足为主，当健脾益气、益肾固涩为先。遗精主症之外，兼夹症状可提示病情虚实，不可先入为主，犯虚虚实实之戒。

（1）阴虚火旺证

证候：梦中遗精，阴茎易举，头晕耳鸣，腰腿酸软，尤以遗精后次日明显，五心烦热，颧红口干，形瘦神疲。舌红少苔，脉细数。

治法：滋阴降火，收涩固精。

方药：知柏地黄丸加味。常用药物：熟地黄、山茱萸、山药、牡丹皮、泽泻、黄柏、知母、茯苓、芡实、五味子、金樱子。

（2）心肾不交证

证候：遗精频繁，五心烦热，夜休多梦，性欲亢奋，阳具易举；眩晕耳鸣，腰膝酸软，健忘不宁。舌红，脉细数。

治法：清心安神，滋阴补肾。

方药：黄连清心饮合三才封髓丹加减。常用药物：天冬、生地黄、熟地黄、当归、黄连、黄柏、茯神、远志、酸枣仁、莲子、砂仁、甘草。

（3）心脾两虚证

证候：遗精频繁，劳累后发作，甚至白日精液滑泄，伴纳差便溏、乏力困倦、少气懒言、动辄气短、虚烦不眠、心悸健忘、面色少华或萎黄、形体瘦弱。舌淡苔薄白，脉虚弱无力。

治法：益气健脾，宁心安神。

方药：妙香散合水陆二仙丹加减。常用药物：人参、黄芪、茯神、远志、辰砂、山药、茯苓、木香、桔梗、芡实、金樱子。

加减：纳呆腹胀者加炒神曲、鸡内金、炒麦芽；心悸重者加龙骨、牡蛎重镇安神之品。

（4）湿热下注证

证候：梦遗频作，口苦口臭，纳呆或食欲亢奋，胸胁苦满，精液黄稠臭秽，阴囊湿痒，包皮垢黄白量多，伴小便频赤臭秽、淋漓不尽，大便黏滞不爽。舌红苔黄厚腻，脉弦滑数或濡滑数。

治法：清热利湿。

方药：龙胆泻肝汤或四妙丸加减。常用药物：龙胆草、黄芩、黄柏、栀子、当归、生地黄、车前子、木通、泽泻、柴胡、苍术、薏苡仁。

加减：湿重于热者，以健脾利湿为主，酌予清热；热重于湿者，清热为先，勿忘利湿。久病湿热瘀阻而疼痛者加桃红四物汤等活血之品。

（5）肾虚不固证

证候：多无梦而遗，或滑泄不禁，常伴性欲淡漠，阳痿早泄，腰膝酸软，畏寒肢冷，面色㿠白，阴部发凉萎缩，精液清冷，夜尿清长，头晕眼花，齿摇发脱。舌质淡胖，苔白滑，脉沉细。

治法：益肾固精。

方药：天雄散合金锁固精丸加减。常用药物：天雄、桂枝、芡实、白术、莲肉、沙苑子、莲须、龙骨、牡蛎、金樱子、锁阳、桑螵蛸。

加减：惊恐伤肾者配合安神定志丸。

2. 其他疗法

（1）健康教育与心理治疗：正确认识遗精的程度及危害，缓解患者焦虑、抑郁心理状态，纠正患者对遗精的错误认识及不良行为习惯，减轻或消除心理因素所致的伤害，是改善患者生活质量，提高遗精治疗效果的重要环节。

（2）外治法：五倍子10份，白芷5份研粉末，蜂蜜或醋水混合物适量，混合成团后外敷肚脐，睡前贴敷，起床后去掉，每日1次。

（3）中成药治疗：性欲旺盛而遗精者，知柏地黄丸9g，每日2次；肾气虚者，金匮肾气丸9g，每日2次；湿热下注者，龙胆泻肝丸9g，每日2次；心脾两虚者，归脾丸6g，每日3次；心肾不交者，交泰丸6g，每日2次。

（4）针灸治疗：常用关元、气海、肾俞。心肾不交者，加内关泻法，神门平补平泻，太溪补法；心脾两虚者，加心俞、脾俞、足三里用补法；湿热下注者，配三阴交、阴陵泉、太冲用泻法；肾虚不固者，可配命门、肾俞、三阴交、足三里用补法，并可配合艾灸。

（5）导引治疗：中国传统道家导引术中的“鸟飞式”“握固法”等可改善神经系统失常状态，增强局部肌肉力量，对遗精均有一定疗效。

（6）现代医学治疗：积极处理包皮龟头炎、包茎、前列腺炎等早泄诱发因素。

3. 三因制宜

无论生理性还是病理性遗精，都会使青少年等患者造成一定精神压力，应三因制宜进行个体化系统诊疗。因不具备生理常识而过度紧张者应科普相关知识缓解焦虑，诱发手淫意淫等行为寻求性刺激者必要时口服地黄丸类方助其封藏，自卑恐惧逃避正常社交交往者以鼓励疏导为主。青春期前半段尚不宜或者无条件性生活者可减少性诱惑、隔离性刺激环境、转移注意力等方式做基础治疗，正当婚恋年龄性欲强烈遗精的则鼓励规律同房或者口服知柏地黄丸减少遗精，因时制宜调整思路。体质强弱不同，气质勇怯有异，应因人制宜，根据其不同体质类型及具体心理压力，个体化心理疏导，同时调整患者体质，去除器质性疾病诱因。如太阴体质思虑过度且精神紧张的青少年遗精，鼓励转移注意力增加体力活动增强体质，适龄正常性交往或者成婚，酌用桂枝龙骨牡蛎汤加减；少阳湿热体质者，嘱其控制辛辣刺激食物及饮酒，酌用龙胆泻肝汤、四妙丸等清利湿热；对原有手淫习惯戒断后遗精频繁者，进行适当药物治疗的同时，应告知减少视听性刺激，避免诱发意淫及遗精。

四、预防护理

（1）预防：开展青少年性教育，避免过早接触色情视听及文字诱惑，减少手淫等其他形式的不良性刺激；引导青少年从事健康文体活动，加强锻炼以增强体质；适寒温，避免感染六淫之邪；调饮食，避免过度饮酒及肥甘厚味饮食；畅情志，避免七情过度损害身心健康等诱发遗精。

（2）护理：消除恐惧心理，减少焦虑及抑郁情绪；侧卧休息，被褥不宜过厚，不穿紧身衣裤；不接触色情读物等，减少意淫危害；包皮过长者注意局部卫生，防止刺激诱发遗精，包茎或者频繁包皮龟头炎者建议包皮环切；适婚年龄者可成婚开始正常性生活。

遗精虽以肾失封藏，精关不固为表现，但与脾气亏虚，心火偏亢，肝经湿热等脏腑失常均相关。

遗精治疗宜审症求因，辨证论治，而不能单纯益肾固涩。遗精者除少数先天禀赋不足之外，其发病多与患者不良心态所致的不健康生活方式紧密相关，药物治疗的同时必须充分利用诊疗时机“告之以其败，语之以其善，导之以其所便，开之以其所苦”，加强健康教育才能提高疗效，减少复发。

延伸学习

现代医学研究发现，生理性遗精多与青春期雄激素水平增高、生殖腺分泌旺盛有关；病理性遗精则多数与各种形式的神经系统功能紊乱有关，或者由生殖器局部炎症因素刺激诱发，少数为内分泌异常所致。遗精患者症状危害大小与其心理认识紧密相关，也与其是否能正常社交或规律性行为有关[1]。

[1] 孙自学 . 男科病诊疗与康复 [M]. 北京：中国协和医科大学出版社，2018.

思维导图

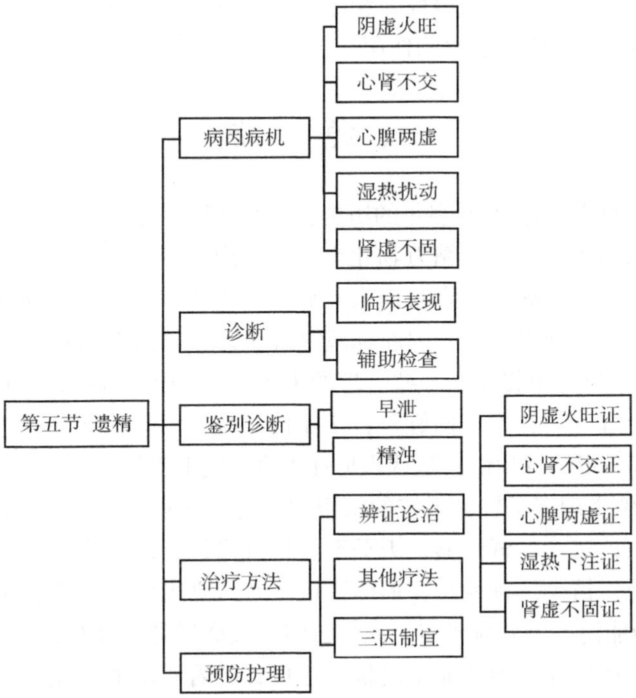

思考题

1. 遗精与早泄有何区别？
2. 如何区分生理性遗精与病理性遗精？
3. 如何对遗精进行辨证论治？

第十一章 不 育 症

第一节 诊治概说

夫妇有正常性生活1年以上，未采用任何避孕措施，由于男方因素造成女方无法自然受孕的，称为男性不育症。据统计有15%的夫妇在1年内不能受孕而寻求药物治疗，不能受孕的夫妇中至少50%存在男性异常的因素。随着人们生活方式的改变和环境污染的加重，不孕不育的发生率仍有增高趋势。男性不育症的病因复杂，通常由多种病因共同引起，仍有30%～40%的男性不育症患者找不到明确的病因。本病属中医学“无子”“艰嗣”等范畴。中医药以辨证论治为诊治疾病的基本原则，具有充分的开放性和兼容性，经过几千年的发展，在男性生殖领域，包括辅助生殖技术（ART）的干预中，均发挥着重要的作用。

一、源 流

中医对男性不育症的认识有2000多年的历史，“不育”之词，最早在《周易》渐卦中即有“妇孕不育”的记载，并认识到“男女媾精万物化生”。《山海经·中山经》有诸如“青要之山……其中有鸟焉，名曰幼鸟，其状如凫，青身而朱目赤尾，食之宜子”“园叶而白附，赤华而黑理，其实如枳，食之宜子孙”“食之宜孙”“鹿蜀佩之宜子孙”等有关男性不育症的治疗方法和药物的记载。当时，在婚姻制度上也提出了一些合理的主张，《礼记》曰：“三十曰壮有室”；《周礼》曰：“男三十娶女二十嫁”“礼不娶同姓”；《左传》载：“男女同姓，其生不蕃”。这些早期的观察和经验总结具有一定的科学性，是认识男性不育症的萌芽阶段。

《内经》对男性生殖生理有了较为系统的认识和论述，《素问·上古天真论》有云：“丈夫八岁，肾气实，发长齿更；二八，肾气盛，天癸至，精气溢泻，阴阳和，故能有子……七八，肝气衰，筋不能动，天癸绝，精少，肾藏衰，形体皆极；八八则齿发去。肾者主水，受五脏六腑之精而藏之，故五藏盛，乃能泻。今五藏皆衰，筋骨解堕，天癸尽矣。故发鬓白，身体重，行步不正，而无子耳”，确立了肾在男性生殖功能中的核心地位，随着年龄的变化，肾中精气及天癸的盈亏决定着男子的生育能力。汉代张仲景对于男性不育症也有较多论述，将该病归属于虚劳范畴，《金匮要略·血痹虚劳病脉证并治》云：“男子脉浮弱而涩，为无子，精气清冷”，认为男子精气虚亏，精冷不温是不育的主要病因病机，《神农本草经》称不育为“无子”“绝育”，并记载了许多增强男性生育能力的药物，如五味子“强阴，益男子精”。男性不育症的理论基础和临床经验得到了基本的认识。

两晋南北朝时代，《褚氏遗书》专论孕育之道，认识到早婚伤精为男性不育的原因之一。《褚氏遗书·精血篇》有云：“男子精未通而御女以通其精，则五体有不满之处，异日有难状之疾。

阴已萎而思色以降其精，则精不出”；并提出晚婚保精则易育，“合男女必当其年，男虽十六而精通，必三十而娶”。隋代巢元方在《诸病源候论》中从病因学、症状学的角度，论述男性不育的病因和临床表现，认为凡失精、不射精均可致无子。将不育列入虚劳病类，认为“丈夫无子者其精如水，冷如冰铁……泄精、精不射出，聚于阴头亦无子”。唐代孙思邈认为男子无子之病因为“五劳七伤虚劳百病所至”，制订专治男性不育症的方剂“七子散”和“庆云散”，是继《神农本草经》之后，最早以种子类药物治疗男性不育症。王冰在《玄珠密语》中提出“五不男”之说，即天、漏、犍、怯、变。天即“天宦”，泛指男子先天性外生殖器或睾丸缺陷及第二性征发育不全；“犍”为生殖器切除；“变”为两性人，俗称阴阳人，此类病证系男子绝对不育症；“漏”指遗精；“怯”指阳痿。南宋医家陈自明在《妇人良方》中强调男子肾阴阳充实方能生育，他说：“阴阳充实然后交而孕，孕而育，育而坚壮强寿。”可贵的是他明确指出无子并非都是女子之过，而首先要从男女双方的体质找原因。至金元时期由于过服金石药品和纵欲行房，致使精稀精少而不育者屡见不鲜。金元四大家朱丹溪一针见血地指出“世俗以房中为补，实为杀人”。色欲过度导致不育者，当以此为戒。这一时期对男性不育症的病因病机已有较为透彻的了解，并为预防和治疗该病提供了晚婚晚育、避免近亲婚育等较为科学的方案，为男性不育症的诊治发展打下良好的基础。

明人万全的《广嗣纪要》详细论述了房事养生与求嗣种子之论，其中，寡欲、择配、调元、协期等篇较大范畴地讨论了性事与生育问题，对明代以前的研究成就进行了全面总结，具有非常重要的实用性和文献价值。著名中医临床实践家、理论家岳甫嘉所撰《男科全编》一书虽已失传，但《妙一斋医学正印·种子篇》一书上篇著有男科，下篇著有女科。治疗男子不育首列“先天灵气”“交合至理”“交合有时”“养精有道”“炼精有诀”“胎始从乾”“父精母血”“脉息和平”“服药节宜”“服药要领”“成效举例”，丰富了男科学的理论。王肯堂《证治准绳·求子论》曰：“医之上工，因人无子，语男则主于精……男从补肾为要”，强调治疗不育从肾论治的观点。清代陈士铎《石室秘录·子嗣》中曰：“凡男子不生育有六病。六病何谓？一精寒、二气衰、三痰多、四相火盛、五精稀少、六气郁”，在治疗方面主张或温肾阳或益肾气或滋肾水，或疏肝郁，皆以调补脏腑功能为主。陈氏还在《辨证录·种嗣门》中对男性不育症的理法方药进行了系统的补充、分析、归纳和全面总结，又增加精热、气亏血少、阳物细小及因纵欲耗精极度衰弱者。至此，男性不育症的中医药诊疗形成了集理法方药一体的、极其完整的理论体系，对现代中医临床男性不育症的诊疗具有重要的指导意义。

二、病因病机

1. 中医认识

中医学认为男性的生殖功能是脏腑、气血、经络功能有机协调的综合表现，其中任何一个环节出现问题，都会导致不育。脏腑中，主要与肾、肝、脾、心相关，尤与肾脏关系最为密切。常见的病因有先天因素（禀赋不足、生殖系先天畸形）、后天因素（房劳过度、情志失调、久病劳倦、饮食不节、毒邪侵袭、阴器外伤）和不明原因。病机主要有肾阳虚衰，生精动力缺乏；肾阴不足，阴精亏虚，生化乏源；气血两虚，精失化源；肝郁气滞，血脉瘀阻，疏泄失司；肝经湿热，精室受扰；外伤损络，瘀血阻窍。

2. 西医认识

男性不育往往是多种疾病或因素的结果，因此，从男性不育的个体来说，往往存在多种影响生育的疾病或因素，主要包括先天性生殖器发育异常、遗传性疾病、内分泌疾病、生殖系感染、精索静脉曲张、性功能障碍、理化因素、精神心理因素等。

三、诊　断

1. 病史采集

要全面了解家族史、婚育史、性生活史和其他可能对生育造成影响的因素（如腮腺炎、泌尿生殖器官感染、药物应用、环境与职业因素、生活习性、手术外伤及内分泌疾病），同时简要了解女方病史（年龄、月经史、生育史、避孕史、妇科疾病和其他可能影响生育的疾病史和生活工作因素）。

2. 体格检查

一般检查内容包括体温、脉搏、呼吸、血压等生命体征，以及发育与体型、营养状况等。专科检查应重点检查患者泌尿生殖器官的发育情况，如阴毛的发育和分布情况，阴茎有无异常，睾丸附睾的大小、质地、位置等有无异常，精索静脉有无曲张，输精管有无缺如或形态改变等。

3. 实验室检查

（1）精液分析：精液采集与分析和质量控制参照第5版《WHO人类精液检查与处理实验室手册》（表11-1）。

表11-1　精液分析参考值范围

参数	参考值
精液量（ml）	1.5（1.4～1.7）
精子总数（$\times10^6$/次射精）	39（33～46）
精子浓度（$\times10^6$/ml）	15（12～16）
总活力（PR＋NR，%）	40（38～42）
前向运动（PR，%）	32（31～34）
存活率（活精子，%）	58（55～63）
精子形态学（正常形态，%）	4（3.0～4.0）
pH	＞7.2
过氧化物酶阳性白细胞（$\times10^6$/ml）	＜1.0
混合抗球蛋白试验（MAR，%）	＜50
免疫珠试验（%）	＜50
精浆锌（μmol/次射精）	≥2.4
精浆果糖（μmol/次射精）	≥13
精浆中性葡萄糖苷酶（mU/次射精）	≥20

（2）性激素检查：男性不育症患者比正常人更容易出现性激素异常，一般需要检测卵泡刺激素（FSH）、黄体生成素（LH）、泌乳素（PRL）、雌二醇（E2）、睾酮（T）。特别是对于非梗

阻性无精子症和重度少精子症（浓度小于 5×10^6/ml），性激素检查对于判断生精能力及其预后，具有较大的临床意义。

（3）特殊检查

1）遗传学检查：许多非梗阻性无精子症和重度少精子症患者的病因尚不明确，约有 30% 的患者是由于染色体畸变或基因突变等遗传学因素引起。遗传学检查包括染色体检查、基因检查等。对于严重少精或无精症的患者，以及有家族遗传疾病的患者，建议进行染色体和无精症因子（AZF）检查。对于有反复自发性流产、胎儿畸形及智力障碍家族史的不育男性，无论精子密度如何，都推荐行染色体核型分析。

2）有创诊断检查：有创的诊断方法，仅在保守诊断方法应用后仍不能确诊或同时尝试重建手术及应用辅助生殖技术的患者中使用，包括输精管造影、睾丸活检、探查手术等。对于非梗阻性无精子症的患者，评估患者的生精功能，需要进行睾丸活检。但睾丸活检属于有创检查，应慎重进行。

3）影像学检查：超声检查可确定睾丸、附睾的大小、形态，以及精索静脉有无曲张、输精管有无异常等。经直肠超声对前列腺、精囊腺、射精管和输精管病变的诊断有独特价值，可以辅助诊断梗阻性病变。CT 和 MRI 能够帮助诊断有无垂体瘤等器质性疾病。

四、治疗方法

不育症一般不会危及患者生命，应先尝试简单、方便、无创或微创的方法进行治疗。尽可能采用生活制度和习惯的调整、药物或手术等方法治疗来等待自然怀孕。只有那些久经多种尝试失败，或经过检查认为目前确实没有有效的办法治疗后，才考虑选择进一步的治疗措施，如 AIH、IVF、ICSI 等。

1. 中医治疗

中医治疗男性不育症以辨证论治为纲，把人体作为一个整体考虑，正如《医述》所述“种子之方，本无定轨，因人而施，各有所宜。故凡寒者宜温，热者宜凉，滑者宜涩，虚者宜补，去其所偏，则阴阳和而生化着矣”，充分体现了中医个性化的辨治精神。肾阳虚衰者，温补肾阳；肾阴不足者，滋补肾阴；气血两虚者，补益气血；肝郁气滞者，疏肝解郁；湿热下注者，清利湿热。同时应注意肾在男性不育症治疗中的地位。大量的流行病学研究表明，肾虚证型出现频率最高，多合并其他证型同时出现。对望、闻、问、切无明确证候，而精液检查异常者，也大多从肾论治。因此，补肾法虽不是不育症的唯一治则，但却是最重要治法。

2. 西医治疗

（1）特异性治疗：应用于对已知病因的情况进行治疗，以此改善生育能力。针对病因的特异性治疗，多数应该有良好疗效，主要包括促性腺激素低下的性腺功能低下症应用促性腺素释放激素（GnRH）、人绒毛膜促性腺激素（HCG）和人绝经期促性腺激素（HMG）；泌尿道感染所致脓性精液症使用抗生素治疗；抗精子抗体所致免疫性不育症使用皮质激素抑制剂。

（2）非特异性治疗：大约有 30% 的不育男性找不到明确病因，这类情况称为特发性不育。另外一种情况是不育症没有特别的治疗方法针对其病因。这两种情况适合使用非特异性治疗方法，也称经验疗法。

1）内科治疗：主要包括激素治疗和非激素治疗方法。激素治疗方法主要是基于调节改变下

丘脑 - 垂体 - 睾丸性腺轴，增强精子的生成，主要包括 GnRH、促性腺激素（HCG、HMG）、小剂量雄激素、抗雌激素治疗（枸橼酸氯米芬、枸橼酸他莫昔芬、芳香化酶抑制剂睾内酯）等。非激素治疗主要包括左卡尼汀、血管舒缓素（胰激肽原酶）、非类固醇类抗炎药、α 受体阻滞剂等。

2）外科治疗：主要包括精索静脉曲张手术、隐睾牵引固定术、垂体瘤手术；输精道梗阻的外科治疗；勃起功能障碍手术、包茎手术、逆行射精手术。近年来，显微外科和腔镜等微创手术广泛运用于男科，并取得很好的临床疗效。

3）综合治疗：随着生活环境和方式的变化，特发性不育症患者的比例不断增高，单因素治疗效果欠佳，可以综合治疗，多靶点促进生精功能。

4）辅助生殖技术：包括宫腔内人工授精（IUI）、体外受精 - 胚胎移植（IVF-ET）、卵胞浆内单精子注射（ICSI）等。

3. 三因制宜

应根据患者的年龄、病程、病情严重程度、体质、生活习惯和配偶情况等个体差异，而制订相应的个体化治疗方案。对于高龄，特别是女方高龄或亦有生育障碍，病程较长，或重度生育障碍患者，则应选择更为积极主动的治疗方案，或重用血肉有情生精之品，或联合西药，必要时可配合辅助生殖技术治疗。对于有高温、辐射、化学毒品等生活工作环境者，在药物治疗的同时，应远离不良环境的影响。对于精神压力较大伴随心理问题者，应联合心理疏导或治疗。对于长期抽烟、喝酒、熬夜、喜嗜辛辣油腻之品者，还应及时纠正相应的不良生活习惯。

五、注意事项

1. 夫妻同治

在对不育男性检查时，同时应对其配偶进行全面的生育能力评估，诊疗方案应该建立在对夫妇双方生育能力的综合评估基础上。多数情况下，男性不育症患者为相对性不育，一方问题不能排除另外一方的问题。且对于一方的有效治疗，可以不同程度弥补另一方生育能力的低下。

2. 注重预防

男性不育的表现形式多种多样，许多因素或疾病可以损害男性的生育能力。这些因素如果早期处理或有效解决，可以预防成年后生育能力的损害。如青少年时期隐睾、腮腺炎与睾丸炎、阴茎与尿道发育异常、精索静脉曲张的早期干预。在放化疗及某些对生精系统有害治疗之前进行生育能力保护，如精液冷冻保存，很有必要。

延伸学习

男性不育的原因，包括其遗传学基础，目前仅为初步研究，有待深入探索。男性不育与全身整体的健康状况也密切相关，与生育能力正常的人群进行对比，男性不育的患者有更多的合并症。精子影响着胚胎发育、植入和维持妊娠的机制仍不完全清楚，应用辅助生殖技术可以从独特视角对精卵相互作用以及所得胚胎的发育产生理解。对于睾丸丧失生殖细胞的无精子症男性，恢复生精功能的潜在方法还需要其他支持生殖细胞发育的技术和方法。这都提示中医药在男性不育症的诊断和治疗中大有前途可为。

思维导图

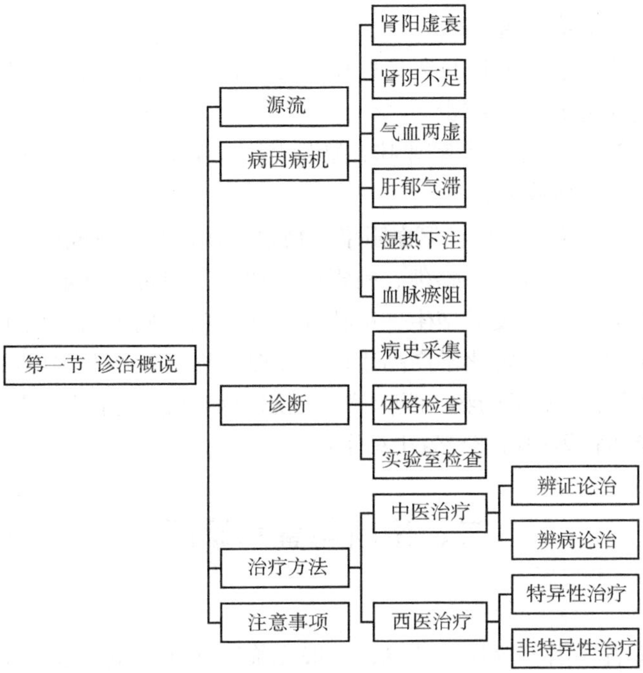

思考题

1. 如何理解不育症的中医病因病机？
2. 如何诊断不育症？

第二节 少精子症

少精子症是指生育期男性具备正常的性功能和射精功能，在禁欲 2 ～ 7 日后，3 次以上精液化验精子浓度小于 15×10^6/ml 或每次射精精子总数小于 39×10^6，而其他精液参数基本正常的病症。在导致男性不育的病症中，少精子症比较常见，但本病大多无明显临床症状，只是在因不育就医时，检查精液常规提示精子数量低于正常而被诊断。中医学虽然没有少精子症这一病名，但少精子症属于中医学“精少”“精薄”“精冷”“无子”等范畴。《诸病源候论·虚劳无子候》云：“丈夫无子者，其精清如水，冷如冰铁，皆为无子之候”；《石室秘录·子嗣》亦云：“男不能生子者有六病，一精寒，二气衰，三精少，四痰多，五相火盛，六气郁”，明确指出男性不育的病因分六种，可见古人早已认识到精少、精清、精冷皆令人无子。《金匮要略·血痹虚劳病脉证并治》云：“男子脉浮弱而涩，为无子，精气清冷”，明确提出精冷的脉象为浮弱而涩。由精子减少而致男性不育的发病率较高，是男性不育的主要原因之一，占男性不育的 20% ～ 30%。

一、病因病机

（1）肾精亏损：先天禀赋不足，或房事不节，不知持满，耗伤肾精或五劳七伤，病久及肾；

或温病后期热极伤阴，下元不固，可见精子稀少、精液稀薄；肾精亏损，导致生殖功能减退，男子精少而不育。

（2）脾肾阳虚：肾阳不足，命火式微，不能温煦脾阳；脾阳不足，不能运化水谷精微；脾肾阳虚，全身功能衰退，生精功能随之减退。

（3）气血两虚：久病体弱，血证日久，气血两虚，精亏水乏，精亏则血少，血少则精少，气不摄血，血不化精，皆可导致精子减少。

（4）湿热下注：饮食不节，过食辛辣厚味，酿湿生热；或外感湿毒，湿热下注精泉，灼伤肾精；或湿阻精窍，涩精难出，生精减少。

（5）气滞血瘀：久患入络，或外伤瘀血阻络，精道不畅，亦可造成精子量少。

西医认为，少精子症与内分泌、感染、精索静脉曲张、遗传、环境、药物等因素有关，内分泌因素如高泌乳素血症、肾上腺皮质增生、甲状腺疾病、糖尿病等与少精子症关系密切。另外，长期处于高温环境，从事有毒有害化学产品生产，接触放射性物质和强电磁辐射，均可影响睾丸生精功能。药物如利舍平、呋喃类药物、西咪替丁、柳氮磺吡啶、螺内酯、秋水仙素和部分抗生素、雷公藤制剂、癌症化疗药物等均可能导致少精子症。

二、诊断与鉴别诊断

1. 诊断

（1）临床表现：患者多因不育症而就诊，一般无临床症状。也有因多年不育感到焦虑，或具有与原发性少精症有关原发病的症状。如严重精索静脉曲张所致的阴囊坠痛，泌尿生殖系统慢性炎症引起排尿异常、小腹不适、腰骶疼痛等。因不育而精神沮丧者较为普遍，可诱使性功能减退、阳痿、早泄等。

（2）体征：部分可见睾丸发育不良，或有附睾僵硬肿大结节，或有精索静脉曲张，或有隐睾。

1）睾丸发育不良：患侧睾丸小、质地较软，半数患者青春期出现男子女性型乳房。先天性睾丸发育不良在青春期之前无任何症状，往往青春期后才就诊，延误了最佳治疗期（11 ～ 12 岁）。国外学者提出，应对 11 ～ 15 岁男童进行睾丸大小测量，睾丸直径＜ 2cm 者应做性染色体检查。

2）附睾僵硬肿大硬结：查体阴囊皮肤无红肿，附睾尾部有不规则局限性硬结，无明显触痛，可与阴囊皮肤粘连。随着病程的发展，病变由附睾尾部逐步累及头部。

3）精索静脉曲张：站立时可见阴囊肿大、睾丸下坠；静脉曲张成团，如蚯蚓状，平卧或托起时阴囊内团块明显减小或消失，站立时再度充盈。不典型的病例可以采用 Valsalva’s 方法检查：被检查者取站立位，检查者用手按压受检者腹部，患者屏气用力加大腹压，再观察、触摸阴囊内精索静脉，便可发现不同程度的曲张静脉。

4）隐睾：患侧阴囊小，触之阴囊内无睾丸，常在腹股沟区摸到隐睾。体表可触诊到隐睾，不宜触及者的，可以借助超声、MRI、腹腔镜。

（3）辅助检查

1）精液分析：精液采集后 60 分钟内，精子密度低于参考值下限：15×10^6/ml，或一次射精精子总数小于 39×10^6。

2）性激素检查：如睾酮（T）、卵泡刺激素（FSH）、黄体生成素（LH）、雌二醇（E_2）、垂体泌乳素（PRL）等，通过对性激素的检查，可寻找部分少精子症的原因。

3）染色体及基因检测：对严重少精子症患者，应该做染色体核型分析及无精症因子（AZF）

检查。

2. 鉴别诊断

少精液症：正常情况下，禁欲 2 ～ 7 天，如果排精量低于 1.5ml，即为少精液症。精液少并不意味精子少。引起精液过少的原因主要有房事过频，使精液的储存不足而致精液过少；长期精神紧张及各种应激刺激，各种全身性、慢性消耗性疾病，如结核病、营养不良；生殖系统局部病变，如前列腺炎、精囊炎导致分泌不足，输精管、射精管不完全梗阻导致精液不能完全射出等。

三、治疗方法

1. 辨证论治

本病当首辨虚实，次辨阴阳。治疗原则为虚证当补肾填精、补肾壮阳、补气养血；实证当清热利湿、活血化瘀。对临床表现不明显者，应从肾论治。

（1）肾精亏损证

证候：精液量少或量多稀薄，神疲乏力，腰酸膝软，午后潮热，五心烦热，目眶发黑，口干溲黄，夜寐盗汗，大便秘结，舌红苔少，脉细带数。

治法：大补真元，滋肾填精。

方药：斑龙二至百补丸合七宝美髯丹加减。常用药物：鹿角胶、补骨脂、菟丝子、枸杞子、生地黄、天冬、麦冬、制首乌、怀牛膝、当归、黄精、金樱子、陈皮、皂角刺。

加减：可加鱼鳔、紫河车、露蜂房以加强补肾生精之力；午后潮热，五心烦热，或精液检查见精液不液化、死精子多者，加粉丹皮、白芍、地骨皮滋阴清热凉血；盗汗明显者，加五味子、浮小麦；大便秘结者，加瓜蒌仁、肉苁蓉。

（2）脾肾阳虚证

证候：精子稀少，性欲减退，精冷不育，肢体畏寒，面色苍白，自汗便溏，小便清长，舌淡苔薄白，脉沉细。

治法：补脾益肾，温壮阳气。

方药：打老儿丸合右归丸加减。常用药物：熟地黄、枸杞子、山茱萸、当归、杜仲、菟丝子、淡附片、肉桂（后下）、鹿角胶、巴戟天、楮实子、小茴香、怀山药。

加减：可合用六君子汤，与“形气不足，温之以气”“精不足者，补之以味”暗合。滑精者，加莲须、芡实涩精气；腰痛者，加续断、桑寄生壮筋骨；腹痛喜温，大便溏薄者，加干姜、炒白术。

（3）气血两虚证

证候：患者精子稀少，精液稀薄量少，面色萎黄，形体衰弱，神疲乏力，头晕目眩，气短心悸，失眠多梦，性欲减退，舌淡，苔薄白，脉细而弱。

治法：补中益气，养血生精。

方药：八君子汤加减。常用药物：党参、黄芪、白术、茯苓、怀山药、甘草、当归、白芍、熟地黄、枸杞子、菟丝子、巴戟天、淫羊藿。

加减：加紫河车、山茱萸等血肉有情之品以加强补肾填精，益气养血之功；失眠多梦者，加炙远志、酸枣仁、合欢皮安神定志；心悸不宁者，加柏子仁、丹参、茯苓。

（4）湿热下注证

证候：精子数目少，精液黏稠而不液化，婚后不育，口苦咽干，胸胁胀满，少腹或会阴部不适，舌红，苔黄腻，脉弦数或滑数。

治法：清热利湿，兼补阴精。

方药：龙胆泻肝汤合六味地黄汤加减。常用药物：龙胆草、黄柏、栀子、金银花、连翘、车前子、泽泻、熟地黄、山萸肉、粉丹皮。

加减：尿频、尿急、尿痛明显者，加萹蓄、瞿麦；尿道灼热刺痛者，可加青风藤、槐花、茜草；精液黏稠而不液化者，加蒲公英、大贝母；胸胁胀满明显者，加柴胡、郁金、枳壳；少腹或会阴部不适严重者，加三棱、莪术、川楝子、延胡索。

（5）气滞血瘀证

证候：精子数目少，精液量少，不育，面色紫暗，皮肤粗糙，少腹不适，茎中刺痛，舌暗红或有瘀斑，脉弦涩。

治法：行气活血，化瘀生精。

方药：血府逐瘀汤加减。常用药物：桃仁、红花、赤芍、川芎、当归、柴胡、路路通、穿山甲。

加减：少腹胀痛明显者，加川楝子、延胡索、台乌药；会阴或茎中刺痛者，加炙乳香、炙没药、失笑散。

2. 其他疗法

（1）西药治疗：可选用激素类药物，如促性腺激素、促性腺激素释放激素激动剂（GnRHa）、他莫昔芬、雄激素等，以及芳香化酶抑制剂如来曲唑等。

（2）营养疗法：补充维生素，如维生素A、维生素E、维生素C等；还可使用胰激肽原酶、肉碱、精氨酸、谷胱甘肽、辅酶Q10、锌、硒等；含有维生素和微量元素的复合制剂，如维参锌胶囊、锌硒宝等。

（3）中药成药：肾精（阴）亏虚者，用左归丸，每次5g，每日3次；肾阳虚者，用五子衍宗丸，每次5g，每日3次，或龟龄集，每次2粒，每日1次；阴虚火旺者，用知柏地黄丸，每次8粒，每日3次；肝经湿热者，用龙胆泻肝丸，每次5g，每日2次；气血两虚者，用归脾丸，每次5g，每日3次。

（4）针灸疗法：体针选中极、关元、肾俞、气海、足三里、太溪、三阴交、脾俞，每次选用3～5穴针刺，或加灸。

（5）辅助生殖技术：可采用精子优化技术或分次冷冻保存精液行人工授精，严重少精子症可行IVF或ICSI。

3. 三因制宜

不论是何病因，特别是特发性少精子症，均应根据个人和配偶的具体生殖功能情况辨证论治。同时还应考虑综合治疗和调护，如感染所致者，适当加用清热利湿中药，平时少食辛辣刺激之品；因精索静脉曲张所致者，适当加入活血通络中药；与所处环境污染有关者，应脱离不良环境；精神压力较大者，应配合心理疏导或治疗；伴有喜嗜烟酒，常泡澡堂桑拿，滥用药物者，还应及时纠正不良生活和用药习惯。

四、预防护理

（1）预防：注意个人卫生，保持适度性生活，避免不洁性行为，防止生殖系感染。避免接触有毒有害理化因素，避免射线，注意自我保护。积极治疗原发疾病，如泌尿生殖系炎症、精索静脉曲张等。

（2）护理：加强营养，多食用牛奶、瘦肉、鱼等富含优质蛋白的食物。多食用新鲜蔬菜、水果等食物，补充维生素及微量元素。根据四季气候，选择适当的养生食品。戒除烟酒、辛辣食物，避免热水浸泡阴囊。

少精子症古代多责之于肾，但现代研究表明少精子症与心、肝、脾、肺、肾五脏皆有关系，且有虚有实，或虚实夹杂。虚证不仅有肾阳虚，更有肾阴虚和气血两虚；实证有湿热下注和气滞血瘀之分。临床所见更为复杂，或无证可辨，仅仅因婚后多年不育，经实验室检查而确诊，或表现为多种证型兼夹。所以，临床处理需辨证论治，三因制宜，或辨病与辨证相结合。特别要强调的是，对那些久经多种尝试治疗失败者，要适时推荐现代医学辅助生殖技术，如 IUI、IVF 或 ICSI。在辅助生殖技术盛行的今天，要防止不论轻重放弃药物治疗，特别是祖国传统医学的独特疗效，盲目选择辅助生殖技术；同时也要根据临床特点和疗效，适时选择现代医学手段，尽可能达到生育目的。要扬长避短，取长补短，以免失治误治，贻误战机。

延伸学习

少精子症的现代医学病因研究日新月异，包括内分泌因素、遗传因素、免疫因素、环境因素、生殖系统疾病、生活环境以及生殖毒性药物等，相应的检测手段包括生殖内分泌激素检查、影像学检查、遗传学检测等，病因治疗包括激素治疗、抗氧化治疗、辅助生殖技术助孕以及手术治疗等。但对于常见特发性的少精子症治疗，中医药发挥不可替代的优势，其基本病机为肾虚血瘀。因此，在辨证论治的基础上适当加入补肾活血药，往往可以提高疗效。

思维导图

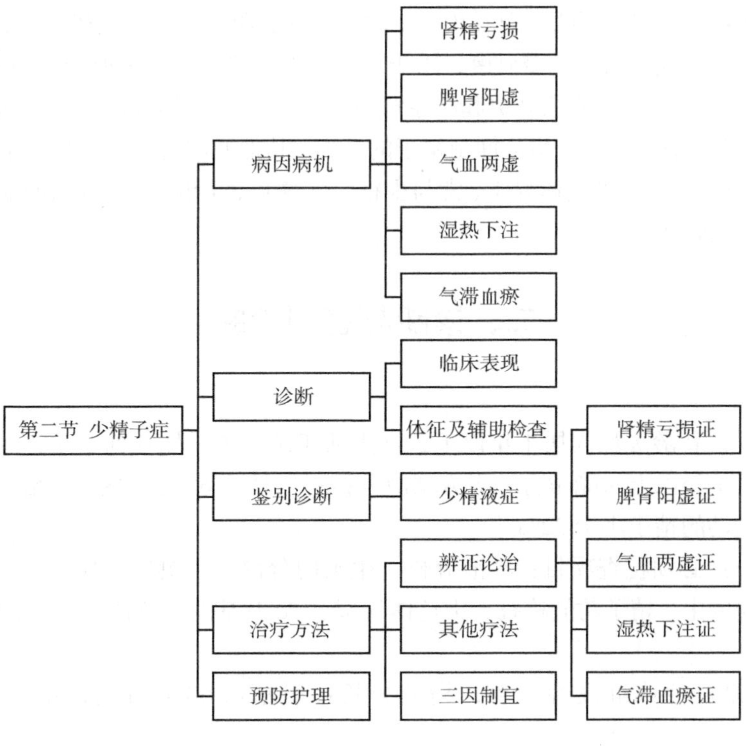

思考题

1. 临床上少精子症往往无明显症状，临床如何处理？
2. 少精子症的常见证型有哪些？如何区分实证与虚证？
3. 脾肾双补法在治疗少精子症中有何意义？

第三节 弱精子症

弱精子症是指至少连续 3 次精液检查所得的结果中精子总活率小于 40%，或前向运动的精子小于 32% 的病症，是男性不育症的常见病因之一。本症与“精冷”有关，又称“精寒”，见《辨证录·种嗣门》“男子有泄精之时，寒气逼人，自难得子，人以为命门之火衰极，谁知心包之火不能助之也”，指出由命门及心包火衰所致。《千金翼方·补益》称本病为“精清”，认为“此由年少早娶，用心过差，接会汗出，脏皆浮满，当风卧湿，久醉不醒，及坠车落马僵仆所致也”，提出房劳、寒湿、酗酒及外伤瘀血为本病的致病因素。本病多因患者婚后 1 年以上未育或曾经生育而后 1 年以上未育，经精液分析，精子活力低下而确诊。

一、病因病机

《素问·上古天真论》说：男子“二八，肾气盛，天癸至，精气溢泻，阴阳和，故能有子”。男子的生殖功能健全与否，有赖于肾中精气的充盈，生殖之精的强健；反之，若肾中精气亏虚，生殖之精衰弱，则影响生殖功能。其他脏腑、气血等也与生殖之精的生发有密切关系。也有因实而致者，表现为湿热下注，或气滞血瘀等。

（1）肾气不足：先天不足，禀赋素弱，或房事不节，色欲过度，使肾气受伤，甚至伤及肾阳，肾阳的温煦功能失职，精液得不到肾阳的温养，则生成本病。

（2）气血两虚：久病体虚，气血不足，精失所养，而成精弱。

（3）湿热下注：嗜食肥甘厚味，酿湿积热，湿热下注，阻遏阳气，气机不利，而成弱精子症。

（4）气滞血瘀：肝气郁结，气滞血瘀，阻于络道，血脉瘀滞，精失所养，而成本症。

西医认为，本病由于生殖道感染引起精浆成分改变，或精索静脉曲张导致阴囊温度升高，局部血液微循环改变及氧化应激等，均可抑制精子的活力。其他原因有精液液化异常、自身免疫因素、内分泌因素，而克氏综合征、染色体异常，常与少精子症并见，从事高温、放射职业、接触化学毒物、吸烟、饮酒等，易患此症。

二、诊断与鉴别诊断

1. 诊断

（1）临床表现：育龄夫妇同居 1 年以上，性生活正常，未采取任何避孕措施，女方有受孕能力；或曾孕育而后 1 年以上未能孕育。男方精液分析：射精后 60 分钟内，室温下，精子总活率小于 40%，或前向运动的精子小于 32%。

（2）辅助检查：必须检查项目：精液分析、生殖内分泌激素测定、免疫性不育检查。可选择的检查项目：精浆生化、精子功能检查、染色体核型及 AZF 基因、抗精子抗体、精液微生物检查。

2. 鉴别诊断

少精子症：原发性或继发性不育，精液分析：射精后 60 分钟内，室温下，精子浓度＜

15×10^6/ml，或一次射精精子总数小于 39×10^6。临床上少、弱精子症常同时并见，是常见的男子不育类型。

三、治疗方法

1. 辨证论治

本病虽然病位在肾，但与肝、脾等脏腑关系密切，因此治疗时在补肾的同时，还要兼顾肝、脾等脏，并结合活血化瘀，清热利湿等方法。

（1）肾阳不足证

证候：久婚未育，精液清冷；腰膝酸软，形寒肢冷，面色㿠白，精神萎靡，小便清长，夜尿频数；舌淡，苔白，脉沉迟无力。

治法：温肾壮阳。

方药：右归饮加减。常用药物：熟地黄、山药、山茱萸、枸杞子、炙甘草、杜仲、肉桂、制附子等。

加减：性欲低下者，加淫羊藿、巴戟天；腰膝酸软者，加川续断、桑寄生；精神萎靡者，加黄芪、制黄精。

（2）肾阴亏虚证

证候：久婚未育，头晕耳鸣，阳强易举，遗精，早泄，口干，五心烦热，潮热盗汗；舌红，少苔，脉细数。

治法：滋阴补肾。

方药：六味地黄丸加减。常用药物：熟地黄、山药、山茱萸、茯苓、牡丹皮、泽泻等。

加减：遗精早泄者，加金樱子、芡实；五心烦热，潮热盗汗甚者，加浮小麦、煅牡蛎、五味子；夜寐不安者，加炒酸枣仁、生龙骨、生牡蛎。

（3）气血两虚证

证候：久婚未育，神疲乏力，头晕耳鸣，少气懒言，面色萎黄；舌淡，苔白，脉细弱。

治法：益气养血。

方药：十全大补汤加减。常用药物：黄芪、人参、茯苓、白术、甘草、当归、川芎、白芍、熟地黄、肉桂等。

加减：常感冒者，加防风、山药、薏苡仁；纳谷不香者，加炙鸡内金、焦山楂、焦神曲。

（4）血脉瘀阻证

证候：久婚未育，小腹或会阴部坠胀、疼痛，有时牵及睾丸、腹股沟；舌质暗，有瘀点或瘀斑，脉涩。

治法：活血通脉。

方药：桃红四物汤加减。常用药物：桃仁、红花、当归、地黄、川芎等。

加减：会阴坠胀者加黄芪、升麻；骨盆周围疼痛甚者，加金铃子散或四逆散。

（5）湿热下注证

证候：久婚未育，口苦心烦，阴囊潮湿，尿赤；舌红，苔黄腻，脉滑数。

治法：清热利湿。

方药：程氏萆薢分清饮加减。常用药物：萆薢、车前子、茯苓、莲子心、石菖蒲、黄柏、丹参、白术等。

加减：兼有腹痛者，加乌药、生山楂；兼有尿频尿急者，加马鞭草、瞿麦；尿道灼热刺痛者，加金钱草、通草；兼有精液不液化者，加制水蛭、赤芍、生甘草。

2. 其他疗法

（1）中药贴敷：选用海马、怀山药、九香虫等；或枸杞子、制黄精、菟丝子、肉苁蓉、黄狗肾等；或熟地黄、枸杞子、山药、楮实子、淫羊藿、雄蚕蛾等。用蜂蜜调成膏状，隔日 1 次，交替贴于双侧肾俞及神阙穴，2 周 1 个疗程。

（2）中成药治疗：肾阳不足者，选用金匮肾气丸、右归丸、五子衍宗丸等；肾阴亏虚者，用左归丸、六味地黄丸等；气血两虚者，用补中益气丸、八珍丸等；血脉瘀阻者，用桂枝茯苓丸、血府逐瘀口服液等；湿热下注者，用萆薢分清丸、龙胆泻肝丸等。

（3）针灸疗法：①体针：肾阳不足证，取双侧肾俞、志室、太溪、三阴交；气血两虚证，取双侧脾俞、胃俞、足三里、三阴交；用补法留针 30 分钟，每日 1 次，10 次为 1 个疗程。②灸法：取命门、肾俞、关元、中极等为主，隔姜灸，以艾灸 3 壮为度。

（4）西药治疗：内分泌功能低下者，可用他莫昔芬、氯米芬、雄激素治疗；性腺或附性腺炎症、结核者，可用抗炎抗感染、抗结核治疗；抗氧化或能量补充，可选用胰激肽原酶、左卡尼丁、辅酶 Q10、复合维生素等。

3. 三因制宜

少弱精症针对不同的人群可能有不同的病因与治法。青年人少弱精导致不育，多考虑熬夜、久坐等不良生活习惯，治疗以补益肝肾、活血化瘀为主。中老年人少弱精症，多考虑脾肾气虚，甚至气阴两虚，治当健脾补肾填精为主。另外不能忽视现代生活中辛辣厚重口味饮食对人体的影响，湿热和痰瘀也是重要的致病因素。生活环境对男性不育也有重要的影响，如高温、辐射等，需要注意甄别。

临床对于部分无证可辨的少弱精患者，可以采取对精液微观辨证的方法。基于“阴成形，阳化气”理论，结合精液的颜色等性状和精子的密度、活力等指标，仍然可以做出有效的辨证。

四、预防护理

（1）饮食调理：忌烟酒，勿食辛辣刺激及对生精功能有损害的食物。

（2）生活起居：加强锻炼，增强体质，超重患者应减肥；不久坐，不穿紧身裤，不泡热水澡，不洗桑拿浴。

（3）职业环境：避免高温、高热，远离辐射、放射线、电焊、油漆、农药等对生育有影响的职业及环境。

（4）指导受孕：接受医生的孕育指导。

弱精子症的病机，以肾虚为本，湿热瘀毒为标。所以，在治疗时，应温补肾阳、培补元阳之气。同时，应根据辨证结果，适当兼顾清利湿热、疏郁行瘀、活血通络、清热解毒等。

延伸学习

弱精子症的发生率有逐年上升的趋势。饮食、作息及工作压力占有重要的位置。快餐、辛辣刺激、重金属、农药残留、高雌激素食品，熬夜、快节奏的生活，成为弱精子症不可忽视的因素。近年来对基因突变和 DNA 损伤的研究越来越多，出现了不少新成果，但是对于指导临床治疗，似乎仍然缺乏有效手段。

思维导图

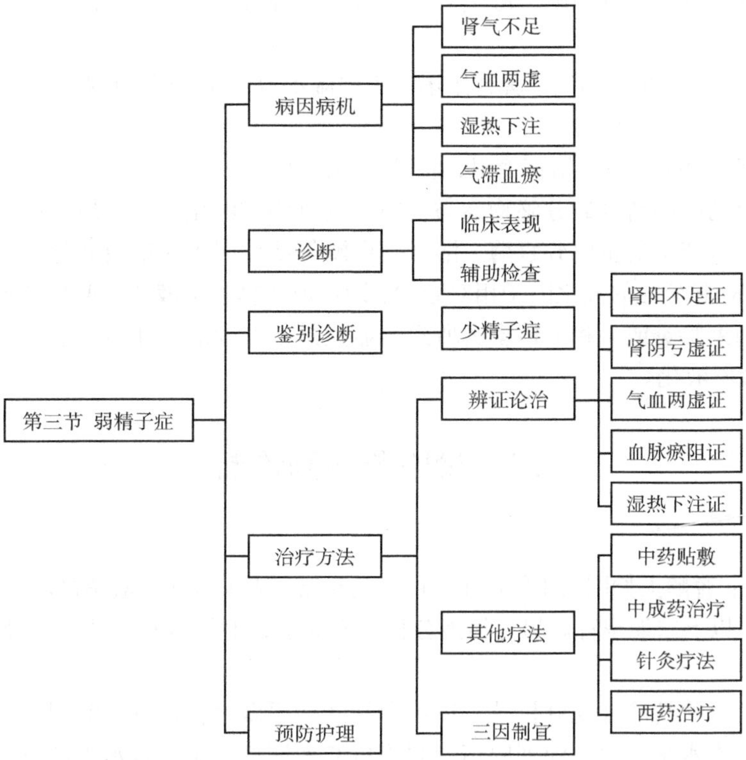

思考题

1. 弱精子症的病因病机是什么？
2. 如何辨证论治弱精子症？

第四节 精液不液化

精液不液化是以精液稠黏、混浊，良久不化，影响生育力为主要表现的病症。在正常情况下，男性的精液在射出体外后 10 ～ 30 分钟的时间，精液就会从果冻状液化成水样液体，这个过程就是精液的液化。如精液排出体外，超过 60 分钟仍呈果冻状，称为精液不液化，或精液液化迟缓；60 分钟内部分液化，称为液化不全，或不完全液化。中医学称之为“精凝”，或归于“精浊”范畴，《证治要诀·白浊》曰：“如白浊甚，下淀如泥，或稠粘如胶，频逆而涩痛异常，此非是热淋，此是精浊窒塞窍道而结。”

一、病 因 病 机

精液不液化虚实并见。虚证多责之肝肾，如阴虚则生内热，耗伤阴液；或元气衰微，肾精亏损；或肝郁化火，扰动精室，皆可影响精液的正常液化，从而引起不育。实证可因寒凝、热烁、痰阻、血瘀所致，其病因病机常见以下几种：

（1）先天肾阳不足，或后天失养，大病久病，耗损肾阳，或寒邪外袭，戕伐肾阳，均可使精液寒凝，不得液化。

（2）酒色房劳过度，频施伐泄，或劳心太甚，或五志化火，皆可损耗肾阴，阴虚火旺，灼烁津液，则精液稠而不化。

（3）平素嗜食辛辣、醇甘厚腻，湿热内蕴，或外感湿毒，皆可熏灼津液，清浊不分，使精液黏稠不化。

（4）过食寒凉冷饮，损伤阳气，脾肾阳虚，则水湿不得运化，阻而成痰，痰湿结于精室，气化不利，则精液不得液化。

（5）气虚血瘀或血瘀体质，精窍瘀阻，精液亦不液化。

西医认为，前列腺和精囊的分泌物参与了精液的凝固与液化过程，精囊产生的凝固因子引起精液凝固，而前列腺产生的蛋白分解酶、溶纤蛋白酶等液化因子使精液液化。一旦精囊或前列腺分泌功能失调，前列腺分泌的液化因子相对减少，即可形成精液不液化，或不完全液化。过去认为，精液不液化是由前列腺炎或（和）精囊炎所致，显然是不准确的，任何导致精浆分泌功能异常的疾病都会引起精液不液化。

二、诊断与鉴别诊断

1. 诊断

（1）临床表现：育龄夫妇同居 1 年以上，性生活正常，未采取任何避孕措施，女方有受孕能力；或曾孕育而后 1 年以上未能孕育。男方精液分析：室温下，射精后 60 分钟以内精液不能液化，或不完全液化。

（2）辅助检查：除精液常规分析外，还可做精液病原微生物检查、前列腺液培养等；内分泌检查可以明确雄激素水平，因为前列腺精囊腺受雄激素调控，雄激素水平低下，也可能导致精液不液化；可行超声检查阴囊，经直肠检查前列腺、精囊腺，MR 检查；可行免疫学检查。

2. 鉴别诊断

精子凝集：为免疫性不育，精子凝集试验呈阳性。精液不液化有时可见精子黏团物，但精子凝集试验阴性。

三、治疗方法

1. 辨证论治

本病因阴虚火旺，阳虚浊液不化，或湿痰瘀浊凝聚，气滞血瘀等所致。所以治疗方法有滋阴降火、温肾壮阳、清热利湿、燥湿化痰、行气活血等。

（1）阴虚火旺证

证候：精液黏稠不化，头晕，耳鸣，腰酸腿软，五心烦热，遗精，口干津少，健忘不寐，大便干结，小便短赤；舌质红，苔少，脉细数。

治法：滋补肾阴，清泄相火。

方药：知柏地黄汤加减。常用药物：熟地黄、山茱萸、山药、牡丹皮、白茯苓、泽泻、知母、黄柏。

加减：可加枸杞子、五味子以固摄肾精，填精补髓；多梦遗精者，加炒酸枣仁、柏子仁等，或合用天王补心丹以滋补心阴，降相火；大便干结者，加玄参、麦冬。

（2）阳虚浊液不化证

证候：精液清冷有凝块，不育，畏寒肢冷，体倦神疲，食少纳呆，腰酸膝软，下肢及腰骶部冷感，阴囊发凉，大便溏薄，小便清长；舌淡胖有齿痕，苔薄白，脉沉迟。

治法：温补脾肾，化湿去浊。

方药：四君子汤合一炁丹加味。常用药物：人参、茯苓、白术、炙甘草、制附子。

加减：可加干姜、肉桂以增温补肾阳之力；腰酸重者，加杜仲、川续断、牛膝；脾阳虚，湿浊较重者，加苍术、贝母、半夏。

（3）痰浊凝聚证

证候：精液黏稠不液化，伴有形体肥胖，四肢困重，面色㿠白，头晕心悸，胸闷泛恶；舌淡红苔白腻，脉滑。

治法：化痰祛湿。

方药：导痰汤加味。常用药物：半夏、南星、枳实、茯苓、橘红、甘草、生姜等。

加减：纳谷不香者，加炒鸡内金、焦山楂；便溏者，加炒白术、薏苡仁；神疲乏力者，加怀山药、生黄芪。

（4）湿热下注证

证候：久婚不育，精液黏稠不液化，色黄稠有凝块，小便淋漓不畅，尿道灼热，尿频尿急，阴囊潮湿；舌红苔黄腻，脉滑数。

治法：清利湿热。

方药：四妙丸加味。常用药物：苍术、黄柏、薏苡仁、牛膝。

加减：脘腹胀满，食欲不振者，加陈皮、白术；口腔烘热，口气重者，加炒黄芩、佩兰；大便溏薄者，加法半夏、茯苓；尿道灼热刺痛者，加车前子、金钱草。

（5）气滞血瘀证

证候：精液黏稠不液化，量少；面色黧黑，少腹不适或胀痛，或射精时刺痛；舌质暗红有瘀斑，脉弦涩。

治法：活血化瘀，通利精道。

方药：少腹逐瘀汤加减。常用药物：乌药、小茴香、干姜、肉桂、延胡索、川芎、五灵脂、赤芍、没药、当归、蒲黄等。

加减：瘀血盛者，可加制水蛭、路路通；少腹痛牵及腹股沟者，加四逆散；阴囊坠胀疼痛者，加枸橘、柴胡。

2. 其他疗法

（1）针灸疗法：选气海、水道、三阴交或中极、肾俞、阴陵泉，两组穴位交替使用，毫针平补平泻，每次 20 ～ 30 分钟，隔日 1 次。

（2）中成药治疗：肾阳亏虚者，用龟龄集，每次 2 粒，每日 1 次；阴虚火旺者，用知柏地黄丸，每次 8 粒，每日 3 次；湿热下注者，用龙胆泻肝丸，每次 5g，每日 2 次；气滞血瘀者，用血府逐瘀口服液，每次 2 支，每日 3 次。

（3）西药治疗：可用精液洗涤及上游处理后作人工授精。或糜蛋白酶、α- 淀粉酶制剂、胰脱氧核糖核酸酶等于性交前置入阴道，可促使精液液化。

3. 三因制宜

精液不液化（精凝），常见的病理因素有血瘀、痰凝、气滞、瘀热互结等。与生活习惯密切相关。肥胖者多痰湿，嗜食辛辣者多湿热，久坐者多血瘀，情志不畅者多气滞。病位在下，责之于精室，精室为腑，宜通利。活用当归、五灵脂活血，或用半夏、瓜蒌祛痰，或用陈皮、玫瑰花理气，或用刘寄奴、车前子清利湿热。现代人常熬夜，耗损肝肾阴精，导致虚火灼伤津液而发精液不液化者不在少数。因此，辨证前提下滋阴降火也是治疗精液不液化的重要方法。

四、预防护理

（1）注意会阴部清洁卫生，积极治疗附属性腺疾病。忌食辛辣刺激性食品，保持心情舒畅。

（2）戒烟戒酒。

（3）常吃牡蛎、白果，有利于精液的正常液化。

精液不液化的病机与肝肾有关，如阴虚则生内热，耗伤精液；或元气衰微，肾精亏损；或肝郁化火，扰动精室，皆可影响精液的正常液化，从而引起不育。治疗以扶正祛邪、恢复气化功能为治疗原则。扶正包括温肾阳、滋肾阴；祛邪又分清热利湿和活血化瘀。对虚实夹杂者，需攻补兼施，如阳虚浊液不化者，既要温肾，又要利水湿。

延伸学习

现代医学对于精液不液化的研究，主要是针对生殖道的炎症和部分酶的作用，治疗上中医药优势明显。中医药除了能消除生殖道炎症外，同时可以治疗伴随精液不液化的少弱精等，见效快，无副作用。

思维导图

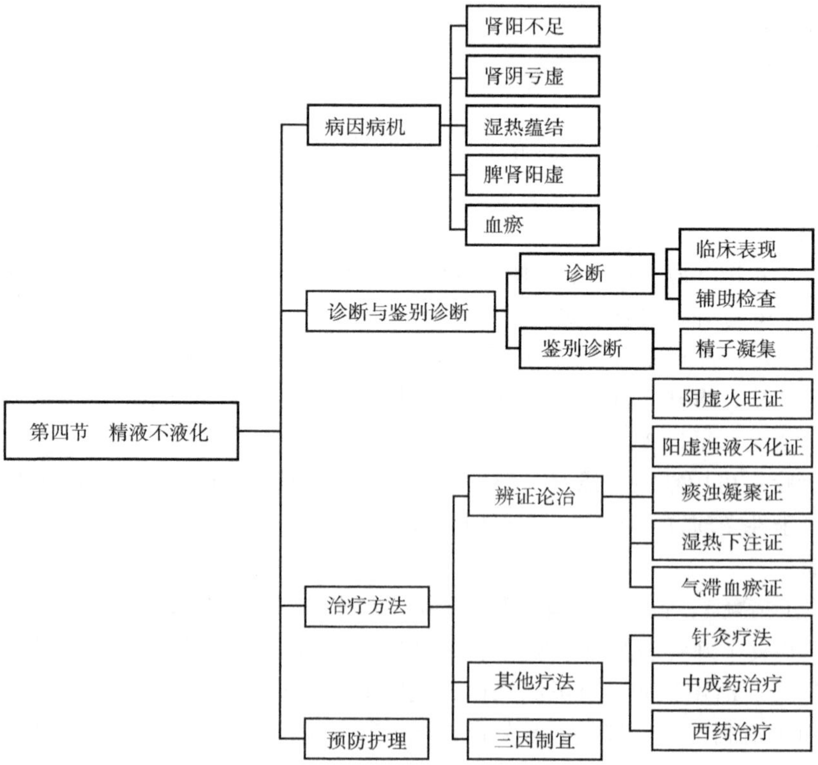

思考题

1. 精液不液化的病因病机是什么？
2. 精液不液化的辨证分型有哪些？如何论治？

第五节 脓 精 症

正常情况下，精液中无脓细胞，白细胞计数小于 5 个 /HP，如不育患者精液检查发现脓细胞，且白细胞大于 5 个 /HP，称为脓精症或精液白细胞过多症。中医学无“脓精症”的病名，根据其病状，属“淋证”“精浊”“赤白浊”范畴。脓精症是男性不育症患者常见的一种病症，约占男性不育症总数的 17%。大多是由于泌尿生殖系统如附睾、精囊、前列腺、输精管等炎症引起，其中较为常见的是急、慢性前列腺炎，以及由解脲支原体和衣原体引起的非淋菌性生殖道炎症。

一、病因病机

脓精症的病因病机与肝、肾、精室功能失调密切相关。湿、热、毒是主要病因，基本病机为湿热积毒，侵袭精室，化腐成脓。治疗当清热利湿，解毒排脓。

（1）肝经湿热：素体精室伏热，复因外感湿热之邪犯扰；或过食辛辣厚味，湿热内生；或不洁性交，湿热毒邪由外入侵，感受湿热毒邪，循肝经下注精室，湿热毒邪腐精为脓，致使脓液败精相互搏结，发为本病。

（2）阴虚火旺：多因湿热内蕴或热毒久驻，耗伤阴精；或素体阴虚、久病、劳倦、五志化火；或过服温燥助阳之品，损肾伤精，导致肾阴不足，阴虚火旺，煎熬精液，化腐酿脓。

西医认为，引起脓精症的原因主要是由于微生物毒素、精液中的白细胞增高及生殖系统感染引起精液生化改变，从而对精子质量产生损害，导致不育。

二、诊断与鉴别诊断

1. 诊断

（1）临床表现：不育患者精液检查发现脓细胞，且白细胞大于 5 个 /HP，可伴有精液不液化或精子活力下降。主要临床表现是不育，精液黏稠，色黄或腥臭，会阴、小腹部不适或灼痛，射精痛，射精后玉茎或马口灼热不适，小便赤涩；或有头昏耳鸣，腰膝酸软，五心烦热，口干咽燥，潮热盗汗等症状。

（2）辅助检查：脓精症诊断的主要依据是精液检查。精液常规为必做的检查；进一步可做精液、前列腺液的生化检测和细菌培养。如果精液果糖水平降低，提示精囊病变严重；如果细菌培养出现阳性结果，可为抗生素治疗提供可靠的依据。可做尿常规检查了解有无白细胞、红细胞等。泌尿生殖系统超声检查了解睾丸、附睾、前列腺、精囊、精索有无异常。必要时，可行精囊和前列腺 MR 检查。

2. 鉴别诊断 精液不液化：精液排出体外 60 分钟后精液不液化或不完全液化，可有少量的白细胞，但无脓细胞。除有前列腺、精囊病变外，体温变化、睾丸功能异常、内分泌等变化也影响精液液化。

三、治疗方法

1. 辨证论治

脓精症的发生与肝、肾、精室功能失调密切相关。其基本病理变化多为湿热蕴结精室，阴虚火旺，虚火伤精，化腐酿脓。故以清热利湿，解毒排脓为基本治则。脓精症早期多为湿热下注，热毒内蕴，扰动精室，化腐酿脓，可见湿热偏盛或热毒偏盛之实证，当清热利湿解毒，祛腐排脓。后期多为湿热伤阴，致肾阴不足，阴虚火旺，虚火伤精之虚证，当养阴清热，泻火解毒。虚实夹杂者，阴虚火旺兼有湿毒之邪，则既清热滋阴，又解毒利湿。

（1）肝经湿热证

证候：不育，脓精，或精液腥臭，色黄，阴囊潮湿，会阴部不适或灼疼，射精痛，射精后玉茎或马口灼热不适，小便赤涩，尿频，舌质红，苔黄腻，脉滑数。

治法：清热利湿，解毒排脓。

方药：龙胆泻肝汤加减。常用药物：龙胆草、柴胡、茯苓、栀子、木通、泽泻、车前子、红藤、当归、生地、蒲公英、薏苡仁等。

加减：尿道灼热不适，小便赤涩者，加萹蓄、黄柏；会阴、少腹胀痛甚者，加土鳖虫、皂角刺、白芷、台乌药；后期湿热减轻，苦寒攻伐之品当减量，加黄精、菟丝子、枸杞子。

（2）阴虚火旺证

证候：不育，精液量少，脓精，伴头目眩晕，耳鸣，或遗精，腰膝酸软，五心烦热，口干咽燥，夜寐盗汗，舌红少津，舌苔少或剥，脉细数。

治法：养阴清热，排脓通精。

方药：知柏地黄汤加减。常用药物：知母、黄柏、熟地黄、蒲公英、黄精、枸杞子、牡丹皮、山药、山茱萸、茯苓、连翘、泽泻等。

加减：头目眩晕，耳鸣甚者加菊花、女贞子、旱莲草；口干喜饮者加石斛、天花粉；火旺甚，肾阴亏虚，五心烦热，夜寐盗汗者加龟板、鳖甲。

2. 其他疗法

（1）药物外治：当归、苦参、蛇床子、知母、黄柏、红花、甘草，煎水熏洗会阴或坐浴，每日 1 次。对有前列腺炎证属湿热型的患者可采用中药灌肠：金黄散 15 ～ 30g，调成糊状，微冷后（约 40℃）保留灌肠，每日 1 次。还可使用野菊花栓或前列安栓剂塞肛治疗。

（2）中成药治疗：肝经湿热者，用龙胆泻肝丸，每次 9g，每日 3 次；湿热毒邪蕴结精室所致者，用黄连解毒丸，每次 9g，每日 3 次；肾阴虚火旺者，用知柏地黄丸，每次 9g，每日 3 次。

（3）针灸疗法：湿热蕴结精室者可针刺中极、肾俞、志室、阴陵泉、三阴交、足三里。

（4）西药治疗：根据病因采用抗感染治疗，结核可选用异烟肼、利福平等；淋球菌可选用头孢类或喹诺酮类药物；衣原体、支原体可选用喹诺酮类或大环内酯类药物治疗，根据药敏试验结果，选择相应的敏感药物。

3. 三因制宜

此疾病一经诊断，对有生育需求的患者的心理情绪产生不同程度的影响，可能会因对自身病情的错误认知而产生紧张、焦虑、恐惧等情绪，因此在诊治过程中，同患者沟通病情时，在实事求是的基础上应当注意言语的措辞、语气的变化，以此来达到安抚病人的情绪的目的，亦可在方药中加入疏肝解郁类的药物，以减少这些不良情绪对疾病后续诊治的不良影响（心理因素）。倘若在问诊过程中发现患者曾有不洁性交史，应当对患者进行性健康及安全教育，同时告知患者尽量避免在治疗过程中同房，以免产生其他不良后果（社会因素）。如果患者长期久居湿热地域，方药中可将清热化湿药物的比重适度加大，如果患者久居干旱地域，可将滋阴清热药物的比重适度加大（地理因素）。

四、预防护理

1. 预防　畅情怀，调饮食，节房劳，适劳逸，勤锻炼，增强体质，提高抗病能力；早诊断，早治疗，急性期疗效好，慢性期则难治，故泌尿生殖系感染患者应及时、及早、正确治疗；避免不洁的性生活。

2. 护理　饮食有节，不可过量饮酒、过食肥甘，以免湿热内生，加重病情；节制性生活，适当排精，有利于炎症的恢复。

脓精症属中医“淋证”“精浊”“赤白浊”的范畴。其基本病理变化为湿热蕴结精室、肾阴虚火旺，虚火灼精，而化腐酿脓。故治疗以清热利湿，解毒排脓为基本原则。现代医学认为脓精症大多是由泌尿生殖系统炎症所致，故泌尿生殖系感染的患者应及时、及早、正确治疗，避免不洁的性生活，也是预防和治疗本病的关键。

延伸学习

通过学习各男科医家的临床诊治经验，可在清利湿热，滋阴泻火等治疗大法的基础上辅以补肾益精之法，以起到既病防变，扶正祛邪的目的。同时在病情急性期时，可采用中西医结合的治疗方式，以期达到更好的临床疗效。

思维导图

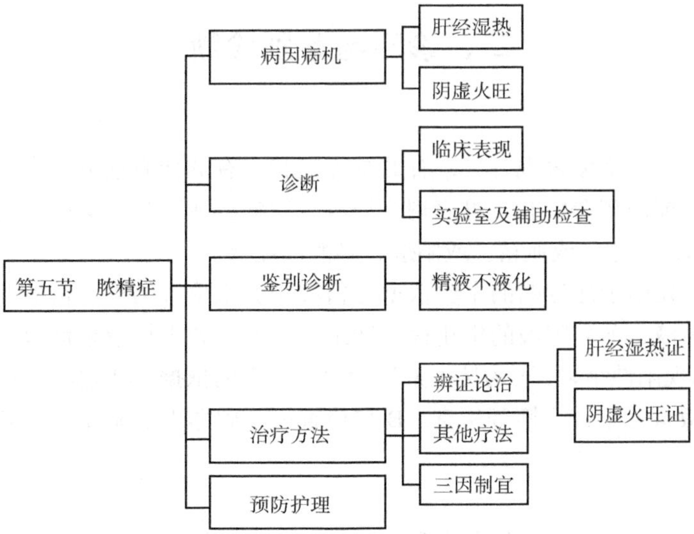

思考题

1. 如何诊断脓精症？
2. 脓精症的中医病因病机是什么？
3. 脓精症应如何辨证论治？

第六节 死精子症

精液检查显示精子成活率降低，精液中存活精子低于58%者，称为死精子症。本病属中医“无子”“绝孕”“不育”范畴。死精子症是导致男性不育的病因之一，发病率占男性不育症的1%～2%。引起死精子症的原因，除生精功能障碍外，还与精子所处的微环境异常有关，如附属性腺炎症、精索静脉曲张、营养不良、微量元素失调等。

一、病因病机

中医学认为本病的病因病机是肾气不足、阴虚火旺、湿热蕴结及气滞血瘀致生殖之精失养所致。治疗以补肾养阴、清热利湿、理气活血为主。

（1）肾气不足：先天不足，肾气衰弱，或房事过度，或手淫过频，损伤肾气，肾气虚弱，命门火衰，下焦阳气不足，失于温煦，精气清冷，精液稀少，故而不育。

（2）阴虚火旺：房事过度，或久病伤阴，阴虚火旺，相火亢盛，精室空虚，更受湿热邪火煎熬，久之阴愈虚而火愈炽，火愈炽而阴愈虚，以致阴火炽精致死。

（3）湿热下注：平素过食肥腻、辛辣炙煿之品，致胃肠积滞，脾胃受损，脾失健运，痰湿内生，久之化热，湿热之邪蕴结下焦，或感染湿邪，积湿生热，下注精室，耗阴伤精，煎熬肾精，灼伤精道。

（4）气滞血瘀：肝郁气滞，瘀血内阻，疏泄不利，精道不畅，影响精子生存。

西医认为，生殖系感染如附睾炎、前列腺炎、精囊炎等引起精浆成分的改变，从而影响精子的活力。大肠杆菌、支原体等病原微生物引起的感染，使精子活力减低或丧失。精索静脉曲张及维生素A、维生素E缺乏等引起精子生长发育不良而致死精子症。长期禁欲也可出现死精子增多。

二、诊断与鉴别诊断

1. 诊断

（1）临床表现：本病临床表现各异，有的毫无症状，有的伴有前列腺炎、附睾炎、精囊炎、精索静脉曲张和性功能障碍等症状。可表现为尿频、尿痛、尿不尽，会阴、阴囊、少腹、腰骶部一个或多个部位疼痛或不适，或血精，或阳痿、早泄等症状。

（2）辅助检查：死精子症诊断的主要依据是精液实验室检查结果。精液常规检查为必做的检查，并且进一步做精液、前列腺液的生化检测和细菌培养。如果精液果糖水平降低提示有精囊病变，如果细菌培养出现阳性结果，可为抗生素治疗提供可靠的依据。根据需要还可做性激素的检查、内分泌检查和体内微量元素锌、镁等检查。B超检查可了解睾丸、附睾、前列腺、精囊、精索有无异常。

2. 鉴别诊断

（1）弱精子症：是指精液检查中精子活动率小于40%，或前向运动精子不足32%者。

（2）少精子症：指精液中精子密度减少，少于 15×10^6/ml 的病症。

（3）假死精子症：精液常规检查方法不当或操作不规范而造成人为的死精症。应重复检查，采取科学的样本收集方法，在规定的时间检测，采用活体染色法区别。

三、治疗方法

1. 辨证论治

死精子症的治疗从肾着手，兼及肝、脾等脏。本病以肾虚为本，邪实为标，常表现为虚实夹杂之证。治宜标本兼顾，补肾填精，兼以驱邪。房室劳伤、肾气不足或肾阴亏虚者，病在肾，当补肾生精或滋肾降火；湿热外袭者，湿热蕴结精室；嗜酒或过食辛辣肥甘，往往先犯脾胃，湿热内生，后侮肝而下注精室，病位多在肝脾，当清化湿热，育阴生精。精神抑郁，肝失疏泄，木郁化火或气滞血瘀，损伤肾精者，当疏肝理气，活血通络。

（1）肾气不足证

证候：腰膝酸软，神疲乏力，夜尿频，尿后滴沥，或头晕目花，面色少华，四肢欠温，或伴有性欲低下、阳痿、早泄，舌淡苔薄白，脉沉细。

治法：温补肾气。

方药：五子衍宗丸加减。常用药物：枸杞子、菟丝子、覆盆子、五味子、车前子、淫羊藿、黄芪、当归等。

加减：气虚盛者加党参、山药；肾阳虚者加仙茅、巴戟天；兼有便秘者，加肉苁蓉、锁阳。

（2）阴虚火旺证

证候：五心烦热，潮热盗汗，尿频、尿急，或尿痛、尿黄，或伴有遗精、血精，阴部作胀，或伴有耳鸣眼花，口干，便秘等，舌质偏红，苔少，脉细数。

治法：滋阴降火。

方药：知柏地黄汤加减。常用药物：知母、黄柏、熟地黄、蒲公英、赤芍、牡丹皮、山药、枣皮、茯苓、沙苑子、泽泻等。

加减：尿急、尿痛者加瞿麦、萹蓄、滑石；血精者加仙鹤草、茜草炭；耳鸣、眼花者加枸杞子、益智仁；伴会阴、阴囊胀痛者加王不留行子、全枸橘；潮热盗汗者，加五味子、煅牡蛎、太子参。

（3）湿热蕴结证

证候：小便灼热涩痛，尿频尿急，或有小便白浊，阴囊潮湿，心烦口干或苦、口臭脘痞，纳差，小腹胀痛或睾丸肿痛，小便黄浑，大便溏薄，或阳痿、早泄，舌苔黄腻、脉滑实或弦数。

治法：清热化湿，育阴生精。

方药：四妙散加减。常用药物：苍术、黄柏、牛膝、薏苡仁、蒲公英、连翘、赤芍、枸杞子等。

加减：阴虚较盛者加天冬、麦冬；睾丸肿痛者加橘核、荔枝核；小便不利者加猪苓、车前子；纳呆者，加鸡内金、陈皮。

（4）气滞血瘀证

证候：不育，死精子多，伴精神抑郁，胸胁胀满，阴囊胀痛，或少腹抽痛，或阳痿，舌质暗苔薄白，有瘀斑瘀点，脉沉涩。

治法：理气活血，化瘀通络。

方药：血府逐瘀汤加减。常用药物：当归、生地黄、红花、桃仁、枳壳、赤芍、柴胡、桔梗、牛膝、韭菜子、淫羊藿等。

加减：阴囊或少腹胀痛者加台乌药、橘核；瘀久化热，烦躁易怒者，加牡丹皮、栀子；病程日久，少气懒言者，加生黄芪、怀山药。

2. 其他疗法

（1）药物外治：证属湿热型或气滞血瘀型者可采用中药灌肠，用金黄散15～30g，调成糊状，微冷后（约40℃）保留灌肠，每日1次。或用红藤、败酱草、蒲公英各30g，连翘、金银花各9g，煎水100ml灌肠。还可使用野菊花栓或前列安栓剂塞肛治疗。

（2）中成药治疗：肾精亏虚者，用五子衍宗丸，每次9g，每日3次，或龟龄集，每次2粒，每日1次；肝肾阴虚者，用知柏地黄丸，每次9g，每日3次；肝经湿热者，用龙胆泻肝丸，每次5g，每日2次；气滞血瘀者，用血府逐瘀胶囊，每次3粒，每日3次。

（3）针灸疗法：选腰阳关、气海、关元、中极、肾俞、命门、三阴交、足三里。以上各穴分组交替使用，隔日1次，多采用中弱刺激，平补平泻。

（4）西药治疗：生殖道感染者，如附睾炎、前列腺炎和精囊炎者，采用抗生素治疗，如复方新诺明、喹诺酮类、四环素类等；能量补充或抗氧化治疗，可以口服左卡尼汀口服液，每次10ml，每日2～3次；胰激肽原酶，每次240U，每日3次；维生素E或其他复合维生素、辅酶Q10等。

（5）辅助生殖技术：药物治疗后，精子质量改善，可择时进行人工授精或试管婴儿。

3. 三因制宜

导致死精子症的因素众多，一旦诊断为死精子症，患者多会产生一定程度的忧郁、恐慌、悲观等情绪，严重者对生活失去信心，治疗时应对患者进行疾病科普，帮助患者重拾自信，减轻或消除负面情绪对该病的不良影响（情绪因素）。如果此疾病发生与工作环境相关，如长期久坐，或长期接触电离辐射、化学制剂、重金属等，治疗时宜指导患者适当运动，做好防护，必要时更换工作。如与患者长期酗酒、吸烟相关，因劝导患者戒烟戒酒（社会因素）。如与患者长期服用药物有关，应建议患者寻求专科治疗，更换治疗方案或药品，同时可给予患者中药治疗相关疾病（地理因素）。

四、预防护理

（1）预防：畅情怀，调饮食，节房劳，适劳逸，勤锻炼，增强体质，提高抗病能力；避免久坐憋尿，远离有毒之品和放射线；积极治疗全身性疾病和泌尿生殖系疾病。

（2）护理：忌烟酒，不过食辛辣肥甘之品，以免湿热内生，加重病情；定期排精，避免排精过频或中断过久；坚持治疗，树立信心，避免间断治疗。

死精子症多为虚实夹杂之证，以肾虚为本，邪实为标。虚者以肾虚为主，实者如湿热、瘀血等。治宜标本兼顾，补肾填精，兼以驱邪。一方面在补虚时兼顾祛邪，使补而不滞；另一方面祛邪时不忘扶正，以免戕伐太过，否则邪虽祛而正亦伤，生精功能不能恢复正常，病难痊愈。另外，积极治疗全身性疾病和泌尿生殖系感染，告知患者远离有毒之品和放射线等的不良影响，也是提高本病疗效的关键。对严重死精子症，甚至100%死精子症患者，经过一段时间治疗后，如果改善不大，应该推荐患者，适时选择辅助生殖技术获得后代。

延伸学习

虚实夹杂是死精子症的基本病理变化，多以肾虚为本，以湿热、瘀血、肝郁为标，临床治疗时应顾及标本虚实，全面诊疗，以期“扶正不留邪，攻邪不伤正”。湿热火毒、脾虚在死精子症中发挥重要作用的观点，拓展了中医对死精子症的病因病机的认识。

思维导图

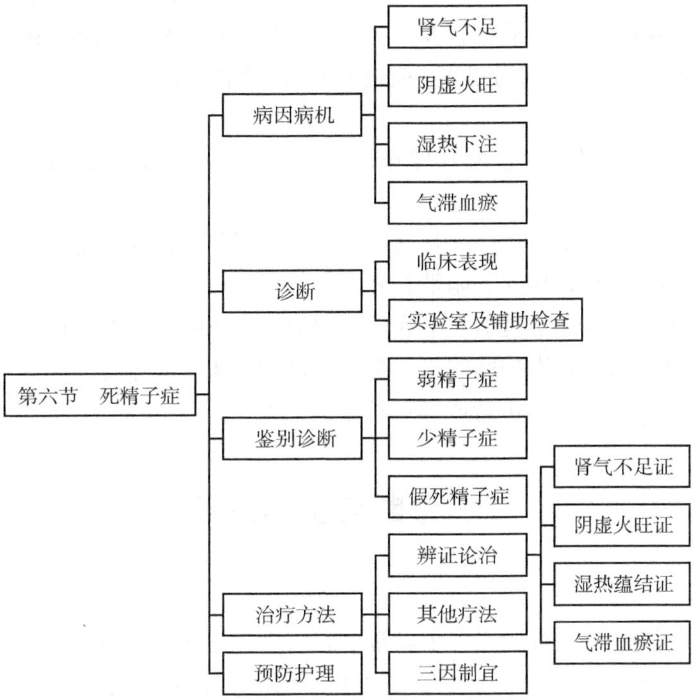

思考题

1. 如何诊断死精子症？
2. 死精子症的中医病因病机是什么？
3. 死精子症应如何辨证论治？

第七节 畸形精子症

畸形精子症是指正常男性在精液检查中发现精子的头、体、尾部出现异常形态，如头部畸形表现有巨大头、无空形、双头等；体部畸形表现有体部粗大、折裂、不完整等形态；尾部畸形表现有卷尾、双尾、缺尾等。按 WHO 最新标准，正常形态精子低于 4% 者，即可诊断为畸形精子症。往往是在已婚青壮年男性当有生育需求而不得时，就医过程中检查发现。因本病需要实验室检查精液时才能确诊，故此前的中医史籍中无此病名。《金匮要略》《脉经》称之为“精气清冷”，《诸病源候论》称之为“少精”，《景岳全书》也认为“精清、精冷”，并从“精伤太过”和“肾气虚寒”

入手进行治疗，为后世提供了丰富的理论基础和临床实践经验。畸形精子症是目前男性不育症中较为常见的疾病，已引起广泛重视。

一、病因病机

畸形精子症是引起男性不育的常见原因。导致畸形精子症的因素有很多，造成精子畸形部位的原因各不相同，但“肾者主水”“肾主藏精”“肾主生殖”，故中医认为本病主要与肾脏有关；又“肝主宗筋”“肝脉环阴器”，故归结到发病，多责之于肾、肝二脏，故虚证多为肾阳不足、或肾阴不足；实证多为肝经湿热瘀注于下焦，或肝失疏泄，气滞血瘀。

（1）肾精不足：先天不足，后天失养，肾精不充，或因久病劳损、房事不节耗伤肾精所致。

（2）肾阳亏虚：素体阳虚，或久病伤肾及房劳过度，造成阳气虚损不能温养所藏之精，精冷不育。

（3）阴虚火旺：久病耗阴，或房劳过度，或过服温燥劫阴之品，耗伤肾阴，肾精不足，阴虚火旺，煎熬精液，灼伤精子。

（4）湿热下注：饮食不节，过食肥甘厚味，嗜食辛辣之品，嗜食烟酒，生湿生热生痰，日久蕴于精室，伤精伤肝。

（5）气滞血瘀：情志内伤，抑郁不遂，肝失疏泄，致肝气郁结；或暴怒伤肝，气机失调，日久致血运不畅，经络瘀阻，精道瘀滞，阻滞精室。

西医认为，睾丸生精功能异常是引起本病的主要原因。影响睾丸产生正常精子的因素有很多，如内分泌疾病、遗传性疾病、精索静脉曲张、隐睾、烟酒、重金属中毒、高温、辐射、化学药物、外伤、生殖道感染等诸多因素，都可造成畸形精子症的发生。

二、诊断与鉴别诊断

1. 诊断

（1）临床表现：精液常规检查发现精子异常形态增多，正常形态精子低于4%，可诊断为本病。本病临床表现不一，多数无任何不适症状，只以精子形态学检查报告为诊断依据。有些可有一些局部病变如前列腺炎、尿道炎、精索静脉曲张，或性功能障碍或阴囊、会阴潮湿，或少腹腰骶部疼痛不适等症状。

（2）辅助检查：除精液常规检查外，必须经过严格的精子形态学分析；可做性激素水平测定、必要的内分泌系统疾病检查、血管系统疾病检查、彩色超声波检查、前列腺液常规检查、血清中重金属元素检测；对兼有严重少精子症的患者，有必要进行染色体核型分析和AZF检查。

2. 鉴别诊断

（1）弱精子症：是指精液常规参数中活动精子低于40%，或前向运动精子小于32%。

（2）死精子症：是指男性精液中存活精子低于58%，精子形态、精子密度正常。

三、治疗方法

1. 辨证论治

畸形精子症的治疗主要从肾、肝二脏入手，从肾治疗多以补虚为主，有精亏、阴虚、阳虚之异，当明辨肾阴、肾阳之不足，否则失之毫厘，差之千里，非但不能治病，反而会加重病情；从肝论治多以实证居多，或以肝经湿热下注蕴阻精室，或以肝郁气滞、气滞血瘀阻遏精室。从肾治以补虚为主，从肝治以理气为主。

（1）肾精不足证

证候：男子不育，性功能减退，成人早衰，脱发齿松，耳鸣耳聋，腰膝酸软，精神呆钝，健忘；舌瘦苔薄白，脉细无力。

治法：滋补肾水，填精益髓。

方药：左归丸加减。常用药物：熟地黄、山药、山茱萸、茯苓、枸杞子、杜仲、菟丝子、牛膝、当归、鹿角胶（烊化冲服）、阿胶（烊化冲服）、肉苁蓉等。

加减：耳鸣耳聋者去鹿角胶、肉苁蓉，加石菖蒲、益智仁；气虚者加黄芪、白术；夜寐不安者，加酸枣仁、煅龙骨、煅牡蛎。

（2）肾阳不足证

证候：婚后不育，阳事不举或举而不久，神疲倦怠，阴部冷凉，形寒肢冷，久病伤肾体弱，面色无华，小便清长，大便稀溏；舌淡胖，苔薄白，脉沉细。

治法：温肾助阳，暖精固本。

方药：右归丸加减。常用药物：熟地黄、山药、山茱萸、枸杞子、杜仲、附子、肉桂。

加减：肾阳亏虚甚者，加淫羊藿、仙茅等；失精者，加金樱子、芡实；便溏者，加补骨脂、佛手片；腰膝酸软者，加川续断、桑寄生。

（3）肾阴不足证

证候：婚后不育，阳事易举，失眠多梦，口干口渴，形体消瘦，急躁易怒，五心烦热；舌红少苔，脉细数。

治法：滋阴补肾，益精种子。

方药：知柏地黄丸加龟板、鳖甲。常用药物：知母、黄柏、龟板、鳖甲、熟地黄、山药、川芎、当归、白芍、牛膝、女贞子等。

加减：心烦失眠，易怒者，加生地黄、牡丹皮；口干渴者，加石斛、天冬、麦冬；夜寐不安者，加酸枣仁、五味子。

（4）湿热下注证

证候：婚后不育，体质偏胖，喜食辛辣、肥甘之品，阴囊潮湿，瘙痒腥臭，少腹、会阴、睾丸胀痛，小便灼热涩痛，尿色黄，或大便干结，心烦口苦，胁胀腹闷；舌红苔黄腻，脉滑数或沉滑。

治法：清利湿热，通精利尿。

方药：龙胆泻肝汤或柴胡胜湿汤加减。常用药物：龙胆草、柴胡、连翘、茯苓、栀子、泽泻、车前子、当归、生地黄、赤芍。

加减：阴部潮湿瘙痒者，加苦参、薏苡仁、苍术；睾丸、会阴胀痛者，加橘核、荔枝核；大便干结者，加大黄。

（5）气滞血瘀证

证候：婚后不育，常服滋补无效，伴精神抑郁，会阴胀痛，睾丸刺痛，或少腹抽痛，肌肤粗糙失润，或阳事不举，性欲淡漠；舌质暗，边尖有瘀点或瘀斑，脉沉涩或弦。

治法：行气活血，化瘀通络。

方药：血府逐瘀汤加减。常用药物：当归、生地黄、红花、桃仁、枳壳、赤芍、柴胡、桔梗、川芎、牛膝等。

加减：瘀久化热，烦躁易怒者，加知母、黄柏；阳事不举、早泄者，加蜈蚣、红花、淫羊藿；少腹疼痛者加延胡索、莪术或失笑散。

2. 其他疗法

（1）针灸疗法：肾虚选命门、肾俞、中极、关元、气海或曲骨、三阴交、太溪、次髎。两组穴位交替针灸，每日一组，选用毫针，先针刺得气后，行捻转补法、得气后留针 20 ～ 30 分钟。湿热下注可选中极、志室、阳陵泉、阴陵泉、三阴交、足三里、选用毫针用泻法，隔日一次，不留针。

（2）中成药治疗：肾精不足者，用五子衍宗丸，每次 9g，每日 2 次；肾阳不足者，用龟龄集，每次 2 粒，每日 1 次；肾阴不足者，用知柏地黄丸，每次 9g，每日 2 次；湿热下注者，用龙胆泻肝丸，每次 9g，每日 2 次。

（3）西药治疗：根据辅助检查情况可选用他莫昔芬、氯米芬、十一酸睾酮或相应抗生素等，也可使用肉碱、辅酶 Q10、复合维生素、胰激肽原酶等。但使用时应严格按治疗时限和适应证使用，密切观察不良反应。

3. 三因制宜

对于生殖道以及附属生殖腺体炎症感染如睾丸炎、附睾炎、前列腺炎等的患者，应注意私处卫生，勤换内裤，避免不洁性生活。对于抽烟、饮酒的患者应叮嘱戒烟限酒。对于经常接触高温、射线、化学制剂等环境及物品的患者应尽量避免再继续接触。

四、预防护理

（1）预防：本病的预防，第一是生殖医学知识的科学普及，了解优生优育对家庭、社会的巨大影响；第二对生殖器官局部异常要引起足够的重视，如隐睾的早期治疗、精索静脉曲张的及时治疗、生殖系统感染的规范治疗；第三是远离各种环境污染及化学污染，各种电磁辐射；第四是注意调摄心情，加强身体锻炼，劳逸适度，注意营养，远离烟酒；第五是慎用影响生殖功能的药物，避免生活中的高温环境，内裤要宽松，不穿紧身裤，不宜桑拿浴、蒸汽浴。

（2）护理：注意生活起居饮食规律，提倡安全而卫生的性生活。减少损害精液质量的因素，如内裤不能太紧，远离高温，减少久坐；戒烟酒，控制体重，少喝咖啡和碳酸饮料；注意环境因素如电脑、手机、家庭装修的影响。

畸形精子症是随着现代实验室技术进步而出现的病种。历代医学文献中的记载多以“精气清冷”“少精”出现，临床从肾、肝入手，也能取得一定疗效。随着辅助生殖技术的发展，对部分无法改变的畸形精子，如圆头精子，也可以通过 ICSI，获得后代。

延伸学习

中医中药对于男性不育症具有一定的疗效，部分畸形精子症患者可以考虑中医中药治疗或中西医结合治疗。中医中药可以通过多环节、多途径提高精子正常形态率。临床辨证首辨虚实，次辨阴阳。治疗原则为虚证当补肾、健脾、益气、养血；实证应活血化瘀、清热利湿[1]。

[1] 中国医师协会生殖医学专业委员会生殖男科学组畸形精子症诊疗中国专家共识编写组 . 畸形精子症诊疗中国专家共识 [J]. 中华生殖与避孕杂志，2021，41（7）：600-609.

思维导图

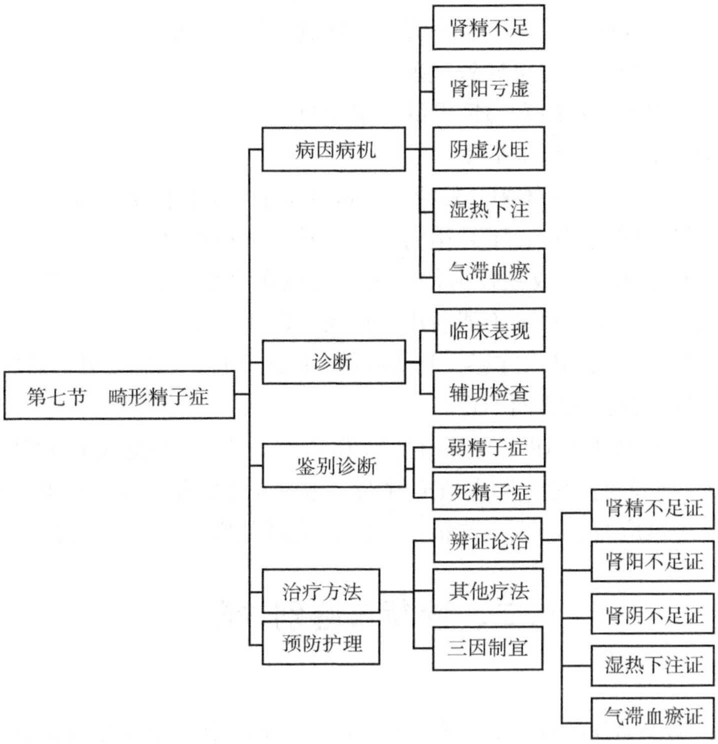

思考题

1. 畸形精子症的病因病机是什么？
2. 如何对畸形精子症进行脏腑辨证？

第八节 免疫性不育症

男性免疫性不育症是指因男性本身免疫功能异常而导致男性正常生殖活动紊乱所造成的不育，中医治疗可参照“不育”“无子”等相关内容，《备急千金要方·求子论》曰：“凡人无子当为夫妻俱有五劳七伤、虚羸百病所致，故有绝嗣之患。”《石室秘录·子嗣》中还具体说明“男子不能生子有六病，一精寒也，一气衰也，一痰多也，一相火盛也，一精少也，一气郁也”。男性免疫性不育症主要是由生殖道损伤、感染、梗阻等因素造成血睾屏障破坏、精浆免疫抑制物缺失，以及自然免疫和生殖道淋巴细胞改变造成的免疫耐受机制受损，在男子的血液、精浆和精子表面发生免疫应答，产生抗精子抗体从而引起生育能力下降。原因不明的不育夫妇中 2% ～ 10% 与免疫因素有关，一般患者的性功能及射精功能正常，在至少一份精液标本中，混合抗球蛋白反应试验（MAR）或免疫珠试验（IBT）有不少于 50% 的活动精子表面被覆抗体可诊断为免疫性不育症。

一、病因病机

免疫性不育症的病机较为复杂，归纳起来有虚、实、湿、热、瘀、郁的不同。本病的病位主要在肾，与肝、脾有密切关系。肾虚则精亏血少而不育；脾虚健运失司，精微不足，肝郁气滞，疏泄失职，气血失调，痰浊内生、痰阻宗筋也可导致免疫性不育。

（1）肾阴亏损，虚火上炎：患者恣情纵欲、房事过度，或少年无知，频繁手淫，均可导致耗气伤阴，虚火上炎而至精室，灼精伤液而凝。

（2）湿热下注，浸淫精室：素体阳气较盛，或饮食不节，嗜食醇酒厚味及辛辣之品，损伤脾胃，酿湿生热，或蕴痰化热，湿热痰火，下趋精窍，内蕴精室，精稠易凝。

（3）瘀血阻络：久病入络，或跌仆损伤均可引起瘀血之变。若瘀血留滞肾府，阻滞精道，可使精的生化受阻，或排泄失司，精液不能射出或但聚于阴头，亦令人无子。

（4）肝气郁结，疏泄无常：肝火亢盛，七情所伤，情志不遂，恼怒伤肝，致使肝气郁结，疏泄失常，脏腑功能失调，导致肾精瘀滞而不育。

西医学认为男性免疫性不育症主要是由生殖道损伤、感染、梗阻等因素造成血睾屏障破坏、精浆免疫抑制物缺失，以及自然免疫和生殖道淋巴细胞改变造成免疫耐受机制受损，在男子的血液、精浆和精子表面发生免疫应答，产生了抗精子抗体，从而引起生育能力下降。

二、诊断与鉴别诊断

1. 诊断

（1）临床表现：据 WHO 的标准，夫妇婚后同居 1 年以上，未采用任何避孕措施，仍然未受孕的称为不育，其中由于男方原因造成女方不孕者，称为男性不育症，关于免疫性不育症患者，至少有一份精液标本中混合抗球蛋白反应实验或免疫珠实验，不少于 50% 的活动精子表面被覆抗体。

（2）辅助检查：精子抗体的检测可以采用两种直接检测方法：混合抗球蛋白凝集试验（MAR）和免疫珠试验（IBT）。MAR 使用的是新鲜精液而 IBT 使用洗涤后的精液。对于那些没有活动精子的标本，IBT 可检测精浆中是否有抗精子抗体存在。

2. 鉴别诊断 免疫性不育症患者要和精液不液化相鉴别。精液射入容器后立即形成典型的半透明凝块，室温下在 5 ～ 25 分钟内通常能完全液化，如在 60 分钟内没完全液化，为精液不液化，由生殖系统炎症引起的精液不液化占全部精液不液化患者中的一半以上，大部分患者是由前列腺炎导致的。

三、治疗方法

1. 辨证论治

免疫性不育症的病因病机与湿热内蕴、瘀阻精道、肾精不足、阴虚火旺等有关，涉及肝、脾、肾等脏腑，主要采用补益脾肾、清利湿热、疏肝理气、活血化瘀的方法辨证论治。

（1）肝气郁结证

证候：心情抑郁，烦躁易怒，夜寐不安，胸胁胀满，或见少腹胀痛，善太息，食欲不振，口干口苦，舌边红苔薄干，脉弦或细。

治法：疏肝解郁。

方药：四逆散加减。常用药物：柴胡、白芍、枳壳、法半夏、黄芩、麦冬、茯苓、郁金、大枣、生姜、甘草等。

加减：肝郁化火，胸胁灼痛，口干口苦者，加牡丹皮、山栀子；纳差神疲，属肝郁乘脾者，加党参、白术；化火伤阴，眼目干涩者，加枸杞子、黄精；若少腹胀痛者，加荔枝核、王不留行。

（2）湿热蕴结证

证候：四肢倦怠，懒动，脘腹闷胀，口苦，阴囊潮湿，瘙痒腥臭，睾丸坠胀作痛，小便色黄，尿道灼痛，舌红，苔黄腻，脉滑数。

治法：清热利湿，健脾化浊。

方药：三仁汤加减。常用药物：杏仁、白豆蔻仁、生米仁、厚朴、半夏、佩兰、藿香、滑石等。

加减：阴部瘙痒重者，加地肤子、苦参；阴部潮湿重者，加土茯苓、薏苡仁。

（3）瘀血阻滞证

证候：会阴部、睾丸、小腹、生殖器不适，或刺痛，舌淡或有瘀点，苔薄白，脉弦或涩。

治法：活血化瘀，通利精窍

方药：桃红四物汤加减。常用药物：桃仁、红花、赤芍、当归、川芎、生地黄、丹参、生白术、川牛膝、黄芪等。

加减：会阴部疼痛者，加皂角刺、路路通；小腹坠胀重者，加枳壳、厚朴；瘀久化热，烦躁易怒者，加黄柏、牡丹皮；少腹疼痛者加小茴香、乌药。

（4）肝肾阴虚证

证候：腰膝酸软，眩晕耳鸣，失眠多梦，遗精，形体消瘦，咽干，心烦，易怒，多梦，睡眠差，伴舌红少津，脉弦细数。

治法：滋阴降火。

方药：知柏地黄丸加减。常用药物：熟地黄、生地黄、川黄柏、山药、茯苓、泽泻、山茱萸、牡丹皮、白芍、柴胡、女贞子、甘草。

加减：烦躁易怒者加柴胡、白芍；心烦不寐，小便短赤者，加生地黄、牡丹皮、女贞子、旱莲草等。

2. 其他疗法

（1）针对病因治疗：对于生殖道梗阻、精索静脉曲张等患者，需要首先考虑外科治疗。对于生殖系统感染的患者，如慢性前列腺炎、附睾炎，需要先用抗生素消除感染。

（2）免疫抑制剂治疗：对经各种检查无明显器质性病因存在，而仅表现为凝集精子比例增高，即特发性不育者，考虑用免疫抑制剂治疗，可选用泼尼松 5mg，每日 2 次，口服。

（3）中成药治疗：肾阳亏虚者，用金匮肾气丸，每次 9g，每日 2 次；肝气郁结者，用逍遥丸，每次 9g，每日 2 次；精道瘀阻者，可以用血府逐瘀胶囊，每次 6 粒，每日 2 次；湿热下注者，用龙胆泻肝丸，每次 9g，每日 2 次；肝肾阴虚者，用六味地黄丸，每次 9g，每日 2 次；湿热瘀阻者，用前列通瘀胶囊，每次 5 粒，每日 3 次。

（4）针灸疗法：选血海、中极、关元、肾俞、命门、肝俞、三阴交、会阴、阴陵泉、阳陵泉、足三里、合谷等穴，每次用 3 ～ 5 穴针刺，毫针平补平泻，每次 20 ～ 30 分钟，隔日 1 次。

（5）宫腔内人工授精（IUI）：对药物治疗无效者，可以通过洗涤去除精浆中的 AsAb，并用洗涤过的精子做宫腔内人工授精，以达到受孕目的。

3. 三因制宜

可从指导性生活等因素入手，增加性生活频率和性生活次数，进而增加妊娠的机会。还可以改善不良生活方式，避免接触影响男性生育能力的环境因素，应用基础性的药物治疗非特异性地改善精子质量，治疗应给予至少 3 个月，同时需结合配偶年龄，评估女方生育力。

四、预 防 护 理

（1）预防：让患者少穿紧身裤或牛仔裤、少桑拿浴、少热水浸浴等，注意阴囊的散热和睾丸远离高温环境，以保护睾丸的生精功能，避免睾丸、附睾外伤和避免放射性物质的照射。

（2）护理：告知患者积极治疗可能导致免疫性不育症的泌尿生殖系疾患，如急慢性前列腺炎、精囊炎、急慢性睾丸附睾炎、睾丸鞘膜积液、精索静脉曲张等疾病。治疗期间，嘱患者忌烟酒、辛辣刺激等食物，调节好心情，注意睡眠。

免疫性不育症病位主要在肾，与肝、脾有密切关系，虚者责之于脾肾亏虚、肾阴亏损，实者责之于肝经湿热下注或者瘀血阻络。男性免疫性不育症的辨证论治思路关键在于改善、纠正其过敏体质，调节机体免疫功能，虚证采取益气固表扶正方法调整机体的免疫功能；实证方面可以针对生殖道感染炎症等因素，采取清热利湿、健脾化浊、活血化瘀、通利精窍等祛邪方法治疗。在中医辨证论治的基础上，采用针药结合、穴位埋线和中药的结合及中西医结合等多手段综合疗法，能够大大提高临床疗效。

延伸学习

有学者认为正气不足（虚气）是男性免疫性不育症发病之本，湿毒内蕴、精血瘀阻（留滞）是男性免疫性不育症发病之标，正虚邪实、虚气留滞互为致病因素，提出临床当以益气消滞，扶正祛邪为治疗大法[1]。

[1] 张芳，孙自学，李鹏超 . 虚气留滞与男性免疫性不育症病机探讨 [J]. 辽宁中医杂志，2021，48（4）：71-73.

思维导图

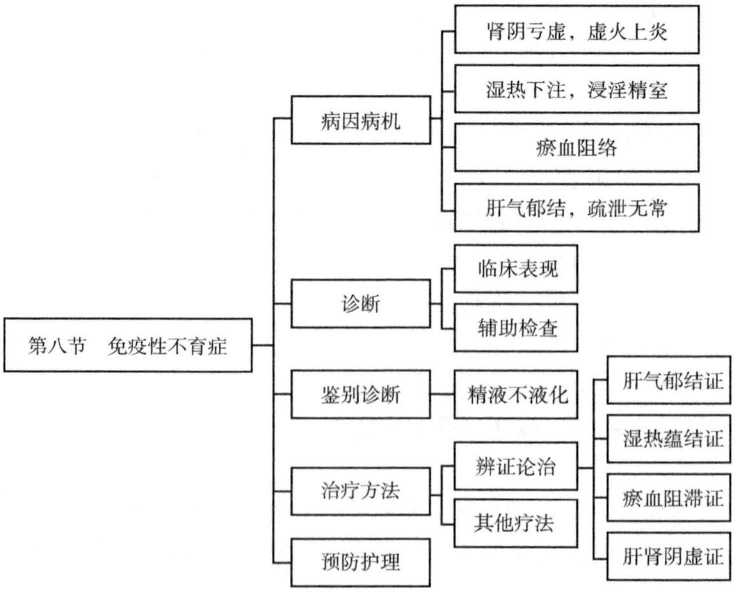

思考题

1. 如何诊断免疫性不育?
2. 免疫性不育的中医病因病机是什么?
3. 对免疫性不育如何辨证论治?

第九节 无精子症

无精子症是指精液离心后镜检未发现精子，同时排除不射精和逆行射精等疾病。无精子症属中医“绝孕”“无子”“难嗣”等范畴。《诸病源候论·虚劳无子候》指出“丈夫无子者，其精清如水冷如冰铁，皆为无子之候”“泄精、精不射出，但聚于阴头，亦无子”。《内经》认为无子的原因为“天地之精皆竭”和“天癸竭”。无精子症占男性不育症的15%～20%，造成无精子症的原因主要为缺乏促性腺激素的刺激作用、生精功能障碍或生殖道梗阻。原发性生精功能障碍的病因主要包括无睾症、睾丸发育不全/隐睾、基因异常等先天性因素，以及睾丸肿瘤、外伤、睾丸扭转等引起的获得性病因。梗阻性无精子症根据梗阻部位分类可分为睾丸内梗阻、附睾梗阻、输精管梗阻及射精管梗阻。

一、病因病机

中医认为肾藏精，主发育和生殖。肾脏精气的盛衰直接决定人体的生长、发育及衰老，亦直接影响性功能和生殖功能。生殖之精虽为肾中精气所化，但与五脏之精密切相关，五脏协调，精气充盛，气化有度，藏泄有常，是维持生殖功能的重要因素，可见无精子症与肾、肝、心、脾等脏腑功能有关，而与肾之关系最为密切。

（1）肾精不足：肾藏精，主生殖。若禀赋薄弱，先天不足，必累其身，导致生殖病变；素体虚弱，脾气不足；或久病之后，气虚不复；或劳累过度，损伤脾胃之气，则气血生化无权。因精由血化，精血相关，脾虚则精血生化不足而不育。

（2）精道受阻：外阴不洁或不洁性交，秽浊内积，淫毒侵染；或感受风热、疫毒、风寒之邪，邪毒下注，可致梅毒、淋浊、血精、脓精、疳疮等症，而这些病症均可导致男性不育症。

（3）湿热下注：嗜食肥甘辛辣之品，损伤脾胃，痰湿内生，郁久化热，渐致阳痿、无精；或素体肥胖，复又嗜饮酒浆，膏粱厚味，湿热困脾，水谷不能化生精微而生痰浊，痰浊下趋精窍，内蕴精室，使精的生化受阻，精道阻滞，直接损害人的生育功能。或久病者邪气入络，或跌扑损伤均可引起瘀血之变，瘀血留滞肾府，阻滞精道，可使精的生成受阻，或排泄失司，精液不能射出或但聚于阴头，亦令人无子。

（4）气滞血瘀：少腹隐痛，睾丸坠胀疼痛，胸胁胀满，烦躁易怒，可致死精。舌质暗红，边尖有瘀斑、瘀点，苔薄白或少津，脉涩。

二、诊断与鉴别诊断

1. 诊断

（1）临床表现：参照2010年《WHO人类精液检查与处理实验室手册》（第5版）标准：两次或两次以上进行精液常规湿片镜检都没有观察到精子时，对该样本以3000g转速进行离心15分钟，将离心后沉渣标本再次在400倍的相差显微镜下镜检，如果重复两张玻片中均未观察到精子，同时排除不射精和逆行射精等，即可诊断为无精子症。

（2）辅助检查：临床上无精子症分为三类：梗阻性无精子症、非梗阻性无精子症、混合型无精子症。梗阻性无精子症的临床表现为睾丸有正常生精功能，由于双侧输精管道梗阻导致精液或射精后的尿液中未见精子或生精细胞。非梗阻性无精子症包括各种下丘脑垂体疾病所致的生精功能改变，以及不同病因所致的原发性生精功能衰竭。混合型无精子症则表现为一侧或双侧睾丸小、质地软，血清FSH水平升高及存在其他生精功能障碍，同时又存在梗阻性因素。

无精子患者要进行详细的体格检查，包括睾丸、附睾、输精管和精索等，尽量确定无精子症的病因和病位，辅助检查包括生殖系统超声、男性激素水平检测、精浆生化分析、脱落细胞检查、外周血染色体核型等遗传学检测、Y染色体微缺失检测。无精子症患者因诊断和治疗需要，可考虑实施诊断性睾丸/附睾取精术。常用的几种手术方法有开放手术活检、经皮睾丸穿刺活检术、睾丸细针精子抽吸术、显微外科附睾精子抽吸术、显微外科睾丸切开取精术等。

2. 鉴别诊断

（1）逆行射精：是性交中能勃起，出现性高潮和射精动作，但是无精液从尿道外口射出，病理机制主要是性交射精时膀胱颈部括约肌收缩功能失调导致关闭不全，使射出的精液逆向进入膀胱。患者射精中枢往往正常，故有射精动作和性高潮，性交后第1次尿液中含有大量精子和果糖。

（2）不射精症：是指性交时，阴茎能正常勃起，性交持续时间较长，但达不到性高潮，无射精动作出现，无精液射出，病理机制主要是射精中枢抑制，性刺激达不到射精阈值，而不能产生射精动作。

三、治疗方法

1. 辨证论治

无精子症的中医治疗大多应用于非梗阻性无精子症及梗阻性无精子症患者术后辅助治疗，主要从虚、瘀、湿毒入手，肾精亏虚或肾阴阳俱虚，或脾胃虚弱，气血生化乏源。气虚血瘀或久病入络或寒积、痰湿内阻精道或外伤致瘀，精道不畅，血失濡养而致无精。湿热毒虫、疫毒浸淫肾子而精难生，可见病因为肾精不足，生精乏源，精道瘀阻，湿热扰精，气血亏虚。病位主要在肾，与肝、脾胃关系密切。

（1）肾精不足证

证候：精液清冷，无精子，射精无力，性欲淡漠或阳痿早泄。伴腰膝冷痛，精神萎靡、神疲乏力，面色㿠白，动则气短，四肢不温，阴部湿冷，小便清长，夜尿量多，舌质淡胖，苔薄白而润，脉沉细无力，尺部尤为明显。

治法：益肾温阳，佐以补精。

方药：金匮肾气丸合五子衍宗丸加减。常用药物：肉苁蓉、仙茅、淫羊藿、熟附子、肉桂、山茱萸、山药、五味子、覆盆子、熟地黄、菟丝子、枸杞子等。

加减：若性欲淡漠、阳痿精薄者，加阳起石、韭菜子；遗精早泄者，加莲须、龙骨、芡实；不射精者，加紫石英、王不留行。

（2）气血亏虚证

证候：精液稀薄，无精子，性欲减退，或阳痿早泄，面色不华，形体衰弱，神疲乏力，心悸怔忡，眠差多梦，健忘头晕目眩，食少纳呆，懒言气短，爪甲色淡，舌淡苔少、脉象沉细。

治法：益气健脾，养血生精。

方药：八珍汤加减。常用药物：党参、白术、茯苓、白芍、当归、阿胶、黄芪、熟地黄、菟丝子、枸杞子、黄精、紫河车、甘草。

加减：若不射精加石菖蒲、远志、茯神、蜈蚣通精道、开下窍；失血者加旱莲草、女贞子。

（3）湿热下注

证候：同房后睾丸及耻骨附近憋胀不适，尿短赤有灼热或茎中热痛，或阴肿阴痒，或白浊，腰部酸胀，两腿沉重，身倦乏力，头重、心烦口干，喜凉饮，大便不畅，舌红苔黄腻，脉弦滑数。

治法：清利湿热，消肿解毒。

方药：萆薢渗湿汤加减。常用药物：黄柏、通草、泽泻、茯苓、当归、萆薢、车前子、薏苡仁、生地黄。

加减：若精液中有脓细胞、口干尿黄者，加土茯苓、蒲公英；若大便不畅者，加枳壳、大黄。

（4）瘀血阻滞

证候：阴囊内有蚯蚓状的精索静脉曲张、射精时精道刺痛，无精子，精液中可有较多红细胞。伴有睾丸坠痛或少腹作痛，疼痛固定、持续时间较长，入夜尤甚、病症反复发作，唇色晦暗，舌质紫暗，或有瘀点，脉沉涩或细涩。

治法：活血化瘀通精。

方药：血府逐瘀汤加减。常用药物：柴胡、枳壳、牛膝、桃仁、红花、赤芍、当归、穿山甲、路路通、丹参、王不留行。

加减：若不射精者，加蜈蚣、蜂房；若阳痿者加淫羊藿、紫石英；若少腹胀者加乌药、小茴香。

2. 其他疗法

（1）心理治疗：无精子症患者承受着巨大的心理压力，表现出不同程度的躯体化症状、复杂的情绪行为反应和社会适应不良。无精子症患者已成为不可忽视的生殖健康缺陷群体，迫切需要全社会参与来建立有效的支持系统和有针对性的心理干预，以帮助他们恢复家庭和社会功能，促进人类生殖健康。

（2）中成药治疗：肾阳亏虚者，用金匮肾气丸，每次 9g，每日 2 次；肝气郁结者，用加味逍遥丸，每次 9g，每日 2 次；湿热下注者，用龙胆泻肝丸，每次 9g，每日 2 次；瘀血阻滞者，用血府逐瘀胶囊，每次 2.4g，每日 2 次。

（3）西药治疗：病因明确的非梗阻性无精子症（NOA）患者，可以用激素替代疗法，如果血清 FSH 不高，可试行抗雌激素类药物或芳香化酶抑制剂类药物治疗或采用促性腺激素治疗。经验性药物治疗 3 个月为一个疗程，经过 6 个月以上治疗无改善者，考虑进行睾丸活检或显微取精术来获得精子。

（4）手术治疗：对于无精子症合并严重精索静脉曲张患者，可行精索静脉手术治疗联合睾丸活检术或单纯睾丸活检术，部分患者可以获得并保存精子，并通过病理组织学检查明确睾丸的生精潜能。经系统的遗传学评价和遗传咨询后，部分患者使用睾丸显微取精术（M-TESE）可获得精子以进行 ART，所获组织建议冷冻保存。对 AZFc 缺失患者进行 M-TESE，文献报道 40% ～ 50%

可获取精子后进行 ICSI 治疗。约 44.7% 克氏综合征患者，行 M-TESE 可获得少量精子行 ICSI 治疗。

（5）供精人工授精：对一般情况较差的患者（如睾丸容积＜6ml、FSH 水平明显升高等）、克氏综合征患者，以及 AZFa、AZFb、AZFa + b 缺失的患者，应考虑进行睾丸显微取精，若显微取精手术仍未获得精子，可建议供精人工授精治疗或领养。

3. 三因制宜

无精子症患者大多都会产生不同程度的情志变化，或焦虑，或悲观，或情志抑郁，治疗时应注意与患者多沟通，提供多种治疗方案，缓解或消除患者不良情志对疾病的负面影响。嘱患者注意卫生，洁身自好，防止性传播感染；饮食有节，忌饮酒及辛辣食品；避免射线、毒物接触，增强自我保护意识。加强患者夫妇的咨询讨论，必要时尝试辅助生殖技术（ART）获得子代。对于遗传因素致病的患者，为避免将不育的表型遗传给下一代，了解患者的遗传缺陷并对胚胎进行胚胎植入前遗传学检测（PGT）至关重要。

四、预防护理

（1）预防：避免各种有害因素干扰睾丸、附睾功能等，如高温作业、长期热水浴，避免久坐、久站、长时间骑自行车及憋尿等。

（2）护理：治疗期间提倡劳逸结合，有节律地进行性生活，不要求禁欲，但应控制性交频度；治疗期间饮食应以清淡而富有营养为佳，平素可选用一些莲子、银耳、百合、枣类羹食，既可顾护脾胃，又可益肾养精。尽量戒烟酒辛辣之品，注意精神方面的调摄，喜怒有节，心情舒畅。既病之后，医护人员应多向患者进行心理疏导，以消除其紧张与疑虑。

无精子症的发生与肾、肝、心、脾等脏腑功能失调有关，与肾之关系最为密切。中医治疗梗阻性无精子症应首先依靠现代医疗技术辨明梗阻原因及程度，治疗当分清虚实，辨明病位，实证有湿热下注和气滞血瘀，一般常见于精道梗阻；生精功能障碍患者一般表现为虚证，包括肾精亏虚、脾肾两虚等。原发性生精障碍可根据患者的具体情况采取适当的中西医结合药物治疗，改善体内微环境，以期提高精液的质量。如果药物治疗无效，通过睾丸活检获取精子行辅助生殖技术是最佳的治疗方式，如卵胞浆内单精子注射（ICSI）。如无法获取精子，可考虑求助于人工精子库，甚至通过合法途径进行领养。

延伸学习

无精子症患者存在不同程度的睾丸生精功能障碍，包括原发性生精功能衰竭以及下丘脑垂体疾病所致继发性生精功能改变等，对于存在染色体异常，如克氏综合征（47，XXY 等）或 Y 染色体微缺失（AZFa、AZFb、AZFa+b），可以诊断为无精子症。男性生殖遗传学异常包括染色体、基因、精子 DNA 完整性及表观遗传学等多个方面，是导致男性不育的重要病因[1]。

[1] 范国庆，高勇，邓春华，等 . 男性生殖遗传学的临床研究进展 . 临床泌尿外科杂志 . 2020；35（12）：1000-1006.

思维导图

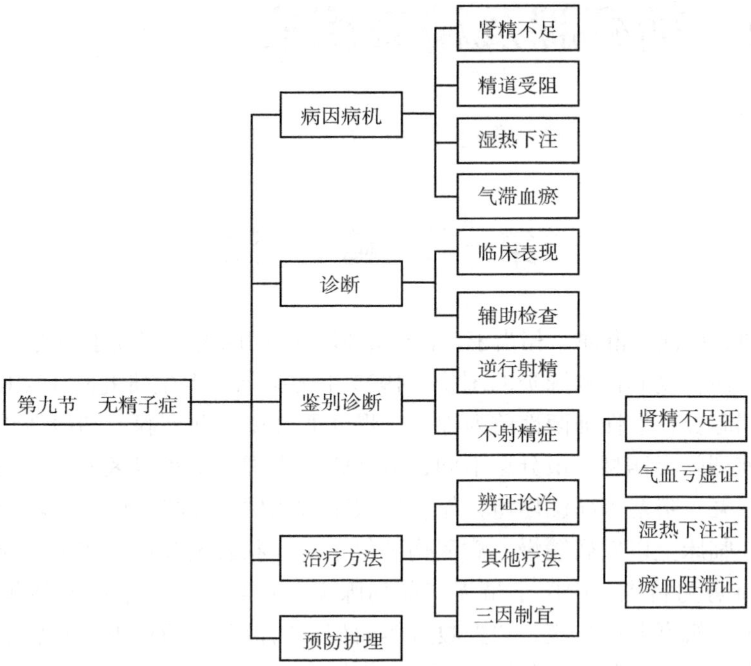

思考题

1. 如何诊断无精子症？
2. 无精子症的中医病因病机是什么？
3. 中医辨证论治无精子症有何优势？

第十二章　前列腺及精囊疾病

第一节　精　　浊

精浊又名白浊、白淫、淋浊，相当于西医学的慢性前列腺炎，多发于中青年，约50%的男性在一生中的某个阶段会受到前列腺炎的困扰。1995年美国国立卫生研究院（NIH）将前列腺炎分为急性细菌性前列腺炎、慢性细菌性前列腺炎、慢性非细菌性前列腺炎和慢性骨盆疼痛综合征、无症状的炎症性前列腺炎四型，虽分型不同，但从临床表现上却难以区分，均表现为腰骶部、会阴部、下腹部、睾丸、阴茎等部位疼痛，伴有排尿刺激或梗阻症状，性功能障碍或精神紧张、焦虑等症状。本病在临床上以发病缓慢、病因病理复杂、症状表现多样、体征不典型、病理迁延、反复发作、经久难愈为特点。中医学虽无“前列腺炎”病名，但对本病的某些临床症状却早有认识，如《素问·玉机真藏论》说：“少腹冤热而痛，出白”，即指小腹胀痛不适，从小便滴出乳白色的混浊液体而言，因病位在精室，故称“精浊”。

一、病因病机

本病与肝、肾、膀胱等脏腑功能失常有关，病位主要在精室。多由相火妄动，所愿不遂，或忍精不泄，肾火郁而不散，离位之精化为白浊；或房事不洁，湿热从精道内侵，湿热壅滞，气血瘀阻而成。或病久伤阴，肾阴暗耗，出现阴虚火旺证候；亦有体质偏阳虚者，久则火势衰微，易见脾肾阳虚之象。其基本病机为肾虚为本，湿热、肝郁为标，瘀滞为变。

（1）湿热蕴结：外感六淫湿热火毒，火热之邪下迫膀胱，或下阴不洁，秽浊之邪侵袭，皆可酿生湿热，导致湿热毒邪蕴结精室不散，瘀滞不化，水道不利而发为本病；或饮酒及食辛辣炙煿之品，湿热内生，或素食肥甘厚味之品，损伤脾胃，脾失健运，水湿潴留，郁而化热，致使湿热循经下注，蕴结下焦发为本病。

（2）气滞血瘀：房事不节，或外肾受伤，或气机不畅，久则及血，均可损伤精室脉络，以致气滞血瘀，精窍不利而为本病。或湿热、寒湿之邪久滞不清，则致精道气血瘀滞，使本病迁延难愈。

（3）肝气郁结：情志不舒，思欲不遂，而致肝气郁结，发为本病。

（4）肾阴不足：素体阴虚，房事不节，热病伤阴，久病及肾，肾精亏虚，水火失济，阴虚则火旺，相火妄动，而生内热，发为本病。

（5）脾肾阳虚：禀赋不足，素体阳虚，劳累过度，导致肾阳不足，或肾气亏虚，精室不藏；或素体脾虚，饮食劳倦，脾失健运，以至中气不足，正气虚损乃发为本病。

西医学认为慢性前列腺炎病因复杂，可能是由于房事过度、频繁的性冲动、经常在射精前的瞬间中断性交、酗酒或嗜食辛辣酸冷等刺激性食物，造成前列腺反复过度充血，使前列腺腺泡肿胀，腺体组织水肿，日久腺体被破坏，表现为慢性炎症的病理变化。其病理改变主要是腺叶纤维增生、腺管阻塞及炎细胞浸润等，腺泡及腺管的炎症反应可使腺管梗阻，分泌物郁积，引流不畅，从而又加重局部组织的病变。

二、诊断与鉴别诊断

1. 诊断

（1）临床表现：患者可出现尿频、尿急、尿痛、尿道灼热、尿余沥，或晨起、尿末或大便时自尿道溢出白色的分泌物；阴囊、睾丸、小腹、会阴、腰骶等部位疼痛、坠胀或不适感；可伴有头晕耳鸣、失眠多梦、焦虑抑郁，甚或出现阳痿、早泄、遗精等。

直肠指检前列腺正常大小，或稍大或稍小，质地偏硬，触诊可有轻度压痛或结节。若经过前列腺注射或病程很长，腺体往往偏小，质地硬，有结节，但结节光滑，且前列腺液难以按出。

（2）辅助检查：前列腺液检查，主要观察前列腺液中白细胞和卵磷脂小体数量。正常的前列腺液外观为乳白色稀薄液体，卵磷脂小体≥ +++/HP、白细胞数＜ 10 个 /HP、无或偶见红细胞、无脓细胞。当前列腺液内卵磷脂小体减少、白细胞数≥ 10 个 /HP 时，提示前列腺存在炎症。尿三杯试验可作为参考。前列腺液培养有利于病原菌诊断，但慢性非细菌性前列腺炎占绝大多数，细菌培养多呈阴性。超声检查可见前列腺回声不均匀、钙化、结石等。

2. 鉴别诊断

（1）前列腺结核：多有泌尿系结核病史，可有尿频、尿急、尿痛等膀胱刺激症状，尿中检查可有白细胞。肛门指诊：前列腺可触及结节，质地稍硬。通过 24 小时尿查抗酸杆菌、泌尿系造影或前列腺穿刺活检可协助诊断。

（2）前列腺增生症：大多在老年人群中发病；尿频且伴有排尿困难，尿线变细，残余尿增多；B 超、直肠指检可进行鉴别。

（3）慢性附睾炎（子痈）：主要表现为阴囊、腹股沟部隐痛不适，类似慢性前列腺炎。但慢性附睾炎附睾部可触及结节，并伴轻度压痛。

（4）精囊炎：精囊炎和慢性前列腺炎多同时发生，除有类似前列腺炎症状外，常有血精及射精疼痛的特点。

三、治 疗 方 法

1. 辨证论治

精浊的治疗应抓住肾虚、湿热、肝郁、瘀滞四个基本病理环节，分清主次，权衡用药。

（1）湿热蕴结证

证候：尿频，尿急，尿痛，尿道灼热感，排尿终末或大便时偶有白浊，会阴、腰骶、阴囊、睾丸、少腹坠胀疼痛，阴囊潮湿，尿后滴沥，舌红苔黄或黄腻，脉滑数或弦数。

治法：清热利湿，行气活血。

方药：程氏萆薢分清饮加减。常用药物：萆薢、茯苓、车前子、薏苡仁、黄柏、丹参、厚朴、苍术、石菖蒲。

加减：大便干者，配大黄；刺痛明显者，加桃仁、赤芍等祛瘀之品；口干者，合天花粉，既可养阴生津，又可祛瘀排浊。可加虎杖、败酱草、红藤、金银花清热解毒、活血消痈之品，助前列腺湿热清、气血通；加土茯苓、瞿麦等增强清热解毒、利水渗湿作用。

（2）气滞血瘀证

证候：病程日久，少腹、会阴、睾丸、腰骶、腹股沟坠胀隐痛或痛如针刺，时轻时重，在久坐、受凉时加重，舌暗或有瘀点瘀斑，脉多沉涩。

治法：活血化瘀，行气止痛。

方药：前列腺汤加减。常用药物：丹参、泽兰、赤芍、桃仁、红花、乳香、没药、王不留行、青皮、川楝子、小茴香、白芷、败酱草、蒲公英。

加减：小便黄浊或尿频尿痛，舌红苔黄腻，脉滑数者，加滑石、苍术、车前子；刺痛明显者，加三七粉、琥珀粉。

（3）肝气郁结证

证候：会阴部、或外生殖器区、或下腹部、或耻骨上区、或腰骶及肛周坠胀不适，隐隐作痛，小便淋漓不畅；常伴有胸闷、善太息、性情急躁、焦虑抑郁等，症状随情绪波动加重。舌淡红，苔薄白，脉弦。

治法：疏肝解郁，理气止痛。

方药：柴胡疏肝散加减。常用药物：陈皮、柴胡、川芎、香附、枳壳、芍药、甘草。

加减：精神抑郁者，加龙骨、牡蛎、郁金。

（4）肾阴不足证

证候：病程较久，尿后余沥，小便涩滞不畅，时有精浊，伴腰膝酸软，头晕眼花，失眠多梦，遗精早泄，五心烦热，口干咽燥。舌红少苔，脉沉细或细数。

治法：滋补肾阴，清泄相火。

方药：知柏地黄丸加减。常用药物：黄柏、知母、熟地黄、山药、山茱萸、茯苓、泽泻、牡丹皮、王不留行、白芷、皂角刺。

加减：失眠多梦，舌尖红或有口疮者，去熟地黄，加竹叶、生地黄、甘草、牛膝；遗精者，加金樱子、牡蛎；血精者，加小蓟、茜草。

（5）脾肾阳虚证

证候：病久体弱，腰骶酸痛，倦怠乏力，精神萎靡，少腹拘急，手足不温，小便频数而清长，滴沥不尽，阳事不举，劳则精浊溢出，舌淡苔白，脉沉无力。

治法：温补脾肾，行气活血。

方药：济生肾气丸加减。常用药物：熟地黄、山药、山茱萸、泽泻、茯苓、牡丹皮、肉桂、附子、牛膝、车前子、锁阳、芡实、牡蛎、王不留行、白芷。

加减：尿后余沥、溲清频数者，加乌药、益智仁、金樱子、芡实；阳事不举明显者，加淫羊藿、阳起石、露蜂房、蛇床子。

2. 其他疗法

（1）中成药：热毒壅滞者，用尿清舒颗粒，每次 10 ～ 20g，每日 3 次；湿热蕴结者，用龙金通淋胶囊，每次 3 粒，每日 3 次；湿热下注者，用舒泌通胶囊，每次 4 粒，每日 3 次；湿热瘀阻者，用前列舒通胶囊，每次 4 粒，每日 3 次；气滞血瘀者，用前列欣胶囊，每次 4 粒，每日 3 次；肝气郁结者，用乌灵胶囊，每次 4 粒，每日 3 次；肾阴不足者，用六味地黄丸，每次 9g，每日 2 次；脾肾阳虚者，用右归胶囊，每次 4 粒，每日 3 次，或用金匮肾气丸，每次 9g，每日 2 次。

（2）直肠用药：根据临床辨证可选用前列安栓、解毒活血栓、野菊花栓等。

（3）坐浴：根据辨证用药，湿热蕴结证选用黄柏、倒扣草、益母草、苦参、大黄、冰片等；气滞血瘀证选用红花、黄柏、延胡索、川楝子、鸡血藤、野菊花等；肝气郁结证选用青皮、香附、柴胡、白芍、丹参等；肾阴不足证选用黄柏、红花、大黄、冰片、赤芍等；脾肾阳虚证选用桂枝、益母草、蛇床子等。煎汤坐浴，温度不宜超过40℃，每晚1次，每次20分钟左右。未婚或未生育的已婚患者不宜坐浴。

（4）保留灌肠：应用清热利湿、解毒活血、行气止痛、消肿散结中药浓煎150ml左右，放置微冷后（42℃）保留灌肠，每日1次，适用于湿热蕴结或气滞血瘀证。

（5）针灸疗法：选肾俞、关元、气海、膀胱俞、足三里、秩边、三阴交等，毫针平补平泻，每次15～30分钟，取艾条2cm插在上述穴位针柄处点燃施灸疗，每穴灸2壮，每日1次，1个月为1个疗程；或选用中极、关元、气海、次髎、中髎、下髎，行针刺治疗，毫针平补平泻，每次15～30分钟，每周2～3次，1个月为1个疗程。前列腺穴（位于会阴穴与肛门之中点），采用提插捻转手法，重刺激不留针。

（6）物理疗法：射频治疗或者微波治疗等方法产生热力作用，加速腺体内的血液循环，促进炎症物质的消散与吸收，对于以疼痛为主者效果较佳，但对于未婚或有生育要求者不推荐。超声外治：运用前列腺超声仪于会阴部（穴）进行超声治疗，每日1次，每次30分钟左右，适用于气滞血瘀证导致的疼痛。

（7）西医治疗：针对病原体，根据药敏试验合理选用抗生素。可选用解痉、镇痛、α-受体阻滞剂等对症治疗。

（8）心理治疗：有助于缓解患者精神紧张、减轻疼痛，提高性生活质量。

3. 三因制宜

精浊高发于50岁以下的成年男性，其发病与不良的饮食习惯、频繁的性活动、长期紧张的情志密切相关。根据中医学“因人制宜”的防治原则，对精浊伴有抑郁焦虑等精神症状的患者，应给予科学的健康教育、安慰、鼓励、引导等心理支持。若该病的发生与饮酒有关，嘱患者必须戒酒，治疗时可加葛花等清解酒毒之品。对有不良生活习惯的患者，如憋尿、久坐、骑车等，应告诉患者可进行适当的体育锻炼、盆底训练、尽量避免憋尿及久坐。若发生与长期久居寒湿之地有关，应注意保暖，治疗时可稍加小茴香、干姜等温通散寒之品。

四、预防护理

（1）预防：应积极、规范、及早治疗各种泌尿生殖系感染和上呼吸道感染；防止受寒；不宜过多饮酒及过食辛辣，少饮浓茶、浓咖啡；多饮水，不憋尿；避免久坐或骑车时间过长；保持外生殖器及会阴的清洁卫生；不宜恣情纵欲；避免不洁房事。

（2）护理：忌酒，忌过食肥甘及辛辣炙煿食物，以免再生湿热；调节情志，保持乐观情绪，树立战胜疾病的信心；劳逸结合，不宜久坐或骑车时间过长；注意会阴部保暖；保持大便通畅。

精浊属于临床常见的难治病之一，发病原因复杂，病情顽固、反复发作、缠绵难愈，临床症状多样且无特异性，病机变化多端，初病多实、久病多虚或虚实夹杂，辨证论治时应围绕本病病机之标（湿热、肝郁）、本（肾虚）、变（瘀滞），分清主次、权衡用药，或清热利湿，或调补肝肾，或疏肝通络，或祛瘀排浊，或综合运用。在辨证论治的同时，应配合其他疗法综合治疗，并注意生活与饮食调护以提高临床疗效。

延伸学习

用中医疮疡理论指导慢性前列腺炎论治，辨病结合辨证、整体辨证结合局部辨证、宏观辨证结合微观辨证，灵活运用“消、托、补”三法进行论治。慢性前列腺炎患者早期以排尿异常及盆腔疼痛等躯体感觉症状为主，随着病情进展，中、后期常以躯体感觉症状和心理障碍并现。因此，在改善慢性前列腺炎患者躯体不适症状的同时，关注患者心理健康以尽早干预应是提高疗效的诊疗思路。中西医结合是治疗慢性前列腺炎的诊疗趋势，中成药、中成药联合西药治疗慢性前列腺炎得到许多学会的认可，并已有相关临床指南问世。如宁泌泰胶囊、清浊祛毒丸及双石通淋胶囊治疗湿热蕴结型慢性前列腺炎、前列倍喜胶囊治疗气滞血瘀型慢性前列腺炎、前列舒通胶囊治疗湿热瘀滞型慢性前列腺炎等相关中成药指南，与西药联合使用作用优于单一用药，值得临床推广。

思维导图

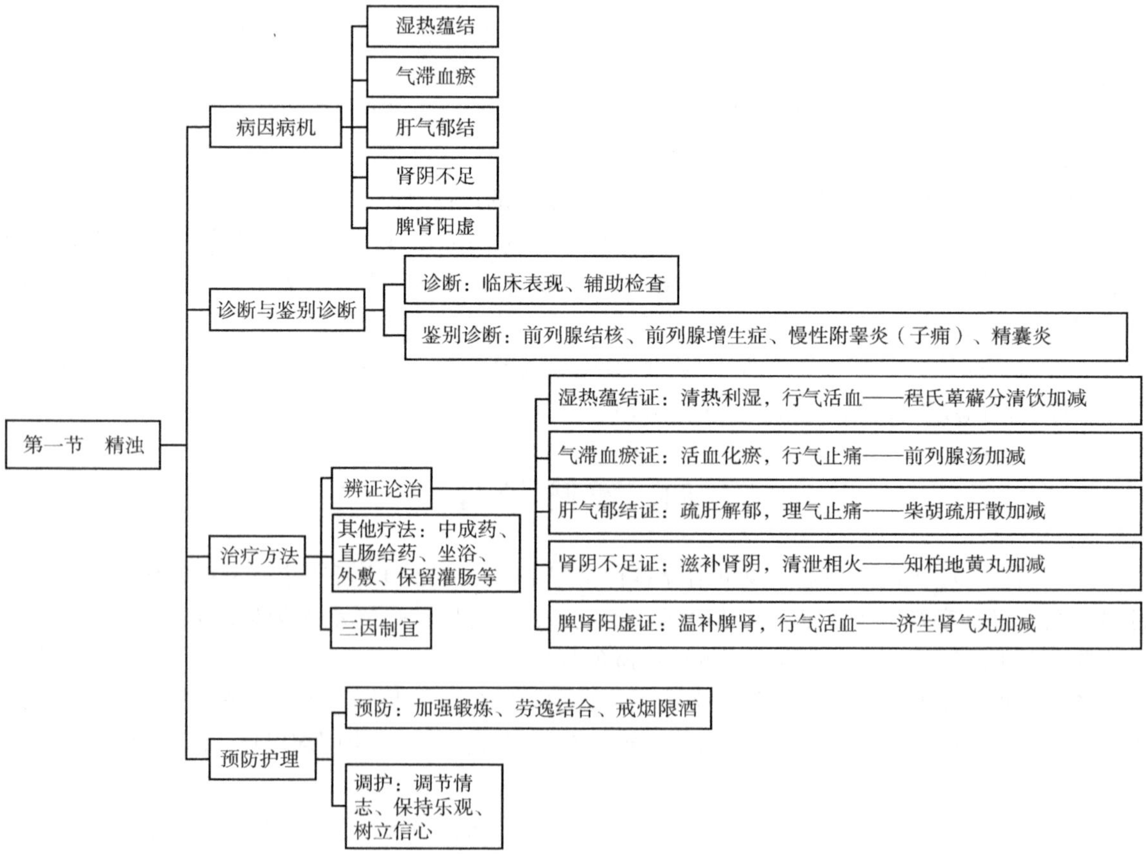

思考题

1. 精浊与性功能有何关系？有何临床意义？
2. 调畅情志在治疗精浊中有何意义？
3. 精浊的中医病机特点是什么？
4. 对精浊如何进行辨证论治？
5. 对精浊的治疗如何抓住肾虚、湿热、肝郁、瘀滞四个基本病理环节？

第二节　精　　癃

精癃是以排尿不畅、夜尿增多、尿频、排尿费力、尿线中断为主要临床症状的一种疾患，是引起中老年男性排尿障碍的良性疾病，相当于西医学的良性前列腺增生症。发病率随年龄增长而增加，症状随年龄增长而进行性加重。最初症状常发生在 40 岁以后，相关文献报道，60 岁后发病率大于 60%，80 岁时发病率高达 83% 以上。目前根据临床表现和相关文献考证，结合本病病位和男性特有疾病，认为前列腺增生症应归属于“精癃”范畴。西医学中各种原因引起的尿潴留、不稳定性膀胱、尿道损伤等，都可以参考本病辨证论治。

一、病因病机

水液的代谢，正常生理情况下，通过胃的受纳、脾的运化和传输、肺的治节肃降，下达于肾，经过肾的气化，清者上达于肺而输布全身，浊者下输膀胱，排出体外，从而维持人的正常水液平衡。正常人的小便，有赖于三焦气化功能的正常，而三焦气化功能又有赖于肺、脾、肾三脏功能正常。《素问·灵兰秘典论》曰：“三焦者，决渎之官，水道出焉。膀胱者，州都之官，津液藏焉，气化则能出矣。”小便出于气化，决渎赖于三焦，与肺、脾、肾三脏关系密切；也与气滞、湿热、血瘀等因素相关。

本病的基本病机是三焦失司，膀胱气化不利。本病根据病因又有虚实之分，实证为肺热壅盛、下焦血瘀、肝郁气滞、膀胱湿热；虚证为肾阳亏虚、中气下陷。精癃多见于老年人，临床上往往表现出虚实夹杂，症状具有随年龄增长而进行性加重的特点。

（1）肺热壅盛：肺居上焦而主治节，通调水道。邪热壅肺，肺失宣降，使上焦不能下输膀胱，水道通调不利。朱丹溪云：“肺为上焦而膀胱为下焦，上焦闭则下焦塞。譬如滴水之器，必上窍通而后下窍之水出焉。”所谓“上焦闭则下焦塞”而成本病。

（2）中气下陷：脾居中焦，脾主运化，升清降浊，为水饮上达下输之枢机。《内经》曰：“饮入于胃，游溢精气，上输于脾，脾气散精，上归于肺，通调水道，下输膀胱。”又如《问斋医案》曰：“盖小便利与不利，中气为之斡旋。”饮食不节，损伤脾胃；或久病体弱，或年老阳明气衰等而导致脾虚。脾虚则清气不升，浊气不解，水湿不化而成本病。正如《灵枢·口问》曰：“中气不足，溲便为之变。”

（3）肾阳亏虚：肾处下焦，主水而司二便，与膀胱相为表里，统摄全身之水液，为气化之本。《素问·阴阳应象大论》曰：“年六十，阴萎气大衰，九窍不利”，说明随着年龄的增长，人体肾气由盛渐衰。年老体弱，命门火衰，或久病损伤肾阳，不能蒸化水液，致膀胱气化不利而发生尿闭。

（4）肝郁气滞：情志未遂，肝气郁结，气机不调，影响三焦水液运化和气化失权，水道通调受阻。《灵枢·经脉》曰：“肝足厥阴之脉……是主肝所生病者，胸满呕逆飧泄，狐疝遗溺闭癃。”肝气郁结，疏泄不畅而成本病。

（5）湿热下注：膀胱湿热，州都之官失司，过食辛辣肥腻，生热酿湿，湿热不解，下注膀胱，或素体湿热，湿热下移膀胱，膀胱不得清利，气化失调，亦成本病。

（6）下焦血瘀：湿浊病邪闭阻脉络而产生瘀血，或瘀血败精阻塞，水道不通，膀胱气化不利而成本病。《景岳全书·癃闭》所说："或以败精，或以槁血，阻塞水道而不通也。"

西医认为，引起精癃的发生必须具备年龄的增长和有功能的睾丸两个重要条件，具体的发病机制尚不明确，相关学说包括双氢睾酮学说、细胞凋亡学说、前列腺间质－腺上皮细胞的相互作用学说、雄激素及与雌激素的相互作用学说、生长因子学说、炎症学说、神经递质学说、遗传学说等。

二、诊断与鉴别诊断

1. 诊断

（1）临床表现：临床上将精癃症状分为刺激症状、梗阻症状和尿后症状。

刺激（又称储尿期）症状包括尿频尿急，排尿次数增加、夜尿频繁，不能忍尿、尿失禁等。梗阻（又称排尿期）症状包括排尿困难，排尿时间延迟、排尿间断，尿流变细等。尿后症状包括排尿不完全（尿不尽感）、尿后滴沥等。

急性尿潴留是最常见的并发症，其他并发症有泌尿道感染、膀胱憩室、结石、肾积水、血尿、肾衰竭、痔疮、疝气等。

（2）辅助检查：应对每个患者进行评估，根据评估结果决定进一步检查。初始评估包括直肠指检、尿常规、血清前列腺特异性抗原（PSA）、超声检查、尿流率等检查。

根据初始评估，部分患者需进一步检查，包括排尿日记、血肌酐、静脉尿路造影、尿道造影、尿动力学检查、膀胱镜等检查。

2. 鉴别诊断

（1）前列腺炎：多发于青壮年，前列腺炎是指前列腺在病原体或某些非感染因素作用下，患者出现以骨盆区域疼痛或不适、排尿异常等症状为特征的疾病。急性期可以引起发热。

（2）前列腺癌：早期多无特殊症状，当癌肿增大时会挤压尿道，引起排尿困难、尿频尿急等类似精癃症状。晚期可致膀胱颈口梗阻和远处转移等症状。血清前列腺特异性抗原、直肠超声和直肠指检有助于鉴别。

（3）神经源性膀胱：常有脊髓或周围神经外伤史，或肿瘤、糖尿病史，以及长期应用降压、抗胆碱、抗组胺药物史。神经系统检查可见肛门括约肌松弛。阴茎海绵体反射消失；前列腺不增大，无下尿路器质性梗阻；尿流动力学检查、膀胱造影、膀胱镜检查有助于鉴别诊断。

三、治疗方法

1. 辨证论治

应根据病情性质、临床主要症状，分析虚证实证。实证起病急，病程短，排尿困难，小便点滴而下，甚则点滴不出等，分为肺热壅盛证、下焦血瘀证、湿热下注证、肝气郁结证四种。虚证多起病发展缓慢，病程较长，排尿困难，排尿无力，小便点滴而下，甚则点滴不出等症状，分为肾阳亏虚证、中气下陷证两种。

（1）肺热壅盛证

证候：尿频尿急，排尿余沥，多见于外感后或有慢性肺部疾患者，常伴有咳嗽痰喘、胸中烦闷、咽干欲饮，舌红苔黄腻，脉滑数。

治法：宣肺清热，通利水道。

方药：清肺饮加减。常用药物：茯苓、猪苓、灯心草、瞿麦、黄芩、桑皮、泽泻、麦冬、山栀、车前子等。

加减：若有镜下血尿或肉眼血尿者，加白茅根、大蓟、小蓟。心火旺盛而伴见心烦者，可加黄连、栀子、淡竹叶等。肺阴不足者，可加天冬、麦冬、沙参、石斛。

（2）下焦血瘀证

证候：排尿艰涩，淋漓不畅，尿流变细，点滴而下，甚则点滴不出。常伴有会阴、少腹胀满疼痛，可见血尿，舌紫暗，边有瘀点或瘀斑，脉弦或涩。

治法：清化瘀浊，通利小便。

方药：代抵当汤或春泽汤加减。常用药物：大黄、莪术、桃仁、当归、茯苓、白术、柴胡等。

加减：伴有血尿者，可加三七、白茅根。

（3）湿热下注证

证候：尿频尿急，排尿灼热，小便短赤，余沥不尽，常伴有下腹胀满，口渴不欲饮，舌红苔黄腻，脉滑。

治法：清热利湿，通利膀胱。

方药：八正散加减。常用药物：瞿麦、萹蓄、车前子、软滑石、山栀子、大黄、灯心草、炙甘草等。

加减：若见尿液浑浊者，加金银花、萹蓄、土茯苓等；大便不畅者，可加大黄。

（4）肝郁气滞证

证候：起病急、病程短，夜尿频多，排尿不畅，尿线间断，常伴有胸闷不舒，胸胁胀痛，烦躁易怒，舌红或淡红苔薄白，脉弦。

治法：疏肝理气。

方药：沉香散加减。常用药物：沉香、石韦、香附、当归、王不留行、赤芍、川芎、瞿麦、白术、滑石、枳壳、甘草等。

加减：若气郁化火，可加牡丹皮、栀子、龙胆草等，以泄其火。

（5）肾阳亏虚证

证候：病情进展较缓慢，病程较长，排尿无力，尿后余沥，夜尿频多，常伴有头晕耳鸣，腰酸倦怠，舌淡红苔薄白，脉细无力。

治法：补肾益气，通利膀胱。

方药：济生肾气丸加减。常用药物：熟地黄、山茱萸、牡丹皮、山药、茯苓、泽泻、肉桂、制附子、牛膝、车前子等。

加减：如久病血虚，面色无华，可加用当归、黄芪等。腰背冷痛者，可加杜仲、补骨脂、续断、桑寄生。少气懒言、神疲体倦者，可加黄芪、党参。

（6）中气下陷证

证候：病情发展缓慢、病程较长，排尿困难、排尿无力，小便点滴而下，甚则点滴不出等，常伴有神疲倦怠、少气懒言、食欲不振，舌淡苔薄白，脉弱。

治法：补中益气，升提通调。

方药：补中益气汤合五苓散加减。常用药物：炙黄芪、党参、茯苓、白术、当归、陈皮、升麻、柴胡、泽泻、桂枝等。

加减：食欲不振、胃脘不舒者，可加莱菔子、炒麦芽、焦山楂。大便溏薄者，可加附子、肉桂、补骨脂。

2. 其他疗法

（1）中成药治疗：肾阳亏虚者，用右归胶囊，每次 4 粒，每日 3 次；肾虚血瘀湿阻者，用灵泽片，每次4片，每日3次；肝气郁结者，用乌灵胶囊，每次4粒，每日3次；湿热下注者，用萆薢分清丸，每次9g，每日2次；湿热瘀阻者，用前列胶囊，每次4粒，每日3次；湿热蕴结者，用龙金通淋胶囊，每次3粒，每日3次。

（2）西药治疗：目前运用最广泛的主要是α受体阻滞剂和5α还原酶抑制剂。其他还有M受体阻滞剂、植物制剂。

α受体阻滞剂种类很多，目前临床应用主要是α1受体阻滞剂，包括坦索罗辛、多沙唑嗪、特拉唑嗪等。其作用机制主要是通过阻断前列腺和膀胱颈部平滑肌表面的肾上腺素能受体，松弛平滑肌，达到缓解膀胱出口的动力性梗阻。

5α还原酶抑制剂通过抑制体内睾酮向双氢睾酮转换，减少前列腺内双氢睾酮的含量，达到缩小前列腺体积，减轻尿流梗阻，进而缓解症状。药物有非那雄胺、度他雄胺。

（3）外治法：探吐法，历代医家运用探吐法的方法较多，是一种通利小便的方法，可用压舌板或棉签向喉中探吐；外敷法，包括下腹部、会阴部热敷和食盐热熨小腹；取嚏法，皂角粉吹鼻取嚏。

（4）针灸疗法：精癃一般多有膀胱内残余尿过多，所以针灸治疗小腹部穴位时尽可能令患者排空膀胱，取穴：中极、膀胱俞、三阴交、阴陵泉。方法：针刺泻法。留针5～10分钟，每日1次，10次为1个疗程。肺失治节型酌加云门、尺泽；下焦血瘀型酌加照海、血海；湿热下注型酌加丰隆、阳陵泉；肝气郁结型酌加合谷、太冲；肾气虚弱型酌加肾俞、太溪；中气下陷型酌加足三里、隐白等穴。

（5）导尿：《备急千金要方·膀胱腑》已有了最早导尿术的记载。发生急性尿潴留，应及时引流尿液，包括留置导尿管。置入失败，可行耻骨上膀胱造瘘术。

（6）手术治疗：精癃是一种渐进性疾病，部分患者需要手术治疗，以解除下尿路梗阻和防止严重并发症。手术方式很多，包括经尿道前列腺电切术、电气化术、切开术和各类激光术、前列腺气囊扩张术、前列腺支架等。

3. 三因制宜

精癃是一种随年龄增长而发病率增加的疾病。临床上，症状的轻重和发展还与诸多因素有关。如饮酒、辛辣刺激食品（饮食因素），会加重精癃患者的临床症状，应告诫患者改变生活嗜好，治疗时可适当加入葛根、葛花、柏子仁等清解酒毒之品。对有不良生活习惯的患者，如憋尿、久坐、骑车等（行为因素），应加强行为管理，包括适当的体育锻炼、盆底训练、优化排尿习惯可减轻症状，特别是储尿期症状，治疗上也可适当加入莪术等活血化瘀之品。情绪的变化也会影响患者的排尿功能（情绪因素），紧张、焦虑，过度在意排尿均会加重排尿困难和尿频尿急，进行精神放松训练、呼吸训练、二次排尿，可以改善患者症状，治疗上可适当加入枣仁等宁心安神之品。

四、预防护理

（1）预防：对于精癃目前还无法进行预防，但对于精癃导致的一些并发症是可以预防的。首先，应注意保温，特别是下半身保暖，预防感冒。其次，注意不憋尿。平时，少食醇酒厚味和刺激性食品，不吸烟，不喝咖啡及浓茶。多吃清淡易消化食物，不骑自行车。防止便秘，因便秘可加重排尿困难症状，安排适当的体育活动，增强抵抗力。此外，平时用药应避免使用影响膀胱功能的药物，防止尿潴留。同时，由于精癃是一种进行性疾病，如果药物治疗不能控制，应手术治疗。

（2）护理：应顺从医嘱，坚持用药，定期检查。平时保持心情舒畅，宜清淡易消化饮食。忌憋尿，保持阴部清洁卫生，避免和减少尿路感染机会，一旦尿路感染，应积极治疗，对防治精癃均有重要意义。

精癃的治疗应根据“六腑以通为用”的原则，注重于通，即通利小便。通利之法，应因证候的虚实而异。实证治宜清热利湿，行气散瘀，利气机而通利水道；虚证治宜补脾肾，助气化，使气化得行，则小便自下。同时，根据病因病机，病变在肺、脾、肾的不同，进行辨证论治，不可滥用通利小便。此外，尚可根据“上窍通而后下窍之水出焉”的理论，用宣提肺气法，开上以通下，即“提壶揭盖”之法治疗。此外，应注意保持大便通畅，《景岳全书》曰：“大小便俱不通者，必先通其大便，则小便自通矣。”即所谓“通后窍以利前阴”。

延伸学习

根据精癃的发病特点（随年龄增大发病率逐渐增高）、临床表现特征（以排尿困难、尿频、老年退行性症状为主）和病理特征（前列腺腺体病理性增生），结合中医理论，如《黄帝内经》的“肾虚衰老”学说，张景岳的“肾虚气化不利”学说，唐容川的“血瘀水道不利”学说，王清任的“血瘀致癥”学说等，认为精癃的基本病机为“肾虚瘀阻”。针对“肾虚瘀阻”的基本病机，应以扶元补虚治其本，化瘀通窍治其标。治本应以补肾为主，使肾之阴阳平衡，开合有度；治标应根据“腑以通为用”的原则，着重于“通法”的运用，宜散瘀结、清湿热、利气机以通水道。当然，诊疗中务必审因论治，四诊合参、辨证论治等中医思想必须贯穿于治疗全过程，不可拘泥一法而陷于机械。

思维导图

- 第二节　精癃
  - 病因病机
    - 肺热壅盛
    - 中气下陷
    - 肾阳亏虚
    - 肝郁气滞
    - 湿热下注
    - 下焦血瘀
  - 诊断与鉴别诊断
    - 诊断：临床表现、辅助检查
    - 鉴别诊断：前列腺炎、前列腺癌、神经源性膀胱
  - 治疗方法
    - 辨证论治
      - 肺热壅盛证：宣肺清热，通利水道——清肺饮加减
      - 下焦血瘀证：清化瘀浊，通利小便——代抵当汤或春泽汤加减
      - 湿热下注证：清热利湿，通利膀胱——八正散加减
      - 肝郁气滞证：疏肝理气——沉香散加减
      - 肾阳亏虚证：补肾益气，通利膀胱——济生肾气丸加减
      - 中气下陷证：补中益气，升提通调——补中益气汤合五苓散加减
    - 其他疗法：中成药、西药、外治法、针灸治疗、导尿、手术治疗
    - 三因制宜
  - 预防护理
    - 预防：注意保暖，不憋尿，少食醇酒厚味和刺激性食品、不吸烟、不喝咖啡及浓茶，多吃清淡易消化食物，不骑自行车，防止便秘，适当体育活动
    - 护理：坚持用药，保持心情舒畅，宜清淡消化饮食，忌憋尿，保持清洁卫生

思考题

1. 如何看待三焦与精癃发生发展的关系?
2. 简要说明“六腑以通为用”对精癃治疗的指导意义?
3. 精癃的中医病机特点是什么?
4. 对精癃如何进行辨证论治?
5. 如何运用“提壶揭盖”之法治疗精癃?

第三节 前列腺癌

前列腺癌是指发生在前列腺部的恶性肿瘤，是最常见的男性肿瘤之一。中医学中并无前列腺癌病名的相关记载，但根据前列腺癌的临床症状，可将其归属于中医“癥瘕”“癃闭”“淋证”“尿血”等范畴。本病好发于老年男性，新诊断患者中位年龄为 72 岁，高峰年龄为 75 ～ 79 岁。前列腺癌早期可无任何症状，随着病情的发展，可以表现出以淋证为特点的尿频、尿急、尿不尽等下尿路症状；或以血淋为特点的尿血症状；或以癃闭为特点的排尿困难、尿等待、夜尿多、甚或尿失禁症状；或以腰骶部、髋部疼痛为主的疼痛症状；晚期以虚劳为特点的食欲不振、消瘦、贫血及全身乏力等症状。前列腺癌发病率有明显的地域和种族差异。在世界范围内，前列腺癌发病率在男性所有恶性肿瘤中位居第二。中国前列腺癌的发病率远远低于欧美国家，但随着生活水平的提高和生活环境的改变，近年来呈现上升趋势。

一、病因病机

中医学认为前列腺癌是内因、外因相互作用的结果，其病位在膀胱、精室。脏腑病变主要责之于肾与膀胱，为本虚标实之证。本病发生的机制主要有：

（1）下焦湿热：外感湿热之邪；或嗜酒、过食辛辣厚味，酿生湿热；或湿热素盛，湿热内蕴，郁久化毒，湿热毒邪结于下焦而致。

（2）气滞血瘀：情志不畅，肝失疏泄，致肝气郁结；或暴怒伤肝，气机失调，影响三焦水液的运行及气化功能，气滞则血瘀，瘀血败精结于下焦，血瘀日久而成积块，阻塞或压迫尿路所致。

（3）湿聚痰凝：外感六淫、饮食不节或内伤七情，使肺、脾、肾三脏气化失常，水液代谢障碍，水津停滞；年老体弱，脾肾亏虚，也会造成湿停痰聚，痰浊凝结成块蓄于精室而发肿瘤。痰湿是病理产物，又是致病因素。

（4）肾脏亏虚：包括肾阳虚和肾阴虚两个方面，年老肾虚，房劳伤肾，忧思不遂，暗耗阴精；或素体肾阳不足或久病伤肾；或寒凉药物损及阳气，致肾阳不足。邪之所凑，其气必虚，前列腺癌常因虚致病，又因病致虚，虚实夹杂，形成恶性循环。

（5）气血两虚：精室之宿毒日久，转移他处，耗伤气血，全身衰竭而成此证；或经手术切除、放化疗之后，大伤气血，也表现为气血两伤。正衰邪盛，机体抗癌能力降低，往往使癌进一步扩散，这是晚期前列腺癌中较常见的情况。

西医对于引起前列腺癌的危险因素尚未完全明确。目前公认最重要的影响因素之一是遗传。外源性因素如高动物脂肪饮食、缺乏运动、木脂素类、异黄酮的低摄入、过多摄入腌肉制品等，被认为会影响从潜伏型前列腺癌到临床型前列腺癌的进程。这些因素的确认仍然在讨论中。阳光暴露与前列腺癌发病率呈负相关，阳光可增加维生素 D 的水平，可能因此成为前列腺癌的保护因子。此外，在前列腺癌低发的亚洲地区，绿茶的饮用量相对较高，绿茶可能为前列腺癌的预防因子。

二、诊断与鉴别诊断

1. 诊断

（1）临床表现：早期可无任何症状，但肿瘤侵犯或阻塞尿道、膀胱颈时，则会发生类似下尿路梗阻或刺激症状，可出现尿频、尿急、尿线变细、分叉及无力，逐渐出现排尿困难等症状，严重者可能出现急性尿潴留、血尿、尿失禁；骨转移时会引起骨骼疼痛、病理性骨折、贫血、脊髓压迫致下肢瘫痪等；压迫直肠发生大便变细及排便困难；肺部转移可出现咳嗽及咯血；晚期病例出现食欲不振、消瘦、贫血及全身乏力等。少数患者以转移症状就诊而无明显前列腺癌原发症状。局部体检包括检查患者下腹部、腰骶部、会阴部、阴茎、尿道外口、睾丸、附睾、精索等有无异常，有助于进行鉴别诊断。由于大多数前列腺癌起源于前列腺的外周带，因此直肠指诊可发现前列腺不规则增大，表面高低不平呈结节状，局限性压痛，肿瘤部位前列腺坚硬如石。考虑到直肠指检可能影响 PSA 值，应在抽血检查 PSA 后再进行直肠指检。

（2）辅助检查：目前，直肠指诊联合前列腺特异性抗原检查是早期发现前列腺癌的最佳方法。前列腺系统性穿刺活检是诊断前列腺癌最可靠的检查。最终确诊仍需要通过前列腺穿刺活检，取得组织进行病理学诊断。

1）直肠指检（DRE）：是早期诊断的重要方法之一，对前列腺癌的早期诊断和分期都有重要价值。

2）前列腺特异性抗原（PSA）检测：具有较高的前列腺癌阳性诊断预测率，同时可以提高局限性前列腺癌的诊断率和增加前列腺癌根治性治疗的机会。目前国内外比较一致的观点是，血清总 PSA（tPSA）＞ 4.0ng/ml 为异常。

3）经直肠超声检查（TRUS）：对前列腺癌诊断的特异性较低。典型的前列腺癌征象是外周带的低回声结节，通过超声可以初步判断肿瘤的体积大小。目前 TRUS 最主要的作用是引导进行前列腺的系统性穿刺活检。

4）前列腺穿刺活检：是诊断前列腺癌最可靠的检查。推荐经直肠 B 超等引导下的前列腺系统穿刺，除特殊情况外，一般不建议随机穿刺。

5）前列腺癌的其他影像学检查：①计算机断层扫描：前列腺癌患者进行 CT 检查的目的主要是协助临床医师进行肿瘤的临床分期。对于肿瘤邻近组织和器官的侵犯及盆腔内转移性淋巴结肿大，CT 的诊断敏感性与 MRI 相似。②磁共振扫描：可以显示前列腺包膜的完整性、是否侵犯前列腺周围组织及器官，MRI 还可以显示盆腔淋巴结受侵犯的情况及骨转移的病灶。在临床分期上有较重要的作用。磁共振波谱学检查是根据前列腺癌组织中枸橼酸盐、胆碱和肌酐的代谢与前列腺增生和正常组织中的差异呈现出不同的波谱线，在前列腺癌诊断中有一定价值。③全身核素骨显像检查（ECT）：前列腺癌的最常见远处转移部位是骨骼。ECT 可比常规 X 线片提前 3 ～ 6 个月发现骨转移灶，敏感性较高但特异性较差。一旦前列腺癌诊断成立，建议进行全身核素骨显像检查。

6）病理诊断：在前列腺癌的病理分级方面，推荐使用 Gleason 评分系统。Gleason 评分是把主要分级区和次要分级区的 Gleason 分值相加，形成癌组织分级常数。

7）前列腺癌分期：通过 DRE、CT、MRI、骨扫描及淋巴结切除进行临床分期，以便于选择治疗方案和判定预后。

8）前列腺癌危险因素：根据 PSA、Gleason 评分和临床分期将前列腺癌分为高危、中危及低危三个等级，更有利于指导治疗和判断预后。

2. 鉴别诊断

（1）前列腺增生症：在增生的前列腺腺体中，有的区域上皮细胞形态不典型，可被误认为前列腺癌。区别要点是：增生腺体中腺泡较大，周围的胶原纤维层完整，上皮为双层高柱状，细胞核较前列腺癌患者的小，并居于细胞基底部，腺体排列规则，形成明显的结节。

（2）前列腺萎缩：前列腺癌常起始于腺体的萎缩部，应与前列腺萎缩鉴别。萎缩腺泡有时紧密聚集，萎缩变小，上皮细胞为立方形，核大。但这类萎缩改变多累及整个小叶，胶原结缔组织层仍完整，基质不受侵犯，其本身却呈硬化性萎缩。

（3）肉芽肿性前列腺炎：肉芽肿性前列腺炎的腺泡形成很少，病变与正常腺管的关系无改变，常可见退行性病变的淀粉样体和多核巨细胞。而前列腺癌的细胞呈低柱状或立方形，有明确的细胞壁，致密嗜酸性的胞浆，细胞核较正常大，染色及形态可有变异，分裂不活跃。其腺泡较小，缺乏曲管状，正常排列形态完全丧失，不规则地向基质浸润，胶原结缔组织层已不存在。腺泡内含有少量分泌物，但很少有淀粉样体。

三、治疗方法

1. 辨证论治

本病为本虚标实之证，脏腑亏虚为本，湿热、瘀血、痰浊、气滞为标。本虚以肾虚为主，可兼见脾虚、肺虚之证，临床应仔细辨别。患者因感邪不同，或在疾病的不同阶段可兼夹湿热、瘀血、痰浊、气滞等标实之证。临床症见尿频、尿急、尿线变细、分叉及无力，甚者可能出现急性尿潴留、血尿、尿失禁，病位在肾与膀胱。肾主骨，晚期前列腺癌多并发骨转移，癌毒侵犯骨骼，造成成骨性骨质破坏，临床多表现为全身酸痛，或病灶处疼痛剧烈，甚至病理性骨折。前列腺癌癌毒亦可侵犯肺脏等远处脏器，肺部转移可出现咳嗽及咯血，病位在肺肾；若表现为排尿困难，少腹胀痛或尿血，心烦易怒，或两胁胀痛，胸闷不舒，嗳气等症状则病位在肝肾。治疗上应以扶正祛邪为主。

（1）下焦湿热证

证候：小腹急胀难忍、小便点滴而下，小便短赤、血尿，口渴、口舌糜烂，舌质红，苔黄腻，脉数有力。

治法：清热解毒，祛瘀通淋。

方药：八正散加减。常用药物：车前子、木通、滑石、萹蓄、瞿麦、山栀子、生大黄（后下）、灯心草、半枝莲、白花蛇舌草、冬葵子、莪术、甘草。

加减：身热者加金银花、蒲公英、连翘等；血尿者加小蓟、白茅根、旱莲草等；小腹胀急者加台乌、川楝子等。

（2）气滞血瘀证

证候：小便点滴不畅，尿细如线，小便滴沥，少腹胀痛难忍，固定不移，舌质暗红有瘀斑，苔白或黄，脉沉涩。

治法：理气活血，破瘀散结。

方药：膈下逐瘀汤加减。常用药物：川芎、桃仁、五灵脂、赤芍、乌药、香附、红花、当归、半枝莲、白花蛇舌草、莪术。

加减：瘀痛较甚者，加三棱、蒲黄等；气滞甚者，加木香、柴胡、陈皮等；心悸失眠者，加茯神、酸枣仁等。

（3）痰湿瘀阻证

证候：排尿困难，会阴、少腹疼痛，胸闷痞满，痰多，身重倦怠，嗜卧，纳差，口渴不欲饮，舌苔厚腻，脉濡缓。

治法：化痰利湿，活血软坚。

方药：桂枝茯苓丸加减。常用药物：桂枝、桃仁、赤芍、陈皮、半夏、生薏苡仁、三棱、白花蛇舌草、半枝莲、土茯苓。

加减：脾虚纳差者加党参、白术、山楂等；泄泻者加苍术、车前子、厚朴等；少腹胀痛，小便点滴不通者加王不留行、台乌、肉桂等。

（4）肾阳亏虚证

证候：小便不通或滴沥不爽，频数尿清，排出无力，面色无华，畏寒、腰膝酸软，阳痿早泄，舌淡，边有齿痕，脉沉弱。

治法：温补肾阳，化瘀解毒。

方药：济生肾气丸加减。常用药物：牛膝、附片、肉桂、牡丹皮、泽泻、茯苓、熟地黄、怀山药、山茱萸、莪术、半枝莲、猪苓、海金沙。

加减：面色黝黑，腰膝软弱，足冷、耳鸣者加鹿茸、淫羊藿、仙茅、五味子等；兼见痞满，纳差，便溏者加白术、薏苡仁、党参等；尿频明显者加金樱子、覆盆子等；会阴、少腹胀痛甚者加土鳖虫、桃仁、红花等。

（5）肾阴亏虚证

证候：小便滴沥不尽，甚或不通，腰膝酸软，五心烦热，尿少色赤而频，遗精，耳鸣、头晕目眩，舌质红，苔少，脉细数。

治法：滋阴养血，补益肝肾。

方药：知柏地黄汤加减。常用药物：知母、黄柏、熟地、怀山药、泽泻、王不留行、牡丹皮、茯苓、莪术、琥珀、半枝莲、白花蛇舌草。

加减：目涩、视物不清者加枸杞、菊花等；伴气喘者加麦冬、五味子等；嗳气、纳差、易怒者加当归、白芍等；伴胃脘胀痛者，加柴胡、白芍等；咳嗽痰多者，加浙贝、半夏等。

（6）气血衰败证

证候：形体消瘦，神疲乏力，小便难解，面色无华，动则气急，头晕目眩，心悸怔忡，舌质淡瘦，苔薄白，脉沉细弱、无力。

治法：大补气血，扶正祛邪。

方药：十全大补汤加减。常用药物：人参、黄芪、熟地黄、阿胶、鹿角胶、龟板胶、当归、白芍、白术、枸杞、薏苡仁、大枣。

加减：偏寒者，加肉桂等；心虚惊悸，失眠者加远志、五味子等。

2. 其他疗法

（1）主动监测：主动监测前列腺癌的进程，在出现肿瘤进展或临床症状明显时给予治疗。选择主动监测的患者必须充分知情，了解并接受肿瘤局部进展和转移的危险，并接受密切的随访。对于主动监测的患者，每 3 ～ 6 个月复查 PSA 和 DRE。

（2）药物外治：可辨证论治采用中药保留灌肠、坐浴、热敷、栓剂塞肛等疗法，栓剂可采用野菊花栓、前列腺安栓等，每日 2 次，7 日为 1 个疗程。

（3）中成药治疗：气血两虚型，用十全大补丸，每次 1 丸，每日 3 次；阴虚火旺型，用知柏地黄丸，每次 9g，每日 3 次；下焦湿热型，用茵陈五苓丸，每次 6g，每日 2 次；湿热郁结者，用中满分消丸，每次 6g，每日 2 次。

（4）针灸疗法：湿热下注型，采用泻法取秩边、水道、三阴交、天枢、太冲穴；气滞血瘀型，采用泻法取秩边、水冲穴；肝肾阴虚型，采用平补平泻法，取心俞、关元、太溪、涌泉、三阴交穴。

当前列腺癌引起小便困难，甚则尿潴留时，可取足三里、中极、三阴交、阴陵泉穴，反复捻转提插，强刺激。体虚者可加灸关元、气海穴。此外，可以采用耳针，取中等刺激，留针 20 分钟，每日 1 次或留针，或贴耳穴，取穴前列腺、内分泌、皮质下。

（5）西药治疗：主要指的是内分泌治疗，目的是降低体内雄激素浓度、抑制肾上腺来源雄激素的合成、抑制睾酮转化为双氢睾酮或阻断雄激素与其受体结合，以抑制或控制前列腺癌细胞的生长。具体治疗方法包括去势和抗雄（阻断雄激素与其受体的结合）治疗。治疗方案：①单纯去势（手术或药物去势）如睾丸切除、黄体生成素释放激素类似物（LHRHa）如亮丙瑞林、戈舍瑞林、雌激素等；②最大限度雄激素阻断，使用非类固醇类抗雄激素药物如比卡鲁胺；③间歇内分泌治疗；④根治性治疗前新辅助内分泌治疗；⑤辅助内分泌治疗等。

（6）放射治疗：外放射治疗是前列腺癌患者最重要的治疗方法之一，具有疗效好、适应证广、并发症少等优点，适用于各期前列腺癌患者。外放射治疗根据治疗目的不同可分为三大类：根治性放射治疗、辅助性放射治疗、姑息性放射治疗。近距离照射治疗包括腔内照射、组织间照射等，是将放射源密封后直接放入人体的天然腔内或放入被治疗的组织内进行照射。前列腺癌近距离照射治疗包括短暂插植治疗和永久粒子种植治疗。

（7）手术治疗：根治性前列腺切除术（简称根治术）是治愈局限性前列腺癌最有效的方法之一。主要术式有传统的开放性经会阴、经耻骨后前列腺根治性切除术及近年发展的腹腔镜前列腺根治术和机器人辅助腹腔镜前列腺根治术。

3. 三因制宜

前列腺癌发生与年龄、种族、遗传等因素密切相关，同时也受情志、季节、地域等因素影响，因此临床治疗时可结合三因制宜进行辨证。内经云："用寒远寒，用凉远凉，用温远温，用热远热，食宜同法"，故夏季气候炎热之时，阳热煎熬阴精，易导致阴虚阳亢，此时使用温热药物可能加重病情，需酌情添加滋阴之品，如生地、天冬等，暑多夹湿，可酌加藿香、佩兰等清轻之品以化湿；秋天燥邪易伤津液，可酌加玉竹、麦冬等甘寒濡润之品以润燥；冬季风寒易侵袭腠理，导致病情加重，故可在辨治方中添加实卫固表之品，如黄芪、白术、防风等。若因处寒冷气候者，则可酌加附子、肉桂等温阳之品，温阳气以化阴寒；若因处环境潮湿者，则可酌加羌活、独活等辛温之品以除湿，必要时改变居住环境。前列腺癌以老年男性多见，老年人体质具有多虚、多寒、多瘀的特点，因此在治疗前列腺癌时，要注意补虚、散寒、化瘀，该病为本虚标实之证，而老人年高体弱，气血阴阳亏虚，在攻邪时也要注意用药不宜太过刚猛；在阴虚之体，慎用温热之药，阳虚之体，慎用寒凉之药，若患者平素情志不畅，则可酌加香附、木香等疏肝理气之品，必要时可进行心理疏导；若素有下焦湿热者，须要清热利湿。总之，须以患者为本，疾病为标，在对疾病辨证论治的基础上，结合三因辨证提升疗效，以达到改善患者的生存质量，延长预期寿命的目的。

四、预防护理

（1）预防：戒掉吸烟、酗酒的习惯，避免潜在的危险因子如高脂饮食、镉、除草剂。饮食以低脂肪为主，食物中保证摄入足量的硒，如鸡蛋、青花鱼、绿色蔬菜等。多吃蒜和蘑菇，可有效预防前列腺癌。此外，还可选择富含番茄红素的食物，如西红柿、杏、石榴、西瓜、木瓜和红葡萄等，其中尤以西红柿中的番茄红素含量为最高。多食富含植物蛋白的大豆类食物，可长期饮用绿茶，提高饮食中微量元素硒和维生素 E 的含量等，可以预防前列腺癌的发生。

（2）护理：治疗期间，注意调节情志，加强营养，忌食辛辣刺激食物。中老年男性日常体检时，应特别注意前列腺情况。对于老年男性进行筛选普查是很重要的防癌手段，目前普遍接受的有效方法是用直肠指检加血清 PSA 浓度测定。这一方法能有效地查出早期局限性前列腺癌，使其得到早期治疗。注意前列腺癌忌按摩，以免癌细胞扩散。此外，采用药物可以预防前列腺癌的发生与发展，如有效地减少雄激素量是预防前列腺癌发生行之有效的方法。如长期服用保列治等。

前列腺癌是男性癌症死亡的主要疾病之一，早期不易被发现，晚期临床表现容易与前列腺增生症相混淆，其病位在精室、膀胱，多因肾气不足和瘀血、痰浊、邪毒等互相交结而为病，脏腑亏虚为本，湿热、瘀血、痰浊、气滞为标。宜采用中西医结合综合治疗。中医药防治肿瘤早已被临床证实，中医药具有疗效显著、不良反应小、药物配伍灵活等优势。中医药对前列腺癌的治疗主要是缓解各种症状，减轻西医治疗的不良反应，增强患者的免疫力，其论治原则是在补益肾气的基础上活血祛瘀、清热化痰、软坚散结。特别是临床上采用整体辨证与综合疗法治疗晚期前列腺癌，在提高患者生活质量、延长生存期方面显示了较好的前景。

延伸学习

通过流行病学研究发现，脾肾两虚、痰湿瘀阻下焦为前列腺癌中医病因病机，中药可抑制前列腺癌细胞增殖并诱发凋亡，深化了中医对前列腺癌病因病机及治疗方案的认识。

思维导图

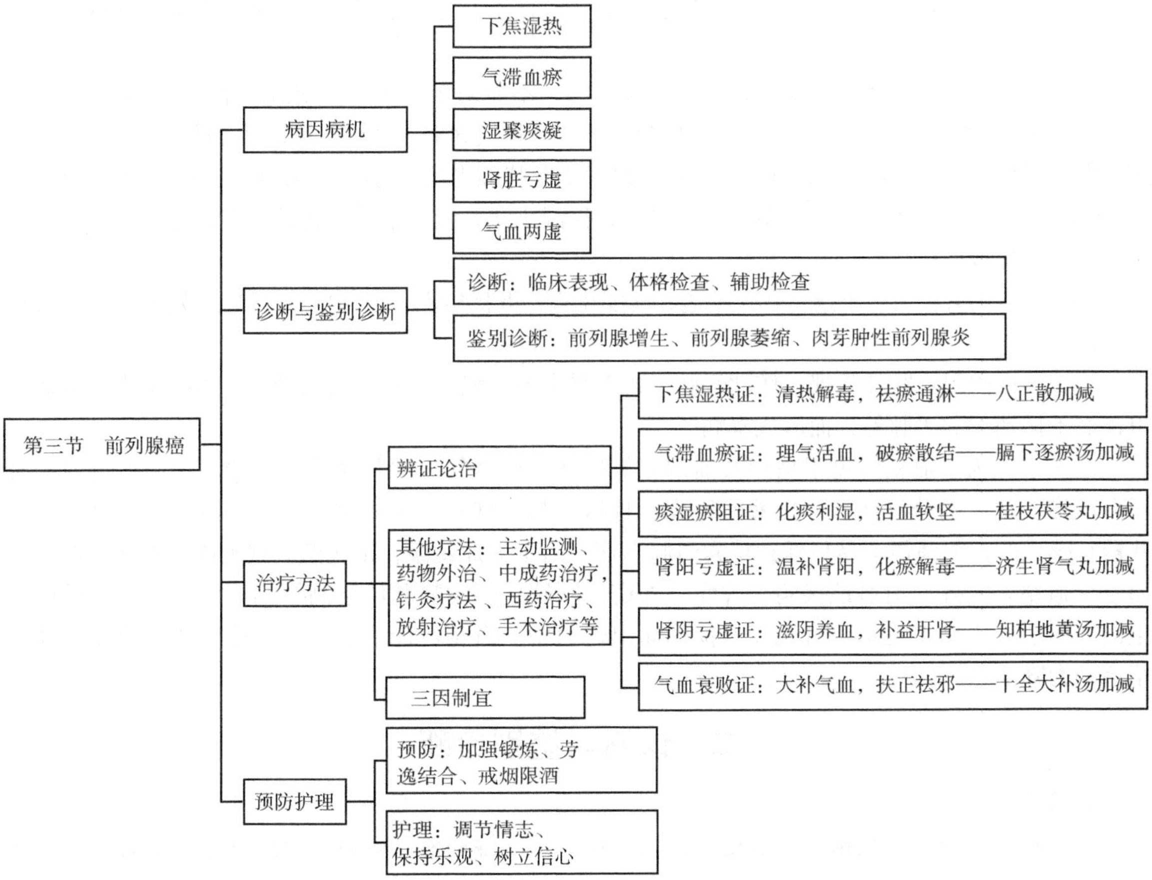

思考题

1. 如何鉴别前列腺癌与前列腺增生症？
2. 中医药在治疗前列腺癌中主要发挥什么作用？

第四节　血　　精

血精是指精液中带血或为血性精液的疾病，多归属于“赤白浊”“血精”“精血”“行房出血”等范畴。中医学关于血精的记载首见于《诸病源候论》“肾家偏虚，不能藏精，故精血俱出一也”。在血精的病因方面，《景岳全书》强调“精道之血，多因房劳，以致阴虚火动，营血妄行而然”。《杂病广要》则认为“赤浊者，心虚有热，多因思虑而得之”。血精的发病年龄多在 20 ～ 40 岁。在西医学中，精囊炎的主要症状是血精，按临床病程可分为急性精囊炎和慢性精囊炎两类。血精还可见于其他男性生殖系统疾病，如精囊结核、结石、肿瘤等。

一、病因病机

血精的病因病机比较复杂，但总与肾、心功能失调密切相关。基本的病理变化为病邪由外入里、脏腑失调、气血不和，引起精室血络受损，血溢脉外，随精并出。病位主要在精室。中医治疗多从“血”论治，具体治法可采用凉血止血、养血止血、补气摄血和活血止血法。

（1）阴虚火旺：恣情纵欲，房事不节，元阴暗耗，相火偏亢，伤及精室血络，血随精出，遂成血精。

（2）心肾不交：七情、劳伤诸因，致心火上亢，肾水下亏，心肾不交，水火失济，营血妄动，而致血精。

（3）心脾两虚：心主血，脾统血。若心脾虚损，不能主血、统血，则血随精溢，而成本病。

（4）脾肾气虚：肾为先天之本，脾为后天之源。若脾气虚弱，化源不足，则肾精亏虚；若肾气虚羸，少火不及，无以温运脾土，则脾肾俱虚，最终引起脾虚失统，肾虚失固，精血俱出，则成血精。

（5）湿热下注：嗜酒过度或恣食肥甘厚味，聚湿生热，湿热下注，扰动精室，血络受损，精血并溢，亦可导致血精。

（6）肝郁化火：情志不遂，肝失条达，气郁化火，下扰精室，损伤血脉，脉络破损，导致出血，酿成血精。

（7）瘀血内阻：跌扑闪挫，伤动经脉，或天癸未至，强力入房，络伤动血，蓄凝不去，瘀血内阻，血不循经，溢于脉外，而形成本病。

西医学认为，血精常见于精囊及前列腺等疾病，精囊的末端与输精管末端汇合而形成射精管通向尿道，精囊的分泌物参与精液的组成，且精囊与前列腺、泌尿道、直肠等器官相邻近。当这些器官感染时，细菌很容易蔓延到精囊引起炎症。由于炎症刺激，精囊壁出现肿胀、充血、渗出，而发生血精。此外，出血性疾病、肿瘤、外伤、肝硬化伴门静脉压增高等均可引起本病。过度性生活亦可引起生殖道毛细血管充血、损伤而出现血精。血精可能造成精液理化性质的改变而使精子活动力降低。

二、诊断与鉴别诊断

1. 诊断

（1）临床表现：急性精囊炎射精时，轻者仅见排血性精液，颜色多呈鲜红色，重者可伴有尿频、尿急、尿痛，终末血尿及排尿困难；以及下腹部疼痛，并可牵及会阴和两侧腹股沟，射精时疼痛明显加剧；另外可伴见发热、恶寒；慢性精囊炎主要表现为间歇性血精，可呈暗红色，时有血丝或血块，可伴有尿道刺激征，但大多数症状不典型，耻骨上区隐痛，并伴会阴部不适。部分患者可伴有性欲减退、遗精、早泄等。

急性精囊炎肛门指检时可触及肿大的精囊，压痛明显；下腹部、会阴部及耻骨上区可有压痛。慢性精囊炎肛门指检精囊常无增大，但按压前列腺附近可有轻压痛。

（2）辅助检查：血常规在急性期可出现白细胞升高；精液常规可见大量的红细胞和脓细胞；精液细菌培养可发现致病菌；经直肠超声可显示精囊短径增大，腺管扩张，射精管囊肿和钙化，精囊囊肿及内部血流增加。

精囊镜检查主要用于慢性精囊炎，可通过镜检观察精囊囊壁黏膜有无充血、水肿、出血点，精囊腔内有无结石、新生物、分膈或其他解剖异常。

2. 鉴别诊断

（1）前列腺精囊结核：好发于青壮年，血精颜色可呈现粉红色带有血丝，精液量可减少，直肠指诊可触及前列腺及精囊有浸润及硬结，X 线平片或精囊造影显示精囊区钙化影、造影可见精囊扭转，轮廓不规则，扩张或破坏。

（2）精囊癌：好发于 40 岁以上，精液颜色鲜红，精囊镜检可见大量红细胞，腹股沟及睾丸疼痛，肿瘤增大时有尿频、尿急、血尿、排尿困难，直肠指检可触及精囊不规则硬结，X 线平片或精囊造影可见精囊轮廓不清楚、有破坏。

（3）前列腺或精囊结石：存在射精或者勃起疼痛，前列腺结石一般不痛，合并感染时，后尿道、会阴部疼痛，精囊结石会阴部疼痛可放射至阴茎，后尿道受累症状存在，并存在排尿困难，直肠指检前列腺结石者，可触及前列腺增大，内有结石摩擦感，精囊结石则精囊变硬有压痛，多发结石有摩擦感。X 线平片或精囊造影可显示结石数目、大小及分布。

三、治疗方法

1. 辨证论治

（1）阴虚火旺证

证候：精液色红质稠，射精时痛，性欲亢进，头晕耳鸣，潮热盗汗，腰膝酸软，会阴部坠胀不适，舌红少苔，脉细数。

治法：滋阴降火，凉营止血。

方药：知柏地黄丸加减。常用药物：生地黄、山药、山萸肉、茯苓、旱莲草、白茅根、牡丹皮、黄柏、知母、女贞子、泽泻、仙鹤草。

加减：口干舌燥者加石斛、玄参；遗精盗汗者加五味子。

（2）心肾不交证

证候：精液色红质稠，口干咽燥，五心烦热，失眠多梦，或梦中遗泄，腰膝酸软，舌绛苔薄黄，脉细数。

治法：泄热育阴，交通心肾。

方药：黄连阿胶汤加减。常用药物：黄连、黄芩、阿胶（烊化）、白芍、生地黄、女贞子、旱莲草、玄参、鸡子黄（冲化）。

加减：口干咽燥多饮者加石斛、花粉、石膏；若小便带血者加琥珀（冲服）、旱莲草、地榆炭；大便秘结者加大黄、芒硝、厚朴。

（3）心脾两虚证

证候：精液淡红而稀，面色萎黄，心悸健忘，气短乏力，夜寐不安，食纳减退，大便稀薄，舌淡红苔薄腻，脉细弱。

治法：调益心脾，补气摄血。

方药：归脾汤加减。常用药物：党参、黄芪、白术、茯苓、当归、熟地、酸枣仁、龙骨、赤石脂、龙眼肉、远志、木香、甘草。

加减：气虚下陷者加升麻、柴胡；头晕眼花、肾精亏损者可加鹿茸、紫河车。

（4）脾肾气虚证

证候：精色淡红，性欲淡漠，面色㿠白，神疲乏力，气短懒言，食少便溏，腰膝酸软，溲清而长，舌淡苔薄白，脉沉弱。

治法：健脾固肾，益气摄血。

方药：苓术菟丝丸加减。常用药物：茯苓、党参、白术、山药、莲肉、黄芪、菟丝子、杜仲、山萸肉、五味子、枸杞子、煅龙骨、煅牡蛎。

（5）湿热下注证

证候：精液鲜红量多，射精疼痛，会阴部胀痛，阴囊湿痒，口苦而黏，烦躁易怒，渴不多饮，尿赤浑浊，或尿道灼热而痛，舌红苔黄腻，脉濡数。

治法：清利湿热，凉营止血。

方药：三妙丸合小蓟饮子加减。常用药物：黄柏、苍术、木通、栀子、滑石（包煎）、瞿麦、萹蓄、车前子（包煎）、生地黄、白芍、茯苓、薏苡仁、藕节、小蓟。

加减：尿痛明显者加木通；会阴疼痛明显者加蒲公英、败酱草、赤芍。

（6）肝郁化火证

证候：精液鲜红质稠，阴茎胀痛，口苦咽干，胁肋灼痛，急躁心烦，少眠多梦，小便短赤，舌红苔黄腻，脉弦数。

治法：清火达郁，育阴凉血。

方药：丹栀逍遥散加减。常用药物：牡丹皮、栀子、白术、黄芩、当归、白芍、生地黄、旱莲草、女贞子、桑椹子、柴胡、薄荷叶（后下）、白茅根。

（7）瘀血内阻证

证候：精色暗红，或精液中夹血紫暗，射精时阴茎刺痛，小腹胀满疼痛，神情抑郁，舌紫暗或有瘀点、瘀斑，脉沉涩。

治法：活血化瘀，引血归经。

方药：膈下逐瘀汤加减。常用药物：当归、桃仁、红花、五灵脂、川芎、甘草、牡丹皮、延胡索、生地黄、茜草、川牛膝、三七粉。

2. 其他疗法

（1）心理治疗及性技术指导：精神调理方面，劝导患者应克服紧张焦虑的情绪，以科学的态度对待本病，一方面不能讳疾忌医，积极配合医生治疗，避免延误治疗时机；另一方面不要过于担心，保持乐观的情绪，争取早日康复。

（2）饮食疗法：根据不同证型有不同食疗方法，略举一二。阴虚火旺者，用桑椹茅根饮（鲜桑椹子、白茅根各 10g。放进保温杯中，以沸水冲泡，盖 30 分钟，代茶频饮）；心脾两虚者，用龙眼枣仁饮（龙眼肉 15g，炒枣仁 10g，山药 20g。共加清水适量，浓煎取汁，代茶饮）。湿热下注型，选用茅根冬瓜饮（白茅根100g，冬瓜250g。冬瓜去皮切片，与白茅根共加清水适量同煮，取汁频饮）。

（3）药物外治：温热水坐浴，每日1次，每次20～30分钟。此外，可用金黄散15～30g，山芋粉或者藕粉适量，加水200ml调煮成薄糊状，温度适宜时做保留灌肠，每日1次；前列安栓塞肛，每晚1次，每次1枚。

（4）中成药治疗：湿热下注者，用龙胆泻肝丸，每次3～6g，每日2次；湿热下注者，用当归龙荟丸，每次6g，每日2次；阴虚火旺者，用知柏地黄丸，每次8丸，每日3次；气滞血瘀者，用桂枝茯苓丸，每次6粒，每日2次；气滞血瘀者，用大黄䗪虫丸，每次3～6g，每日2次；脾肾两虚者，用无比山药丸，每次6g，每日2次。

（5）针灸疗法：阴虚火旺型，可取穴太冲、照海、太溪，施平补平泻法，留针20分钟，每日1次，10次为1个疗程；湿热下注型，可取穴阴陵泉、三阴交、太冲、行间、中极，施泻法，不留针，隔日1次，7次为1个疗程；脾肾气虚型，取穴肾俞、脾俞、三阴交、太溪、足三里、气海，施补法，留针30分钟，每日1次，10次为1个疗程；血瘀内阻型，取穴次髎、委中、照海、中极，施泻法，不留针，隔日1次，7次为1个疗程。

（6）西药治疗：精囊炎急性期，可配合敏感的抗生素治疗，常用的药物有大环内酯类、磺胺类、喹诺酮类、头孢菌素类等，当感染可疑而细菌培养阴性者，可考虑支原体、衣原体等感染的可能，可予大环内酯类如阿奇霉素、克拉霉素、四环素类如多西环素等进行治疗。抗生素通常要连续使用2周以上才能起到较好的疗效。如出血较为明显的血精，可酌情选用止血药进行治疗，如氨甲环酸、酚磺乙胺、维生素K_3等。

（7）手术治疗：精囊炎通常不需要进行手术治疗，但部分炎症迁延不愈合并顽固性血精患者，可考虑行精囊镜检查，除明确病因外，还可以进行相应的处理，常见的如射精管狭窄扩张及内切开、精囊结石碎石、射精管囊肿切除及精囊冲洗等。

3. 三因制宜

血精发生与精囊炎、精囊结石、前列腺癌等疾病密切相关，同时也受个人行为习惯、地域、季节等多种因素的影响。临床应结合三因进行辨证，如因情绪紧张而致病者，可酌加柴胡、陈皮等疏肝行气之品，必要时予以心理疏导；如因不良性行为习惯而致血精者，可酌加白及、炮姜、大小蓟等止血之品，并嘱患者改正不当的性生活方式如中断性交、频繁性交等，并减少长期久坐、骑马等对会阴局部压迫的活动；如因嗜食肥甘厚味或嗜烟酒、辛辣之品而致血精者，可酌加苍术、黄柏等清利湿热之品，并嘱患者忌食辛辣刺激，顾护脾胃；若所居之地过于湿热，湿热之邪蕴结下焦、结聚会阴而为病者，可酌加泽泻、黄柏、车前子等清化湿热；若逢夏季炎热，阳热煎熬阴精，扰动精室而为病者，可酌加生地、天冬等滋阴之品，以此来提高临床疗效，更大程度地缓解患者的痛楚。

四、预防护理

（1）预防：平素慎食肥甘厚腻及辛辣燥热之品，要戒除手淫等不良习惯，性生活宜适度；注意个人卫生，避免不洁的性接触。

（2）护理：急性期应禁止性生活，注意休息，戒除手淫。慢性者应注意锻炼身体，增强体质，以利于疾病的康复。避免骑自行车、骑马等运动，以减少对会阴部的压迫；节制性欲，一旦出现血精，应严禁房事，以免加重性器官充血。生活调护方面，注意外阴部的清洁卫生，饮食清淡，禁食酒、咖啡、浓茶及辛辣炙煿类刺激性食物，劳逸结合。

血精是以精液中夹有血液为特征的疾病，其病位在精室，多与前列腺炎并发，临床诊断并不困难，但治疗难度较大，容易反复发作。其主要病机为精室血络受损，血溢脉外，随精并出，故治疗当以止血为要。急性者清热利湿、滋阴降火，佐以凉血止血；慢性者则在祛邪的同时，尚需顾及正虚的一面，多配以补肾健脾、化瘀止血之品。此外，应嘱咐患者注重生活调理，很多患者见到血精以后，心理压力甚大，害怕患肿瘤和影响性功能，甚至担心会影响生育，因此在治疗时，应注重对患者的心理疏导和生活指导，以消除其思想顾虑，有利于治疗和康复。

延伸学习

通过流行病学研究发现，脾肾亏虚是本病之本，湿热、血瘀为本病之标，本病病因病机多为虚实夹杂，对拓展血精治疗思路起到了积极作用，深化了中医对血精病因病机的认识。

思维导图

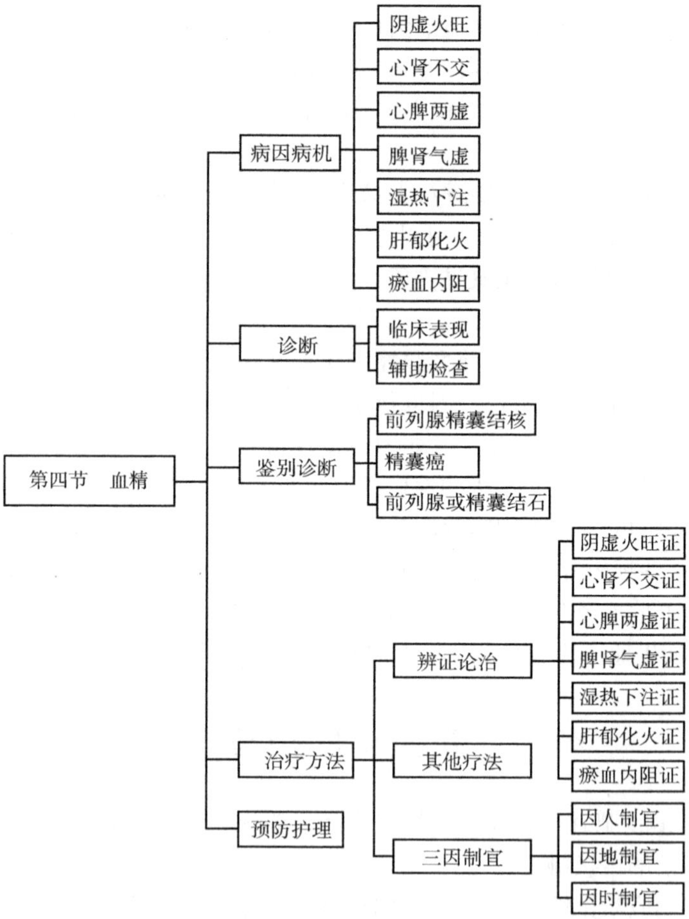

思考题

1. 如何鉴别精囊炎和精囊癌？
2. 血精的中医病机特点是什么？
3. 对血精如何辨证论治？
4. 预防护理在治疗血精中有何临床意义？

第十三章 阴茎疾病

第一节 下 疳

下疳是指男性生殖器以肿痛、溃烂为特征的一种性传播疾病，古代又称为妒精疮。记载下疳最早的中医文献为《诸病源候论》，而首次以“下疳”命名的文献是《疮疡经验全书》。《医宗金鉴·心法》对不同部位的下疳的病名进行了总结，曰：“下疳，统名疳疮，又名妒精疮，生于前阴。经云：前阴者，宗筋之所，主督脉经络，循阴器合篡间。又云：肾开窍于二阴，是疮生于此，属肝、督、肾三经也。其名异而形殊。生于马口之下者，名下疳。生茎之上者，名蛀疳。茎上生疮，外皮肿胀包裹者，名袖口疳。疳久而遍溃者，名蜡烛疳。痛引睾丸，阴囊肿坠者，名鸡膯疳。痛而多痒，溃而不深，形如剥皮烂杏者，名瘙疳。生马口旁，有孔如棕眼，眼内作痒，捻之有微脓出者，名镟根疳。生杨梅疮时，或误用熏、搽等药，以致腐烂如臼者，名杨梅疳。又生杨梅时，服轻粉、水银打成劫药，以致便溺尿管内刺痛者，名杨梅内疳”。

下疳的临床特点是生殖器发生一个或多个疼痛性溃疡，可伴有腹股沟淋巴结肿大或疼痛，性传播是其主要的传播途径。该病相当于西医的软下疳。

一、病因病机

下疳为湿、热、毒邪蕴结而成，故湿热毒蕴是其基本病机，热有实热、虚热之分。

（1）火毒炽盛：房术热药，涂抹玉茎，洗搽阴器，兴助阳火，煽动阴精，侥幸不衰，久战不泄，多致精阻火郁未发而成。

（2）湿热毒蕴：妇人阴器瘀精浊气未净，或交接不洁，以致淫水毒精传袭，湿热蕴结阴器而成。

（3）阴虚火旺：男子欲念萌动，阳物兴举，淫火猖狂而未经发泄，以致败精浊血，滞留中途，结而为肿。

西医学研究证实，软下疳的病原体为杜克雷嗜血杆菌，由 Ducrey1889 年证实，此菌为兼性厌氧菌，无运动能力，无芽孢，革兰染色阴性，球杆状，两端钝圆，长约 2.0μm，宽 0.5μm，大多数在细胞外，呈链状排列，少数在细胞内呈团状分布。本病经性接触传播。

二、诊断与鉴别诊断

1. 诊断

（1）临床表现：一般在性接触后 3 ～ 7 天发病，潜伏期也有长达 10 天以上者。原发损害为小的炎症丘疹，周围围绕以鲜红斑。1 ～ 2 天后迅速变为小脓疱，2 ～ 3 天内破溃，形成边界清楚、边缘不整齐有潜行的溃疡，大致呈圆形或卵圆形，直径 2 ～ 3mm。一些溃疡表浅，但多数较深，基底有脓性分泌物，可结痂。除去渗出物，可见基底为血管丰富的肉芽组织，有触痛，易出血，周围皮肤炎症轻微，溃疡基底不如硬下疳硬。皮损好发于包皮内外侧、包皮系带及冠状沟，少数情况下也可发生在尿道和龟头。

另一临床特征为腹股沟淋巴结炎，出现在半数患者中，多为单侧，早期为淋巴结肿大，疼痛明显，表面皮肤发红，称为横痃。

（2）辅助检查：西医学证实软下疳由杜克雷嗜血杆菌导致。临床诊断主要依据分泌物涂片和细菌培养，细菌培养是最可靠的确诊方法，但敏感性差异性较大，相较而言，核酸检测（nucleic acid detection）的特异性与敏感性更高、部分国家已选用后者代替。

2. 鉴别诊断

（1）硬下疳：潜伏期较长，平均约 21 天。单发溃疡，基底为一硬结，表面干净，无疼痛。溃疡分泌物暗视野显微镜检查有苍白螺旋体。涂片无阴性杆菌；RPR 试验可阳性。

（2）生殖器疱疹：初发为小疱疹，成群分布，可发展成小溃疡。分泌物涂片无革兰阴性杆菌。一般 1 ～ 2 周可自愈，易反复发作。

三、治疗方法

本病一旦确诊，应及时全身应用抗生素治疗，在抗生素治疗的基础上进行辨证论治。

1. 辨证论治

下疳病位在肝肾，湿热毒邪蕴结、阴虚火旺是主要病机，治疗当分清虚实，实者清热利湿解毒，虚者滋阴泻火解毒。

（1）火毒炽盛证

证候：初起阴茎痒痛，红肿灼热疼痛，或出现小疱，腐烂破溃而脓水淋漓，阴茎溃烂多发溃疡，可伴有小便淋涩疼痛，舌质红，苔黄，脉滑数。

治法：清热泻火解毒。

方药：消疳败毒方加减。常用药物：防风、独活、柴胡、连翘、荆芥、黄柏、知母、黄连、赤芍、苍术、赤茯苓、木通、龙胆草、甘草等。

加减：火盛伤阴者，加麦冬、天冬、沙参；淋涩重者，加滑石、萹蓄。

（2）肝经湿热证

证候：初起阴茎皮肿光亮，皮破流水，溃烂不愈，肿痛日生，时有瘙痒，小便涩滞，阴囊潮湿，舌红，苔黄腻，脉弦滑。

治法：清肝利湿，泻火解毒。

方药：龙胆泻肝汤加减。常用药物：龙胆草、泽泻、车前子、木通、生地黄、当归尾、栀子、黄芩。

加减：湿重者，加黄柏、土茯苓；气虚者，加薏苡仁、茯苓。

（3）阴虚火旺证

证候：初起小便淋沥溺痛，尿道出现黄浊分泌物，阴茎渐渐破损，肿痛腐烂，可伴有五心烦热，小便短赤，大便秘结，舌红，苔薄黄，脉细数。

治法：滋阴泻火解毒。

方药：知柏地黄汤加减。常用药物：知母、黄柏、熟地黄、山药、山萸肉、泽泻、茯苓、牡丹皮等。

加减：阴虚重者，加石斛、麦冬；虚火重者，加地骨皮、玄参。

2. 其他疗法

（1）性行为指导：向患者健康宣教，明确告知患者该病为性传播疾病，治疗期间禁止性生活，建议性伴侣检查排除。

（2）药物外治

1）《寿世保元·外科诸症·下疳》熏洗方：皮硝（一碗）、乳香、雄黄、孩儿茶（各五分），上入小坛内，外用牛粪火煨坛热，其硝自化，熏至晚上，使以心口凉为度。

2）《疡医大全·下疳门主论》珍珠散：新白珍珠（一钱，入豆腐内煮数滚，研极细，以研至无声为度）、上好花青（即青黛，五分）、真轻粉（一两），上三味共研千转，细如飞面，瓷瓶收贮。初起搽之即愈，若腐烂疼痛，甘草汤洗净，猪脊髓调搽。

（3）中成药治疗：火毒炽盛者，用热淋清颗粒，每次1袋，每日3次；肝经湿热者，用龙胆泻肝丸，每次6g，每日2次；阴虚火旺者，用知柏地黄丸，每次9g，每日2次。

（4）西药治疗：抗生素治疗遵循及时、足量、规则用药的原则。常用药物有头孢曲松、阿奇霉素、环丙沙星、红霉素等。局部皮损未破溃时外用鱼石脂、红霉素软膏；溃疡可用高锰酸钾溶液或过氧化氢溶液冲洗，然后外用红霉素乳膏。淋巴结脓肿，必要时切开引流。

3. 三因制宜

下疳主要通过性传播途径传播，在发病概率和症状表现上都存在“重男轻女”的现象。除典型临床表现外，还可出现一些异型软下疳，如一过性软下疳、丘疹性软下疳、粟粒形软下疳、崩蚀性软下疳、毛囊性软下疳和混合型软下疳等。虽然是同一种致病因素的感染，因患者的体质不同和发病部位的差异，症状表现可以有很大差别，临床上尤其需要注意。治疗时，应遵循及时、足量、规则用药的原则，治疗期间应避免性生活，同时对患者性伴侣进行检查，若发现问题应男女同治，避免一方痊愈后再度交叉感染。要追踪病人的传染源及接触者，对患者发病前10天内的性接触者，不论其有无症状，均应同时接受治疗。需要注意的是，在未排除梅毒硬下疳之前，不要应用能掩盖梅毒诊断的药物。此外，在治疗疾病本身的同时，需要关注患者的心理状态，必要时佐以疏肝解郁药物治疗，如柴胡、贯叶金丝桃等。同时，要考虑到患者的饮食习惯和生活作息对本病的影响，对于嗜食辛辣一时难以戒除的患者，可酌情使用石斛、淡竹叶等清热利湿之品；对于需要经常加班熬夜的患者，可酌情使用枸杞子、当归等养肝补血之品。在疾病未彻底治愈之前，除避免性生活外，要注意个人卫生，分开使用毛巾、床单等可致传染的媒介物品。

四、预防护理

（1）预防：洁身自好，加强性病防治宣传教育，加强安全性行为意识宣传，重视安全套的使用，减少传染及播散。

（2）护理：追踪患者的传染源及接触者，对患者发病前10天内的性接触者，不论其有无症状，均应同时接受治疗。在疾病未彻底治愈之前，除避免性生活外，注意个人卫生，分开使用毛巾、面盆、浴盆、床单等可致传染的媒介物品，污染物可煮沸消毒。

下疳由湿、火、热、毒等邪气蕴结而成，故湿热毒蕴是基本病机，清利湿热、泻火解毒是基本治则，但热有实热、虚热之分，临床辨治要分清虚实，实则泻之，虚则补中有泻，以免补而留邪。

延伸学习

2017年欧洲软下疳管理指南

思维导图

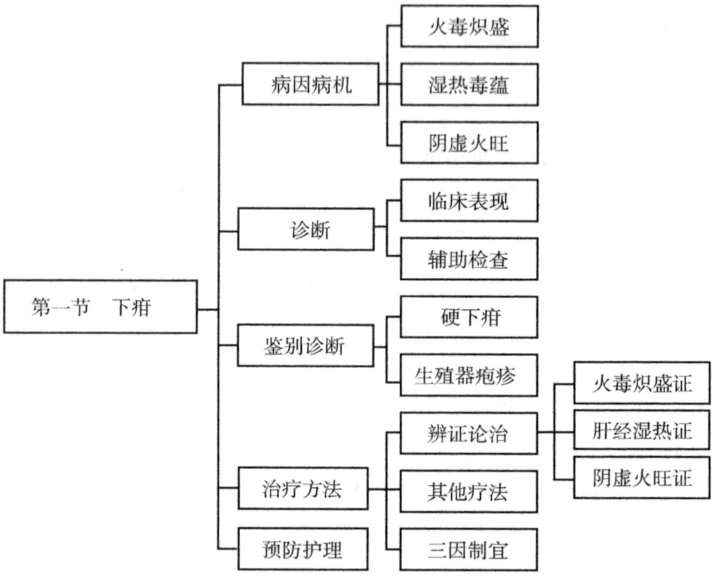

思考题

1. 下疳的临床特点是什么?
2. 如何理解下疳的病因病机?

第二节 阴 头 疮

阴头疮是指发生在阴茎头和包皮部位的一种感染性疾病。疾病初起多表现为阴茎头、包皮部位红肿，常伴有瘙痒、疼痛，继而可出现糜烂，甚或发展成溃疡。在中医文献中往往将本病与“下疳”混同论述，《诸病源候论》中始将本病归为“阴肿”“阴疮”范畴。孙思邈在《千金翼方》中将本病命名为“阴头痈肿”“阴头生疮”。明代熊宗立在《山居便宜方》中正式将本病称为“阴头疮”。目前西医学根据其发病原因的不同，分为包皮龟头炎、药物性阴茎皮炎、接触性阴茎皮炎、坏疽性龟头炎、干燥性闭塞性龟头炎。

一、病因病机

阴头疮的病因病机大体可概括为虚、实两个方面，主要与肝、脾、肾功能失调密切相关。对于年龄较轻，体质强壮，病程较短者，其病多由肝经湿热下注，或热毒客于阴茎头所致；对于年老体弱，病程较长者，则多因热毒之邪侵扰机体日久，耗伤阴液，热邪夹虚火留恋于龟头所致。

（1）湿热熏蒸：饮食不节，嗜食辛辣及醇酒厚味致脾胃湿热内生；或淋雨淌水，坐卧湿地，以致湿邪外侵，郁而化热，循足厥阴肝经向下流注，熏蒸阴器，则发为阴头疮痈。《杂病源流犀烛·前阴后阴病源流》云："多因坐地触风受湿……遂令外肾肿大，茎物通明。"

（2）热毒内结：外阴不净，交合不洁，或阴茎外伤，致外毒乘袭；或忍精不泄，致火郁于阴茎，火毒下扰，客于阴茎头则发为疮肿。《诸病源候论·时气病诸候》言："肾气通于阴，今肾为热邪所伤，毒气下流，故令阴肿。"

（3）虚火内扰：少年累犯手淫，或婚后恣情纵欲，不节房事，损耗肾阴；或因热邪留恋机体日久，灼伤阴液，阴虚血燥，肌肤失于濡养，而发为阴头疮。

西医认为，引起本病的原因包括内、外两个方面。内因主要与患者全身抵抗力低下有关，而包皮过长或包茎所导致的脱落上皮细胞、腺体分泌物在局部堆积则为病原体的感染创造了有利的条件。外因是指由于不注意个人局部卫生或不洁性生活所造成的病原微生物的感染。此外，因局部接触外界的理化刺激或因摄入药物所诱发的变态反应也是导致本病的重要原因。

二、诊断与鉴别诊断

1. 诊断

（1）临床表现：本病好发于包皮过长或包茎的患者，初起表现为阴茎头和包皮部位的红肿，常伴有局部瘙痒、疼痛，继而发生糜烂、溃疡，表面可出现脓性分泌物。严重者还可伴有寒战、发热等全身症状。接触性或药物性阴茎皮炎的患者通常表现为接触到外界理化刺激或服用药物后在阴茎头和包皮部位出现水肿、红斑、溃疡。坏疽性龟头炎通常起病急，病情发展迅速，患者局部渗出物较多，有臭味，全身症状较重。干燥性闭塞性龟头炎患者常有反复发作的慢性龟头炎病史，表现为龟头组织萎缩，表面干燥，可伴有包皮粘连、变硬。

（2）辅助检查：部分患者可以出现血常规异常，主要表现为白细胞总数增高和中性粒细胞比例增加，存在变态反应时表现为嗜酸性粒细胞比例增加。局部分泌物涂片和细菌培养有助于明确致病微生物，是一项重要的检验项目。对于严重的药物性阴茎皮炎和坏疽性龟头炎，应根据患者情况，选择相关检查，明确是否合并重要脏器功能损害。

2. 鉴别诊断

（1）下疳：发病前常有不洁性接触史，一般在 4 ～ 7 天后起病，疾病初始表现为阴茎或包皮部位的丘疹，继而形成脓疱，破溃形成溃疡，常伴有明显的疼痛，创面分泌物检查可发现杜克雷嗜血杆菌。

（2）阴茎梅毒：发病前 2 ～ 4 周内常有不洁性接触史，疾病初起常表现为阴茎部位的红肿、硬结，继而形成溃疡，溃疡基底部触之硬如软骨，不伴有疼痛。梅毒血清试验阳性。

（3）阴茎疱疹：发病前 3 ～ 14 天内常有不洁性接触史，疾病初起常表现为阴茎头、冠状沟等部位的小水疱，继而破溃形成糜烂或溃疡，病程较短、容易复发，局部病损处可分离出疱疹病毒。

三、治疗方法

1. 辨证论治

阴头疮的治疗强调分期论治，疾病早期以祛邪为主，常以清热利湿、泻火解毒为法；疾病后期因病邪日久，耗气伤阴，故在祛邪的同时需兼顾扶正，以益气和营、滋阴清热为法。

（1）湿热下注证

证候：龟头、包皮红肿、糜烂，表面渗液，局部疼痛明显，常伴有身热目赤，口苦胁痛，身困乏力，小便黄赤，舌红苔黄腻，脉弦数。

治法：清热利湿。

方药：龙胆泻肝汤加减。常用药物：龙胆草、柴胡、黄芩、栀子、泽泻、车前子、木通、当归、生地黄、生甘草。

加减：局部渗液较多者，加牛膝、黄柏；热毒炽盛者，加蒲公英、连翘、金银花、紫花地丁。

（2）热毒蕴结证

证候：龟头、包皮局部明显肿胀、溃烂，有脓性分泌物，严重者溃烂可向四周扩散，甚则波及阴茎及阴囊，疼痛加重，常伴有发热，急躁易怒，口干、口苦，小便短赤，大便秘结，舌红，苔黄腻，脉滑数。

治法：泻火解毒。

方药：黄连解毒汤合五味消毒饮加减。常用药物：黄连、黄芩、黄柏、栀子、金银花、蒲公英、野菊花、紫花地丁、紫背天葵子。

加减：局部分泌物较多者，加茵陈、土茯苓、车前子；小便涩痛者，加白茅根、滑石、通草；大便秘结者，加生大黄、枳实。

（3）阴虚邪恋证

证候：龟头、包皮肿痛，色暗红，溃烂少脓，久不愈合，常伴有五心烦热，失眠盗汗，口燥咽干，头晕耳鸣，小便短少，舌红少苔，脉细数。

治法：滋阴清热。

方药：知柏地黄丸加减。常用药物：熟地黄、山萸肉、山药、茯苓、牡丹皮、泽泻、知母、黄柏。

加减：纳少乏力者，加太子参、黄芪、白术；瘀肿明显者，加桃仁、玄参、牡丹皮。

2. 其他疗法

（1）物理疗法：对于阴茎肿痛明显者，可采用纱布系缚阴茎头部，并向上束于腰间，以利于局部血液回流，减少摩擦所导致的疼痛。

（2）药物外治：对于急性期表现为局部红肿热痛者，可用黄柏 15g，黄连 15g，生大黄 15g，大青叶 15g，煎汤外洗，每次 15 分钟，每日 2 ～ 3 次；对于局部渗出较多者，可用马齿苋 30g，生地榆 30g，苦参 30g，煎汤外洗或局部湿敷，每次 15 分钟，每日 2 ～ 3 次；亦可以内服中药的第三煎浸泡阴茎，每次 15 分钟，每日 2 ～ 3 次。

（3）中成药治疗：湿热下注者，用龙胆泻肝丸，每次 6g，每日 3 次；热毒蕴结者，用黄连解毒丸，每次 6g，每日 3 次；阴虚邪恋者，用知柏地黄丸，每次 6g，每日 2 次。

（4）针灸疗法：湿热下注者，选中极、太冲、行间，毫针泻法，每次 20 ～ 30 分钟，隔日 1 次；热毒蕴结者，选阳陵泉、太冲、内庭，毫针泻法，每次 20 ～ 30 分钟，隔日 1 次；阴虚邪恋者，选太溪、三阴交、肾俞，毫针平补平泻，每次 20 ～ 30 分钟，隔日 1 次。

（5）西药治疗：对于以局部症状为主，无全身症状者，可针对致病因素采用局部药物治疗。念珠菌感染者，可外用克霉唑软膏或硝酸咪康唑软膏；细菌感染者，可外用红霉素、金霉素或莫匹罗星软膏，亦可采用 1 ： 5000 高锰酸钾溶液浸泡龟头；对于药物性、接触性阴茎皮炎或干燥性闭塞性龟头炎者，如局部无明显渗出、糜烂，可选用皮质类固醇类药物外涂治疗。对于病情严重，伴有全身症状者，可考虑抗生素全身用药，依据病原体的不同，可酌情选用红霉素、环丙沙星、酮康唑等药治疗；对于严重的药物性或接触性阴茎皮炎，可口服抗组胺药（氯苯那敏、氯雷他定等），或联合皮质类固醇激素治疗；对于坏疽性龟头炎患者除积极应用抗生素外，常需配合支持治疗。

（6）手术治疗：对于坏疽性龟头炎如病变部位存在坏死或长期不愈者，则应考虑从坏疽部位近端行根治性切除术。

3. 三因制宜

一旦疾病发生，或因局部疼痛不适，或因暂时无法进行房事，患者都会产生不同程度的情志变化（情志因素），常以焦虑情绪为主，在采用药物治疗的同时应注意配合语言等手段缓解患者的不良情志，以利疾病康复。如发病前有不洁的交合史，患者常伴有羞耻、悔恨的心理，亦会遭到配偶的歧视，甚至面临婚姻的破裂（社会因素），治疗时应辅以对其配偶的心理疏导，做到夫妻同治。如疾病的发生与患者长期饮酒、嗜食肥甘厚味（饮食因素）有关，治疗时可加入薏苡仁等健脾利湿之品。如疾病的发生与患者久居潮湿之地（环境因素）有关，治疗时可加入苍术等燥湿之品。

四、预防护理

（1）预防：注意个人卫生是重要的预防手段，如能坚持每日清洗外阴，勤换内衣，保证局部清洁干燥，就能够最大限度地避免包皮龟头炎的发生。对于包皮过长和包茎的患者根据具体情况行包皮环切术能够降低感染机会，有效预防疾病的发生。对于已知过敏药物或过敏源的患者，应尽可能避免接触相关药物及过敏源。

（2）护理：疾病发作期间，应尽量保持病变部位干燥，避免抓挠；对于坏疽性龟头炎的患者宜仰卧休息，加强营养，尽量减少活动，避免局部摩擦刺激，并充分暴露病变部位，降低厌氧菌感染的机会，对于创面溃烂者需要配合清创，及时清除坏死组织。疾病缓解期间，宜选穿宽松、透气的内裤，避免使用碱性肥皂或有刺激性的洗液清洗局部。还应注意饮食有节，少食肥甘及辛辣之品，避免饮酒，以免湿热内生，导致病情反复。

阴头疮发病主要有虚、实两方面，实证者多表现为湿热下注和热毒蕴结；虚证者则多以阴虚火旺为主要病机。治疗宜分期论治，早期以祛邪为主，以清热利湿、泻火解毒为法；后期则需扶正祛邪，以益气养阴清热为法。同时，在治疗中应贯穿中医治未病的思想，教育患者注意局部卫生，调整饮食；对于包皮过长或包茎者可尽早手术治疗，以达到未病先防的目的。

延伸学习

现代药理学研究发现，许多清热利湿和清热解毒的中药对于阴头疮的多种致病微生物均具有抗菌活性，对于理解热邪（包括实热、虚热）是导致阴头疮发病的重要病因病机以及采用清热法治疗阴头疮的思路起到了深化作用。

思维导图

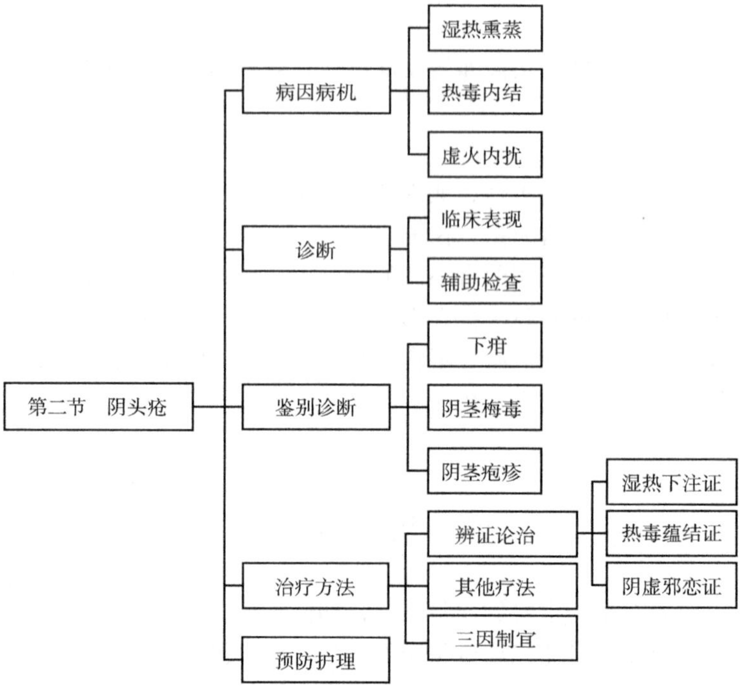

思考题

1. 在阴头疮的辨证论治中如何辨别虚实寒热?
2. 阴头疮的治疗过程中如何贯穿内外同治的原则?
3. 摄生调护在预防阴头疮发病中有何意义?

第三节 阴茎痰核

阴茎痰核是指阴茎背侧或外侧出现单个或多个斑块或条索状硬结，平素阴茎酸痛，重者勃起阴茎掣痛，而排尿如常的一种疾病。最早的中医文献为明代汪机在《外科理例》中记载的："一弱人茎根结核，如大豆许，劳则肿痛。"清代余景和在《外证医案汇编·流痰》中也有类似本病的记载："痰阻于皮里膜外，气多肉少之处，无血肉化脓，有形可凭，即成痰块、痰包、痰核、痰疬等症。"18 世纪法国著名外科医师 La Peyronie 首先细致报道此病，故又称之为 Peyronie 病。其临床特点是阴茎背侧有单个或数个硬结，或为圆形，或为条索形，质地如软骨，严重者勃起多伴阴茎弯曲或疼痛，可影响性生活。本病 75% 以上于 45 ～ 65 岁发病，全球的患病率为 0.4% ～ 9%，发病率随年龄的增高而增加。目前西医学将"阴茎痰核"称为"阴茎硬结症"。

一、病因病机

阴茎痰核的病位在阴茎，涉及肝、脾、肾等脏。病性以实证居多，或虚实互兼。病因病机比较复杂，或气滞血瘀，或饮食劳倦，脾失健运，或禀赋不足，肾虚精弱，或外伤茎络。其基本病理变化多为肝郁、脾虚、肾虚、痰瘀凝聚宗筋。

（1）气滞血瘀：情志失调，肝气郁结，气机郁滞，故津液凝聚成痰；或房事不节，用力过猛；或跌仆损挫，阴茎受伤，致使宗筋气滞血瘀，发为本病。

（2）脾失健运：饮食不节，嗜酒过度，脾胃运化失职，湿聚成痰，或湿从下侵，蕴结而久，酿生痰浊，凝聚宗筋，遂生本病。

（3）禀赋不足：先天禀赋不足，肾虚精弱。肾主水，肾虚则水湿不行，聚湿生痰。

（4）外伤茎络：手淫过度，或外伤瘀血，伤及茎络，气滞血瘀日久尚可引起痰浊，痰浊日久不祛亦可导致血瘀，痰瘀互结宗筋，痰核内生，致使本病缠绵难愈。

西医对于阴茎硬结症的发生病因尚不明确。有些学者认为可能与阴茎部明显或隐性外伤有关，还有一些学者认为可能与维生素 E 的缺乏、硬化性炎症、退行性病变等有关。另外，自身免疫疾病、结缔组织病、高血压、糖尿病等也可以导致本病的发生。

二、诊断与鉴别诊断

1. 诊断

（1）临床表现：阴茎背侧有单个或数个硬结，或为椭圆形，或为条索形，质地如软骨，硬结不破溃，也不累及尿道。平时无异常感觉，偶有会阴不适或排尿时刺痛，严重者可引起性功能障碍，出现阴茎勃起不坚，阴茎弯曲（背弯、侧弯多见，腹弯少见），阴茎勃起疼痛等所谓“三联症”。阴茎严重弯曲时影响性生活，阴茎勃起疼痛或勃起不坚，而致勃起功能障碍。亦有学者认为，阴茎硬结症患者所出现的性功能障碍并非阴茎硬结症所致，而是在性交过程中产生的疼痛及心理因素所造成。

（2）辅助检查：阴茎超声学检查可以估计阴茎硬结斑块的位置，显示阴茎硬结的大小、位置、数目，以及有无钙化或骨化。

2. 鉴别诊断

（1）阴茎癌：阴茎原发或继发的恶性肿瘤，与本病均有结节，但病史不同，继发肿瘤往往有原发病灶。局部活检发现癌细胞是鉴别要点。

（2）阴茎骨化病：是阴茎海绵体胶原纤维增生发生钙化所致，临床上罕见。其临床也有阴茎勃起时疼痛，性交困难。但阴茎局部不是一个或多个硬结，而是整个阴茎海绵体质地比较坚硬。阴茎 X 线可见到阴茎海绵体骨化的征象。

三、治疗方法

1. 辨证论治

阴茎痰核的治疗主要从脾肾着手，兼及肝，以健脾、补肾、化痰、散结为总则。阴茎痰核的辨证应分虚实，明病位。实证者，多有外伤史，治以活血散结为主；虚证者多为肾虚脾弱，治以补肾健脾。

（1）气滞血瘀证

证候：阴茎硬结，按之质韧；阴茎有轻度疼痛，勃起时侧弯、疼痛明显，阴茎背侧静脉怒张或青紫，胁肋胀痛，小腹坠胀或睾丸掣痛，舌有瘀点，脉细而涩。

治法：行气活血，化痰散结。

方药：柴胡疏肝散加减。常用药物：柴胡、白芍、川芎、枳壳、青皮、橘核、丹参、甘草、香附等。

加减：瘀血重者，加桃仁、红花；少腹疼痛者加乌药、延胡索。

（2）脾虚气弱证

证候：阴茎硬结，按之如软骨，阴茎有轻度疼痛，会阴下坠不适；身倦乏力，腹胀纳呆，大便溏薄，舌淡，苔薄，脉弱。

治法：补脾益气，化痰散结。

方药：六君子汤合消瘰丸加减。常用药物：党参、茯苓、白术、炙甘草、陈皮、半夏、玄参、浙贝、牡蛎等。

加减：气虚明显者，加黄芪；湿浊壅盛者，加苍术、厚朴。

（3）肾虚精弱证

证候：阴茎硬结，伴腰膝酸软，发脱齿摇，耳鸣耳聋，精神疲乏，健忘，舌淡，苔薄白，脉细弱。

治法：补肾益精，化痰散结。

方药：六味地黄汤合消瘰丸加减。常用药物：熟地黄、山茱萸、泽泻、牡丹皮、山药、半夏、陈皮、茯苓、玄参、牡蛎、浙贝等。

加减：结节大者，加僵蚕、地龙；偏阴虚火旺者，加知母、龟板；偏阳虚者，可加淫羊藿、巴戟天。

（4）痰瘀互结证

证候：阴茎硬结，结节硬而固定，阴茎多次轻度外伤史；勃起时阴茎疼痛，严重时阴茎背侧怒张或青紫，舌淡或边有瘀点，脉如常或细涩。

治法：祛瘀化痰，软坚散结。

方药：桂枝茯苓丸加味。常用药物：桂枝、茯苓、牡丹皮、桃仁、浙贝、赤芍、半夏、僵蚕、牡蛎等。

加减：阴茎不能勃起或勃起不坚者，可酌加淫羊藿、枸杞；阴茎疼痛明显者，加延胡索、川楝子。

2. 其他疗法

（1）药物外治：阳和解凝膏或七厘散敷于硬结处，用胶布盖贴，隔日1次。

（2）中成药治疗：脾虚气弱者，用香砂六君丸，每次6g，每日2次；气滞血瘀者，用复方丹参片，每次2片，每日2次。

（3）针灸疗法：选曲骨、中极、三阴交（双），配以关元、大赫、鱼际等穴，每日或隔日针刺1次，以泻为主，6次为1个疗程。或辨证配穴选用肝经的太冲、曲泉；脾经的太白、商丘；肾经的水泉、照海等穴。

（4）西药治疗：根据情况可选用维生素E、对氨基苯甲酸钾、秋水仙碱、他莫昔芬、辅酶Q_{10}等。

（5）手术治疗：对于较大顽固斑块，经上述保守疗法无效超过12个月，出现严重的勃起功能障碍者可以考虑手术治疗。

（6）心理治疗：阴茎痰核重者，硬结较大，勃起伴有疼痛，患者往往合并焦虑烦躁，医生用药治疗的同时，应积极进行心理治疗。

3. 三因制宜

阴茎痰核发病年龄好发于中老年男性，随年龄增长而患病率增加。该病是一种逐步进展的疾病，如不给予治疗，部分患者将进一步恶化。晚期表现为勃起阴茎弯曲畸形，难以进行性生活，并伴有心理或勃起功能障碍。中老年患者素体虚，肝肾不足，脾气虚弱，治疗当以扶本固元为主，或滋补肝肾、补益脾气等，兼化痰散结。中老年患者常有糖尿病、高血压等疾病，积极治疗基础疾病有利于对阴茎痰核的治疗，如糖尿病多以气阴两虚为主，治以益气养阴，治疗上加黄芪、山药等益气养阴。该病伴阳痿者治疗上加菟丝子、淫羊藿等补益肝肾。或伴情志不遂、焦虑紧张者配合郁金、柴胡等疏肝解郁。如患者就诊时随四时节令而调整治疗方药，或春以疏肝行气，化痰散结，或夏以清利湿热，软坚散结等。根据患者居住地调整用药如东南方人体质多柔弱，腠理偏疏松，用药勿重，勿令病邪未去而正气损伤。

四、预防护理

（1）预防：积极治疗高血压、动脉硬化症、糖尿病等疾病；适当补充维生素，尤其是维生素 E；忌酒、辛辣、刺激性食物，养成健康的生活习惯；尽量避免阴茎外伤。

（2）护理：保持阴茎局部清洁；内裤宽松、柔软；患病后应正确对待病情，以免背负思想包袱，诱发性功能障碍。

阴茎痰核的主要病因是气滞血瘀、脾失健运、禀赋不足、外伤茎络。肾虚脾弱、痰瘀互结为阴茎痰核的主要病机。其基本病理变化多为肝郁、脾虚、肾虚、痰瘀凝聚宗筋。治疗主要从脾肾着手，兼及肝，以健脾、补肾、化痰、散结为总则。实证者，治以活血散结为主；虚证者，治以补肾健脾。本病与肝、脾、肾相关。阴茎硬结，伴胁肋胀痛、小腹坠胀或睾丸掣痛者，病在肝，治以疏肝理气为主；阴茎硬结，伴身倦乏力、腹胀纳呆、大便溏薄者，病在脾，治以补脾益气为主；阴茎硬结，伴腰膝酸软、发脱齿摇、耳鸣耳聋、健忘者，病在肾，治以补肾益精为主。

延伸学习

通过临床研究发现，阴茎痰核与肝、脾、肾、宗筋的紧密相关。本病的辨证需要分清虚实、寒热、明辨病位、了解病因及判断预后，治疗重在理气化痰、软坚散结、活血通络，兼顾扶正固本，并随证施治。

思维导图

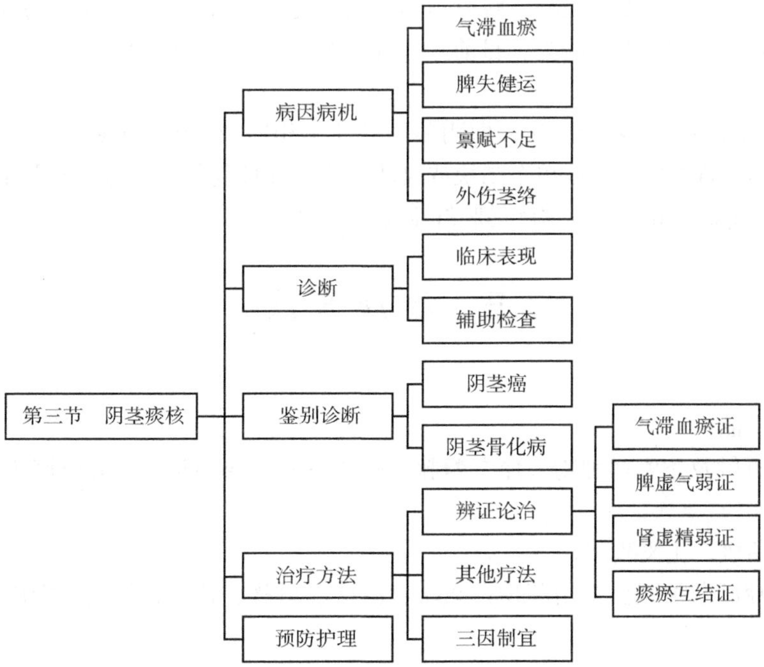

思考题

1. 阴茎痰核的临床表现是什么？
2. 如何诊断阴茎痰核？
3. 阴茎痰核与阴茎癌如何鉴别？

第四节　阴茎硬化性淋巴管炎

阴茎硬化性淋巴管炎是指环绕阴茎冠状沟或阴茎背部出现弯曲的、质地坚韧的条索状物的病症，常发生于 20 ～ 40 岁，可突然发病。中医学文献无此病名的记载。此病为临床少见疾病。

一、病因病机

阴茎硬化性淋巴管炎的病位在阴茎，与肝、脾、肾等脏有关。病性以实证居多，或虚实夹杂。病因病机比较复杂，或气滞血瘀，或饮食劳倦，脾失健运。

（1）气滞血瘀：房事不节，姿势不良，用力过猛；或跌仆损挫，玉茎受伤，致使宗筋气滞血瘀，发为本病。

（2）脾失健运：饮食不节，过食肥甘，导致脾胃运化失司，聚湿成痰，或湿热蕴结，凝聚宗筋，遂生本病。

西医认为本病可能与外伤、久坐、频繁手淫等因素有关。病理改变显示淋巴管管壁因纤维组织增生而增厚，有轻度炎症改变。

二、诊断与鉴别诊断

1. 诊断

（1）临床表现：多无主观症状，偶可有阴茎不适感。阴茎皮肤不与索状物粘连，可自由滑动。损害可多发，并带紫色，偶发生溃疡。腹股沟淋巴结不受累。因无主观感觉，易为患者忽视。

（2）辅助检查：因本病发生较少，目前除病理检查外无相关辅助检查支持。

2. 鉴别诊断

本病需与 Peyronie 病（佩伦涅病，即阴茎硬结症）相鉴别。Peyronie 病为阴茎海绵体间隔的纤维化，表现为阴茎背侧的多个或单个结块或斑块，导致痛性勃起，有时疼痛严重。

本病可以与 Dupuytran 挛缩（掌趾筋膜纤维化）并存。

三、治疗方法

1. 辨证论治

（1）气滞血瘀证

证候：阴茎可触及条索样肿物，伴有静脉怒张或青紫，或小腹、睾丸坠胀不适；舌有瘀点，脉细而涩。

治法：行气活血，化痰散结。

方药：柴胡疏肝散加减。常用药物：柴胡、白芍、川芎、甘草、枳壳、青皮、橘核、丹参、香附等。

加减：瘀血重者，加桃仁、红花。

（2）脾虚气弱证

证候：阴茎可触及条索样肿物，会阴下坠不适；身倦乏力，腹胀纳呆，大便溏薄；舌淡，苔薄，脉弱。

治法：健脾益气，化痰散结。

方药：加味二陈汤合消瘰丸加减。常用药物：党参、茯苓、白术、炙甘草、陈皮、半夏、玄参、浙贝、牡蛎等。

加减：气虚明显者，加黄芪。

2. 其他疗法

西医学认为本病病程自限，1 周或数周自愈，故无需特殊治疗。

局部热敷、理疗有促进病理产物吸收从而缩短病程的作用。有报道穿破淋巴管可缩短病程，无并发症，可作为治疗方法之一。

若长时间不消退，皮损明显者可以手术切除。

3. 三因制宜

本病多数可自愈，若长时间难以消退，则易产生不同程度的情志变化（情志因素），影响其中焦虑最为常见。可采用药物和宣教等方式改善或消除焦虑情绪对该病的不良作用。如果其发生与冬季房事过多、姿势不良有关，应嘱其遵循天时变化，秋冬季以封藏人体先天之精为主节制房事；还应在实践中避免不良姿势用力过猛导致损伤玉茎。如其发生与长期饮食不节、久居湿地有关，治疗时稍加白术、茯苓等健脾利湿之品，应改善更换居住环境，避免久居湿地聚湿成痰。

四、预　　防

避免久坐、穿宽松的内裤、戒除手淫的习惯等有利于避免本病的发生。

西医认为阴茎硬化性淋巴管炎的发生可能与外伤、久坐、频繁手淫等因素有关。中医无相关论述，认为其发病主要分为内外两因，外因主要为房事姿势不当，或外伤等；而内因与脾胃运化失司有关。病位在阴茎，涉及脾、胃等脏腑，治以活血化痰散结为主。

延伸学习

通过流行病学研究发现，血瘀、脾虚是该病的基本病理变化[1]，对治疗该病的思路起到了拓展作用。本病长时间难以消退，影响患者身心健康是时应手术切除[2-3]。

[1] 张长胜，孙天明，党乾元，等 . 8 例阴茎硬化性淋巴管炎诊治体会 [J]. 中华男科学杂志，2015，21（7）：667-668.

[2] Sheikh MM，Jeelani HM，Farooqi A，et al. Penile Mondor’s Disease：Rare Association With Excessive Masturbation[J]. Cureus. 2020；12（5）：e8317. Published 2020 May 27.

[3] 王松挺，斯子翔，赵红磊，等 . 阴茎硬化性淋巴管炎 [J]. 临床皮肤科杂志，2019，48（1）：1，2.

思维导图

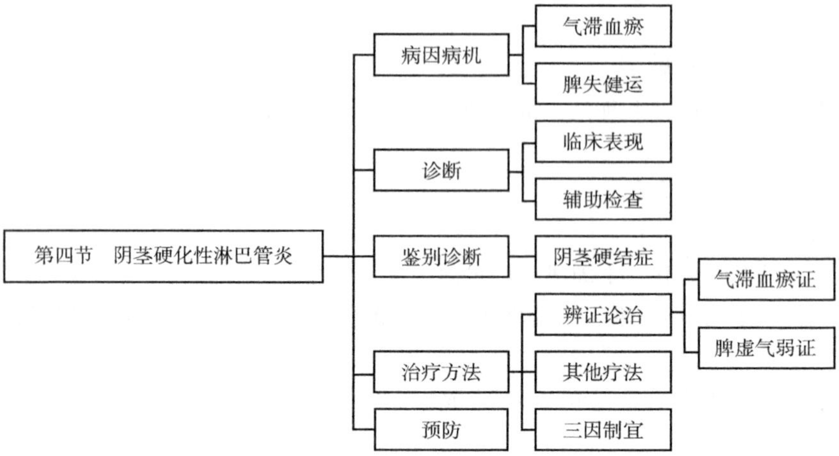

思考题

1. 阴茎硬化性淋巴管炎的病理改变是什么？
2. 阴茎硬化性淋巴管炎可用哪些方法治疗？
3. 阴茎硬化性淋巴管炎常见诱因是什么？

第五节　阴　茎　癌

阴茎癌在亚洲是男性最常见的恶性肿瘤之一，病理类型主要为鳞状上皮细胞癌，而基底细胞癌和腺癌少见。本病的病因始见于清代高秉钧《疡科心得集》记载："由其人肝肾素亏，或又郁虑忧思"，阐明本病的发生由肝肾亏虚及情志内伤引起，并且对本病的症状及转归做了详细描述。清代陈实功《外科正宗》亦有记载："翻花者，乃头大而蒂小，小者如豆，大者若菌，无苦无疼；揩之每流鲜血，久亦虚人。"清代邹岳《外科真诠》亦有记载："肾岩翻花，玉茎崩溃，巉岩不堪，脓血淋漓，形如翻花"，指出了本病的特征和预后。《诸病源候论·疮病诸候·反花疮候》曰："反花疮者，由风毒相搏所为。初生如饭粒，其头破则血出，便生恶肉，渐大有根，浓汁出，肉反散如花状，因名反花疮。"本病早期易被忽视，就诊时往往已为晚期，多为中老年发病，但青壮年也有发生。其发生率与社会文化、宗教信仰，尤其是卫生条件密切相关。在20世纪50年代，本病居我国男性泌尿生殖系统肿瘤首位，随着生活条件的改善，其发病率已明显下降。

一、病因病机

阴茎癌的病因病机比较复杂，但总与肝、肾、脾功能失调密切相关。本病年轻患者较少，多见于年老体弱及卫生条件较差的患者，本病多与肝肾相关，肝肾阴虚，宗筋失养，则痰瘀可停滞于宗筋而致阴茎络脉阻遏，痰瘀凝结成核而出现阴茎肿块，局部痰瘀互结，影响气血流畅，而出现疼痛。

（1）肝郁气滞：清代高思敬《外科问答》指出“筋瘤……此证得自郁怒伤肝，忧虑伤脾伤肾”“肾花岩，与乳岩仿佛，由肝郁不舒，木火鸱张而得，甚不易治。”情志抑郁或暴怒伤肝，肝失条达，疏泄不利，气机阻滞，血行瘀阻，瘀久化热，结毒玉茎，发为本病。

（2）积毒侵袭：秽垢久蕴，积毒侵蚀，相火内灼，而致湿热内生，蕴于肝经，积于龟头，导致经络阻塞，聚而成岩。

（3）肝肾不足：《医宗必读》言：“积之成者，正气不足而后邪气踞之。”恶性肿瘤患者大多肝肾阴虚互见，以致正不胜邪，使邪毒内侵，机体免疫功能受损。房劳过度或先天不足，肾阴亏虚，水不涵木，肝经血燥，久之内火炽盛，终至肝肾阴精消涸，火邪郁结，聚于玉茎，发为本病。

（4）气血不足：忧虑或郁怒过多，耗伤血液，阻滞气机，气血运行不畅，影响脾胃化生；或病延日久，热毒不能外出，耗气伤血，气血亏虚，无以濡养，发为本病。

西医认为，①阴茎癌绝大多数发生于包茎、包皮过长的患者，包皮垢与包皮结石长期刺激、继发感染、慢性阴茎包皮龟头炎均为致癌因素；②病毒感染：如人类乳头瘤病毒（HPV）、感染及吸烟等与阴茎癌有关；③龟头的增殖性红斑、白斑亦有恶变可能。阴茎癌绝大部分为鳞状上皮癌，可分为乳头型和浸润型。除晚期患者外，阴茎癌很少侵犯尿道，主要通过淋巴转移，可转移到腹股沟、股部、髂部淋巴结等处，还可经血行扩散，转移至肺、肝、骨、脑等，但较罕见。

二、诊断与鉴别诊断

1. 诊断

（1）临床表现：初起时阴茎、龟头内有硬结如竖肉状或龟头附近有丘疹、红斑、白斑或结节，疣状或菜花状肿物。逐渐阴茎溃烂，肿胀疼痛，翻花如石榴状，有脓性或浆液血样渗出物，腐臭难闻，甚者烂通尿道，形成尿瘘。晚期患者常伴有消瘦、贫血、纳呆、恶病质等全身症状，最终因全身衰竭，广泛转移而死亡。

（2）辅助检查：西医学认为通过血常规、血清钙检查、病毒基因测定、影像学检查等可帮助明确病情，但是病理学检查是本病最重要的辅助检查手段。

2. 鉴别诊断

（1）包茎疮（阴茎乳头状瘤）：是男性生殖系的一种良性肿瘤，属中医学“包茎疮”“风飘烛”范畴，可发生在阴茎包皮、龟头及冠状沟等处。肿瘤表面呈淡红色或红色，质软，可有蒂或无蒂，边界清楚，生长较慢。如继发感染，表面可形成溃疡或出血，亦可有恶臭分泌物。较大的乳头状瘤往往不易与阴茎癌区别，需依据活体组织检查才能明确鉴别。本病虽属良性肿瘤，但有可能癌变。本病一般可行局部切除治疗，并送病理学检查。

（2）阴茎增殖性红斑症：病变常发生于龟头，呈淡红色圆形斑状，斑块中部呈乳头状，有鳞屑，可发生溃疡，可单发或多发，边界清楚，生长较慢，但有可能发展为鳞癌。组织学检查表现为棘皮样变。各层上皮均可见有分裂，伴有上皮下淋巴细胞浸润及浆细胞浸润和毛细血管增生。治疗亦需手术切除。

（3）软下疳：有不洁性交史和极短的潜伏期，阴茎头、会阴部溃疡，疮面覆有脓液，边缘柔软，有轻度疼痛和触痛。腹股沟淋巴结可肿大疼痛、化脓。取脓液涂片检查约一半可见革兰染色阴性杆菌。

三、治疗方法

1. 辨证论治

本病一旦确诊，宜尽早手术。中药治疗多为手术的辅助治疗。早期以祛邪为主，后期以扶正祛邪为主。

阴茎癌的病位在宗筋，脏腑在肝、肾，病因为痰浊、湿热、火毒。其基本病机为痰浊、湿热、火毒下犯肝肾，壅遏宗筋。临床可分为初期、中期、后期。病势特点为发病缓慢，但预后不良。初期多为肝郁痰凝，中期多属肝经湿热或阴虚火旺，后期多为气血双亏，最后可累及诸脏，病势凶险，导致阴阳衰竭。

（1）肝郁痰凝证

证候：阴茎、冠状沟附近有丘疹、结节，质硬并渐增大，溃后渗流滋水，疼痛轻微或作刺痒，伴郁闷不舒，小腹不适，胁肋胀满，常太息，感口舌黏腻，不欲饮水，舌淡红，苔白腻，脉弦。

治法：疏肝解郁，化痰散结。

方药：散肿溃坚汤加减。常用药物：柴胡、升麻、龙胆草、黄芩、甘草、桔梗、昆布、当归尾、白芍、黄柏、葛根、黄连。

加减：热毒明显者，可加白花蛇舌草、半枝莲、牡蛎、蒲公英；病灶局部出血明显者，可加三七、蒲黄；肝郁气滞疼痛者，可加延胡索、川楝子。

（2）肝经湿热证

证候：阴茎肿块破溃，翻花如石榴状，肿胀疼痛，有血脓样分泌物，气味恶臭、腹股沟淋巴结肿大，伴小便灼热，尿细难排，心烦口渴，常感阴囊潮湿，黏腻不适，舌质红，苔黄腻，脉弦数。

治法：清利湿热，解毒消肿。

方药：龙胆泻肝汤加减。常用药物：龙胆草、黄芩、栀子、泽泻、木通、车前子、当归、生地黄、柴胡、生甘草。

加减：湿热重者，病灶渗液流脓者，可加生薏苡仁、败酱草；热血伤络者，可加大蓟、小蓟、茜草；热结膀胱，尿赤，尿痛明显者，可加金钱草、虎杖、琥珀。

（3）阴虚火旺证

证候：阴茎局部溃烂，流暗红色血水，难腐难脱，双侧腹股沟淋巴结肿大，固定不移，伴头晕失眠，腰酸耳鸣，心烦纳呆，咽干口苦、乏力消瘦，盗汗，两颧潮红，小便短黄，大便干结，舌红少苔，脉细数。

治法：滋阴降火，软坚解毒。

方药：大补阴丸加减。常用药物：知母、黄柏、熟地黄、龟板、猪骨髓等。

加减：阴虚明显者，可加玄参、二至丸；热伤血分者，可加龙葵、白花蛇舌草、丹参解毒活血散结；局部红肿，可加蒲公英、败酱草。

（4）气血不足证

证候：阴茎疮面暗红无泽，甚至溃烂脱落；或疮色紫暗，新肉不生；或化疗、放疗术后，双侧腹股沟淋巴结肿大，伴神疲懒言，头晕耳鸣，畏寒肢冷，心悸气短，失眠多梦，体弱消瘦，面色无华，舌淡少苔，脉沉细弱。

治法：益气养血，解毒散结。

方药：人参养荣汤加减。常用药物：白芍、当归、陈皮、黄芪、桂心、人参、白术、炙甘草、熟地黄、五味子、茯苓、远志、生姜、大枣。

加减：热毒明显者，可加夏枯草、土茯苓、半枝莲；气虚明显者，可加黄芪；血虚明显者，可加鸡血藤、何首乌。

2. 其他疗法

（1）中药外治：初中期可用大豆甘草汤洗涤患处，后用鸭蛋清调凤衣散敷患处，每日 1 ～ 2 次；晚期可用鲜山慈菇捣烂外敷；溃后可用皮癌净，每日 1 次；肉芽新鲜，可用生肌散。

（2）手术治疗：本病一旦确诊宜早行阴茎癌根治切除术，如有淋巴结转移，应在原发病灶切除术后 2 ～ 6 周，感染控制后行两侧腹股沟淋巴结清除术。年轻患者小而表浅的病变，有主张先行放射治疗，如失败再行手术。

（3）激光治疗：适合于表浅小肿瘤及原位癌的治疗。

（4）化学治疗：有博来霉素（BLM）、顺铂（DDP）、甲氨蝶呤（MTX）、氟尿嘧啶（5-FU）等，对阴茎癌有一定疗效，但单纯化疗效果并不理想，常用于配合手术和放射治疗。

3. 三因制宜

阴茎癌患者在患病后会产生较强的情志变化（情志因素），或抑郁，或悲观，或紧张，尤以肝肾亏虚及情志内伤最常见，诊疗过程应注意采用药物和语言等手段改善或消除不良情志对疾病治疗的负面影响，用药以疏肝理气为主，可用延胡索、柴胡等药物。同时患病区域比较私密，需在平时多注重个人私密卫生，对于存在包茎及包皮过长，应适时行环切手术；如其长期饮酒、喜食辛辣（饮食因素有关），则治疗时继续戒断与调整。患病后如遇到配偶歧视、嘲讽等（社会因素），应宜夫妻共查及进行相关的性生活指导，应多与患者及家属沟通（多鼓励帮助患者），养成良好的饮食习惯，饮食有节，起居有常，保持积极乐观的态度才有利于疾病的早日康复。

四、预防护理

1. 预防

（1）开展卫生教育，经常将包皮上翻洗涤，避免积垢。

（2）包茎（大于 3 岁）尽早手术，包皮过长有并发症（无论本人或伴侣）的建议手术。

（3）阴茎有赘生、白斑或不明原因肿物、结节，应及时治疗，以防止癌变。

2. 护理

（1）加强营养，以利于疾病康复。

（2）适当锻炼，保持心情舒畅，增强治愈疾病的信心。

（3）禁止房事。

阴茎癌是起源于阴茎头、冠状沟和包皮内板黏膜及阴茎皮肤的恶性肿瘤，是阴茎最常见的恶性肿瘤，占阴茎肿瘤的 90% 以上。随着人民卫生条件的不断改善，阴茎癌的发病率迅速下降，阴茎癌已经成为罕见的肿瘤。但我们仍不能忽略阴茎癌的危害，多数阴茎癌恶性程度低，积极治疗预后良好。早期阴茎癌患者手术后治愈率可达 70% ～ 80%。中医学认为，本病基本病理为肝郁、湿热、阴虚，主要表现有肝郁痰凝、肝经湿热、阴虚火旺、气血不足四种证型，治疗主要从肝、脾、肾三者着手，以疏肝、健脾、补肾为总则，反对滥用燥烈温补，无论何种证型都需要考虑到肝的作用，可适当加入解郁之品。同时要做好患者的会阴部卫生教育工作，谨防感染，预防为主。

延伸学习

通过流行病学研究发现，肝郁、痰湿、阴虚、血瘀是贯穿阴茎癌始终的基本病理变化，对拓展阴茎癌中医药治疗思路起到了积极作用。阴茎癌系肝郁致病的观点，深化了中医对阴茎癌病因病机的认识。可以参阅“十二五”普通高等教育本科国家级规划教材《中医肿瘤学》、临床思维解析丛书《泌尿外科学临床思维解析》以及《2019版 中国泌尿外科和男科疾病诊断治疗指南》。

思维导图

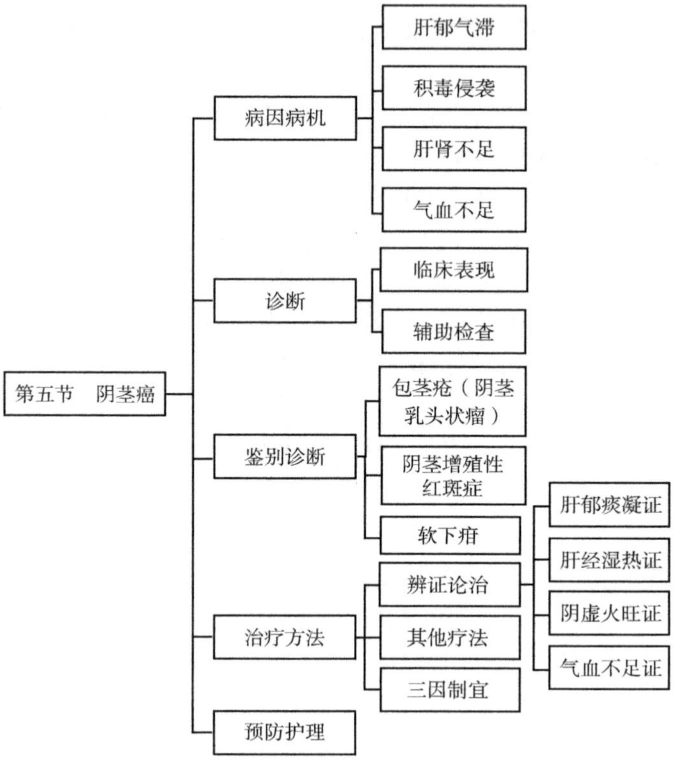

思考题

1. 为何强调本病的早期诊断？
2. 如何看待中医药在阴茎癌治疗中的作用？
3. 如何预防本病的发生？

第十四章　阴囊及肾子疾病

第一节　囊　痈

囊痈是发生于阴囊皮肤、肉膜广泛的弥漫性化脓性炎症，在中医古籍里又称“肾囊痈”“阴囊毒”“肾阴发”“外肾痈”等，“囊痈”病名最早见于元代《丹溪手镜》，明确指出其病因病机，书中载：“囊痈，乃湿热下注也，浊气流入渗道，因阴道亏，水道不利而然，脓尽自安”。清代《外科大成》尤为详细地描述了本病的症状、病因病机和治则方药，以及与疝、卵子瘟、暗疔、肾囊漏的鉴别要点，书中载：“夫囊痈者，阴囊红热肿痛也，由肝肾阴虚，湿热下注所致，治以补阴为主，清热渗湿之药佐之”。治疗方面记载有内服、外敷之药及用药注意事项，更记载了透针排脓以防邪毒流注之法及灸法。本病临床以起病急骤，阴囊局部红、肿、热、痛，甚至化脓为特征，相当于西医学的阴囊蜂窝织炎，绝大多数感染是原发性的，少数也可以由血行、淋巴或局部化脓感染直接播散而来，可以伴有腹股沟淋巴结炎，或并发阴囊坏疽、转移性脓疡及败血症。

一、病因病机

囊痈的病因病机在古籍里有明确的记载，《外科正宗》曰：“夫囊痈者，乃阴虚湿热流注于囊，结而为肿。”因而其总的病因病机为素体阴虚，感受湿热之邪，下注蕴结阴囊，经络阻遏，气血不通，聚而成痈。脏腑主要与肝、脾、肾有关，经络主要在足三阴经。

（1）湿热内侵：久坐湿地，或水中作业，或久着汗湿衣裤，寒湿郁久化热，热郁不散，蕴积肝肾，下注阴囊而成痈。《医宗金鉴》曰：“肾囊痈此证生于肾囊，红肿焮热疼痛，身发寒热，口干饮冷，由肝肾湿热下注肾囊而成。”

（2）外阴不洁：或外伤染毒，或囊痒搔抓，湿热外邪，下注肝肾，蕴结肾囊，经络阻隔，气血凝滞而成痈。

（3）饮食不节：嗜食肥甘厚味或辛辣之品，或吸烟酗酒，而致中焦积热，湿热内生，循经下注于阴囊而发为痈。《景岳全书》曰：“若是热退而仍肿痛……体倦食少者，脾气虚热也。”

西医认为，由于阴囊有搔抓伤及阴囊皮肤皱褶较多等特点，使细菌容易停留繁殖并侵入。本病常由金黄色葡萄球菌、溶血性链球菌、厌氧菌或腐败性细菌所引起。阴囊皮肤呈现广泛的急性化脓性炎症改变，有中性粒细胞、淋巴细胞等炎症细胞浸润，血管及淋巴管扩张，并可见血管栓塞，毛囊、皮脂腺及汗腺遭到破坏，由于局部组织特点，炎症不容易局限，容易蔓延至整个阴囊，甚至周围组织。晚期出现由成纤维细胞、组织细胞及巨细胞所形成的肉芽肿。

二、诊断与鉴别诊断

1. 诊断

（1）临床表现：初起阴囊一侧或两侧弥漫性红肿，呈暗红色，中间明显，周围较淡，肿胀可以超出炎症的范围，焮热疼痛，伴有高热、寒战等全身症状，继则渐渐肿大，阴囊皮肤紧张光亮，出现显著的凹陷性水肿，阴囊坠重，疼痛加剧，多数逐渐溶解软化而出现波动、破溃。溃后肿痛均减，脓出黄稠者，疮口易敛，2 周左右形成瘢痕而痊愈。若溃出脓水稀薄，肿痛不减，收口较慢。处理不当，可并发阴囊坏疽、转移性脓疡及败血症。

（2）辅助检查：可见外周血白细胞计数明显增多，中性粒细胞比例增高，血沉速度加快，若有创口渗液应做细菌学检查以明确致病菌及敏感药物。必要时行超声波检查可明确病变范围。还应检查血糖、尿糖，以明确诊断。

2. 鉴别诊断

（1）阴囊丹毒：丹毒感染时阴囊皮肤鲜红，中间较淡，边缘清楚，肿胀轻微，病损较浅，烧灼样疼痛。

（2）子痈：病变发生在附睾和（或）睾丸，附睾和（或）睾丸肿大、疼痛拒按，痛引少腹，质硬，压痛。囊痈仅为阴囊皮肤红、肿、热、痛，附睾与睾丸不肿大。

（3）囊脱：病位也在阴囊，但发病急骤，数小时内阴囊可出现水肿，皮肤红亮、紧张，伴有剧痛，阴囊快速增大，体检有捻发音，1～2 天内可波及整个阴囊，皮肉腐烂，睾丸外露，同时可出现寒战、高热、恶心、呕吐甚至虚脱等热毒内陷征象。

（4）水疝：阴囊肿大，但肤色不红，肤温不热，柔软，有囊性感，透光试验阳性。水疝较大时有坠胀感，但疼痛不明显，无全身恶寒发热证候。

（5）肾囊风：阴囊皮肤可见红肿，但早期以阴囊皮肤潮红、起疹、湿润或有渗液、剧烈瘙痒、灼痛为主，日久疙瘩顽麻，破流脂水，无疼痛。

（6）肾囊漏：附睾出现发展缓慢的无痛肿块，久则化脓破溃，脓液稀薄如痰，并夹有败絮样物质，易成窦道，经久不愈。体检可触及输精管增粗、硬韧呈串珠状结节。

（7）血疝：阴囊部跌打损伤或因手术止血不慎引起血络破损，血液瘀积于阴囊，可见阴囊肿胀，皮肤呈紫暗色或有瘀斑，穿刺时可抽出暗褐色血液。日久血肿机化形成坚硬肿块。

三、治疗方法

1. 辨证论治

囊痈初期，多为湿热下注之证，属实证，治则总为清热解毒，利湿消肿；中期热毒蕴盛，脓毒形成，热胜肉腐，则需清热和营，托毒透脓。后期痈破脓溃，毒随脓泄，余毒未清，正虚邪恋，宜扶正祛邪共用。

（1）湿热蕴结证

证候：阴囊红肿，皮肤光亮，焮热疼痛，寒热交作，口干饮冷，小便赤涩，舌红，苔薄黄腻或黄腻，脉数。

治法：清热利湿，解毒消肿。

方药：清肝渗湿汤加减。常用药物：黄芩、山栀子、龙胆草、泽泻、灯心草、木通、川芎、生地黄、天花粉、白芍、柴胡等。

加减：气滞者加橘核、荔枝核；瘀痛明显者加蒲黄、五灵脂、乳香、没药等，脓肿硬结明显者加连翘、浙贝、白芷、皂角刺。

（2）热毒炽盛证

证候：阴囊焮热，皮薄光亮，疼痛难忍，按之软化而波动，寒战壮热，口干饮冷，小便短赤，大便干结，苔黄、舌红，脉洪数或弦数。

治法：清热和营，托毒透脓。

方药：清瘟败毒饮加减。常用药物：生石膏、知母、黄连、山栀、黄芩、牡丹皮、生地黄、玄参、水牛角、连翘、鲜竹叶、桔梗、甘草。

加减：脓欲透者加川芎、皂角刺；气虚者加生黄芪、白术等。

（3）阴虚湿热证

证候：痈肿溃脓，黄白质稠，肿痛俱减，疮口新肉渐生；口干潮热，自汗盗汗，舌红少津，苔少，脉细数。

治法：养阴生肌，除湿清热。

方药：滋阴除湿汤加减。常用药物：生地黄、当归、川芎、白芍、黄芩、知母、地骨皮、贝母、陈皮、泽泻、柴胡、甘草。

加减：腐肉不脱、脓透不畅者加黄芪、皂角刺、路路通；气阴两虚明显者加鳖甲、太子参、西洋参等。

（4）气血两虚证

证候：流脓稀薄，腐肉红赤，疮周红肿不减，久不收口，面色无华，神疲肢倦，纳呆便溏，舌淡，苔薄白，脉沉细。

治法：益气养血，托里生肌。

方药：人参养荣汤加减。常用药物：人参、黄芪、白术、茯苓、当归、白芍、熟地黄、红枣、肉桂、远志、陈皮、生姜、五味子。

加减：酌加活血之丹参、鸡血藤、田七等以活血补血；阳虚者加熟附子、干姜；阴虚者加鳖甲、龟板、麦冬等。

2. 其他疗法

（1）药物外治：由于本病位于阴囊皮肤，较表浅，保护创面并使用外治法尤其重要。初起用金黄膏或玉露膏外敷。日换1次，可用“丁”字带托起阴囊；若已成脓，应及时切开以提脓祛腐；若脓水已尽，宜生肌收口，用生肌散、红油膏盖贴。

（2）针灸疗法：毫针针刺，取穴曲骨、气冲、中极、魄户、志室、蠡沟、太冲、血海、足三里、上巨虚、天枢、箕门、血海、曲池、大敦等，每次用5穴，实证用泻法，阴虚湿热证用平补平泻，气血虚衰证用补法，每次30分钟，每日1次。对于脓成而不得溃者，用火针法：以圆平头的火针，烧红后斜入向囊痈软处，直至脓液得出为止。

（3）中成药治疗：湿热蕴结证，用龙胆泻肝丸，每次9g，每日2次；热毒炽盛证，用西黄丸，每次3g，每日2次；阴虚湿热证，用知柏地黄丸，每次9g，每日2次；气血两虚证，用十全大补丸，每次 9g，每日 3 次。

（4）西药治疗：按照细菌培养结果，使用敏感抗生素治疗。必要时采取全身治疗措施，包括给予止痛药、退热药。

（5）手术治疗：囊痈成脓后应及时切开引流，切口应选择脓肿最低位，循经切开，切口要足够大，以利引流通畅。必要时要采取 2 个切口，甚至多个切口，防止出现袋脓现象，用八二丹或九一丹药线引流，或乳胶片或半边胶管为常用，创面以金黄膏盖贴；若由于厌氧菌或腐败性细菌所引起，则用 3% 过氧化氢溶液冲洗和湿敷。或动刀时要把握好力度，切不可伤及睾丸、附睾及附件。

3. 三因制宜

囊痈以阴囊皮肤红、肿、热、痛甚至化脓为特征，以素体阴虚，感受湿热毒邪流注于阴囊而发病，治疗以补阴佐以清热渗湿为大法，但是也必须根据三因制宜的原则去制定治疗方案，因应用于长夏季节、气候湿热的南方地区，应加重清热利湿之剂以除下焦湿毒；若发于秋冬季节，气候干燥的北方地区，应注重养阴润燥之品，以加强托补肝肾之虚。同时应对患者全身的体质情况及是否由于罹患重病、久病诸如糖尿病、营养失调等继发所致，在治疗本病时必须同时积极治疗原发病，控制邪毒流注脏腑，并向囊脱发展；同时需顾护正气，以免缠绵难愈。

四、预防护理

（1）预防：注意个人卫生，注意保持会阴部清洁干燥，尤其是夏季更应注意勤沐浴，勤换内衣裤，平素饮食清淡，多吃蔬菜水果，少吃辛辣刺激性食物，戒烟酒，以防湿热内生。积极治疗阴囊皮肤疾病如阴囊湿疹、股癣、生殖器疱疹等原发病，以免因搔抓等继发阴囊感染。

（2）护理：病后卧床休息，阴囊用阴囊托悬吊；清心寡欲，禁止性交；发热者应多饮水，密切观察病情变化，若出现中毒症状应及时采取中西医结合处理。

囊痈之病古代医家虽然有非常丰富的认识及治法，但限于历史条件，治愈率有限甚至多有进展至囊脱之弊。现代医学研究本病可见早期血管栓塞，毛囊、皮脂腺及汗腺遭到破坏，晚期出现由成纤维细胞、组织细胞及巨细胞所形成的肉芽肿的特点，因而在实际临床中，现代中医除了遵循阴虚湿热这条主线之外，均可适当加入活血之品，还应该正确认识本病的症状变化，根据疾病湿热蕴结肝经、热入营血及邪去正虚、余毒未清等不同发展阶段，正确使用清热解毒、凉血和营、消肿止痛、托毒透脓、扶正祛邪等原则遣方用药，以免误治。同时应充分利用现代外科学的方法，以防止炎症往坏疽的方向发展。

延伸学习

本病起病急骤，阴囊局部红、肿、热、痛，甚至化脓为特征，相当于西医学的阴囊蜂窝织炎，绝大多数感染是原发性的，少数也可以由血行、淋巴或局部化脓感染直接播散而来，明了其发病因素，对治疗有重要指导作用。

思维导图

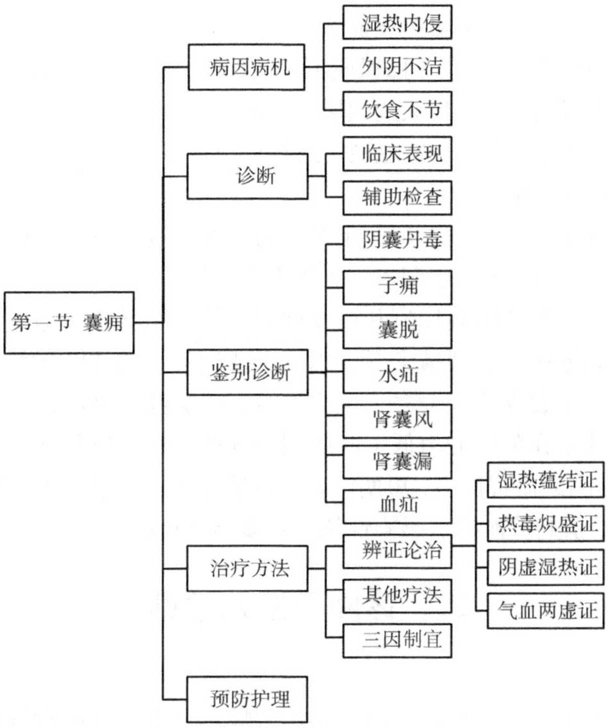

思考题

1. 古代医家如何认识囊痈的病因病机？
2. 试论“湿”在囊痈发病中的作用？在囊痈各阶段治疗中如何针对“湿”邪来用药？
3. 古代与现代如何运用外治法治疗囊痈？

第二节　囊　　脱

囊脱是发生于阴囊的急性严重感染性坏疽，其特征为阴囊生毒，初起阴囊红肿热痛，1～2日后皮肤呈紫黑色，紧张湿裂，继而整个阴囊皮肉腐脱，而致睾丸裸露。古代医家对本病的病因病机及治疗有丰富的记载，又称之为“脱囊”“阴囊毒”“脱壳囊痈”“囊发”等，在古医著中多混合在“囊痈”“肾囊痈”中加以叙述，如清代《疡科心得集》曰：“起时寒热交作，囊红睾肿，皮肤湿裂，隔日即黑，间日腐秽，不数日间，其囊尽脱，睾丸外悬……皆由湿热下流所致。”本病发生急剧，湿盛火盛、病势凶险，极易发展至“走黄”或“内陷”。“囊脱”之名首见于清代《外科全生集》。本病相当于现代医学的阴囊坏疽，是阴囊的严重感染，继发性阴囊坏疽可因尿道周围炎、尿外渗、阴囊外伤、化学损伤、糖尿病、营养失调、全身衰竭等情况引起阴囊感染，而原发性阴囊坏疽，尽管很罕见，但发病急剧，致死率高，属于凶险的外科急症之一。

一、病因病机

本病的发生多见于素体肝肾亏虚，湿热火毒之邪乘虚而入，下注厥阴之经，气血凝滞，热盛肉腐，而发囊脱。本病发生急剧，为湿盛火盛、红肿巨腐之阳发火证，毒火猖狂，2～3日内囊皮脱尽，睾丸裸露，病势凶险，危及患者生命。

（1）外阴不洁，邪毒内侵：患者生活不洁，或久居湿地，或水中作业，阴囊皮肤湿裂，邪毒内侵下阴，经络阻滞，郁而化火，火盛肉腐而致。

（2）外伤跌仆，湿热内侵：因外伤、搔抓或不慎跌仆伤及阴囊，腠理洞开，湿热邪毒乘虚而入，壅阻阴囊，气血瘀滞，久郁化火，囊皮火灼肉腐为囊脱。

（3）饮食不节，湿热丛生：患者长期酗酒，或嗜食肥甘厚味，以致湿热丛生，土壅木郁，郁而化火，循经下注于阴囊而发为囊脱。

（4）肝肾阴虚，复感湿热：禀赋不足，年老体弱，素体肝肾不足，或久病患者气阴两虚，复感受湿热之邪，久郁化火，循经下注于阴囊，火炽肉腐而发。

西医把阴囊坏疽分为特发性阴囊坏疽和继发性阴囊坏疽。导致疾病感染的因素包括全身因素和局部因素，全身因素如糖尿病、酒精中毒、恶性血液病等；局部因素如包皮龟头炎、尿道狭窄伴尿道旁腺脓肿等。由于阴囊皮肤皱襞多，生活不洁，阴囊经常潮湿，一旦局部皮肤出现损伤等可以造成皮下感染，尤其是在免疫能力低下时的阴囊皮肤，极易感染溶血性链球菌、葡萄球菌、大肠杆菌等病原体，引起阴囊血管栓塞，短期内就可以造成皮肤与皮下组织特别是肌肉腐败、坏死，而坏死组织及细菌毒素易引起败血症、感染性休克及多器官功能衰竭。

二、诊断与鉴别诊断

1. 诊断

（1）临床表现：囊脱可发生于任何年龄，急性起病，早期出现阴囊红肿疼痛，多伴有发热，数小时内，阴囊出现水肿、皮肤红亮、紧张，伴有剧痛，阴囊快速增大，并有捻发音，可以出现寒战、高热、恶心、呕吐甚至虚脱等危急征象。十几小时至3日，部分或全部阴囊皮肤紧张湿裂，色紫黑，继而迅速腐烂，坏死组织剥脱时可以引起出血。

（2）辅助检查：外周血常规检查，白细胞明显增高（$>10\times10^9$/L），甚至达20×10^9/L以上，中性粒细胞>0.8。创面渗液细菌培养可以发现溶血性链球菌、金黄色葡萄球菌、大肠杆菌、厌氧链球菌等病原体。超声检查能先于捻发音的出现而发现皮下积气，CT及MRI有助于明确手术清创引流范围。

2. 鉴别诊断

（1）囊痈：阴囊皮肤红肿热痛，成脓期长，需1周左右，脓液黄稠，全身感染中毒症状较囊脱轻。

（2）肾囊风：阴囊皮肤可见红肿，但早期以阴囊皮肤潮红、起疹、湿润或有渗液、剧烈瘙痒、灼痛为主，日久疙瘩顽麻，破流脂水，无明显疼痛。无全身感染中毒症状。

（3）血疝：阴囊部跌打损伤或因手术止血不慎引起血络破损，血液淤积于阴囊所致，可见阴囊肿胀，皮肤呈紫暗色或有瘀斑，穿刺时可抽出暗褐色血液。日久血肿机化形成坚硬肿块。一般无全身感染中毒症状。

三、治疗方法

1. 辨证论治

本病按其病理变化可分为初、中、后三期。早期湿热壅阻，火气炽盛；中期湿火毒邪弥漫气分，内入营血，后期气阴两虚，余邪留滞，肌生肉长，渐趋愈合。临证时按病因、卫气营血辨证。

本病来势急骤，传变迅速，病情凶险，应及早采取内外救治，以免发生邪毒内陷，导致生命危殆。

（1）湿火炽盛证

证候：阴囊突起剧痛，阴囊灼热，焮红光亮，或有水疱，伴高热寒战，口干欲饮，大便干结。舌质红苔黄腻，脉滑数或弦数。

治法：清肝利湿，解毒消肿。

方药：龙胆泻肝汤合仙方活命饮加减。常用药物：龙胆草、黄芩、栀子、柴胡、生地黄、车前子、木通、泽泻、金银花、防风、白芷、当归、陈皮、贝母、乳香、没药、天花粉、皂角刺、穿山甲、甘草等。

加减：瘀结明显者加三棱、莪术、郁金；大便干结者，加生大黄、芒硝；高热者，加生石膏、水牛角等。

（2）气营两燔证

证候：阴囊皮色紫黑，继则腐坏，溃破流脓样血水，气味腥臭，睾丸外露，寒战高热，入夜尤重，恶心呕吐，小便短赤，大便秘结，心烦不寐，重者神昏谵语。舌质红绛，苔黄厚而干或起芒刺，或少苔，脉洪数或细数。

治法：泻火解毒，凉血清营。

方药：清瘟败毒饮加减。常用药物：水牛角、石膏、知母、生地黄、黄连、黄芩、栀子、连翘、玄参、牡丹皮、赤芍、当归、金银花、桔梗、淡竹叶等。

加减：透脓不畅者，加皂角刺、黄芪透脓托毒；若见烦躁不安，心烦不寐者加莲子心、龙齿、石决明；高热伤津者加石斛、沙参、天花粉；神昏谵语者吞服紫雪丹 0.5 ～ 1.5g，或安宫牛黄丸 1 ～ 2 粒，分 2 次化服。

（3）气阴两虚证

证候：腐肉大部已脱，露出红色创面，新肉缓慢生长，灼热隐痛，渗液清稀，潮热口干，自汗盗汗，神疲气短，身倦乏力，舌光红干，少苔或苔剥，脉细数无力。

治法：益气养阴，托里生肌。

方药：益气养阴汤加减。常用药物：生黄芪、太子参、生地黄、当归、麦冬、鳖甲、知母、黄柏、牡丹皮、五味子、甘草等。

加减：阴虚津伤者加石斛、玉竹、玄参；血虚者加白芍、熟地黄、桑椹子；偏血瘀者加丹参、鸡血藤、怀牛膝。

（4）气血虚衰证

证候：流脓稀薄，腐肉红赤，疮周红肿不减，久不完全收口，面色无华，神疲乏力，纳呆便溏，动则气急汗出，舌质淡，苔薄，脉细弱沉。

治法：健脾养血，大补元气。

方药：十全大补汤加减。常用药物：人参、白术、茯苓、当归、熟地黄、白芍、川芎、黄芪、肉桂、阿胶、桑椹子、巴戟天、仙茅、山茱萸、鹿角胶等。

加减：阴虚火盛者加鳖甲、龟板、麦冬；纳差者加山楂、麦芽、谷芽、神曲；便溏者加山药、扁豆、补骨脂、肉豆蔻；寐差者加远志、酸枣仁、五味子。

（5）脾肾阳衰证

证候：局部肿势已退，疮口腐肉已尽，而脓水稀薄色灰，或偶带绿色，新肉生长极缓慢甚或不生，状如镜面，光白板亮，不知疼痛，全身出现虚热不退，形神委顿，纳食日减，或有腹痛便泄，自汗肢冷，气息低促，舌质淡白，舌苔薄白或无苔，脉沉细或虚大无力，多见于虚陷证，极可能旋即陷入昏迷厥脱。

治法：温补脾肾，升阳举陷。

方药：附子理中汤加减。常用药物：熟附子、人参、炒白术、干姜、炙黄芪、党参、茯苓、炙甘草等。

加减：自汗肢冷者加肉桂；久泻如水者加四神丸；昏迷厥脱者灌服参附汤，或安宫牛黄丸。

2. 其他疗法

（1）药物外治：早期湿火炽盛证可外用马齿苋、龙胆草、黄柏、苦参各30g，煎水洗涤或湿敷患部，每日2～3次；或如意金黄膏，外敷局部，每日换1次，并用阴囊托带托起阴囊。中期局部皮脱腐坏，浸蔓成片，宜多处切开畅通引流，但应防误伤睾丸；腐肉不脱者，可外用七三丹或银灰散（膏）外掺或外敷局部，促进腐肉脱落。后期先用生理盐水，或2%黄柏溶液，或紫苏梗煎水洗涤创面，再用生肌散或生肌玉红膏外掺或外敷创面，外用纱布盖贴，但必须每日换药1次。

（2）中成药治疗：早期可用黄连解毒丸，日服3次，每次9g；或外科蟾酥丸，日服2次，每次5粒。中期发生厥证时用安宫牛黄丸，日服2次，每次1粒。脱证时用参附汤或独参汤（颗粒剂冲调）。后期可用生脉胶囊，每次3粒，每日3次；十全大补丸，每次1丸，每日2次。

（3）针灸疗法：早期用毫针针刺以清火祛湿，散结止痛。取穴：太冲、太溪、行间、阴陵泉、期门、大敦、三阴交、血海、急脉、气冲、八髎等，每次选用5穴，用泻法，留针30分钟，每日1次。中期高热时加井穴、八风、八邪刺络出血或耳尖、耳垂放血以清火泄热。后期可用隔附子灸以大补元气。取穴：关元、气海、肾俞、大肠俞、归来、足三里、丰隆、三阴交、膈俞等，每次5穴，每穴10壮以上，或用督灸法，隔日1次。发生内陷时可隔附子灸神阙、命门穴。

（4）西药治疗：早期必须积极采取全身治疗措施，包括给予止痛药、退热药，补充体液，必要时采用冬眠疗法。一经确诊即在阴囊局部注射多价精制气性坏疽抗毒素3万～5万U，以后根据病情4～6小时注射一次，在紧急情况下可采取静脉注射或静脉滴注给药。根据阴囊的病变及涂片染色发现的细菌类型，选择敏感的抗生素早期足量静脉内给药，一般选择青霉素类或头孢类抗生素，宜联合应用氯霉素与甲硝唑等抗厌氧菌药，为了防止耐药性细菌的伤害，推荐在致病菌未确定之前予广谱抗生素治疗，再针对耐药实验结果对症用药。当局部情况与毒血症状减轻后可以减少抗生素的用量。病情严重或身体状况不佳者，给予新鲜血浆、白蛋白、氨基酸输入，以纠正患者低营养和高分解代谢状态。

（5）手术治疗：坏疽部位应该及早多处切开引流，包括对周围水肿或皮下气肿区域的切开，剪除坏死组织，敞开伤口，术后用过氧化氢溶液持续湿敷。坏死组织一般在2周内脱落，创面肉芽组织迅速生长，常可自行修复。对于坏死面积较深而大者，可以采用游离皮片移植，或运用负压创口治疗（NPWT）。

3. 三因制宜

囊脱可分为特发性和继发性，病因众多，诊疗时必须全面了解患者的体质状态及是否患有其他疾病。对于素体亏虚、或营养失调等正气低下者尤其容易发生特发性囊脱，因而除了根据疾病的初、中、后期进行针对性治疗之外，尤其应注意养护正气与辨证施治相结合，尤其应注意患者气血津液的辨证情况，合理加重相应补血、补气、养护津液之品；温热季节应注意补充足够的体液以养阴生津；在秋冬季发病时尤其应该注意温阳散寒，不可过用清热泻火解毒之品。对于继发性囊脱者，尤其应注意是否由于其他恶性疾病、酒精中毒、糖尿病或其他严重的内科疾病继发所致，积极治疗原发病，以免原发病因囊脱而加重。同时必须防止坏死组织及细菌引起败血症、休克甚至全身脏器衰竭。临床上应辨证使用“消、托、补”，同时根据三因制宜原则用药，方能取得良效。

四、预防护理

（1）预防：注意个人卫生，注意保持会阴部清洁干燥，少吃辛辣刺激性食物，戒烟酒，以防湿热内生。积极治疗阴囊皮肤疾病如阴囊湿疹、股癣、生殖器疱疹等原发病，以免因搔抓等继发阴囊感染。积极治疗基础疾病如糖尿病等。

（2）护理：病后卧床休息，发热者应多饮水，尤其必须做好创口护理，注意保持切口引流通畅，每次换药充分冲洗，切口勤换敷料；密切观察全身病情变化，若出现中毒症状应及时采取中西医结合处理。

本病临床虽然罕见，但一旦发生，病势凶险，易于发生疮毒内陷证，不及时救治，常可致命。本文虽按早、中、后三期论治，仍不能概其全貌，特别是发生内陷者。所以关于中期论治，还宜参照“疽毒内陷”及“疔疮走黄”治疗原则与措施，正确的治疗可以使坏疽范围减小、病情减轻，而治疗不及时可导致毒血症及患者死亡。

延伸学习

本病属于凶险的外科急症之一，发病急剧，致死率高，相当于现代医学的阴囊坏疽，可因尿道周围炎、尿外渗、阴囊外伤、化学损伤、糖尿病、营养失调、全身衰竭等情况引起阴囊感染，明了原发病，掌握中西医结合的治疗方法，尤为重要。

思维导图

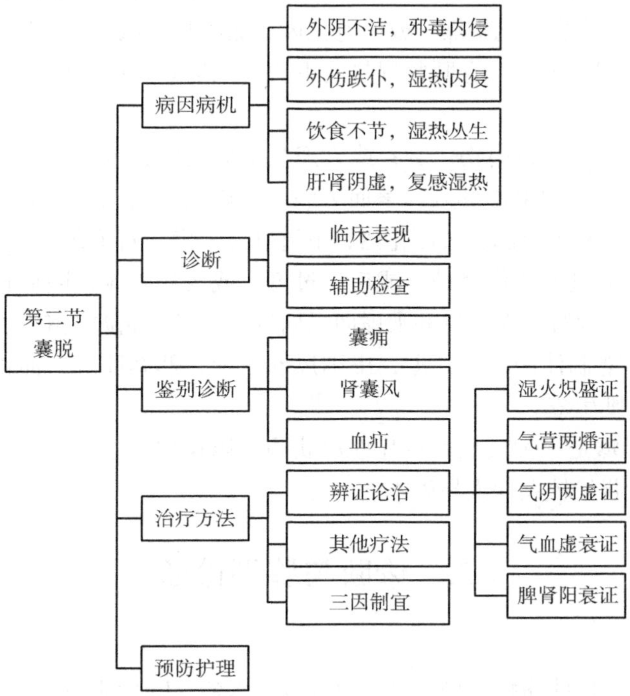

思考题

1. 不同阶段囊脱的病因病机与症状？
2. 如何判断囊脱发生内陷？处理方法如何？
3. 囊脱的外治处理如何？

第三节　肾　囊　风

肾囊风是发于阴囊部位的湿疮，在古文献中又称为“绣球风”“阴湿疮”“阴疮”“胞漏疮”“阴囊风”“湿疮”等，是指以阴囊皮肤潮红、起疹、湿润或有渗液，瘙痒剧烈为主要表现的湿疮类疾病。《外科心法要诀·肾囊风》说：“肾囊风发属肝经，证由风湿外袭成，麻痒搔破流脂水，甚起疙瘩火燎疼。”其临床特点是阴囊皮肤潮红，麻痒难当，抓破流水，久病者常伴有局部皮肤增厚，色素沉着。治之不当，常易反复发作，迁延难愈。本病发病与职业和居处环境等因素均有密切关系。

一、病因病机

肾囊风发于外肾，此乃肝经所过，故其病多责于肝经。乃风与湿热之邪搏结于阴囊皮肤腠理之间而成。《外科心法要诀·肾囊风》说本病“由肝经湿热，风邪外袭皮里而成。”故其病邪不外乎风、湿、热三种，或由外感，或因内生。外感为风、湿、热邪所袭；内伤多由饮食、情志、劳欲、久病所致。初起多以湿热为主；病久则渐见脾虚湿恋；若日久迁延，则多由病久耗伤阴血，血虚生风生燥而成。

（1）外感六淫：由于生活起居不慎，或居处炎热潮湿，或不注意局部卫生，内裤过紧，或涉水、淋雨，阴部汗湿，而致风湿热邪侵入人体，与肝经气血相搏，而成肾囊风。《外科正宗·杂疮毒门·肾囊风》说：“肾囊风乃肝经风湿而成。”

（2）饮食不节：嗜食肥甘厚味、醇酒辛辣、鱼腥海鲜等食物，生湿助热，内伤脾胃，湿热循经下注阴囊，郁于肌肤；或热久化生燥，或燥血化风，加以复感风邪，则发本病。《疡科纲要·治疡药剂·论外疡理湿之剂》说：“有肝肾湿热而下流于阴股者，则阴疮等之湿痒不已（如前阴之肾囊风……皆是）。”

（3）情志内伤：情志过极，内伤诸脏；或大怒久郁而伤肝，或思虑劳神而伤脾，或怵惕思虑而伤心，皆可伤津耗血，引起络虚邪入，著而为病。血虚络空为风燥，易为外湿所伤，与燥热相合而成肾囊风；脾虚甚则易生湿郁，久而化热，下流肝经，发为肾囊风。

（4）久病劳损：色欲过度耗伤肾精，或房劳过度，或久病卧床，阴血耗损，不能滋养肌肤而化风生燥；或耗伤阳气，脾肾阳虚，风邪乘虚而入而发病。《诸病源候论·虚劳阴疮候》曰：“肾荣于阴器，肾气虚，不能制津液，则汗湿，虚则风邪所乘，邪客腠理，而正气不泄，邪正相干，在于皮肤，故痒，搔之则生疮。”

西医认为，阴囊湿疹是一种过敏性炎症性皮肤病，属Ⅳ型变态反应。生活工作压力过大，精神长期紧张，情绪变化起伏较大的人易患本病。

二、诊断与鉴别诊断

1. 诊断

（1）临床表现：阴囊皮肤瘙痒，局部见红色丘疹、水疱、糜烂流滋、抓痕等多形性损害，皮肤潮红，常对称发生，波及整个阴囊，有时可延至肛周，甚至阴茎部，且反复发作，经久难愈，多在夏秋季发作或加重。临床特点是具有多形性损害，对称分布，剧烈瘙痒，反复发作，易演变成慢性。

（2）辅助检查：西医学认为肾囊风与变态反应有关。反复发作者，可以进行过敏原试验以寻找引起发病的过敏源。

2. 鉴别诊断

（1）接触性皮炎：其皮损常局限于接触部位，易找到致敏物，皮疹单一，有水肿、大水疱，边界清楚，去除病因很快痊愈，不接触过敏物即不复发，而急性期虽起病急，但皮损多以丘疹、小水疱为主，甚至糜烂、渗脂水、边界弥漫不清，病因难明，易于复发或转为慢性。

（2）牛皮癣：因剧烈瘙痒、丘疹、皮肤肥厚粗糙呈苔藓样变而与慢性阴囊湿疹相似。但牛皮癣先有瘙痒，搔抓后出现皮疹，苔藓样变较明显，一般不会糜烂流滋；慢性阴囊湿疹、瘙痒与皮疹同时出现，皮损及其边缘常有灰褐色丘疹及丘疱疹，破裂后糜烂渗出黄液。牛皮癣还与情绪密切相关，情志波动往往会明显加重病情，出现剧烈瘙痒。

（3）疥疮：皮损以丘疱疹为主，也可见结节、抓痕，瘙痒剧烈，夜间为甚，除在阴囊部出现皮损外，可在全身他处如指缝、腕部屈侧、腋窝、腹股沟等多处同时发生，可看到细条状的皮损，用针挑破常可见到疥虫，具有传染性，常有家庭或集体发病史。而肾囊风无类似患者接触史，也无传染性，其皮损仅见于阴囊部位。

三、治疗方法

1. 辨证论治

肾囊风之病，总由风而起，或由外感，或因内生。所以，不管是实证还是虚证，祛风止痒都是治疗本病的基本法则。初起宜疏风清热、除湿止痒：风热者，清热疏风止痒；湿热者，清热除湿止痒；日久多伤阴血，化燥生风，宜养血润燥、祛风止痒；若见脾肾阳虚者，应温肾健脾、祛风除湿。因病在皮肤腠理，尤应注重外治。中药外治多以祛风燥湿、杀虫止痒为法，可以根据情况，灵活选用散剂、洗剂或汤浴等多种方法。

（1）风热蕴肤证

证候：骤起阴囊剧痒，或伴灼热感，起红色斑片、丘疹、水疱，搔破后流黄水，皮肤潮红、灼热，舌质红，苔薄黄，脉弦数。

治法：疏风清热，除湿止痒。

方药：消风散加减。常用药物：当归、生地黄、防风、蝉蜕、知母、苦参、荆芥、苍术、牛蒡子、石膏、木通、甘草、金银花、连翘。

加减：若局部痒甚者，加白鲜皮、地肤子以祛风止痒；糜烂、渗液多者，加黄连、黄柏苦寒燥湿；血分有热，五心烦热，舌红或绛者，加赤芍、牡丹皮以凉血活血；阴囊干燥者，重用当归，去苍术、苦参，加桑椹子、地肤子、紫草以助清热祛风止痒。

（2）湿热下注证

证候：阴囊瘙痒，弥漫性潮红肿胀，破后湿烂，脂水频流，伴大便不爽，小便黄赤，心烦，失眠，口干口苦，舌质红，苔黄厚或腻，脉弦数或滑数。

治法：清肝利湿，祛风止痒。

方药：龙胆泻肝汤加减。常用药物：龙胆草、黄芩、柴胡、车前子、生地黄、当归、山栀子、苦参、泽泻、通草、地肤子、白鲜皮、甘草。

加减：瘙痒剧烈甚者，加防风、蝉蜕、蛇蜕祛风止痒；湿偏重者，重用车前子，加六一散、蛇床子除湿止痒；热毒较甚，焮红肿胀疼痛者，加五味消毒饮；湿热久蕴入血分，心烦，舌红绛者，重用生地黄，加赤芍、牡丹皮凉血活血，息风止痒。

（3）血虚风燥证

证候：病情反复发作，日久不愈，阴囊皮肤肥厚、干燥，不时作痒，夜间瘙痒剧烈，皲裂疼痛，渗出血水，伴头昏乏力，腰膝酸软，口干，心烦，失眠多梦，舌红，少苔，脉细数。

治法：养血润燥，息风止痒。

方药：四味消风饮加减。常用药物：生地黄、白芍、当归、川芎、防风、荆芥、桑椹子、地肤子、制首乌、乌梢蛇等。

加减：阴虚内热，口干心烦明显者，加玄参、鳖甲，重用生地黄滋阴清热；失眠多梦者，加五味子、首乌藤养心安神；头昏乏力，腰膝酸软者，加山萸肉、枸杞子滋养肝肾；皮肤粗糙肥厚者，加丹参、鸡血藤、地龙活血祛风。

（4）阳虚风乘证

证候：阴囊湿冷，汗出瘙痒，畏寒肢冷，腰膝酸软，神疲倦怠，食欲不振，大便溏稀，舌质淡而胖，苔白，脉沉细或沉迟。

治法：温肾健脾，祛风除湿。

方药：济生肾气丸加减。常用药物：熟地黄、山茱萸、牡丹皮、山药、茯苓、泽泻、肉桂、附子、牛膝、车前子、红参、炙甘草等。

加减：畏寒肢冷，腰膝酸软等肾阳虚症状明显者，加炒杜仲、续断、狗脊加强温补肾阳作用；搔破流滋清稀、渗液，大便溏稀，乃脾虚水湿不运，加苍术、薏苡仁健脾燥湿；食欲不振者，加白术、砂仁；瘙痒剧烈，风胜者加防风、蝉蜕、蛇蜕等祛风止痒。

2. 其他疗法

（1）药物外治：本病中药外治方法颇多，疗效较佳，应根据病情选用适当的外治方法。外用药剂型依据临床皮损表现而定，如红肿明显，渗出多者应选熏洗、冷湿敷；红斑、丘疹时可用洗剂、散剂、乳剂、泥膏、油剂等；呈水疱，糜烂者需用散剂、油剂；表现为鳞屑、结痂者用软膏；若苔藓样变者多用泥膏、软膏、乳剂、涂膜剂、酊剂及硬膏等。初起可用黄柏、苦参、生地黄各50g，枯矾15g煎水熏洗或冷湿敷；久病反复发作者，可用苦参汤（苦参、蜀椒、川柏、地肤子）熏洗，早晚各1次，每次15～20分钟。

（2）中成药治疗：风邪偏盛者，用防风通圣丸，每次6g，每日2～3次。湿邪偏盛者，用二妙丸，每次1丸，每日2～3次。

（3）针灸疗法：毫针针刺，主穴：大椎、蠡沟、曲池、足三里。配穴：血海、三阴交、会阴、风市。每次选2个主穴、2个配穴，以30号1.5～2寸毫针刺入，以捻转强刺激手法，留针30分钟。留针期间行针数次。针血海要用6～9cm针，针尖斜向下，可使针感尽可能向下肢远处传导，针尖斜向上使针感达到腹部。肝经湿热者加太冲、风池、阴陵泉；血虚风燥者必选足三里、三阴交。每日1次，10次为1个疗程。也可以选用梅花针治疗，主穴：大椎、膀胱经配穴：血海、风市、阿是穴。令患者取俯卧位或端坐位、局部常规消毒、先在背部脊柱两侧背俞穴自上而下纵行叩刺，重点均匀密刺胸腰段，以中等强度为宜，以皮肤潮红为度，根据辨证叩刺相应腧穴，大椎、膈俞、血海、风市为必选穴，穴区可在直径1cm内反复叩刺。每日1次，5～10次为1个疗程。

（4）西药治疗：根据情况可选用抗组胺药如H1受体拮抗剂治疗。常用的H1受体拮抗剂有马来酸氯苯那敏、盐酸异丙嗪、赛庚啶、苯海拉明、阿司咪唑、氯雷他定等。也可与 H2 受体拮抗剂如西咪替丁、尼扎替丁、法莫替丁等联合应用，以增强疗效。急性泛发性阴囊湿疹，渗出明显，瘙痒严重，用其他治疗不能控制者，可考虑应用类固醇皮质激素治疗。治疗以小量至中等剂量为宜，泼尼松 20 ～ 40mg/d，待病情控制后，缓慢减药，疗程约 1 个月。类固醇皮质激素乳膏局部外用，是治疗本病的日常用药，可用于各个阶段，疗效显著，但存在不良反应，要严格掌握使用原则，切不可长期使用。

（5）心理治疗：肾囊风病变部位特殊，又易反复发作，日久难愈；并且本病的剧烈瘙痒症状可严重影响工作和睡眠。所以，慢性患者往往有不同程度的心理障碍。临床上应详细向患者解释病情，消除患者心中“传染”“恶变”“无法治疗”等错误认识，引导患者树立战胜疾病的信心，以积极、乐观的心态与疾病抗争。良好的精神心理状态有利于本病的康复。

3. 三因制宜

肾囊风患者往往有不同程度的情志变化，或素有抑郁、焦虑，或病后自卑、恐惧、担心，治疗时除了要注意宣教正确的防治知识，打消病人的疑惑，也要积极寻找脏腑气血异常的内在因素并加以改善。养血、疏肝、清心、安神等治疗，对患者调节不良情绪也很有帮助。若病起于饮食不节，或内生湿热，或暗耗阴血者，可根据不同情况，在辨证基础上针对性治疗。嗜食肥甘者，加炒山楂、鸡内金；饮酒多者，加葛花、枳椇子；嗜辛辣者，加白芍、生地、滑石。久居湿地者，湿由外来，酌加生薏苡仁、炒苍术、滑石、防风以除其湿；多思多虑者，阴血内伤，宜加当归、生地、柏子仁养阴血，安心神。

四、预防护理

（1）预防：尽可能改善生活、工作环境，避免潮湿、炎热。注意劳逸结合。积极治疗全身慢性疾患如消化不良、肠道寄生虫、新陈代谢失调、糖尿病等。注意局部皮肤卫生，尤其是炎热季节更应注意阴部清洁。忌烟酒、辛辣刺激性食物，避免进食鱼、虾等易致敏和不易消化的食物。内裤宜用纯棉制品，不宜过紧。及时换洗内裤，尤其是运动后，要及时清洁换洗内裤，减少局部摩擦。切忌滥用药物及用力搔抓、揉搓等。

（2）护理：饮食宜清淡。多吃新鲜的蔬菜和水果，足量饮水。戒烟酒。忌食鱼腥海味、辛辣发物，如葱、姜、蒜等。有过敏史的患者，要注意避免接触过敏原。忌搔抓。充分休息，保持心情舒畅。叮嘱女方不要责备或嫌弃患者，要鼓励对方，帮助患者树立战胜疾病的勇气，有益于精神心理调养和疾病的康复。

肾囊风以阴囊皮肤湿、红、瘙痒为主要表现。在内主要责之于肝经阴血，在外主要责之于风、湿、热三邪。在治疗上要充分重视祛风止痒而不泥于此。初起以祛邪为主，宜清热疏风除湿以止痒；反复发作者则要注意内生风燥，宜以养血润燥为主；病久则脾肾亏虚，宜温补脾肾，祛风止痒。要注意随证变化，不能一味祛风止痒，反而容易燥伤阴血，加重病情。外治法是治疗肾囊风的重要手段，可以根据情况灵活使用。外治的基本原则与内治诸法并无不同。

延伸学习

肝虚不利是风、湿、热邪客于阴囊皮肤肌腠之间，而生肾囊风的重要病理基础。重视肝经阴血的状态，适当采用养血、滋阴的方法对提高肾囊风远期疗效，减少反复发作有积极作用。肾囊风以局部皮肤病变为特点，配合使用各种外治法能更快改善症状。

思维导图

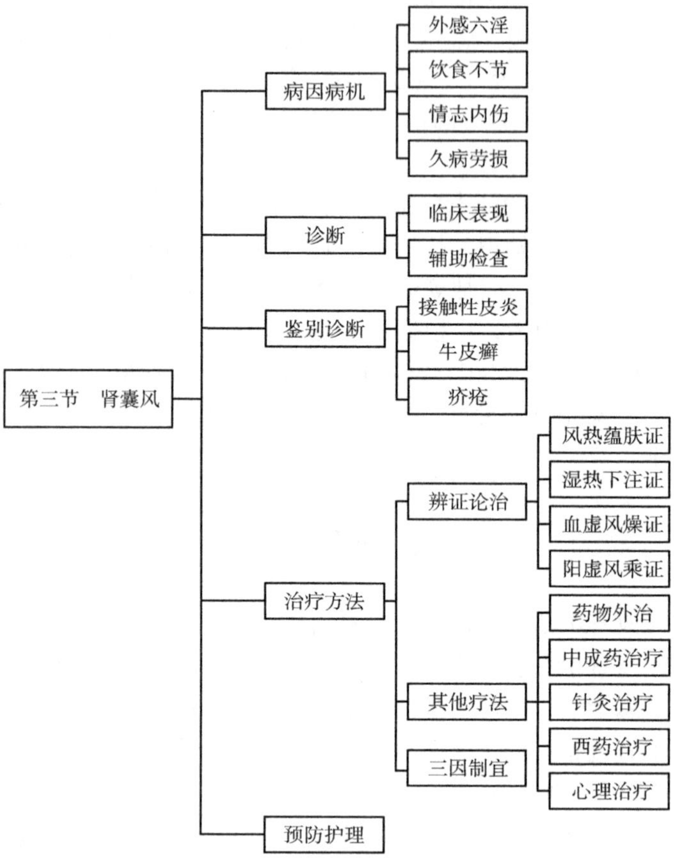

思考题

1. 如何看待肾囊风发病过程中的虚实关系？
2. 肾囊风应如何辨证论治？
3. 肾囊风的中药外治剂型选择的基本原则有哪些？

第四节 子 痈

子痈，是指肾子的急性或慢性化脓性感染。临床上以一侧或两侧肾子肿胀、疼痛，甚则牵及少腹胀痛为特征的一种病证。子痈之名首见于清代王洪绪《外科证治全生集·阴症门》“子痈肾子作痛，下坠不能升上，外现红色者是也”，并且记载了本病的鉴别诊断和具体治法。

西医学的睾丸炎、附睾炎，均属于“子痈”范畴。睾丸有丰富的血管和淋巴，有较强的抗感染能力，所以单纯的睾丸炎很少见，临床上以附睾-睾丸炎或附睾炎为多。睾丸炎多表现为单侧睾丸肿大、疼痛，以急性发作较为常见。附睾炎则表现为附睾肿大、结节和疼痛，急性附睾炎失治、误治常易转为慢性附睾炎。睾丸炎和附睾炎常相互影响，最终形成附睾 - 睾丸炎。

一、病因病机

子痈病位在肾子。急性子痈为邪郁肝经，热壅血脉，肉腐成脓，多为实证、热证；若急性子痈失治误治，可转为慢性子痈，多为虚证、寒证，或本虚标实。慢性子痈亦可复感毒邪而发急性子痈。慢性子痈患者多数无急性过程。肝肾经气不利，气血失和为其基本病机特点。

（1）寒湿侵袭：冒雨涉水，或久处寒湿之地；或贪凉饮冷，寒湿之邪犯及肝经，经气不利，血脉瘀阻；寒湿久留肝经，郁而化热，热盛肉腐，而发本病。

（2）湿热毒邪：嗜食醇酒辛辣厚味，蕴湿生热，下注肝经；或房事不洁，毒邪由前阴而入，客于肝经，肝失疏泄，邪滞络阻，发为子痈。

（3）气滞血瘀：情志不舒，或忧思恼怒，肝气因之郁结失疏，久而化热；或跌打、器械等损伤，瘀血内阻，则经气不利，易为邪伤，若感邪毒，则内外合邪，滞气瘀血，化腐成脓，诱发本病。

西医学认为，睾丸炎、附睾炎、附睾 - 睾丸炎常见的致病菌为金黄色葡萄球菌、大肠杆菌、链球菌等。急性附睾炎多由尿道器械操作、经尿道前列腺摘除术等导致细菌逆行感染所致。急性附睾炎时，细菌可直接蔓延而发附睾 - 睾丸炎。慢性附睾炎，病变多局限在尾部，镜下见附睾组织内瘢痕形成等。急性睾丸炎主要病理为睾丸实质肿胀，切面有局灶性坏死等，而慢性睾丸炎时，睾丸肿大，鞘膜增厚，睾丸组织纤维化萎缩，生精上皮细胞消失等为其主要病理特征。

二、诊断与鉴别诊断

1. 诊断

（1）临床表现

急性子痈，多表现为一侧阴囊内突然肿胀疼痛，严重者可放射到腹股沟、下腹和腰部，可伴有寒战、发热等全身症状。体格检查可见阴囊皮肤红肿，附睾肿大，触痛明显，伴有睾丸炎时，睾丸、附睾均匀增大，界限不清，严重者输精管、精索均可增粗。形成脓肿时，肿块可有波动感。多有尿道器械操作史、下尿路手术史、外伤史或身体其他部位感染。

慢性子痈，多为阴囊内隐痛或胀痛。其体征为附睾轻度肿大，质地硬韧，多在尾部，部分病人有轻中度触痛；慢性附睾 - 睾丸炎，附睾、睾丸增大，界限不清，触痛不明显。慢性子痈如发生在双侧，常可引起不育症。

（2）辅助检查：血液常规检查可见白细胞总数或中性粒细胞数明显升高。必要时进行睾丸、附睾彩色多普勒检查、血液及尿液细菌培养等。

2. 鉴别诊断

（1）子痰：发病多缓慢，附睾结节多发生在附睾尾部，输精管呈串珠样改变，久则成脓，形成窦道，流出清稀样脓水，或夹杂败絮状物。慢性子痈很少溃破形成窦道。此外，子痰患者多有身体其他部位的结核病史，如肺结核、肾结核等。实验室检查如结核菌素检查、精液涂片或培养可助鉴别。

（2）囊痈：以阴囊红肿疼痛为主要表现，但囊肿而肾子不肿。子痈则以肾子硬结肿痛为特征，未累及阴囊时，阴囊并无红肿疼痛表现。累及阴囊时，可见肾子与阴囊粘连，甚至脓肿由阴囊破溃而出。即如《外科证治全生集·阴症门》所云："子痈则睾丸硬痛，睾丸不肿而囊肿者为囊痈。"

（3）睾丸扭转：是男科最需要警惕的急症之一，与子痈尤其是急性子痈症状非常相似。若因误诊而延误治疗，将会导致患侧睾丸坏死。睾丸扭转时，托起阴囊常可使睾丸疼痛加剧，有时可触及精索呈麻绳状扭曲。行睾丸、附睾彩色多普勒检查以了解睾丸内供血情况可助鉴别。无法完全排除睾丸扭转时，应及时手术探查。

（4）卵子瘟：症状与子痈相同，均表现为肾子肿胀疼痛。卵子瘟发于痄腮之后，虽有肾子肿痛，但无成脓之患。具有传染性，故而以瘟名之，子痈则不具传染性。

三、治疗方法

1. 辨证论治

本病以实证、热证和本虚标实证多见，治疗原则当以祛邪为主，慢性者要兼顾扶正。急性期宜解毒利湿，凉血消痈；脓成者，当清热解毒兼托毒排脓；慢性子痈以疏肝补肾，活血散结为主，脓液清稀者，注意补益气血。

无论急、慢性子痈，都要注意通行气血，勿使郁滞，则肝肾经气得利而易愈。此外，根据本病的特点和患者体质，可以采取全身治疗与局部治疗、内治与外治相结合。肿疡期可以外敷解毒止痛药，成脓者要及时切开引流，要注意引流通畅，同时可用祛腐生肌药，以促使创面早日愈合。

（1）湿毒蕴结证

证候：发病突然，睾丸肿大疼痛，甚则向腹股沟及下腹部放射，触痛明显，阴囊皮肤发红，可伴有恶寒、发热、口渴、小便短赤等全身症状，舌质红，苔黄腻，脉弦数。本证见于急性子痈。

治法：解毒利湿，凉血消肿。

方药：仙方活命饮加减。常用药物：金银花、乳香、没药、当归、赤芍、贝母、天花粉、穿山甲、皂刺、白芷、防风、甘草、陈皮、川楝子、荔枝核等。

加减：湿热较盛者，加龙胆草、生薏苡仁、车前子、夏枯草；热毒较盛者，加蒲公英、野菊花、连翘；肝气素有郁结者，加白芍、郁金。

（2）痰瘀互结证

证候：起病缓慢，睾丸坠胀，或胀痛或隐痛，检查可见附睾肿大，质地硬，压痛明显，睾丸、附睾界限清楚，也可由急性期未彻底治愈转化而来，舌淡黑者，苔薄白或有瘀点，脉细或细涩。本证见于慢性子痈。

治法：理气活血，化痰散结。

方药：少腹逐瘀汤加减。常用药物：当归、川芎、赤芍、官桂、蒲黄、五灵脂、干姜、延胡索、小茴香、蒲公英、金银花等。

加减：睾丸质地较硬者，加昆布、海藻、白芥子、穿山甲；睾丸坠胀明显者，加荔枝核、橘核；疼痛甚者，加乳香、没药；病久瘀甚者，酌加鼠妇、地鳖虫等虫类药以助通络。

（3）气血亏虚证

证候：子痈失治误治，成脓破溃，脓液清稀，伴有头晕乏力，面色不华，舌淡，苔薄白，脉细弱。

治法：补益气血。

方药：八珍汤加味。常用药物：人参、白术、茯苓、当归、熟地黄、白芍、川芎、炙甘草等。

加减：腰膝酸软，潮热盗汗者，加玄参、山萸肉、地骨皮；脓出不畅，余毒未清者，加金银花、蒲公英。

2. 其他疗法

（1）药物外治：急性子痈，以金黄膏或玉露膏外敷，每日换药1次，以解毒消肿。慢性子痈以苏木30g，红花30g，荔枝核20g，乳香、没药各15g水煎，待水温能耐受时，熏洗和热敷患部，每次20～30分钟，每日2次。子痈溃破者，脓多时可用五五丹药线，脓少时用九一丹药线引流。脓尽者，用生肌玉红膏外敷，以加快创面愈合。

（2）中成药治疗：湿热浊毒证可使用龙胆泻肝丸（浓缩丸），每日2次，每次8粒；瘀血证可使用血府逐瘀胶囊，每日3次，每次4粒；急性子痈可使用犀黄丸，每日2次，每次1丸；气血亏虚证可使用十全大补丸（浓缩丸），每日3次，每次8粒。

（3）西药治疗：及时、足量使用敏感抗生素是急性子痈能否彻底治愈的关键。如条件允许，最好根据药敏试验结果选择抗生素。慢性子痈一般不主张使用抗生素。

（4）手术治疗：睾丸化脓，对睾丸组织破坏严重者，可行睾丸切除术。对慢性子痈反复发作，久治不愈且无生育要求者，可考虑附睾切除术。

3. 三因制宜

慢性子痈若治疗不当，往往经年不愈。阴囊内肿块长期存在会给部分患者带来严重思想负担，担心肿块“恶变”，或者影响性功能。对于这种患者要加强健康宣教，帮助他们树立战胜疾病的信心。由于对本病湿热病机的重视，过用寒凉，导致子痈局部肿块寒凝难散者并不少见，宜及时用阳明汤温通之，或者在清热利湿基础上加用芳化、辛通药物如砂仁、豆蔻，或细辛、桂枝之类。对于有生育要求的患者，要及早评估其生育功能，如果已经有精液质量下降，必须尽早治疗，以免后患。

四、预防护理

（1）预防：调畅情志，适度锻炼，增强体质。平时进行各种活动，注意保护阴部，避免阴囊、睾丸损伤。在进行导尿、经尿道电切术或者阴部手术时，要严格无菌操作，避免感染。注意外阴清洁，节制性生活。

（2）护理：急性子痈应卧床休息，并用阴囊托托起阴囊。急性子痈宜冷敷，以减轻阴囊肿痛；慢性子痈宜热敷，以改善局部血液循环，促使局部炎症吸收。急性子痈禁止性生活。忌食辛辣醇酒厚味，饮食宜清淡。

子痈以肾子肿痛为特点。其基本病机是肝肾经气不和，气血瘀阻。对所有肾子作痛的患者都必须警惕睾丸扭转的可能性，以避免不必要的睾丸丢失。急性子痈以实、热为主，当治以清热解毒，凉血消肿，但要注意用药不能太过寒凉，反而凝滞气血，毒邪久附难去。慢性子痈渐生虚、寒，常见痰瘀互结，宜治以理气活血，化痰散结，亦可根据情况稍佐清利，以祛残留之湿热毒邪。急性子痈必须尽快诊治，以避免转为慢性，甚至影响生育。慢性子痈久治不愈的，在没有生育要求时，可行附睾切除术。

延伸学习

肾子为气血交汇之处，与肾藏精，主生殖的功能密切相关。辨治子痈，要气血并重，瘀热气郁可贯穿子痈病变全程。急性子痈以火毒、血瘀、肝郁为要领；慢性子痈以湿毒、痰瘀、肝郁为要领。

思维导图

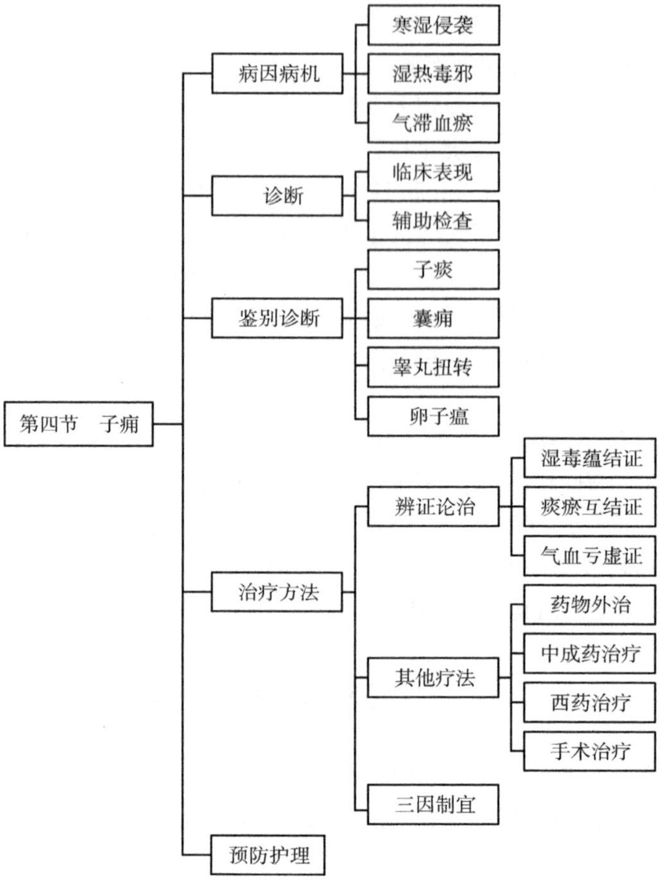

思考题

1. 子痈的诊断要点有哪些？
2. 如何认识子痈与生育的关系？
3. 如何进行子痈的鉴别诊断？

第五节　子　　痰

“子痰”病名，中医古籍中并无记载。现代受“流痰”命名启发，以及对各器官组织结核的共同病例的规律性认识，将附睾结核亦归属于“痰病”范畴，故命“子痰”。子痰是生于睾丸部的疮痨性疾病。明、清文献中称为“穿囊漏”，苏北地区称为子痰。我国从明代起就已明确认识到这是一种结核病。明代龚延贤《万病回春·结核》中有云：“结核者，风痰郁结也，又云火因痰湿而不散也。”其特点是睾丸部有发展缓慢的肿块，化脓溃后，流出稀薄如痰的脓液，易成窦道，愈合困难。究其原因，多因肝肾阴亏，痰湿之邪凝聚于肾子所致。病势缓慢，初发时肾子部出现结节，积月经年后则溃破，脓液稀薄如痰，久不收口，形成窦道。明清医家将子痰溃后形成窦道者称为肾囊漏，明代申斗恒《外科起玄·阴囊破裂漏疮》曰：“外囊破裂漏水腥臭久治不愈……”病发之初为阴为寒，由痰浊凝聚所致；继则由阴转阳，由寒变热，出现肝肾阴虚的反应；后期还可以出现气血双虚之候，治疗颇为棘手。临床上最常见的男性生殖系结核为附睾结核，既可在肾结核症状发生之前出现，也可继发于肾结核之后。本病可引起男性不育症，故在临床上应高度重视。

一、病因病机

本病多因先天禀赋不足，后天调养失宜，劳伤太过，使肝肾阴亏，脉络空虚，浊痰乘虚下注，结于肾子而成，浊痰不清，久郁化热，热盛则肉腐成脓。病势缓慢，初发时肾子部出现结节，积月经年后则溃破，脓液稀薄如痰，久不收口，形成窦道。《诸病源候论》指出“肾劳者。背难以俯仰，小便不利，色赤黄而有余沥，茎内痛，阴湿囊生疮，小腹满急”。

（1）痰湿蕴结：素体痰湿偏盛或久居潮湿之地，湿邪内侵，流注肾子；湿为阴邪，缠绵难愈。

（2）痰热互结：痰湿郁久化热，热盛则肉腐为脓，亏则流出稀薄脓液；明代汪机《外科理例·囊痈一百四》中言：“一人年逾五十，患此疮口不敛，诊之微有湿热，治以龙胆泻肝汤，湿热悉退。”

（3）气阴两亏：溃后流出稀薄脓液，缠绵难愈，久则伤气耗血。血为阴，血亏则阴虚，故可出现阴虚火旺。

结核性附睾 - 睾丸炎是由结核杆菌引起，又称附睾 - 睾丸结核，是最常见的男性生殖系统结核。其中睾丸最常受累，也可侵及睾丸，有时合并肾结核，可伴有前列腺结核或精囊结核。结核杆菌多由肾到前列腺、精囊，再逆行感染至附睾；也有部分血行感染所致者。有报道称膀胱灌注减毒卡介苗也可引起结核性附睾炎。附睾结核的主要后遗症是附睾和近端输精管不全或完全阻塞，表现为少精或无精，可导致不育症。

二、诊断与鉴别诊断

1. 诊断

（1）临床表现：结核性附睾 - 睾丸炎一般起病缓慢，表现为无痛性或者疼痛性阴囊肿胀，附睾首先受累，伴或不伴全身结核中毒症状。查体一侧和双侧附睾尾部较大的结节，质硬，表面不平，压痛多不明显，输精管增粗，呈串珠样改变；侵及睾丸时与附睾界限不清，可伴有阴囊皮肤增厚，皮肤和附睾粘连；伴或不伴阴囊窦道形成。

（2）辅助检查：精液涂片或结核杆菌培养，可发现抗酸杆菌或者结核培养阳性；血沉检查及结核菌素试验，血沉可明显增快，结核菌素试验阳性；干扰素释放分析技术（T-SPOT-TB）对本病有较高敏感性。超声检查对诊断附睾结核具有一定临床价值，超声表现为外表呈欠规整的结节样低回声，回声不均匀，可有小的液性暗区及散在点状钙化，少数表现为增强及杂乱回声肿块，界限不清；或组织穿刺病理检验，对附睾硬块性质可疑者可行或组织穿刺病理检验，如呈干酪样病变或找到抗酸杆菌，即可诊断（穿刺活检慎用）。

2. 鉴别诊断

（1）慢性子痈：常有急性子痈病史，肾子结节质地中等或稍硬，子系略见增粗，阴囊无异常。子痰多有身体其他部位的结核病史，一般通过实验室等相关检查可鉴别。

（2）精液囊肿：是指睾丸或附睾处发生含有精子的囊肿，常见于青壮年，多数无症状，或出现轻微的阴囊部坠胀隐痛。

（3）阴囊内丝虫病：阴囊内丝虫病附睾结节多在附睾头部和输精管附近，常伴有睾丸鞘膜积液或鞘膜乳糜积液，有丝虫病感染史，夜间采血可查到微丝蚴。

三、治疗方法

1. 辨证论治

本病辨证要点首辨八纲，本病初期可表现为怕冷、附睾肿大、质地较硬、舌质淡、苔薄白、脉沉迟，此乃寒证、实证的表现。随着病情发展，尤其是出现溃破后，可出现腰膝酸软、头晕、乏力、口干、潮热等虚证、热证表现，甚至出现寒热错杂之证。其次辨症状，本病寒证、痰证的特异性表现为附睾肿大、质地较硬、输精管呈串珠样改变、睾丸隐痛。虚寒证的特异性表现为溃破后脓液稀薄如痰，夹杂败絮样物。

（1）寒痰凝结证

证候：发病缓慢，附睾肿大，多见于附睾尾部，输精管呈串珠样改变，睾丸隐痛，阴囊下坠，疲劳时加重，或感觉阴囊怕冷，舌淡，苔薄白或白腻，脉沉缓。本证型多见于子痰早期。

治法：温化寒湿，化痰散结。

方药：阳和汤加减。常用药物：熟地黄、白芥子、鹿角胶、姜炭、麻黄、桂枝、甘草。

加减：睾丸胀痛明显者，加荔枝核、橘核、怀牛膝；阴囊冷痛者，加吴茱萸、乌药。

（2）肝肾阴虚证

证候：子痰久而未愈，附睾处形成脓肿，可伴有腰膝酸软，潮热盗汗，舌红，少苔，脉细数。

治法：补益肝肾，托里透脓。

方药：六味地黄汤加减。常用药物：熟地黄、山萸肉、山药、茯苓、泽泻、牡丹皮。

加减：乏力头晕，脓出不畅者，加穿山甲、皂角刺、黄芪；渴者，加贝母、天花粉、黄芩、地骨皮。

（3）气血亏虚证

证候：子痰成脓破溃，形成窦道久不愈合，流出稀薄样脓液且夹杂败絮样物，可见乏力头晕，面色不华，舌淡，苔白，脉沉细无力。

治法：补益气血。

方药：八珍汤加味。常用药物：当归、熟地黄、白芍、川芎、人参、白术、茯苓、甘草、黄芪、肉桂。

加减：窦道久不愈合，肉芽不新鲜者，加白及、鹿角胶。

2. 其他疗法

（1）药物外治：子痰未溃者，用冲和膏外敷，每 2 日换药 1 次。若子痰已溃形成窦道者，可用五五丹或七三丹药线提脓去腐，外盖黄连膏，每日换药 1 次；脓已尽，疮口肉芽新鲜者，可用生肌散外掺创面，外盖生肌玉红膏纱布。

（2）中成药治疗：小金丹片用于附睾结核的各阶段，每日 3 次，每次 3 ～ 4 片；六味地黄丸或知柏地黄丸（浓缩丸）用于子痰阴虚内热证，每日 3 次，每次 8 粒；十全大补丸（浓缩丸）用于溃脓期形成窦道气血亏虚证，每日 3 次，每次 8 粒。

（3）针灸疗法：体针选关元、三阴交、照海、大敦、阿是穴。针关元、三阴交、照海，用泻法。灸大敦，隔姜灸阿是穴。每日 1 次，每次 20 ～ 30 分钟，用于子痨寒痰凝结证。体针选太冲、阴陵泉、三阴交、中封、急脉、蠡沟。针刺以上穴位，用泻法。每日 1 次，每次 20 ～ 30 分钟，用于子痰阴虚内热证。

（4）西药治疗：应用抗结核药物治疗是本病的主要治法。药物治疗原则：早期、联合、适量、规律、全程。推荐方案：标准短程方案 2HRZ/4HR：前 2 个月为强化阶段，服用异烟肼 300mg/d、利福平 450mg/d、吡嗪酰胺 1500mg/d；后 4 个月为巩固阶段，口服异烟肼、利福平。对于复发性结核巩固阶段为 6 个月。

（5）手术治疗：经系统药物治疗无效，病变较大合并脓肿、皮肤窦道者可行手术。术前至少需服用抗结核药物 2 周，单纯附睾结核者行附睾切除术同时结扎输精管，累及睾丸者可同时行睾丸切除，术后继续使用抗结核药物 3 个月以上。

3. 三因制宜

子痰之病发病隐匿，受环境的影响较大，有疫气的特点，可通过空气、接触等多种途径传播。《诸病源候论》说："人感乖戾之气而生病，则病气转相染易，乃至灭门"。在正气充足时，常常不发病，子痰就具备这种特点。有传染性，同时还是一种消耗性疾病，发病后常影响人的精神，增加焦虑情绪，使气机不畅，损耗人的正气，能使人的脏腑功能受到影响，日久损耗机体气血，造成疾病缠绵难愈。治疗中应注意坚持足量，足疗程用药，加强营养，同时屋内常通风换气。

四、预防护理

（1）预防：注意调摄心情，加强锻炼，以增强体质，提高抗病能力；保证充足睡眠，劳逸适度，增强营养；调适寒温，少食醇酒厚味和甜食，不吸烟。身体其他部位患有结核如肺结核、肾结核等，务必要科学规范化治疗。

（2）护理：注意保持阴囊清洁。如阴囊坠胀疼痛明显者，可用阴囊托托起阴囊，以缓解症状。调畅情志，保持良好心态。适度锻炼，节制房事。禁食辛辣醇酒厚味，饮食宜清淡。加强营养，多食高蛋白、高维生素类食物。

子痰为病，肝肾亏损，脉络空虚，痰湿之邪乘虚侵袭肝肾之经脉，下注凝结于肾子是本病发生的基本病机。抑或气血亏虚日久，不可濡养肾子经络，继而精气枯竭，继而发病。本病初期起病多隐晦，无显著临床症状，多伴其他系统结核感染，故应系统治疗的同时，排查本病，做到早期诊断，早期治疗。

延伸学习

此病早期症状不明显，很容易被忽视从而对男性造成危害，引起男性不育。潜伏性感染者如不进行治疗，约有 5%～10%会发展成活动性结核病，有免疫抑制疾病的人群中，这一比例会更大。只有通过早期鉴别和预防性治疗才可以有效地降低发病的风险。同时结核的耐药菌逐年增加，这一点应引起大家足够重视，推荐学习 WHO 在 2016 年 6 月推出了新的《耐药结核病治疗指南（2016 年更新版）》。

思维导图

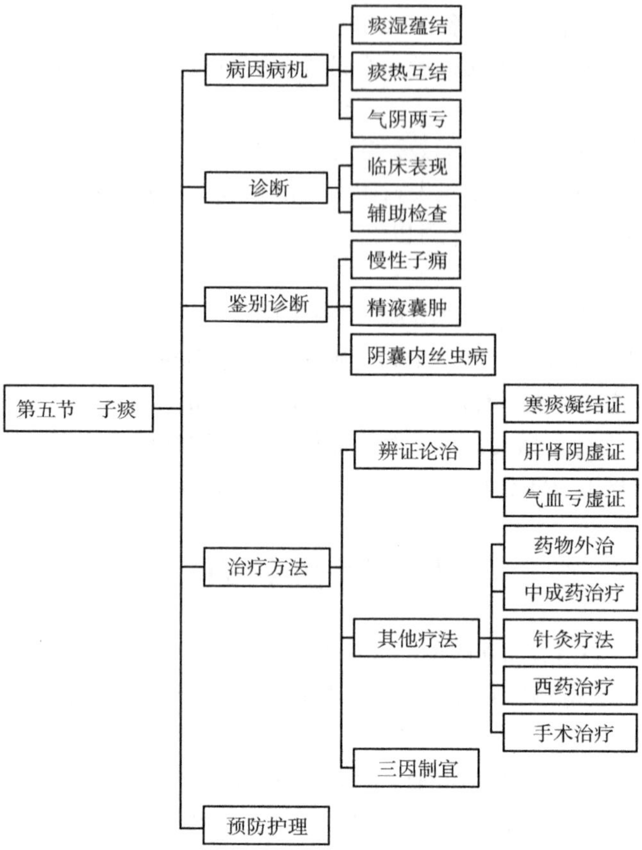

思考题

1. 何谓子痰？
2. 子痰如何与慢性子痈相鉴别？
3. 对子痰如何辨证论治？

第六节 卵 子 瘟

卵子瘟是因风温病毒侵犯少阳胆经，移热于肝，结于肾子所致，以肾子肿大、疼痛为特征的一种病证，也称为“瘟睾”，属于西医学腮腺性睾丸炎范畴。对于本病，中医书籍很少论及，更无专章论述者，但从某些文献的记载来看，与本病相吻合，并为本病的诊疗提供了理论基础。《素问·至真要大论》曰：“民病少腹控睾，引腰背，上冲心痛，血见，嗌痛肿颔。”从所述症状来看，可能是痄腮遗毒串腹所致的变证的最早记载。西医学认为本病是流行性腮腺炎在生殖系统的主要并发症，是由腮腺炎病毒引起。近年来流行性腮腺炎引起的睾丸炎发病率有所上升，青少年甚至是2岁儿童亦有报道，青春期后男性腮腺炎患者45%合并睾丸炎，可引起睾丸软化和萎缩，如累及双侧可能致男性不育症，本病主要是由血行传播，炎症过程中附睾可同时受累。

一、病因病机

本病多因痄腮余毒引睾而致。痄腮之病，乃感受风温疫毒，郁结少阳经脉而成。厥阴之脉绕会阴，络阴器，故子瘟与肝有关，肝胆互为表里，少阳之邪易犯厥阴。若瘟毒之邪不解，传入厥阴，下注肾子，蕴结不去，经脉不利，则睾丸肿胀热痛。正如《冷庐夜话》说："邪毒内陷，传入厥阴脉络，睾丸肿痛。"临床中所见，不论成年、小儿，凡身体强壮者，虽患痄腮，但很少有本病；而身体较差者，则多并发之。故本病之起，是正虚下元不足，又被瘟毒侵袭所致。

（1）瘟毒下注：冬春之际，乍暖乍寒，瘟疫之邪盛行。风温之邪袭于上，而生痄腮之疾。腮为足少阳之络，瘀滞而不得解，循经下注，则殃及肾子，而成卵子瘟。《冷炉医话》有云："痄腮一症肿痛得退，睾丸忽胀，乃邪毒内陷，传入厥阴脉络，睾丸肿痛。"近代《重订通俗伤寒论》也认为本病系风温"余毒由少阳循经传入厥阴下注睾丸而成"。

（2）肝经风热：风温病毒侵袭人体，壅阻少阳经脉，结于腮腺。少阳胆经与厥阴肝经互为表里，肝经抵少腹，绕阴器，少阳之邪传至厥阴，下注肾子，而发"卵子瘟"。严重者可致肾子萎缩而发不育症。

西医学认为，腮腺炎病毒是引起腮腺炎性睾丸炎的主要病因。该病毒经口鼻侵入人体后，在上呼吸道的上皮组织内增殖产生病毒血症，经血途径侵犯睾丸。主要病理改变为睾丸增大，白膜有点状出血，睾丸实质水肿，多核细胞弥漫浸润，淋巴细胞及组织细胞碎片充斥腔内及小管，少数小管坏死，生殖上皮细胞及精原细胞退变。

二、诊断与鉴别诊断

1. 诊断

（1）临床表现：典型的腮腺炎性附睾炎以头痛和发热为初始症状，同时出现腮腺肿胀疼痛。头痛和发热 7 ～ 10 天后出现阴囊胀痛。体格检查见阴囊红肿，一侧或双侧睾丸肿大，有明显触痛，多能区分睾丸和附睾。也有部分病例以睾丸胀痛为首发表现，然后出现腮腺肿大，睾丸局部疼痛相对较轻，触诊睾丸有不同程度的增大。

（2）辅助检查：急性期尿中检测到致病病毒，腮腺炎特异性血清学指标可作为腮腺炎性睾丸炎诊断中的常规指标。实验室及其他辅助检查：血常规检查一般白细胞计数、中性粒细胞计数不升高；血清淀粉酶可升高；呼吸道病毒中和试验阳性；必要时取呼吸道和生殖道分泌液检查腮腺炎病毒。

2. 鉴别诊断

（1）急性子痈：两者症状非常相似，但急性子痈多有尿道器械操作史或外伤史，而卵子瘟多有腮腺炎病史，且前者用抗生素治疗有效，后者无效。

（2）睾丸扭转：睾丸扭转无腮腺炎病史，且普雷恩征阳性。触诊睾丸位置可上移或呈横卧，精索呈麻绳状扭曲。通过睾丸彩色多普勒检查可助鉴别，必要时手术探查。

（3）嵌顿性斜疝：嵌顿性斜疝无腮腺炎病史，以往有阴囊内肿物还纳入腹腔的病史，一般位置较高。局部检查睾丸、附睾均正常。彩色多普勒检查可助鉴别。

三、治疗方法

1. 辨证论治

本病为实证、热证，为感受温热毒邪所致，具有一定的传染性、流行性和季节性。发病季节以冬春为主，发病以儿童多见。本病为风温毒邪由口鼻而入，侵犯少阳经脉，累及厥阴肝经，故其病位在肝胆二经，表现在肾子。要了解其传变规律，采取截断疗法，阻止病情进一步发展。本病为风温毒邪感染所致，故清热解毒、消肿散结为其基本治则。

（1）热毒壅结证

证候：多为一侧睾丸突发肿痛，阴囊红肿，伴腮部漫肿，发热，头痛，烦躁口渴，大便干结，小便短赤，舌红，苔黄或黄腻，脉滑数。

治法：清热解毒，凉血消肿。

方药：普济消毒饮加减。常用药物：黄芩、黄连、升麻、牛蒡子、连翘、薄荷、白僵蚕、玄参、马勃、板蓝根、桔梗、甘草、野菊花、蒲公英、生大黄、金银花、天花粉、川楝子。

加减：睾丸肿大，硬结不消者，加浙贝母、牡蛎、昆布；湿热明显者，加龙胆草、泽泻、夏枯草。

（2）肝肾不足证

证候：腮腺炎性睾丸炎后期，睾丸日渐萎缩，其质松软，偶有隐痛，口干溲黄，腰酸乏力，五心烦热，潮热盗汗，舌红苔少，脉细数。

治法：滋补肝肾。

方药：左归丸或二地鳖甲煎加减。常用药物：熟地黄、枸杞子、山茱萸、龟胶、鹿胶、菟丝子、牛膝、山药、枸杞、丹参、蜈蚣。

加减：阴虚火旺，心烦不寐，夜热不安，小便短黄者，加生地黄、牡丹皮、女贞子、菟丝子等。

2. 其他疗法

（1）一般治疗：卧床休息，托起阴囊，应用止痛、退热药物及其他对症治疗等。如继发细菌感染，可加用抗生素。

（2）药物外治：以如意金黄散 50g，用适量蛋清或蜂蜜调匀，敷于患侧阴囊处，并用纱布包扎，每日换药 1 次。马齿苋 40g，生大黄 30g，玄参 30g，赤芍 30g，紫草 30g，制乳香、没药各 10g，每日 1 剂，水煎置凉后，加入冰片 2g 融化后，冷敷患处，每次 20 分钟，每日 2 次。

（3）中成药治疗：某些清热解毒类中药具有抗病毒、抑制免疫、抗炎作用，内服及外敷对腮腺炎性睾丸炎有一定作用，但尚缺乏循证医学资料。如龙胆泻肝丸，每日 2 次，每次 6g；犀黄丸，每日 2 次，每次 1 丸；双黄连口服液，每日 3 次，每次 10ml；抗病毒口服液，每日 3 次，每日 10ml；清开灵口服液，每日 3 次，每日 10ml。

（4）西药治疗：主要以抗病毒治疗为主，干扰素具有广谱抗病毒活性和免疫调节作用，能降解病毒 mRNA 和抑制蛋白合成致使病毒不能在宿主细胞内复制，从而抑制病毒传播。干扰素 a-2b 300 万 U 肌内或皮下注射，每日 1 次，连续 7 日。

（5）其他治疗：可根据患者病情选用磁热疗、超短波治疗、频谱治疗等疗法。

3. 三因制宜

卵子瘟是由腮腺炎病毒引起的并发症，腮腺炎病毒是一种有包膜的 RNA 病毒，主要通过呼吸道传播，属中医外邪的范畴，是疫气的一种，一旦发生，治疗如不及时，常累及睾丸、卵巢、胰腺、乳腺、眼、 内耳、中枢及外周神经系统等。在平时生活注意养成良好的卫生习惯、少聚集可以减少疾病的暴发，发病后要及时中西医结合治疗，减少辛辣刺激食物的摄入，尽快控制病情进展，减少并发症的发生，减少男性少、弱、无精症的发生，避免造成今后身心疾病的发生。

四、预防护理

（1）预防：隔离患者，直至腮腺肿胀完全消退为止；易感儿检疫期为3周；对易感人群接种流行性腮腺炎疫苗，对预防腮腺炎性睾丸炎有重要意义。

（2）护理：卧床休息，局部冷敷。急性期要禁止性生活。饮食要清淡富有营养，禁食辛辣刺激性食物。

中医认为本病由风温病毒侵袭人体，病邪由口鼻而入，阻于少阳经脉，郁而不散，结于腮部。少阳与厥阴相表里，足厥阴肝经抵少腹，绕阴器；少阳风热传至厥阴，下注肾子，引起睾丸肿胀疼痛，发生“卵子瘟”。严重者可因阴津被灼，睾丸失于濡养而萎缩，造成不育症。故因早期诊断，早期治疗，在去除外邪的同时，加以滋补肝肾之法以养先天，同时主张疏通肝胆经络，以求肾子畅达。

延伸学习

卵子瘟导致的不育已经引起生殖专家的高度重视，除了切断其传播途径，做到早诊断、早隔离以及早治疗，及时加用中药治疗，以避免并发症的发生外，生殖领域研究者们对腮腺炎性睾丸炎非梗阻性无精子症患者行同周期显微睾丸取精结合卵胞质内单精子显微注射技术也日趋成熟，为卵子瘟导致的无精者提供了一种新的尝试。

思维导图

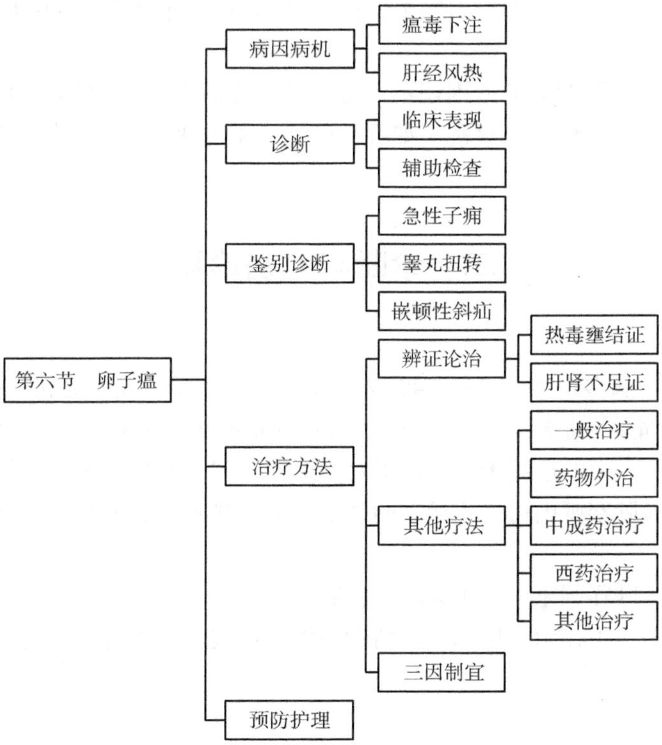

思考题

1. 如何诊断卵子瘟？
2. 卵子瘟应如何辨证、立法、用药？
3. 卵子瘟中医治疗有哪些优势？

第七节 精液囊肿

精液囊肿是指睾丸或附睾处发生含有精子成分的囊肿，常见于青壮年，多数无症状，或出现轻微的阴囊部坠胀隐痛。中医文献中没有类似的病名、病症的记载，有学者称之为“痰包”。本病预后较好。其临床特点：患者一般无症状，10%～20%的患者有轻微的疼痛、坠胀不适感，往往是因发现囊肿肿块而就诊。本病好发于25～40岁的青壮年，而青春期前精子发生尚未开始，老年精子发生停止，多数不会形成精液囊肿，尸检发病率为8%，而临床发病率仅为1%。本病可发生在精索、睾丸、附睾等处，一般发生在附睾、睾丸中不含精子者称附睾囊肿。

一、病因病机

中医学认为，本病发病的基本病理与情志所伤、脾虚生痰和阴虚火旺有关，痰浊阻滞、精道不通或通而不畅是其基本病机，所涉脏腑主要为肝、脾、肾三脏。

（1）情致不遂，郁怒伤肝，肝郁气滞，疏泄失常，气机不畅，则痰湿内阻、停积留滞，日久而成囊肿。

（2）脾气亏虚，痰湿内生，或因外感湿热郁滞肝胆，或嗜食辛辣及醇酒厚味致脾胃湿热内生，湿热循经下注，阻滞气机，津液等有形之精瘀滞，则形成囊肿。

（3）素体肝肾阴虚，或房劳过度，阴精亏乏，阴虚火旺，炼液成痰，痰湿瘀阻肾子，久则发为囊肿。

西医学认为，精液囊肿形成的原因还不清楚，其病变解剖的确切部位也未完全了解，可能与输精管道部分阻塞、感染、性功能紊乱（如性欲旺盛、射精困难等）、附睾的慢性炎症、淋病和损伤有关。

二、诊断与鉴别诊断

1. 诊断

（1）临床表现：本病多发生于25～40岁的青壮年，患者一般无症状，如精液囊肿较大者，可出现阴囊部位的疼痛及下坠感。体征：睾丸或附睾部可触到边缘光滑，质软而带有囊性感的圆形肿块，小的刚可扪及，大的达鸡蛋大小，多发于附睾头部，囊肿透光试验阳性。

（2）辅助检查：囊肿穿刺内可见不活动的精子为精液囊肿，必要时行彩色多普勒检查。

2. 鉴别诊断

（1）附睾囊肿：囊肿穿刺未见精子为附睾囊肿。

（2）子痰：肿块多发生在附睾尾部，输精管呈串珠样改变，多有结核病史。

三、治疗方法

1. 辨证论治

本病的发生主要与肝、脾、肾功能失调有关。胁肋胀痛，纳差腹胀，多为肝郁脾虚；腰膝酸软，潮热盗汗多为阴虚火旺。辨虚实：肝气郁结者为实证；阴虚火旺者为虚证。临床上以虚实兼杂为常见。本病的治疗以化痰散结为主，根据病因病机的不同分别施以疏肝理气，健脾化痰或滋阴降火，化痰散结。

（1）肝郁气滞证

证候：睾丸或附睾部可触及质软的圆形肿物，较大者可有阴囊坠胀或隐痛，可伴有胁肋胀痛，情志不畅，口苦纳差，腹胀便溏，舌淡，苔白，脉弦。

治法：疏肝理气，散结消肿。

方药：逍遥散加减。常用药物：当归、白芍、柴胡、陈皮、干姜、薄荷、香附、赤芍、泽泻、路路通、丝瓜络、昆布、海藻等。

加减：硬结坚硬不消者，加王不留行通络破结。

（2）脾虚痰凝证

证候：睾丸或附睾部可触及质软的圆形肿物，较大者可有阴囊坠胀或隐痛，可伴有纳差，大便溏泄不爽，舌体胖质淡，苔白腻，脉滑。

治法：健脾化痰，通络祛湿。

方药：参苓白术散合二陈汤加减。常用药物：人参、茯苓、白术、陈皮、扁豆、砂仁、薏苡仁、山药、昆布、海藻等。

加减：大便稀溏者，加焦神曲。

（3）阴虚痰结证

证候：睾丸或附睾部有质软的圆形肿物，伴见腰膝酸软，阳事易举，潮热盗汗，舌红，少苔，脉细数。

治法：滋阴降火，化痰散结。

方药：大补阴丸合消瘰丸加减。常用药物：熟地黄、山药、龟板、鳖甲、黄柏、知母、浙贝母、玄参、牡蛎、昆布、海藻等。

加减：内热较甚口渴者，加天花粉。

2. 其他疗法

（1）药物外治：玉枢丹适量，以米醋调成糊状，外敷患处，每日换药 1 次；或用苏木 40g，皂刺 20g，白芷 10g，生牡蛎 40g 水煎，热敷患处，每次 20 分钟，每日 1 次。

（2）手术治疗：囊肿切除术是本证治疗的最有效方法，最好同时施行睾丸鞘膜反转术，以防止睾丸鞘膜积液的发生。

3. 三因制宜

本病多发人群为青壮年男性，气血旺盛，脏腑功能稳定，有其特有的生理和病理特点，治疗用药理气散结、化痰祛瘀药物最为多选。同时面对这类患者，也需考虑情志变化，予以耐心宣教，多配合疏肝之品。同时可根据患病季节和地域气候特点，选用不同性味药物，做到“用寒远寒，用凉远凉，用温远温，用热远热。”如气候寒冷、干燥少雨地区，外邪致病多为寒邪、燥邪所致，治疗宜用辛散滋润的药物等。

四、预防护理

（1）预防：调畅情志，适度锻炼，提高机体的抗病能力；饮食有节，房事有度，不可过食辛辣刺激性食物；积极治疗阴部感染性疾病，避免阴部损伤。

（2）护理：应饮食有节，起居有常，不过食肥甘饮酒，以免湿热内生，加重病情；囊肿较大，坠胀疼痛明显者，可用阴囊托托起阴囊；注意保持阴部清洁，防治感染。

目前中医治疗精液囊肿的临床文献很少，对于本病的中医病因病机理论探讨有待深入。本病病变部位在阴囊内睾丸附睾旁，若在其他位置的囊性肿块则非本病。本病的发生主要与肝脾肾功能失调有关，其侧重不同，或以肝失疏泄为主，或以脾气亏虚为主，或以肾阴亏虚为主。故临证时须结合全身情况及患者体质，查明病变的主要脏腑进行辨证施治，方能收到较好疗效。然则本病主要以疼痛为主，精道不通或通而不畅是其基本病机，故其总的治疗原则为通利之法，以达通利驱邪的目的。

延伸学习

精液囊肿，又叫精囊肿、睾丸囊肿、精子囊肿等，是睾丸网或附睾头部发生内含精子的囊肿。临床上发病率不高，罕有中医药对此病的病因病机和辨证论治方面的文献。可以通过阅读相关文献，对本病的超声检查、穿刺检查治疗以及现代治疗方法手段进行更全面的了解。

思维导图

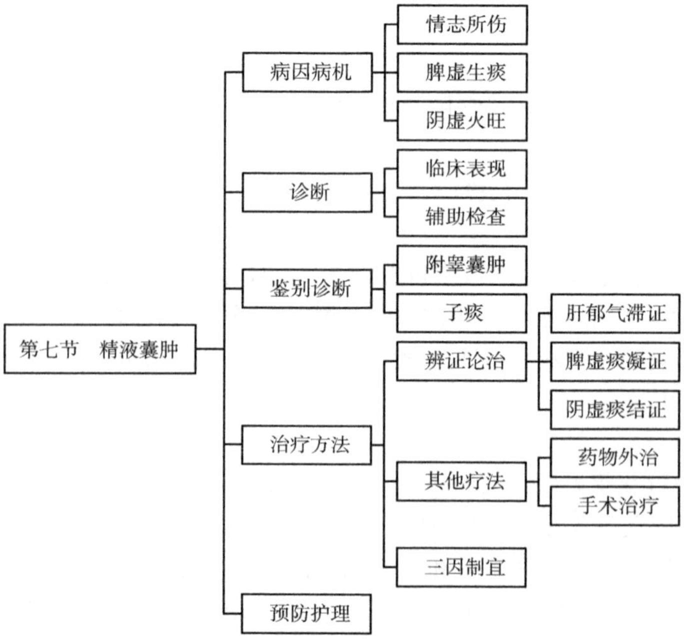

思考题

1. 如何诊断精液囊肿？
2. 如何认识精液囊肿精道不通或通而不畅的基本病机？
3. 精液囊肿应如何辨证论治？

第八节　水　　疝

水疝是指男性阴囊内积聚的液体超过正常量，以阴囊一侧或双侧肿大，不红不热为临床特征的一种病证。本病记载最早见于《灵枢·刺节真邪论》“故饮食不节，喜怒不时，津液内溢，乃下留于睾，水道不通，日大不休，俯仰不便，趋翔不能”，同时提出了治疗方法：“此病荥然有水，不上不下，铍石所取，形不可匿，常不得蔽，故命曰去爪”。《三因极一病证方论》中称其为“水癞”，并对其病因进行了探讨：“病者久坐冷湿，湿气下袭，致阴肿胀，名曰水癞，属外所因。”张从正在《儒门事亲》中首次提出水疝的概念：“疝有七……寒疝，水疝……”“水疝，其状肾囊肿痛，阴汗时出，或囊肿而状如水晶，或囊痒而燥出黄水，或少腹中按之作水声。得于饮水醉酒，使内过劳，汗出而遇风寒湿之气，聚于囊中，故水多。”明代陈实功在《外科正宗》中对其外在表现及治疗进行论述：“又一种水疝，皮色光亮，无红无热，肿痛有时，内有聚水，宜用针从便处引去水气则安。”《婴童百问》中对婴儿水疝预后进行了论述：“小儿生下亦有如此者，不疼不痛，此皆不须攻击，不治而自愈。”这一认识如今仍有指导意义。水疝是一种常见疾病，可见于各种年龄，其临床特点是男性阴囊一侧或两侧肿大，皮色如常，不红不热，无明显疼痛或有胀痛，按之有囊性感，相当于西医的鞘膜积液。

一、病因病机

水疝的发生多与肝、脾、肾相关。肾主水司气化，脾主运化水湿，肝主疏泄，足厥阴肝经循阴器而行。故肝气不舒，肾虚气化失司，脾虚水湿停运，水液输布失常，循肝经下注于阴器而成水疝；或饮食失节，内生湿热，下注于肾囊而成；或跌仆损伤，血络受阻，水液不行而成。总之，本病发生的关键是阴囊内水液输布异常，蓄水过多。如《圣济总录》云：“水气盛则津液内结，谓之水疝。”

（1）脏气虚损：小儿先天不足，肾气亏虚，后天脾胃失调，脾肾阳虚，气化失司，水液输布异常，水湿之邪聚于肾囊。《医方考》曰：“肾气虚则湿胜而流坎也，故令肾囊肿大如水晶。”

（2）感受寒湿：久坐湿地，或寒冬涉水，或居处潮湿，日久感受寒湿之邪，结于肾囊而病水疝。《疡科心得集》曰：“又有一种水疝，肿痛而皮色光亮，无热无红，内有聚水，宜用针针之，引去水气则安，内服五苓等利湿之药。”

（3）肝经气滞：足厥阴肝经循阴器而行，情志不畅，肝气郁结，疏泄失常，气机不利，水湿内停，聚久化热，湿热之邪循肝经下注于肾囊而致水疝。《儒门事亲》曰：“岂知诸疝，皆归肝经。”

（4）手术、跌仆损伤或因其他因素：导致局部脉络受损，血脉瘀阻，水液不行，停聚肾囊而成水疝。

西医学认为，正常情况下鞘膜腔内仅分泌少量浆液，若分泌过多或吸收过少，均可造成鞘膜腔内或沿着未闭锁的鞘状突发生不同类型的鞘膜积液。原发性鞘膜积液多无明显诱因，部分为先天发育缺陷，胎儿时睾丸下降而腹膜鞘状突全部或部分未闭锁；继发者常为睾丸或附睾的炎症、精索静脉高位结扎术后、腹股沟疝修补术后、局部外伤、肿瘤或丝虫病等。根据病理部位可分为睾丸鞘膜积液、精索鞘膜积液、交通性鞘膜积液、婴儿型鞘膜积液及混合性鞘膜积液五种类型。

二、诊断与鉴别诊断

1. 诊断

（1）临床表现：可发生于任何年龄，继发性者多有急性睾丸炎、附睾炎、外伤、手术史、结核等。多为单侧发病，表现为阴囊内囊性肿块，逐渐增大，肿块不随体位而变化或平卧位时变小、消失，站立位时又复增大。积液量少时一般无特殊不适，积液量较多时可感阴囊下坠胀痛。巨大鞘膜积液可影响活动、排尿及性生活。

查体可见一侧或双侧阴囊内肿块，呈圆形或椭圆形，皮色如常，巨大鞘膜积液可见阴囊皮肤光亮，触之有囊性感，表面光滑，肿块与阴囊皮肤不粘连，无明显压痛，合并炎症时可有压痛。肿块较大时睾丸、附睾不易摸到。交通性鞘膜积液站立位时肿块明显，平卧位后肿块缩小或消失，精索鞘膜积液肿块位于腹股沟或睾丸上方。阴囊部肿块透光试验阳性，但当积液为血性、脓性、乳糜性或鞘膜壁增厚时，则透光试验阴性。

（2）辅助检查：B 超有助于确定阴囊内肿块是囊性、实性及睾丸附睾有无病变，可作为首选检查。局部穿刺可抽吸出积液，血吸虫性可在积液中查到虫卵，乳糜性可发现微丝蚴。

2. 鉴别诊断

（1）狐疝（腹股沟疝）：阴囊一侧肿胀，时上时下，站立位时明显，平卧位时缩小或消失，用手轻压可还纳腹内，嘱患者咳嗽时肿物有冲击感，但无波动，可触及睾丸，透光试验阴性，或可听到肠鸣音。与交通性鞘膜积液并存时，透光试验可阳性，需仔细鉴别。

（2）睾丸肿瘤：一般无明显疼痛，肿块增长较快，为实质性肿块，质硬且沉重，表面不规则，透光试验阴性，B 超可显示睾丸内实性肿块，血流丰富。

三、治疗方法

1. 辨证论治

本病与肝、脾、肾相关，故治当以补肾、健脾、疏肝入手，其病不论兼证如何，总以化水除湿为总则。临证以寒湿之邪侵犯足厥阴肝经为多见，后期可出现本虚标实、虚实夹杂。治疗时需兼顾虚实寒热。婴儿型水疝如积液不多，大多可随年龄增长自行吸收，一般无需治疗。

（1）寒湿凝聚证

证候：起病缓慢，阴囊肿块逐渐增大，久则局部皮肤增厚，肿块较大时，可影响运动、排尿和性生活，伴阴囊湿冷，少腹坠胀冷痛，小便清长。舌质淡，苔白腻，脉沉弦或沉滑。

治法：疏肝理气，散寒化湿。

方药：水疝汤或天台乌药散加减。常用药物：小茴香、生槟榔、乌药、炒牵牛子、车前子、牛膝、橘核、猪苓、茯苓、肉桂、当归、泽泻、赤芍、青皮、高良姜等。

加减：腰膝酸软冷痛者加巴戟天、肉苁蓉、桑寄生；阴囊坠胀少腹抽痛明显者，加木香、延胡索、川楝子。

（2）脾肾阳虚证

证候：多见于先天性水疝之婴儿。阴囊肿大，经久不消，不红不热，腰膝酸软，小便清长，大便溏薄，畏寒肢冷。舌淡胖，苔薄白，脉细弱。

治法：温肾健脾，化气行水。

方药：济生肾气丸加减。常用药物：熟地黄、山药、山萸肉、牡丹皮、泽泻、茯苓、附子、肉桂、党参、薏苡仁、白术、车前子、牛膝、巴戟天等。

加减：小腹冷痛者加乌药、益智仁、小茴香。

（3）湿热下注证

证候：起病突然，阴囊肿大，状如水晶，或见阴囊皮肤潮湿而红热，睾丸肿痛，伴小便短赤，大便秘结。舌红，苔黄厚腻，脉弦数。

治法：清利湿热，利水消肿。

方药：龙胆泻肝汤加减。常用药物：龙胆草、栀子、黄芩、木通、泽泻、车前子、柴胡、当归、生地黄、甘草等。

加减：睾丸肿痛明显者加蒲公英、延胡索、川楝子；阴囊潮湿明显者加虎杖、萆薢、石菖蒲。

（4）瘀血阻络证

证候：多有局部外伤、手术或睾丸肿瘤病史。阴囊逐渐肿大，坠胀疼痛，痛引少腹，透光试验多阴性。舌质暗红或有瘀斑，脉沉涩。

治法：活血通络，利水消肿。

方药：少腹逐瘀汤加减。常用药物：小茴香、干姜、延胡索、没药、当归、川芎、肉桂、赤芍、蒲黄、五灵脂、车前子、茯苓等。

加减：有丝虫病感染史、下肢有象皮样肿者可加马鞭草、槟榔、萆薢、石菖蒲。

2. 其他疗法

（1）中药外治：寒湿凝聚证：肉桂 6g，煅龙骨、五倍子、枯矾各 15g，共捣碎加水 700ml，煮沸 30 分钟，将药液滤出，候温浸洗阴囊 30 分钟，每日 1 ～ 2 次；回阳玉龙膏，以酒蜜调敷患处。湿热下注证：可用金黄膏外敷，每日 1 次。

（2）非药外治：阴囊肿大较甚者，用前述方法浸洗局部并敷上药后，用阴囊托带托起阴囊。

（3）中成药治疗：脾肾阳虚者，用金匮肾气丸，口服，每次 6g，每日 2 次；湿热下注者，用龙胆泻肝丸，口服，每次 3 ～ 6g，每日 2 次；寒湿凝聚者，用三层茴香丸，口服，每次 6 ～ 9g，每日 2 次，温开水送服。

（4）针灸疗法：选大敦、横骨、阴廉、三阴交、关元、气海等穴，每次选 2 ～ 3 穴，虚者补之，实者泻之。

（5）西药治疗：对于合并感染者，可使用抗生素控制感染，合并丝虫感染者，可使用抗丝虫治疗。

（6）手术治疗：手术治疗是各种类型鞘膜积液治疗的主要方法，原则为剪除多余的鞘膜，翻转缝合睾丸鞘膜壁层于精索后。最常见的术式为鞘膜翻转术，合并腹股沟疝者同时行疝修补术。

3. 三因制宜

本病可见于各年龄阶段，治疗也应因人而异。小于 2 岁的患儿多期待疗法，其他阶段患者治疗则以中医药内服外治多选，必要时可手术治疗。同时需考虑到病位特点，也要充分观察患者的情志变化，注重和患者耐心沟通、充分宣教，或可配合疏肝解郁的药物。如果患者工作生活环境阴冷潮湿，治疗须重以温化寒湿。炎热多雨、低洼潮湿地区，外邪多为湿、热；或患者饮食不节，湿热内蕴，治疗则宜用清热化湿的药物。

四、预防护理

（1）预防：应清淡饮食，保持心情舒畅，节制房事；应居处于干燥之地，少涉冷水，忌坐湿地；

早诊断，早治疗，防止病情加重；积极治疗睾丸炎等原发病；避免外伤。

（2）护理：常以温开水清洗外阴，保持局部清洁；如行穿刺治疗，必须严格消毒，防止感染；术后注意局部干燥清洁，避免感染。

水疝一病，临证较为常见，其病主要系脾肾阳虚，肝气不舒，复加感受寒湿；也可因手术、外伤，气滞血瘀，水道不通，导致水湿停聚阴囊所致。临床表现以寒证为多，但水湿郁久化热或复感湿热之邪，可表现为热证。治以化湿利水为总则，兼证不同则分别佐以疏肝、健脾、补肾、化瘀、散寒等法。治疗时，除内治外，可配以外治。婴儿水疝大部分可自愈，2岁前可不予治疗。积液较少，无明显症状者也可暂时不予治疗。药物治疗无效时，宜施用手术治疗。

延伸学习

通过流行病学研究发现，肾虚、湿热，寒凝、血瘀是贯穿本病的基本病理变化，对进一步理解和拓展中医诊疗思维起到了积极作用。国际上的一些诊疗指南也对本病发生发展、诊断鉴别和分型诊治提供了理论指导依据。

思维导图

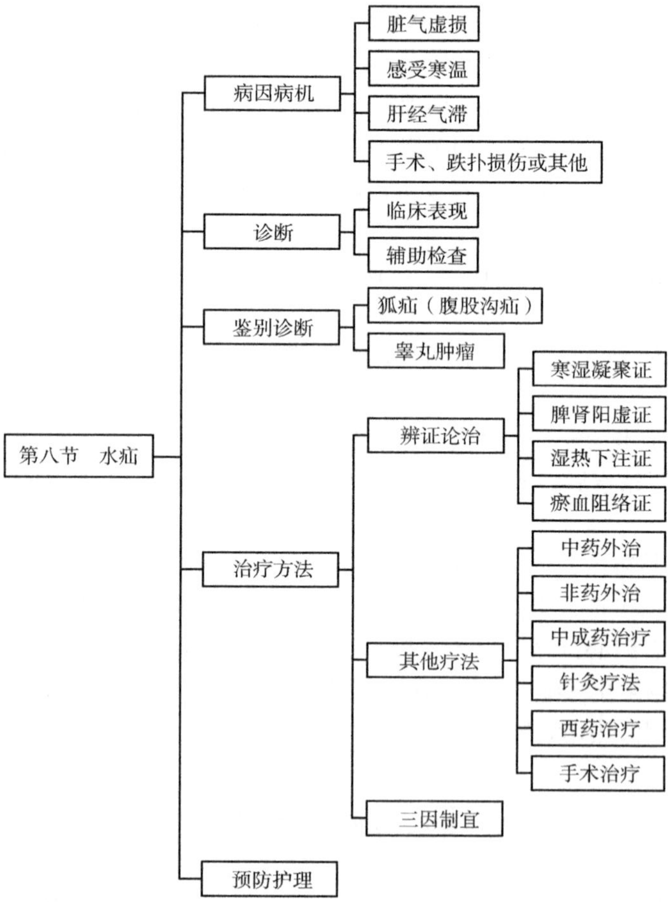

思考题

1. 如何认识水湿停聚于肾囊是水疝的基本病理变化？
2. 如何鉴别水疝与狐疝？
3. 水疝的治疗原则是什么？

第九节　血　疝

血疝是指因外力损伤引起的阴囊、或睾丸血液瘀积而致的坠胀肿痛，痛如针刺，可伴有放射痛，血肿早期触之柔软、晚期触之坚硬的疾病。历代文献中记载“血疝”病名的著作颇多，但概念未能统一，医家理解认识殊异。《外台秘要》曰：“脐下节痛，女人月事不时，名曰血疝。”其后，《儒门事亲》《疡医大全》等，均各有血疝论，但所指病证不一。就历代文献所述，大致可归为三类，一则体腔脏腑向外突出，并或有气痛之症状，如《疡医大全》曰：“血疝者，状如黄瓜，在于小腹两傍。”二则指前阴病证，如男女外生殖器之肿痛、阴囊、睾丸之肿胀疼痛等，或兼有腹部之牵引疼痛症状者，如《医方考》曰：“外肾因仆损而伤，睾丸偏大，时有疼痛者，中有死血，名曰血疝。”三则大多应为痈病，即“便毒”“骑马痈”之类，如《儒门事亲》曰：“夫便痈者，乃男子之疝也……言于不便处害之……便痈者，血疝也”。一、三皆非本节论述之病症，名同实异，应当区别。其临床特点是发病急，起病突然，前阴有明确的暴力外伤史、或局部手术创伤史，损伤外肾血络，导致血溢脉外，聚集而成血肿，以剧烈疼痛，可放射至腹部为主要表现。血疝多发于青少年，发病率暂无统计报道，相当于西医学之阴囊血肿、睾丸血肿、精索血肿等疾病，以前两者为多见。

一、病因病机

血疝多由外伤或手术创伤，损伤外肾血络，血溢脉外，聚集外肾所致。本病治疗及时，一般预后良好，但若睾丸破裂、损伤严重，又延误治疗时机，则易继发睾丸萎缩，对精子生成造成不利影响。

（1）跌仆损伤：骑跨跌扑，或撞击外伤，或打架斗殴，或动物咬伤，或工作疏忽等，损伤阴囊、睾丸等外肾，血络破损，血溢脉外，血不循经，停滞瘀积，以致外肾肿痛异常，形成包块成为血疝。《证治汇补》云：“血疝可因外伤引发。”

（2）手术创伤：绝育手术或疝修补术或精索静脉曲张手术及睾丸穿刺等前阴部位手术或侵入性检查时，操作不慎，止血不及，血出不止，停聚外肾不散，也可发为血疝，导致外肾肿大疼痛。

西医学认为，引起阴囊血肿、睾丸血肿最主要的发病因素为直接的暴力损伤，如踢伤、挤压伤、挫伤、捏挤伤、撞击伤等引起睾丸破裂，精索、附睾或阴茎血管损伤出血；或由泌尿系生殖道手术、或腹部其他邻近手术，术中止血不善，或术后出血所致；亦有少数为先天外生殖器部位血管发育畸形或其他外生殖器疾病，如血管瘤或重度精索静脉曲张自发破裂出血，睾丸肿瘤、阴茎白膜断裂或睾丸扭转继发出血等所致。

二、诊断与鉴别诊断

1. 诊断

（1）临床表现：局部有明确的外伤史或手术史。阴囊肿胀明显、压痛，皮肤紫暗或有瘀斑。

患者可自觉阴囊沉重胀痛或刺痛，或有下坠感。起初触之包块呈囊性，疼痛明显；久则血肿机化触之坚硬如石，并使阴囊壁增厚，此阶段局部症状不明显，压之有胀满不适感，疼痛不剧。

其发病时限、肿胀大小与损伤程度呈明显正相关，轻则出血量少，血肿形成缓慢，起病较缓；重则反之。疼痛强度则与暴力大小、伤及部位紧密相关，睾丸损伤，甚至破裂则睾丸肿大、疼痛剧烈、质硬拒按；只及精索、附睾等则疼痛较轻，局部皮肤青紫或有瘀斑。急性发作时，均可伴有不同程度的尿路疼痛或排尿困难、少腹拘急胀痛。

（2）辅助检查：阴囊透光试验；彩色多普勒阴囊、睾丸、附睾及精索超声有助于血肿的诊断和鉴别；局部穿刺，可抽出鲜血或暗褐色血液、血凝块明确诊断。若继发感染，可伴有发热、寒战等全身症状，血常规检查可明确有无感染。

2. 鉴别诊断

（1）水疝：即西医学之鞘膜积液，以一侧或两侧阴囊肿大、皮色如常，不红不热，无明显疼痛或有胀痛，按之有囊性感为特征。透光试验多为阳性，但当积液为血性、脓性、乳糜性或鞘膜增厚时可呈阴性。需结合病史，B 超等辅助检查鉴别。

（2）狐疝：阴囊内可有肿物，可回纳，咳嗽时有冲击感，无波动，透光试验阴性，听诊可闻及肠鸣音，触诊睾丸、附睾无异常。

（3）睾丸肿瘤：一般无疼痛，肿块逐渐增大，有明显沉重和下坠感，睾丸表面不平整，境界不清，质地坚硬。透光试验阴性，B 超示实性肿块，血流丰富，相关肿瘤指标异常。其可继发形成血疝。

三、治疗方法

1. 辨证论治

血疝的治疗应遵守“急则治其标，缓则治其本”的一般原则，以化瘀消肿为总则。急性期，出血尚未止住，当予以止血化瘀，消肿止痛，严重者应立即外科手术止血、引流处理；缓解期，当行气活血，化瘀消肿；“血不利则为水”，瘀久化热，或生水湿，当清热活血，利水消肿；病程日久，肿块坚硬如石，当活血化瘀，软坚散结。“痛则不通，通则不痛”，因此，无论急性期，还是缓解期均应兼顾化瘀止痛，酌加活血化瘀、化瘀止血、止痛之品。

（1）络损血溢证（急性期）

证候：暴力损伤，或起病突然；血肿及阴囊壁变硬之前；阴囊肿大坠胀疼痛，皮肤青紫或有瘀斑；或睾丸肿大，疼痛剧烈；或伴有恶心呕吐，发热，舌淡红或淡暗，有瘀斑瘀点，苔薄白，脉弦涩。

治法：止血化瘀，消肿止痛。

方药：十灰散合花蕊石散加减。常用药物：大蓟、小蓟、侧柏叶、茜草根、血余炭、大黄、牡丹皮、栀子、蒲黄、花蕊石、三七、延胡索、川楝子、乳香、没药等。

加减：出血较多者，蒲黄可易为蒲黄炭，加藕节炭、血余炭、棕榈炭止血化瘀；有瘀久化热趋势者，加蒲公英、金银花、黄柏、生地黄清热凉血；若身热不退，局部持续跳痛，为酿脓之征，加皂角刺、连翘、生黄芪；若出血已止，可去大蓟、小蓟、侧柏叶、血余炭等药，酌加当归、川芎、桃仁、红花等活血化瘀之品。

（2）瘀血内结证（缓解期）

证候：肿块形成或变硬，阴囊壁增厚。血肿纤维化，质地坚硬，疼痛不著；阴囊肿胀减轻，皮肤变厚，时有隐痛、坠胀不适。舌质紫暗或有瘀点瘀斑，脉涩。

治法：活血化瘀，软坚散结。

方药：复元活血汤合活络效灵丹加减。常用药物：当归、丹参、桃仁、红花、乳香、没药、大黄、穿山甲、柴胡、水蛭、牡蛎、川牛膝、刘寄奴、琥珀粉等。

加减：气虚明显者，加黄芪、党参等益气之品；气滞明显者，加桔梗、枳壳、郁金、柴胡等调理周身气机，疏肝理气之品；肿块周围潮湿者，加泽兰、益母草、车前子活血利水之品；血肿坚硬如石者，加生牡蛎、海藻、昆布、浙贝母、夏枯草等软坚散结之品；阴囊发凉者，加小茴香、肉桂、乌药等温经散寒通络之品。

2. 其他疗法

（1）药物外治：出血未止，用云南白药适量调醋外敷；出血止后，阴囊红肿发热，醋调如意金黄散外敷。

（2）中成药治疗：急性期：云南白药，每次1g，每日3次；活血止痛胶囊，每次3粒，每日2次。缓解期：血府逐瘀口服液，每次10ml，每日3次；桂枝茯苓丸，每次3粒，每日3次；大黄䗪虫丸，每次1丸，每日2次。

（3）推拿治疗：病程日久，无出血倾向者，可于每晚一手托住阴囊下方，一手按摩上方，指力由轻至重，能耐受为度，旋转按摩。睾丸扭转患者，早期可考虑在B超下手法复位，解除扭转。

（4）物理治疗：缓解期，血肿机化变硬，可酌情选用TDP治疗仪、超短波、频谱治疗仪、远红外线仪等手段辅助治疗。

（5）西药治疗：出血不止，可适当选用止血剂；急性期，疼痛剧烈者，可服用镇痛剂，如吲哚美辛片，首剂25～50mg，继之，每次25mg，每日3次；硫酸四氢帕马丁注射液，每次60mg，每日2次；利多卡因或普鲁卡因局部封闭治疗。

（6）手术治疗：出血量大，常规药物无法止血者，宜迅速切开引流、结扎止血；损伤轻者，可缝合裂伤的睾丸白膜并引流；睾丸破裂严重，无法结扎止血者，可考虑切除睾丸；或血块过大者，宜手术剥离；睾丸扭转，复位失败者，尽早手术复位；阴茎出血严重时，可切开结扎止血，合并阴茎白膜断裂者手术缝合白膜。

3. 三因制宜

血疝发病，急性起病就诊多，有明显的外伤或手术病史，病情差异可大可小，应动态评估病情，灵活调整治疗方案。对于车祸伤、或严重暴力引起的损伤，积极外科处理；对于生活中，运动、操作等不得当引起的轻微损伤，对症保守治疗，同时要加强宣教，提高防护意识。如发生与夫妻性生活有关，治疗时宜重在宣教性生活方法合宜，避免暴力、粗鲁，以免反复发生；如与骑跨伤、挤压伤、切割伤等与职业环境有关，需加强职业防护的宣教。

四、预防护理

（1）预防：认识血疝危害，加强防护意识；注意性生活姿势，避免蛮力、暴力，防止阴茎、睾丸撞击伤、挫裂伤、断裂伤等；防止跌扑、脚踢、骑跨、挤压等各种直接暴力伤害阴囊及睾丸；外生殖器或邻近腹部手术后，注意遵术后医嘱，卧床休息，防止继发出血；积极监测或治疗重度精索静脉曲张、前阴部血管瘤、睾丸肿瘤、睾丸扭转等原发病。

（2）护理：损伤急性期，血肿初步形成，应卧床休息；使用阴囊托压迫抬高阴囊，12小时内局部冰敷或湿毛巾冷敷；血肿严重时忌穿紧身内裤，以免加重出血。缓解期，出血已止者，可热敷，促进睾丸血肿的吸收。

血疝发病，一般多有明确外伤、手术创伤或相关高危疾病史。因外力损伤外肾血络，血溢脉外，聚集外肾所致。临床诊断重视体格检查，治疗应遵守“急则治其标，缓则治其本”的一般原则，以化瘀消肿为总则，注意血瘀的病理发展特点，分别采取“止血化瘀，消肿止痛”“行气活血，化瘀消肿”“清热活血，利水消肿”“活血化瘀，软坚散结”的治法。“痛则不通，通则不痛”，因此，无论急性期，还是缓解期均应兼顾化瘀止痛，随证酌加活血化瘀、化瘀止血、止痛之品，一般临床预后良好。

延伸学习

通过文献学习发现，血疝为病，临床最常见的相当于西医的睾丸损伤，根据致病原因分为开放性损伤、闭合性损伤、医源性损伤，常合并阴囊损伤或血肿，剧烈疼痛及明显的阴囊肿胀可对早期明确诊断造成困难，若延误诊治可能产生严重并发症，如睾丸萎缩、睾丸慢性疼痛、感染，甚至不育等。

思维导图

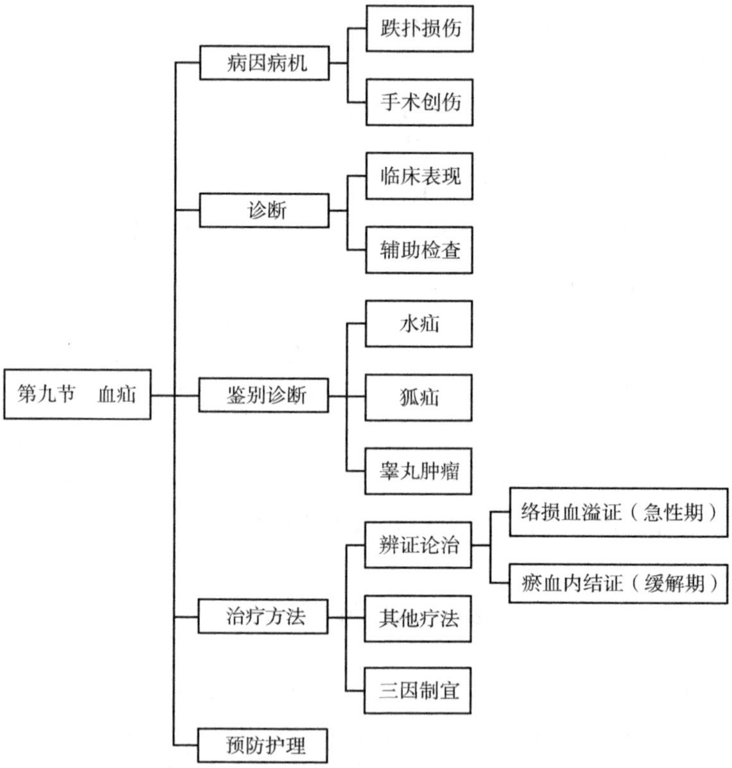

思考题

1. 古代相关中医文献中“血疝”论述所涉及病症的异同？
2. 发现和治疗血管先天畸形（血管瘤）、重度精索静脉曲张、睾丸肿瘤、睾丸扭转等原发疾病对血疝预防的意义？
3. 血疝急性期、缓解期治疗手段、治则的异同？

第十节　睾丸肿瘤

睾丸肿瘤是指发生于睾丸生殖细胞或其附属组织的肿瘤，现存古代中医文献中无睾丸肿瘤病名记载，根据中医学命名肿瘤的规律，将睾丸肿瘤称为“子岩”。睾丸肿瘤发病率较低，占全身肿瘤的1%，但在青壮年男性肿瘤患者中却处于突出地位，发病高峰年龄为25～34岁，20～39岁肿瘤发生率位居前列。睾丸肿瘤包括生殖细胞瘤和非生殖细胞瘤，前者占绝大多数，且大部分为恶性，预后差。生殖细胞瘤中95%源于精曲小管的生殖上皮细胞，按照病理可分为精原细胞瘤、胚胎癌、畸胎瘤、内胚窦瘤、卵黄囊瘤、绒毛膜癌、混合性生殖细胞瘤。非生殖细胞瘤来源于精索和间质，包括淋巴瘤、转移瘤、纤维瘤、平滑肌瘤、血管瘤、胚胎性横纹肌肉瘤等，临床很少见，其中多为良性。

一、病因病机

子岩病位在肾子，病因病机比较复杂，但总与肝、肾密切相关。年龄幼小者，其病多与先天禀赋不足，肾气亏虚相关；年龄较大者，多与房事过度、情志失调、外邪侵袭、外伤或体质衰弱相关。

（1）肾气不足：先天禀赋不足，肾气亏虚，肾子隐而不下，经脉壅滞，肝肾之阴不能下达，肾子失养，阴虚火旺，久而蕴热酿毒，发为子岩。

（2）阴虚火旺：房劳过度或浊毒内侵，耗伤肝肾阴液，相火旺盛，煎灼肾精，肾子失养萎缩，日久变生子岩。

（3）瘀毒互结：情志失调，肝气郁结，气滞血瘀，郁而化热酿毒，或湿热毒邪乘虚侵犯，邪毒循肝经下注肾子，发为本病。

（4）跌扑损伤：外伤或手术创伤，损伤肾子，瘀阻脉络，蕴久化热，瘀毒互结，变生子岩。

西医把睾丸肿瘤分为原发性和继发性两大类，其中原发性者可分为生殖细胞瘤和非生殖细胞瘤。其发病原因尚不明确，多数学者认为隐睾和睾丸下降不全是其发病的重要危险因素。此外，遗传、生活环境恶化、损伤、感染及内分泌紊乱等都有可能与睾丸肿瘤的发生相关。

二、诊断与鉴别诊断

1. 诊断

（1）临床表现：睾丸肿瘤起病具有隐匿性，多无明显不适症状。大多是在洗澡或无意间发现睾丸不明肿块，或睾丸肿瘤发生转移后出现如急性腹痛、肝区疼痛、视力障碍、胸痛咳嗽等并发症时才就诊。本病发病时，一般可见睾丸肿大，无明显压痛，表面光整，后期凹凸不平，弹性消失，质地较硬，甚则坚硬如石，失去正常的韧性与弹性，睾丸重量增加，手托起有明显沉重感。透光试验阴性，无波动感。

（2）辅助检查：实验室检查：肿瘤标志物检查，如人绒毛膜促性腺激素β（β-HCG）、甲胎蛋白（AFP）、胎盘型碱性磷酸酶（PLAP）；影像学检查：彩色多普勒超声、MRI、CT和放射性核素扫描。

2. 鉴别诊断

（1）子痈：发生于肾子的非特异性感染性疾病，急性期一侧或双侧肾子红肿疼痛明显，可牵涉少腹，伴有发热寒战等全身症状。血常规可见白细胞总数升高或中性粒细胞增加，临床应用抗生素治疗有效。必要时，可通过彩色多普勒超声检查鉴别。

（2）血疝：是指因外力损伤引起的阴囊或睾丸的坠胀肿痛，痛如针刺，可伴有放射痛，早期触之柔软、晚期触之可呈坚硬的疾病，有明确外伤史或手术史。

（3）狐疝：阴囊内可有肿物，可回纳，咳嗽时有冲击感，无波动，透光试验阴性，听诊可闻及肠鸣音，触诊睾丸、附睾无异常。

（4）精液囊肿：多发生于附睾含有精子的囊肿，多在附睾头部，触诊时多呈囊性，多无症状，可有阴囊坠胀隐痛，病程较长，发展缓慢；穿刺取腔内积液，可发现精子；较大的可见透光试验阳性。彩超可明确鉴别。

三、治疗方法

1. 辨证论治

子岩，早期多为实证，中期多为虚实夹杂，后期多为本虚标实为主。本病治疗以“祛邪扶正”为原则。早期以解毒化瘀散结为大法，中期以解毒养阴散结为主，后期宜补益气血散结为主。

（1）肝经郁热证

证候：平素情绪抑郁或烦躁易怒，睾丸肿胀疼痛，伴胁肋或少腹窜痛，逢情志不畅或恼怒时加重，心烦失眠，口干口苦，舌边尖红，苔薄黄或黄腻，脉弦滑。

治法：清泄肝热，解毒散结。

方药：龙胆泻肝汤加减。常用药物：龙胆草、黄芩、栀子、柴胡、泽泻、木通、车前子、生地黄、当归、夏枯草、海藻、昆布等。

加减：疼痛明显者，加徐长卿、青皮；心烦失眠者，加丹参、莲子心；腹胀便秘者，加枳壳、厚朴、大黄、芒硝。

（2）瘀毒互结证

证候：睾丸疼痛不适，质地较为坚硬，可有坠胀不适，手托起阴囊有明显沉重感，小便黄赤，大便干结，余无明显不适，舌红苔黄或伴有瘀点，脉弦或涩。多见于睾丸肿瘤早期。

治法：清热解毒，化瘀散结。

方药：血府逐瘀汤加减。常用药物：桃仁、红花、当归、生地黄、川芎、赤芍、川牛膝、桔梗、枳壳、柴胡、生甘草、酒大黄、半枝莲、白花蛇舌草、穿山甲、山慈菇、马鞭草等。

加减：口干口渴者，加天花粉、石斛养阴清热；血瘀明显者，加三棱、莪术破血行气。

（3）阴虚毒聚证

证候：睾丸肿大，疼痛剧烈，阴囊皮肤可见暗红或有溃疡形成，有腰酸腿软，头晕耳鸣，潮热盗汗，口干口渴，小便黄，大便或正常或干结，舌红少苔，脉细数。

治法：养阴清热，解毒散结。

方药：知柏地黄汤加减。常用药物：知母、黄柏、生地黄、山药、山茱萸、茯苓、泽泻、牡丹皮、半枝莲、山慈菇、皂角刺、重楼等。

加减：虚热盗汗明显者，加地骨皮、黄芩、糯稻根清退虚热止汗；腰酸痛明显者，加杜仲、川续断强腰壮骨；疼痛较重者，加川楝子、延胡索清热止痛或蒲黄、五灵脂化瘀止痛。

（4）气血两虚证

证候：睾丸肿大坚硬，表面凹凸不平，多合并全身转移灶症状，形体消瘦，面色苍白，神疲倦怠，少气懒言，心慌头晕，舌淡红或淡白，苔薄白，脉沉或细弱。

治法：益气养血，解毒散结。

方药：八珍汤加减。常用药物：黄芪、当归、党参、茯苓、白术、生地黄、熟地黄、白芍、川芎、炙甘草、龙眼肉、远志、鳖甲、白花蛇舌草、半枝莲、山慈菇等。

加减：偏阳虚者，加肉桂、巴戟天补肾壮阳；疼痛明显者，加醋延胡索、荔枝核；脾胃虚寒者，酌减白花蛇舌草、半枝莲、山慈菇等用量，或加服理中丸温中健脾；食少纳差者，加炒麦芽、炒谷芽、焦神曲开胃消食；心悸者，加酸枣仁、柏子仁。

2. 其他疗法

（1）心理治疗：心理状态对睾丸肿瘤患者病情进展、疗效有着不可忽视的作用。由于睾丸肿瘤，多发生于青壮年，残酷的现实对患者及家属的打击巨大，易产生悲观消极情绪，所以一定要做好本病的心理疏导，让患者尽量保持良好的心态，积极配合治疗。

（2）药物外治：睾丸红肿热痛者，用如意金黄散，葱汤同蜜调敷，温热红肿甚者，绿茶水同蜜调敷。

（3）中成药治疗：阴虚火旺证，用知柏地黄丸，每次 8 粒，每日 3 次；热毒明显者，用西黄丸，每次 9g，每日 2 次；气血两虚证，用贞芪扶正胶囊，每次 4 粒，每日 2 次；疼痛显著者，用活络效灵丹，每次 0.5g，每日 3 次；放疗或化疗后白细胞计数下降者，用地榆升白片，每次 3 粒，每日 3 次。

（4）西药治疗：主要是化学治疗和止痛治疗。临床目前常用的化疗药物主要有依托泊苷、博来霉素、环磷酰胺、顺铂、紫杉醇或长春新碱等。临床根据睾丸肿瘤的病理类型及分期，采取相应的化疗治疗方案。疼痛剧烈，可选用相应镇痛药物。

（5）放射治疗：绒毛膜上皮癌对放射线不敏感，胚胎瘤和恶性畸胎瘤敏感性较低，精原细胞瘤对放射线最为敏感。

（6）手术治疗：是睾丸肿瘤的首选治疗手段。一旦明确诊断，首先实行根治性睾丸切除术，并结合肿瘤性质，判断是否需要做腹膜后淋巴结清扫。

3. 三因制宜

睾丸肿瘤几乎都是恶性，具体治疗方案需要根据病理类型和分期决定，以手术、化疗、放疗为主，配合以中医药治疗，降低毒副反应，延长患者生存时间，改善生活质量，降低复发率。因睾丸肿瘤多是青年发病，存在诸多有生育要求的情况，需要权衡利弊制定治疗方案，以及充分利用人类精子库作用，手术或放化疗前行生育力保存。对于存在严重心理问题的患者，要通过言语开导、药物治疗改善不良心理情绪对疾病的负面影响，注重患者精神心理建设，必要时联合精神心理科共同管理。

四、预防护理

（1）预防：加强睾丸肿瘤知识的宣传和普及，尽早手术治疗隐睾或睾丸下降不全；增强睾丸防护意识，避免外伤和放射线的影响；坚持体检，早期发现，早期治疗；睾丸萎缩或肿块要密切观察，定期检查，明确性质；养成良好的生活习惯，戒烟，限酒，少熬夜；适度锻炼，增强体质，性生活规律。

（2）护理：重视情志、饮食及运动养生，树立战胜病魔的信心，积极勇敢面对，注意营养，加强抗病能力；注意局部清洁卫生；重视整体，遵循个体差异，选用科学合理的治疗方案，尽可能降低不良反应；密切关注病情变化，及时调整治疗方案，加强支持治疗。

睾丸肿瘤病位在肾子，病因病机比较复杂，但总与肝、肾密切相关，先天禀赋不足，睾丸下降不全是发病的重要因素。本病早期多为实证，中期多为虚实夹杂，后期多以本虚标实为主。治疗以“祛邪扶正”为原则，早期以解毒化瘀散结为大法，中期以解毒养阴散结为主，后期宜补益气血散结为主。运用中医理论进行辨证论治，在不同阶段，采用中西医结合适宜的方法，从而减少不良反应，提高临床疗效。

延伸学习

睾丸肿瘤的发病原因目前尚不十分清楚，根据流行病学分析有多种危险因素。其中先天因素有隐睾或睾丸未降、家族遗传因素、Klinefelter 综合征、睾丸女性化综合征、多乳症以及雌激素分泌过量等。后天因素一般认为与损伤、感染、职业和环境因素、营养因素以及母亲在妊娠期应用外源性雌激素过多有关。

思维导图

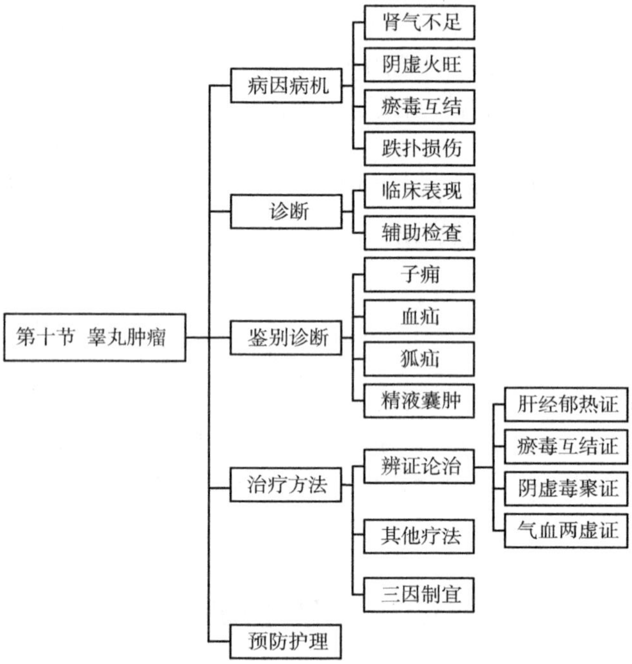

思考题

1. 简述体检在预防和早期发现睾丸肿瘤中对临床诊疗的意义。
2. 调畅情绪，重视心理治疗对疾病转归和预后有何意义？
3. 简述睾丸肿瘤的诊断要点和治疗措施。

第十五章 房中疾病

第一节 概 论

一、源 流

房中病，又称房事性疾病，是由房事引起或因房事加重的疾病，是古代房中术研究的相关内容。我国古代医家对房事的研究是系统的，不但对男女房事从各方面进行研究，而且对因房事引起的各种疾病也进行防治性探讨。古代房中术研究者认为，只要房事有规律而适度，不但不会伤身，反而有利于健康和养生；同时对男女房事如何进行才能符合性心理和性生理的需求也有深刻的认识。

至于因房事而引起的疾病，历代中医古籍中也有论述，如色厥、交感脱精、房劳胸胁痛、夹阴中寒、房劳蓄血、房劳咳嗽、房劳复等。

一个较长历史时期以来，由于种种原因，中医性医学的房中术研究者日渐减少，对房中病的研究未能系统深入。近年来随着中医男科学术的振兴，房中病也日益受到重视。

随着社会的发展，人们生活水平的提高，思想观念的进步，人们对自己的健康也越来越重视，不仅要求身体无病，而且还追求身心上的各种满足，其中就包括了对性心理和性生理的满足，并且想了解如何预防和治疗因房事而引起的各种疾病。

二、概 念

中医把男女性交称为“房事”或“同房”。房中病，也称为房事异常性疾病，是由房事引起的、在房事中或房事后产生的身体不适感或病理现象。从广义上讲，房中病包括由于同房而引起的疾病和原来尚未痊愈因房事而加重的疾病；从狭义上讲，指原没有疾病，因房事而引起的各种疾病，即本章所论述的内容。房中病男女都有，但一般来讲，在房事中，男方消耗的体力、精力大多都比女方大，因此，房中病多见于男性或独见于男性。房中病的种类很多，如色厥、房劳伤寒、房劳泄泻、房劳胁痛、房劳咳嗽、同房恐异病、房劳头痛、房劳少腹痛、阴阳易、房劳眩晕、房劳目痛、房劳耳痛、房劳腹痛、房劳腰痛、房劳茎痛、房劳子痛、房劳湿疹、房劳尿血、房劳痉病、房劳失语、房劳复、房劳疸、房劳蓄血等，但根据目前的文献记载和临床所见，本章仅对前八种进行阐述。

三、病因病机

中医认为，阳物之举，必赖心火温煦、肾气充沛、肝气舒畅、脾气旺盛，如果其中一脏功能失调，则阴茎不能勃起而难行房事。若房事过度，损伤各脏，则会引发疾病。房中病的发生，主要是劳伤肝肾，另与心脾及任督二脉也有关系。

房中病临床表现各异，很难明确得出一个共同的病因，房事只是某一病症出现的诱因。目前西医对房中病尚无明确论述。

四、辨证要点

房中病主要是由精伤或阴器损伤所致，以精伤为著，故临床绝大多数表现为一派虚象或虚寒象，即使表现为实象，也多为本虚标实之证。对于房中病的诊断，需要详细搜集病史，只要是患者在房事前无病，在房事后发生疾病，即可做出诊断。但很多房中病患者初诊时常隐瞒病史。因此，在临床考虑可能是此类疾病时，要与患者建立良好的医患关系，赢得患者的信赖，从而获得翔实的病史资料。

五、治疗原则

房中病的治疗原则，是根据具体病情病证结合论治，以补益为主。临床常采用补肾、健脾、疏肝、宁心的方法以治本，再根据病情，佐以相应的治法。在对房中病的治疗过程中，忌用攻伐、破血、消导之剂，以免犯“虚虚”之戒，即使标证需用上述之剂，也只可稍予轻剂为佐。

六、预防措施

房中病的发生，大多是因为性知识匮乏，忽视了一些应该注意的房事问题，在不该同房时同房，或房事过于频繁。做好婚前检查和性教育，可减少或避免房中病的发生。房中病预防，一般应从以下几方面进行。

（1）婚前检查：了解体质情况，确定婚后性生活的频率。身体较弱者，婚后性生活不可过于频繁，同房时不要过于激烈。

（2）节制房事：不要连续多次行房，第一次行房后身体已经处于疲乏状态，若不节制性欲连续多次行房，可能会引发房中病。性生活要适度且有规律，要根据个人体质情况来确定房事的频度，以房事后无头晕、腰酸、乏力等不适为度。

（3）新婚房事：新婚之夜最好不要重复同房。新婚前后必然操劳，精力体力支出过多，加之新婚之夜紧张兴奋，若多次行房，会对身体造成危害。

（4）房事环境

1）同房环境适宜，寒冷、潮湿、当风处不宜行房事，行房出汗时应注意保暖，行房后勿贪凉饮冷或洗冷水澡。

2）同房环境私密，避免外界因素干扰导致精神多处于高度紧张状态，时时担心被人发现而惊恐极可能引发房中病。

（5）身体状态：凡过度饥饱、过度疲乏、剧烈情绪波动、大病初愈及醉酒之时，都不宜行房事。

（6）旧病新疾：旧病未愈、新病初染或大病初愈都应视情况禁忌房事。患病后身体正气虚弱，且邪气缠身，为更好地治疗和调护，故而不宜行房事。

（7）房事卫生：注意清洁性器，积极治疗阴部感染性疾病，可以预防房事茎痛、房事湿疹等。

思维导图

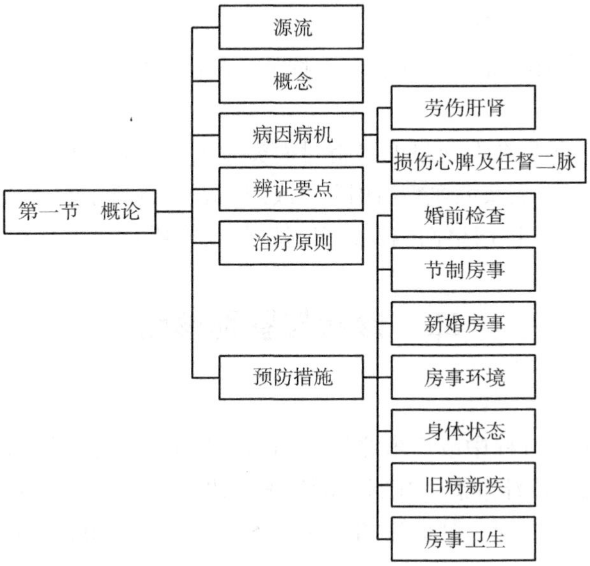

思考题

什么是房中病？如何预防？

第二节　色　厥

色厥，也称色脱、房事昏厥，俗称“上马风”或“下马风”，是指在性交时或性交后突然昏厥的疾病，以突然昏倒、不省人事、四肢厥冷为主要表现，常伴小腹掣痛、呼吸急促、冷汗淋漓等症状。轻者昏厥时间较短，醒后无后遗症状，重者一厥不复而致死亡。

本病可归属于中医“厥证”范畴。关于厥证，早在《内经》中就有描述。《伤寒论·厥阴病》指出厥证的基本病机为“阴阳气不相顺接”。至明代，对房事致厥的认识才逐步深入。王肯堂《证治准绳》云：“得热厥之由，则为人必数醉，若饱以入房，气聚于脾中，肾气有衰，阳气独胜”，指出热厥与房事损精、阴虚阳亢有关。《景岳全书·厥逆》指出“色厥之证有二：一曰暴脱，一曰动血也”。《类证治裁·厥症》曰：“色厥乃纵欲竭情，精脱于下，气脱于上。独参汤。”

本病相当于西医学晕厥、休克。

一、病因病机

色厥的病因病机比较复杂，病变所属脏腑主要在肝、肾，涉及心、脾。主要病因为体虚劳倦、肾精暴脱、情志内伤。房事纵欲，肾精暴脱，气血逆乱，气血阴阳不相顺接而致昏厥为主要病理机转。其病机可归纳为以下三个方面：

（1）肾精暴脱、气随精脱：素体虚弱，或久病致虚，因恣情纵欲致肾精大泄，气随精脱，气脱则神散，神散则昏不识人。

（2）欲火上炎、血随气逆：素体阴虚，肝阳偏亢，若纵欲房事，阴津亏耗，相火妄动，肝气上逆，血随气升，气血逆乱于上，发生色厥。

（3）情志不遂、气机郁闭：情志不畅，肝气抑郁，或怫逆恼怒，或欲不遂愿而气血并走于上，以致阴阳不相顺接而发为厥。

西医学认为，本病主要是在性交过度兴奋时而突发的一种可逆的、一过性的意识丧失及末梢循环障碍，大多由脑缺血、缺氧及低血糖所引起。或因患者素有严重的器质性病变，如原有心绞痛、心肌梗死、高血压病等病史，因房事而诱发，引起昏厥或猝死。

二、诊断与鉴别诊断

1. 诊断

（1）临床表现：在房事过程中或房事之后，临床表现为突然昏倒、不省人事、四肢厥冷，可伴有小腹掣痛、呼吸急促、冷汗淋漓等症状，醒后无失语、瘫痪等后遗症。

（2）辅助检查：血压、血糖、脑血流图、脑电图、脑干诱发电位、心电图、颅脑磁共振等检查有助于明确诊断。

2. 鉴别诊断

造成昏厥的病因较多，但色厥主要应与眩晕、痫证、中风相鉴别。

（1）与眩晕鉴别：眩晕的头晕目眩、四肢厥冷与本病相似，需要鉴别，但眩晕无突然昏厥、不省人事，而且其发作多与房事无关。

（2）与痫证鉴别：痫证突然昏倒、不省人事与本病相似，但痫证常有先天因素，且伴有号叫、抽搐、口吐涎沫、两目上视、小便失禁等症状，发病多与房事无关。

（3）与中风鉴别：中风的突然昏厥与本病相似，但中风以老年人为多见，且神昏时间较长，苏醒后有偏瘫、言语不利、口眼㖞斜等后遗症，色厥醒后如常人。中风发病多与房事无关。

三、治疗方法

1. 辨证论治

本病发病与房事有关，临证遇到厥证时要辨明诱因。色厥有虚实之分。虚证以面色苍白、四肢厥逆、大汗淋漓、脉微欲绝为主症；实证以四肢厥逆、脉实有力为主要依据。

本病为急证，应以及时救治为要，以急则治标为则，“待其势定，然后因证酌治之”，即厥回势定之后，再视其转归，辨证论治。

（1）精泄气脱证

证候：房事过程中或房事后，突然昏倒，面色苍白，四肢厥冷，冷汗淋漓，呼吸短促，脉细无力或浮大散乱。

治法：益气回阳固脱。

方药：生脉注射液、参附注射液、独参汤加减。首先急用生脉注射液或参附注射液静脉推注或滴注，补气摄津醒神。苏醒后可用独参汤加减大补元气。

加减：厥逆较重，脉微欲绝者，加附子、炮姜；汗出多者，加黄芪、白术、煅龙骨、煅牡蛎；

心悸不宁者，加远志、酸枣仁、五味子等。本证亦有反复发作的倾向，平素可服用香砂六君丸、归脾丸等益气养血。

（2）血随气逆证

证候：房事过程中或房事后，突然昏倒，面色潮红，甚至流鼻血，舌红少苔，脉细数。

治法：益阴潜阳，平冲降火。

方药：知柏地黄汤合天麻钩藤饮加味。常用药物：知母、黄柏、地黄、山药、山萸肉、泽泻、茯苓、牡丹皮、天麻、钩藤、石决明等。

加减：昏迷不醒者可吞服安宫牛黄丸；流鼻血者加地骨皮、白茅根；四肢抽搐者，加代赭石、龙骨、牡蛎；急躁易怒者，加菊花、龙胆草。

（3）气郁内闭证

证候：有情绪抑郁或怫逆恼怒等诱因，房事过程中或房事后突然昏倒，四肢强直，两拳紧握，口唇青紫，脉沉弦或结代。

治法：顺气开窍，疏肝解郁。

方药：通关散合五磨饮子加味。先取前方少许吹鼻取嚏，促其苏醒，再以后方开郁畅中，降气调肝。常用药物：木香、沉香、槟榔、枳实、台乌药等。

加减：若肝阳偏亢，头晕而痛，面赤燥扰者，可加钩藤、石决明等；若兼有喉中痰鸣，痰壅气塞者，可加胆南星、贝母、橘红、竹沥等；若醒后心神不宁者，加茯神、远志、酸枣仁等。因本证常有明显情志因素，平素可服用四逆散、柴胡疏肝散、逍遥丸之类疏肝解郁。

2. 其他疗法

（1）针灸治疗：强刺激水沟、长强、神阙、关元、百会、十宣穴等，使之痛醒为度。

（2）汤药灌喂：若牙关紧闭，昏不知人，取麝香 1g，温开水调和，撬开牙关将药灌下，然后含服 3 片人参。

（3）西医治疗：发作时采取头低脚高仰卧位，松解衣物，打开门窗，注意防寒；对症处理：呼吸困难者给予吸氧或呼吸兴奋剂；血压低时酌情使用升压药；心动过缓时可应用阿托品；呼吸、心搏骤停者，立即行人工心肺复苏；积极寻找病因，病情稳定后积极治疗原发病。

3. 三因制宜

本病发病较急，一旦发病应及时救治，如果其既往有慢性疾病，治疗时宜积极治疗原发疾病，如平素体弱多病者，在日后行房不可过于频繁和强烈。如果其发生因性交时过度兴奋引起短暂性大脑功能失调，病情稳定后可加安神的中药，如龙骨、牡蛎；如其发生与过度疲劳、酗酒、大病初愈等因素有关，应叮嘱患者不宜行房；若发生在夫妻关系不和、大怒之时，应及时停止行房；如其发生与天气炎热或居住燥热之地等环境因素有关，行房后易大汗伤阳，后期调护可加滋阴增液之品。该病发生后患者在日后行房中往往会产生紧张、恐惧等不良情绪，治疗调护时要重视运用语言、心理辅导等手段消除不良情志对疾病的负面影响。

四、预防护理

（1）预防：房事有节，切忌恣情纵欲，注意保精全神；保持心情舒畅，不可郁怒伤肝；积极治疗原发疾病，适度锻炼，增强体质。

（2）护理：病后 1 个月内禁行房事，饮食清淡，严禁烟酒及辛辣香燥之品。

色厥是一种急性病症，以在房事过程中或房事后突然昏倒，不省人事，四肢厥冷为主要表现，常伴小腹掣痛、呼吸急促、冷汗淋漓等症状。轻者短时间内即可苏醒，重者一厥不醒，甚至死亡。色厥的主要病机为肾精暴脱、气随精脱，欲火上炎、血随火逆，情志不遂、气机郁闭。色厥为危急重症，当及时救治为要，醒神回厥是主要的治疗原则，必要时采取中西医结合治疗。苏醒之后，按病情的不同辨证治疗。

延伸学习

通过流行病学研究发现色厥是一种临床罕见病症。精随气脱、火衰阳脱、肝阳偏亢、过喜伤心、肝郁气实是贯穿于色厥始终的基本病理变化。此病多发于中老年男子，人到中年后精气会日渐衰减，一旦纵欲过度就会使精竭于下，气脱于上，发生厥证，出现不省人事、四肢厥冷、气喘大汗等症状，甚则阴阳离绝而亡。厥证是中医学中的一个急危重症，相当于西医中的休克。色厥则是性交时或性交后出现突然昏厥。宋书功《古代房中术里的养生秘诀》之“饱食过度，房室劳损；大醉入房，气竭肝伤。燃烛行房，终身之忌；忿怒中尽力房室，精虚气竭，发为痈疽。恐惧中入房，阴阳偏虚，自汗盗汗，积而成劳；远行疲乏入房，为五劳虚损。”深化了中医对色厥病因病机的认识。

思维导图

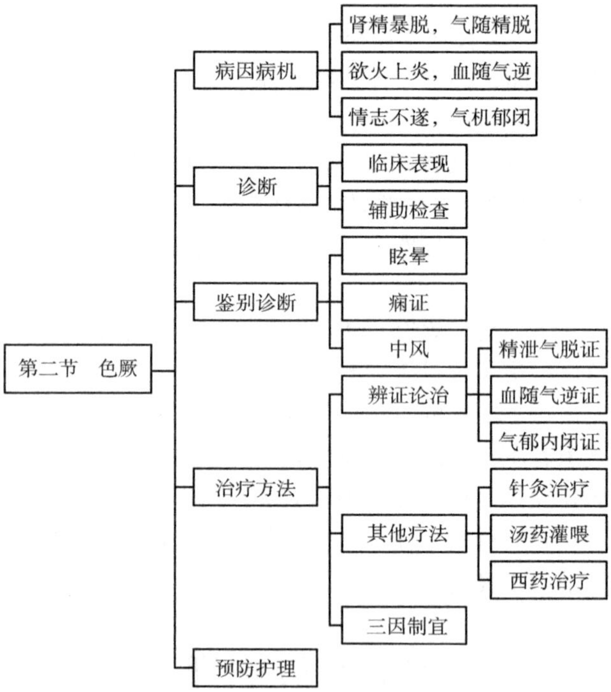

思考题

1. 如何诊断色厥？
2. 色厥的病因病机是什么？
3. 色厥如何辨证论治？

第三节 房劳伤寒

房劳伤寒，又称房事伤寒、夹阴中寒、夹阴伤寒、夹色伤寒，是指因房劳伤肾，外受寒邪引起的恶寒发热、头晕头痛、全身痛、疲乏无力等为特征的疾病。本病多见于素体虚弱、房事感寒者，也有寒从热化，或感受热邪者。

本病见于明代肖京《轩岐救正论》，该书指出“犯色因而冲寒，冒风，啖冷，为房劳伤寒”。《伤寒全生集》称之为“夹阴中寒”或“夹阴伤寒”，谓：“又有脉沉，足冷，面青，小腹绞痛无热者，此皆夹阴中寒也”“若脉沉足冷，面赤微热，此皆夹阴伤寒也”。清代叶天士曰：“房劳而患客邪，不过比常较胜，未必便是阴病。近代名贤，讹传阴症，伤人实多，为推原其故，盖病人缘房事后，自虑其虚，医者即不问所因，但知迎合为务，误温误补。”此后，清代俞根初在《重订通俗伤寒论》则有专门的章节论述，如“夹阴伤寒”节说：“房劳伤精而后骤感风寒，或夏月行房后，恣意乘凉，触犯风露。”

一、病因病机

房劳伤寒主要是由于房事伤精，正气一时亏耗，外邪乘虚而入，或使原感外邪滞留不去而发病。外邪侵入人体后，多中在太阳经；但肾气亏乏，邪多入里。因此，本病主要是外邪留滞太阳少阴二经不去。

（1）房事汗出当风：房事不避风寒，汗出腠理空虚，此时若感受风寒，邪气乘虚侵入机体发病。或房事后如厕，因一时正虚而骤感风寒引起本病的发生。或夏月行房后，恣意乘凉，触犯风露，也能引起本病。

（2）房事后贪凉饮冷：房事后津液丢失，口干唇燥，汗出身热，腠理疏松，毛孔开发，此时若贪凉饮冷，则风寒之邪乘虚而入，直中少阴肾经而病。

（3）感邪后行房事：劳倦伤暑，或感受轻微风寒等，尚未发病，但不知将息而恣意行房，更伤元气，元气亏损，无力抗邪外出，原感之邪留恋不去而发病。

（4）劳倦后行房：受寒终日忙碌，身体疲惫，劳倦气虚，入夜不节制而继行房事，复伤正气，风寒之邪更易入侵而病。

西医学无相应的疾病，多认为本病与普通感冒相同。但从整个疾病的发展过程来看，可能是性交导致机体免疫力暂时低下，对寒冷等刺激的敏感性增强所致。

二、诊断与鉴别诊断

1. 诊断

（1）临床表现：本病多发生在寒冷季节、炎热之时及疲劳后行房时。在房事后出现头晕头痛，畏寒怕冷，流涕，全身酸楚不适或疼痛，少腹拘急不适牵引外肾，前阴冷湿不温，或龟头有内抽感，甚或身热面赤，烦躁不安，或昏沉不省常伴有头晕、心悸、精神不振、夜寐不安、胆怯多疑等症状。

（2）辅助检查：本病通常可作血白细胞计数及分类检查，白细胞计数及中性粒细胞比例大多无明显增高，但部分患者可见白细胞总数及中性粒细胞降低或者异常升高。

2. 鉴别诊断

与一般感冒鉴别：两者都有感冒症状，病情较轻，全身症状不重，少有传变。一般感冒发病与房事无关。

三、治 疗 方 法

1. 辨证论治

房劳伤寒因房事而发，临证需问清病因。其病内因少阴不足，外因表邪内侵，其临床表现多本虚标实。传统医学认为房劳伤寒多以感寒为主，治法上多以温阳祛寒为主。但须知本病非皆由寒邪独犯，有热者，亦当滋阴清热治疗。因此虽言病为伤寒，但也有外感热证出现者，临证时宜加详察。

（1）太少两感证

证候：房事后感头痛，头昏，头重不举；恶风畏寒，发热，周身酸楚不适；少腹拘急疼痛，外阴抽痛冰冷，或阴囊汗出，困倦嗜卧；舌淡苔薄白，脉浮而弱。

治法：解表散寒，温阳益气。

方药：桂枝加附子汤加味或麻辛附子玉屏汤加减。常用药物：桂枝、芍药、炙甘草、生姜、大枣、附子、防风、黄芪、白术。

加减：病邪入里化燥，唇焦口燥，小便短赤者，加栀子、黄柏；咽痛干涩者，加玄参、麦冬；咳嗽者，加款冬花、紫菀；阴茎抽痛不适者，加牛膝、木通；眼角干涩、多眵，步履飘浮，骨蒸潮热者，加地骨皮、银柴胡；头晕目眩、干呕、吐涎沫者，加吴茱萸、法半夏。

（2）阴盛格阳证

证候：房事后恶寒发热，头身疼痛不适；自汗出，四肢厥冷，外阴冷湿；烦躁不安，口燥面赤，或见鼻衄，咯血；舌淡苔薄白，脉细无力。

治法：破阴回阳，宣通上下。

方药：白通加猪胆汁汤加减。常用药物：葱白、干姜、附子、猪胆汁、桂枝、大枣。

加减：汗出较多者，加龙骨、牡蛎、黄芪；鼻衄、咯血者，加侧柏叶、仙鹤草、童便。

（3）少阴虚热证

证候：房事后恶寒发热，汗出，口干咽燥；少腹灼热，小便短赤；舌红少津，舌苔薄黄，脉浮细数。

治法：滋阴除热，兼解表邪。

方药：知柏地黄汤加味。常用药物：熟地黄、山药、山茱萸、茯苓、泽泻、牡丹皮、黄芪、防风、生地黄、黄柏、天冬。

加减：阴虚明显者，加白薇、地骨皮；炎夏兼感暑湿，头重，身困者，加石斛、藿香、佩兰。

2. 其他疗法

（1）中成药治疗：表虚不固者，用玉屏风散，早中晚各 1 袋，开水冲服；阴虚火旺者，用知柏地黄丸，早晚各 1 丸，盐水送下；阴虚内热、低热不退者，用青蒿鳖甲片，早中晚各 3 片，温开水送下；肾阳虚衰者，用桂附地黄丸，早晚各 1 丸，盐汤送下。

（2）针灸疗法耳针：选耳尖穴、肺穴、气管穴，针刺激双耳，强刺激，留针每次 10 ～ 15 分钟；皮肤针：对发热汗出不畅、项背疼痛者，沿督脉、膀胱经用皮肤针叩刺，之后再走罐 3 次。

3. 三因制宜

本病因房事而发，临证需鉴别病因，若患者既往阳虚体弱，行房后汗出外感伤寒，治宜表里兼顾，温经散寒，并嘱在日后行房不可过于频繁和强烈。若外感未愈或初愈、疲劳困倦之时勿行房事。如果其发生与房事后贪食生冷刺激食物有关，治疗在温经散寒同时可稍加吴茱萸、干姜等中药加以调摄。如其发生与长期久居寒湿之地或寒冷气候有关，平素应注意房事时保暖、避风寒湿之邪，治疗应稍加附子、独活等散寒温通除湿之品。

四、预防护理

（1）预防：大病初愈，当节房事，以防复损正气，慎防寒邪乘虚而入；房事后，不可继以远行过度，饮冷贪凉，淋雨涉水，以避风寒邪气；过度劳累，正气伤损，疲乏时不可即日行房，以防更伤正气，感寒而病；严冬酷暑之季，不可频于房事，以免寒热之中失精伤肾，触感寒暑而病；久病正虚之体，应慎节房事，锻炼适宜，以防复损元精而病。

（2）护理：本病因房事而发，房事时应避风寒、注意保暖。平时亦当节制房事，积极锻炼身体，增强抗病能力。若治疗好转后宜当少劳多息，忌食酸涩生冷食物及烟酒。

本病多由于房事伤精，正气一时亏耗，外邪乘虚而入，或使原感外邪滞留不去而发病。其病因在内多为少阴不足，在外为表邪内侵，临床表现以本虚标实为主。其病系由房劳伤肾，寒邪内侵所致，治以表里兼顾，温阳散寒为原则。有热象者，亦当坚阴除热，切忌滥用辛凉苦寒之剂。

延伸学习

房劳伤寒是指房室不节，色慾过度，耗伤精气而致的一种疾病，在祖国医学的病因学上占有相当重要的地位。历代各家名著中均有记载。陈石认为房劳患感系指房事后外感风寒，民间多称之为“阴症”。诊断夹阴伤寒的原则首先是指邪入少阴，不论是直中还是太少合病，寒化热化虽有不同，但邪入少阴是必具的。廖家兴认为房劳伤寒是指房劳之后患伤寒或伤寒病中犯房劳而得，临床上多指夹阴伤寒，是房劳中较为危重的一个症候。此病与中医学中感冒症状颇为相似，全身症状不重，少有传变。正气亏耗，外邪乘虚而入是贯穿于此病的基本病机。

思维导图

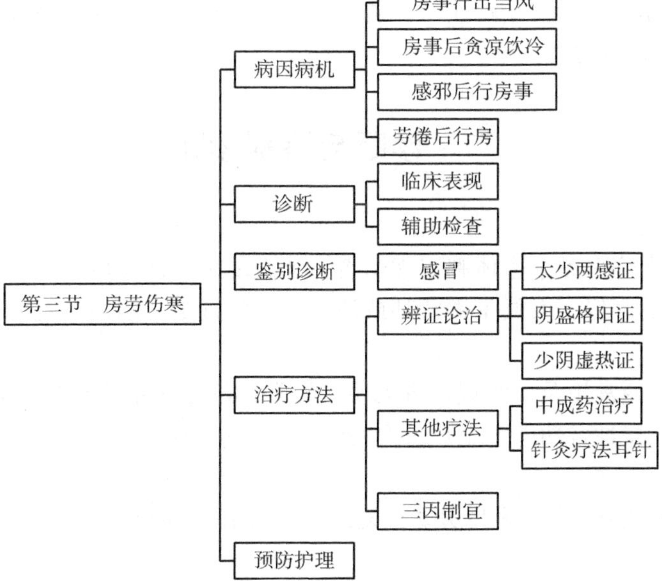

思考题

1. 如何诊断房劳伤寒？
2. 房劳伤寒应如何辨证论治？
3. 房劳伤寒应如何预防？

第四节　房劳泄泻

房劳泄泻，又称夹色泻或色泻，是指男性房事后不久出现腹部隐痛，大便溏泄，甚至每日2～3次，或因房事而使原有泄泻症状加重的病症。本病多见于素体脾胃虚弱者，此类患者较为多见，但因泄后即止多不重视。房劳泄泻之名古代中医文献中尚未见有记载。但早在《内经》中便有关于泄泻的记载，如《素问·阴阳应象大论》曰："湿盛则濡泻"；《素问·藏气法论》曰："脾病者……虚则腹满肠鸣，飧泄食不化"；《素问·脉要精微论》曰："胃脉实则胀，虚则泄"，为后世医家认识本病奠定了基础。《景岳全书·泄泻》中指出"泄泻之本，无不由于脾胃"，"肾为胃关，开窍于二阴，所以二便之开闭，皆肾脏之所主，今肾中阳气不足，则命门火衰……阴气盛极之时，即令人洞泄不止也"，可见脾肾虚弱是泄泻的根本原因。

一、病因病机

泄泻的病因多种多样，但房劳泄泻的发生主要与脾肾相关，房劳时肾阳受损导致脾失健运，清浊不分，则生泄泻。

（1）房事伤阳：房事时阳气勃发，房事后因阴精外泄而阳气随之外泄，肾阳亏衰，不能温煦脾土，则脾失健运，清浊不分而发为泄泻。

（2）房事后饮冷：房事后阳气亏虚，脾失运化，复加饮冷贪凉，更伤脾阳，健运失常而作泄泻。

（3）房事后恣食油腻：水谷入胃，需脾阳运化，房事后脾阳亏虚，若恣食肥甘，脾运不及，可成泄泻。

（4）素患泄泻：素患泄泻，脾肾阳气虚衰，若不节房事，更伤阳气，则使原有泄泻加重或缠绵难愈。

西医对本病没有明确认识，从疾病特征看，可能与性交后胃肠功能紊乱有关，多发生于素有炎症性肠病、胃肠功能紊乱者。

二、诊断与鉴别诊断

1. 诊断

（1）临床表现：本病多见于素体脾胃虚弱者。其表现是在性交后不久出现腹痛、腹泻，腹痛多在大便前较重，便后减轻；大便呈糊状甚或清水样，伴食少、困倦、乏力；或原有的泄泻因房事而加重，缠绵难愈。

（2）辅助检查：粪便常规及血常规检查无明显异常。必要时可行X线钡剂、消化道内镜检查。此外，糖尿病、甲亢、慢性肾功能不全病等全身性疾病也可引起腹泻，应进行相关检查以资鉴别。

2. 鉴别诊断

（1）与其他腹泻相鉴别：本病多与房事有关，一定是因同房后而泄泻或原有泄泻因同房而加重。

其他泄泻与房事无关，均能找到其诱因或病因。临证时只要详细询问病史，即可将两者区分开来。粪便检查，可协助鉴别病因。

（2）痢疾：以大便次数增多，腹痛，里急后重，痢下赤白黏冻为主症。大便培养出致病菌是确诊关键。

三、治疗方法

1. 辨证论治

本病属阳虚，水湿内停为患。治疗当以温肾健脾、健运中州、收涩止泻为大法。

（1）脾阳亏虚证

证候：房劳后出现腹泻，甚者每日 2 ～ 3 次，便如清水或稀糊，伴饮食减少，脘腹隐痛，便后减轻，面色萎黄，神疲倦怠，舌淡苔白，脉细弱。

治法：温阳健脾，涩肠止泻。

方药：参苓白术散加减。常用药物：人参、白术、茯苓、甘草、砂仁、陈皮、桔梗、扁豆、山药、莲子肉、薏苡仁等。

加减：若脾阳虚衰，阴寒内盛，腹中冷痛，形寒肢冷者，可用附桂理中汤加减。

（2）肾阳虚损证

证候：房劳后出现泄泻腹痛，甚者每日 2 ～ 3 次，便稀溏或如清水，腹部喜暖，泄后则安，形寒肢冷，腰膝酸软，舌淡苔薄白，脉沉细。

治法：温补肾阳，健脾止泻。

方药：肾气丸加减。常用药物：附子、桂枝、熟地黄、茯苓、泽泻、牡丹皮、山萸肉、高良姜、草豆蔻、扁豆、人参、白术、甘草等。

加减：食少、腹胀者，加焦三仙；乏力者，加炙黄芪、党参；便如水样者，加车前子、薏苡仁。

2. 其他疗法

（1）中成药治疗：脾阳亏虚者，用附子理中丸，饭后 1 ～ 2 丸，红糖水送下；脾肾两虚者，用四神丸，早晚各 1 丸，盐汤送下。

（2）针灸疗法：选脾俞、章门、中脘、天枢、足三里、命门、关元等穴，针用补法，可灸，每次 20 ～ 30 分钟，隔日 1 次。耳针：选大肠、胃、脾、交感，每次 3 ～ 4 穴，毫针刺，中等刺激。

（3）拔火罐：选天枢、关元、足三里、上巨虚、下巨虚、大肠俞、小肠俞，按腧穴部位，选择不同口径火罐，每次 20 ～ 30 分钟。

3. 三因制宜

无论何种原因发病，治疗时应考虑到体质、先天禀赋、饮食偏好等，如脾胃虚寒者，则应用丁香起到温中降逆、补肾助阳之功。同时，注意情志因素的作用，给予相关治疗。如久居寒湿地者，应注意房中保暖，适当加用祛寒燥湿之药，如藿香正气丸。

四、预防护理

（1）预防：原患泄泻未愈或初愈者，避免同房。素体脾肾阳虚，或禀赋虚弱者，常用山药、莲子、扁豆、菟丝子、韭菜子等煮粥服用。房事后忌食生冷油腻。

（2）护理：病愈后 4 周内避免房事，饮食有节，宜清淡、富营养，避免进食生冷不洁及不易消化食物。

房劳泄泻较为多见，以房事后出现腹部隐痛、大便溏泄或原有泄泻因同房而症状加重为特点。素体脾胃虚弱之人，房劳时元阳受损或腹部受寒，以致脾胃不健，运化无权，清浊不分发为泄泻，如脾虚及肾，或肾阳不振，命门火衰，不能助脾胃运化，则水谷不化而为泄泻。可见房劳泄泻的病位主要在脾肾，治以温肾健脾为主。此病多因房事引起，故治疗期间禁忌房事，行房时注意防寒。

延伸学习

房劳泄泻病变在于脾胃与大小肠，房劳作为病因之一，可致脾胃功能障碍。脾胃受损后，饮食消化、吸收异常，致清浊不分，混杂而下，并行大肠，形成泄泻。通过延伸学习深化了中医学在房劳泄泻病因病机方面的整体观认识[1-5]。

[1] 李彦哲 . 中医对泄泻的辨证论治 [J]. 临床医药文献杂志，2019，6（18）：54.

[2] 岳滢滢，赵映前，刘松林，等 .《伤寒杂病论》中慢性应激致胃肠功能紊乱相关证候浅析 [J]. 时珍国医国药，2021，32（2）：394-396.

[3] 于丽，李晶如 . 溃疡性结肠炎患者中医辨证治疗综述 [J]. 中国医药指南，2018，16（14）：25-26.

[4] 刘国山，施丽婕 . 溃疡性结肠炎在中医药领域中的文本挖掘 [J]. 中医药学报，2017，45（4）：40-43.

[5] 陈珊，韩树堂 . 克罗恩病的辨证论治 [J]. 山东中医杂志，2012，31（5）：331-332.

思维导图

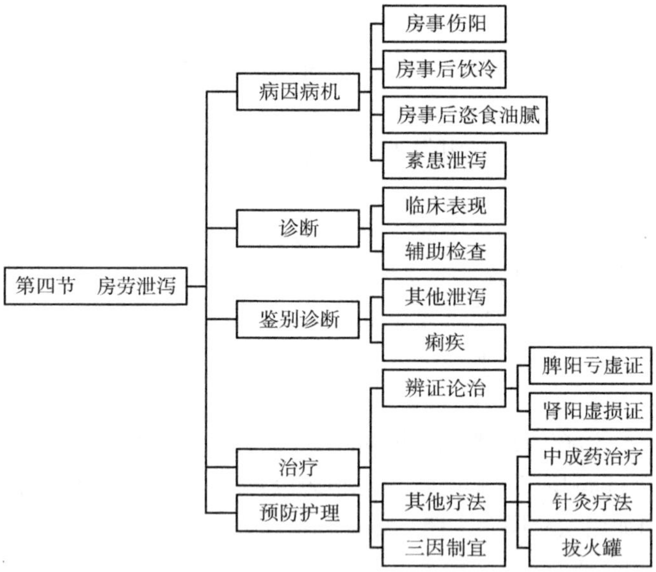

思考题

1. 如何看待脾阳虚和肾阳虚在房劳泄泻发病学上的关系？有何临床意义？
2. 房劳泄泻应如何辨证论治？
3. 三因制宜在房劳泄泻诊治中的作用是什么？

第五节　房劳胁痛

房劳胁痛为证名，是指因房劳伤肾，气虚血滞所致胁肋部疼痛，以房事后胸胁部隐隐作痛，伸展不利，伴疲乏少力等为特点，多因房劳肝肾亏损、精血亏虚、经脉不畅发病。

房劳胁痛病名见于《中国医学大辞典》。《医碥·胁肋痛》曰："房劳伤肾，气虚血滞，胸胁多有隐隐作痛，宜补肾加芎归之类和血。"《辨证录·胁痛》曰："房劳之后胁痛，其亏于精者更多，乌可重治肝而轻治肾哉！方用填精益血汤。"《金匮翼·胁痛统论》称之为"肾虚胸胁痛"，认为系房劳伤肾，精血亏虚所致。后世医家也多认为本病由肾虚血瘀引起，治疗多从补肾活血止痛入手。

一、病因病机

本病的发生多与肝肾相关。肾经的循行经过胸胁，两胁又为肝经分野。房事过度，一时肝肾亏损，肾精亏虚不能濡养经脉，肝虚疏泄不及则经脉不利，故因精虚血滞、经脉不畅而致胸胁疼痛。修养将息后，精气恢复，疼痛可缓解。

西医并无此名，对本病也无明确认识。根据临床表现可能是房事时体位不当，导致胸胁部肌肉轻微损伤引起。

二、诊断与鉴别诊断

1. 诊断

（1）临床表现：本病多见于素体较弱或素有胸胁疾病患者。临床表现是在房事过程中或同房后不久，胸胁部隐隐作痛，伸展不利。疼痛可在休息后自行缓解；若不节房事，在疼痛未愈之前复行房事，则疼痛往往加重而缠绵难愈。

（2）辅助检查：胸部X线放射检查及心电图检查无明显异常。

2. 鉴别诊断

与其他性质的胸胁疼痛鉴别：本病的胁痛与房事有关，症状多在房事过程中出现，也可在同房后出现或原有症状加重；其他性质的胸胁痛则多与房事无关。只要详细询问病史，可明确鉴别。

三、治疗方法

1. 辨证论治

本病病因可归纳为本虚标实，肝肾亏损。治疗当以养肝补肾兼以调和气血。

肝肾不足证

证候：房事过程中或房事后胸胁部隐隐作痛，躯体伸展不利，腰膝酸软，神疲乏力，困怠欲睡，舌淡苔薄，脉滞涩。

治法：益肝补肾，舒经活血。

方药：大补元煎、右归饮和四逆散加减。常用药物：熟地黄、山茱萸、山药、菟丝子、杜仲、枸杞子、鹿角胶、肉桂、当归、柴胡、白芍等。

加减：若疼痛甚者，可加没药、延胡索；胀闷不舒者，加瓜蒌、枳壳。

2. 其他疗法

（1）中成药治疗：金佛止痛丸，每次 1 粒，每日 2 ～ 3 次，口服；舒肝丸，每次 1 粒，每日 2 次，口服。

（2）针灸疗法：实证多取期门、阳陵泉、支沟、太冲、足三里，用泻法；虚证取肾俞、肝俞、期门、足三里、行间、三阴交，用平补平泻手法。皮肤针：用皮肤针叩打胸胁痛处，再加拔火罐。

耳针：取患侧肝、神门、胆、胸等穴，实证用强刺激，虚证用轻刺激，留针 30 分钟，或埋皮内针。

（3）中药外治：取莱菔子 15g 和葱白 20g 共捣烂，加热，并敷贴于痛处；或取香附 30g，盐适量，混合后捣烂，再敷贴于痛处。

3. 三因制宜

房劳胁痛不论病因病机如何，患者都有可能发生情志方面的改变，特别是见于久病者。治疗时除根据不同的体质辨证论治外，还应注重患者的心理疏导，并施以调肝宁心，消除其不安、恐惧情绪。不同地区或不同人群，饮食结构和习惯不同，病因病机也有区别，如食肉类较多、喜酒，同时蔬菜水果少者，久致肝胆湿热，发为胁痛；治则以清热化湿、护肝利胆为主，可加用茵陈、金钱草、黄芩等药物。另外，针对不同年龄人群的发病特点，结合适当辅助检查，如心脏彩超、心电图、腹部彩超等则可以明确病变所在部位和性质，使治疗更加合理完善。

四、预防护理

（1）预防：若原患有胸胁疾病者，宜节制房事，患心脏疾病者则更应慎重。同房时不宜过于激烈，并采取适当体位。

（2）护理：病后患者当节制房事，适当休息，并保持心情舒畅。

房劳胁痛，是指因同房而引起的胸胁疼痛，以房事后胸胁部隐隐作痛，伸展不利，伴疲乏少力等为特点，多因房劳肝肾亏损，精血亏虚，经脉不畅发病。本病病因乃本虚标实，肝肾亏损。治疗当以补肾疏肝，活血止痛为大法。原患有胸胁疾病者，宜节制房事，患心脏疾病者更应慎重。同房时不宜过于激烈，并采取适当体位。

延伸学习

中医学对胁痛早有认识。《景岳全书》曰："胁痛之病，本属于肝胆二经，以二经之脉循胁故也。然而心肺脾胃肾与膀胱，亦皆有胁痛之病，此非诸经皆有此证，但以邪在诸经，气逆不解，必以此相传延及少阳厥阴乃致胁肋疼痛，故凡以焦劳忧虑而致胁痛者，此心肺之所传也；以饮食劳倦而致胁痛者，此脾胃之所传也；以色欲内伤，水道壅闭而致胁痛者，此肾与膀胱之所传也……"。由此可见，我国古人在限于对人体解剖结构认识局限之时，已从人体整体观的角度，阐明了胁痛的病因、病机、病证。认为是病邪传至肝胆，通过肝胆引起了胁痛[1-2]。

[1] 丁琳，祁双林，孙克伟 . 孙克伟辩治胁痛经验 [J]. 湖南中医杂志，2021，37（5）：40-42.

[2] 郭振 . 胁痛病因证源流 [J]. 辽宁中医学大学学报，2011，13（3）：176-177.

思维导图

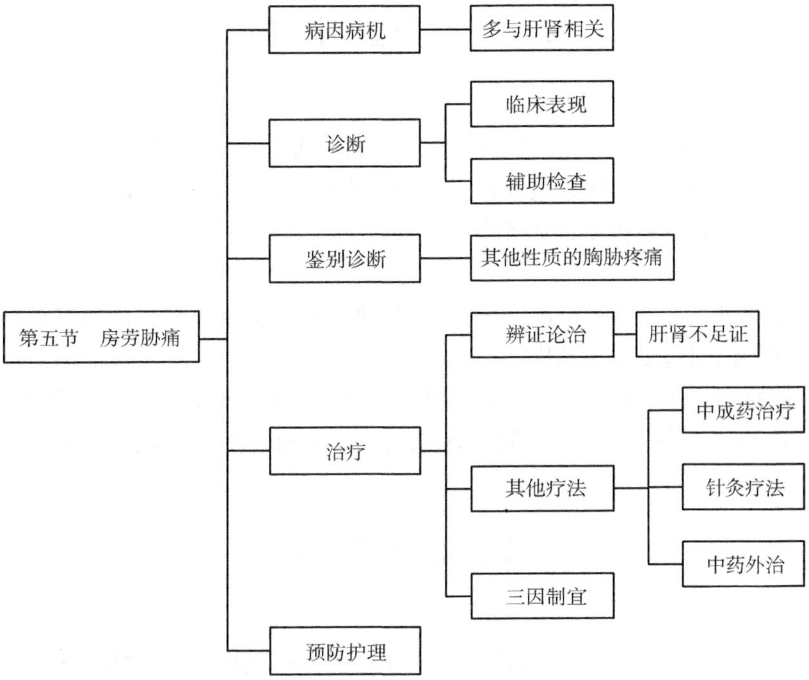

思考题

1. 如何诊断房劳胁痛？
2. 房劳胁痛的中医病因病机是什么？
3. 房劳胁痛应如何辨证论治？
4. 三因制宜在房劳胁痛诊治中有何意义？

第六节　房劳咳嗽

房劳咳嗽，是指每因房事过度后出现咳嗽频作，干咳少痰，咳嗽伴有腰痛，甚者迁延数日。患者多形体消瘦，本病临床发病较少见，多因房劳伤肾，肾水不足，阴虚火旺，相火刑金，肺失肃降所致。

在文献中，房劳咳嗽多包括在肾咳、肾经咳嗽中，然也有单独论述者，如《医学入门·咳嗽》曰："房劳伤肾，咳而腰背痛，寒热者，二陈芎归汤。"《不居集·咳嗽》曰："房劳咳嗽，咳而发作寒热，引腰背痛，或喘满，此因房劳，大菟丝子丸主之。"

一、病因病机

肺属金，肾属水，两者为母子关系，病理上相互影响。

1. 房劳伤肾　房事过度，损伤肾阴，阴虚生火，相火刑金，肺失肃降，故而咳嗽。

2. 房劳受寒　房事时汗出当风，或同房后饮冷洗冷，致风寒内侵，肺经被遏，肺气不宣则咳嗽。

总之，本病与肺、肾相关，本虚在肾，标在肺，其中肾虚是发病的关键。

西医学无相应的疾病，多认为本病可能与性交后内分泌功能一时紊乱，使得支气管平滑肌痉挛，肺通气量减少所致。

二、诊断与鉴别诊断

1. 诊断

（1）临床表现：本病多见于寒冷季节或原有慢性反复发作咳嗽史者。其临床表现是素体较瘦弱，房事后咳嗽，咳则腰背引痛，或寒热微汗出，干咳为多，痰多带咸味。

（2）辅助检查：实验室检查血、痰等多未见异常。

2. 鉴别诊断

（1）与一般咳嗽相鉴别：本病因房事引起，其他咳嗽与房事无关，而有其他诱因，如风热、风寒、痰湿等。详细询问病史不难鉴别。

（2）与肺结核鉴别：肺结核患者有结核接触史及家族成员有结核病史。临床常见咳嗽，咳痰，或见痰中带血，伴潮热、盗汗、消瘦。胸部X线片可提示肺部病变，痰涂片可见结核杆菌，结核菌素试验呈阳性。

三、治疗方法

1. 辨证论治

仔细询问病因，掌握发病特点，结合体质、症状多可明确诊断。本病临床以虚证多见，或本虚标实，病在肾与肺。治疗当肺肾同治，以滋肾润肺止咳为主要治疗原则。

（1）肾阳不足证

证候：房事后出现咳嗽频作，咳痰，迁延数日不愈，伴有形寒肢冷，腰膝酸软或冷痛，舌淡苔白有齿痕，脉沉无力。

治法：补肾温阳，化痰止咳。

方药：肾气丸加减。常用药物：桂枝、山药、熟地黄、附子、牡丹皮、茯苓、泽泻、法半夏、山萸肉、桔梗、陈皮、橘红。

加减：阳虚明显者，可加淫羊藿、补骨脂、鹿角片温肾壮阳；痰盛者，可加苏子、前胡祛痰降逆。

（2）肾阴亏损证

证候：房事后出现咳嗽，咳痰，痰少而黏，伴有咽干，口干喜饮，五心烦热，精神萎靡，形体消瘦，眼眶凹陷，舌红少苔，脉细数。

治法：滋阴润燥，益肾止咳。

方药：三才封髓丹加减。常用药物：人参、熟地黄、天冬、砂仁、黄柏、大贝母、甘草、玉竹、款冬花。

加减：阴虚明显者，加当归、麦冬、龟板胶滋阴补肾；痰盛者，可用金水六君煎滋阴化痰。

2. 其他疗法

（1）中成药治疗：金匮肾气丸，早晚各1丸，盐汤服下。

（2）针灸疗法：取太渊、肺俞、定喘、肾俞、足三里，毫针针刺，阳虚者可加用灸法。

3. 三因制宜

辨证论治时当先辨别患者的年龄大小，个体体质的差异，发病季节之寒热温凉及地域之南北不同。如患者先天禀赋有阴阳的偏胜偏衰之不同（个体因素），又有地域或个人饮食习惯之不同，亦会导致个体发病时寒、热、痰、湿等病理因素兼夹之不同，若多食辛辣肥甘者多兼夹湿热或痰湿，多贪凉饮冷者多兼脾胃虚寒等等，故遣药组方之时应兼顾考虑，制定最佳治疗方案，方显疗效。发病季节的不同亦会影响病性，如《灵枢·根结》云："发于春夏，阴气少，阳气多，……发于秋冬，阳气少，阴气多"，可见不同季节发病也会影响患者的病因病机，或成为发病的病理因素之一。因此临床诊疗疾病之时在整体观念及辨证论治的指导下，同时考虑四时、地域及患者体质的不同，制定合理有效的治疗方案，才能达到较为理想的治疗效果。三因制宜是整体观念及辨证论治的具体应用，是诊疗疾病过程中原则性与灵活性相结合的具体体现，同时也是遣药组方的具体指导。

四、预防护理

（1）预防：原有咳嗽者，宜节制房事；同房时避免风寒侵袭，勿食生冷或冷浴；积极锻炼，增强体质，适当增加营养膳食；保持良好的心情。

（2）护理：节制房事，病愈之前避免行房事，饮食清淡，忌食辛辣刺激和生冷瓜果。

本病多见于寒冷季节或原有慢性反复发作咳嗽史者。其临床表现是房事后咳嗽，咳则腰背引痛，或寒热微汗出，以干咳为多，痰多带咸味为特征。本病与肺肾相关，病本在肾，病标在肺，肾虚是发病的关键。治疗当肺肾同治，以补肾润肺止咳为主要治疗原则。

延伸学习

此病临床较为少见，相关文献报道较少。有医家认为此病的发生是因"肾阴亏虚，阴虚火旺，灼伤肺金，肺失肃降"所致，并拟定了相应的治疗方，对临床诊疗此病有指导意义。

（可参考《王琦男科学》的相关内容学习）

思维导图

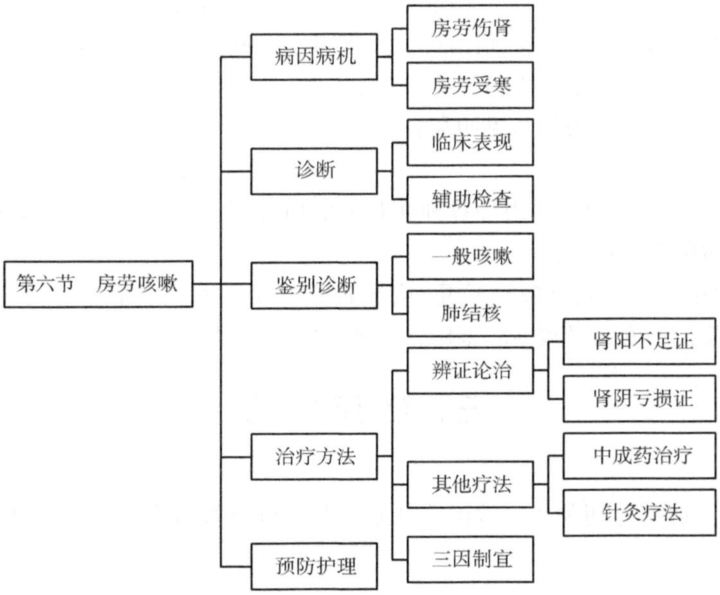

思考题

1. 如何诊断房劳咳嗽？
2. 房劳咳嗽的中医病因病机是什么？
3. 房劳咳嗽应如何辨证论治？

第七节　同房恐异病

同房恐异病，是指虽有同房的需求，但又惧怕接触对方，一旦接触对方则惊恐不安的一种病证，多不能正常完成性生活。本病的临床发病率很低。中医认为其发病多因惊恐伤及心、肾或心肾亏虚所致，治以壮阳安神为总则。西医多认为本病与性心理创伤有关。本病相当于现代医学之性恐惧、性窘迫综合征。

一、病因病机

中医认为，房事的完成赖于心火的下煦、肝气的疏泄、肾阳的作强，其中任何一个环节障碍，都会直接影响房事的质量，进而诱发本病。本病的病因是多方面的，如精神抑郁，情绪低落，本不欲房事，但是为了满足对方的需求而勉强入房，结果因肝郁胆怯而导致不能同房，并对此有恐惧感，如此反复，恐惧感越发加重，以致一接触到对方则惊恐不安；多思善虑，心悸胆怯，或惊恐伤肾，肾志不安等也会引起本病的发生。但其机制总以肾恐神怯为主。

西医认为，本病与性心理创伤有关，发生此病者，多是胆怯型或过虑型人格，因害怕不能成功地完成房事，或因过度兴奋或其他原因导致同房失败，或在同房时因外界干扰而惊恐中断房事，或内心不愿同房而对方强于性交但又达不到性交目的，以致在头脑中留下一种对性交恐惧的夸大了的印象，在下次同房时因上次的印象而更为害怕，日久可造成因同房失败产生恐惧的恶性循环，最终导致只要一接触对方肌肤则感恐惧不安。

二、诊断与鉴别诊断

1. 诊断

（1）临床表现：有性的欲求，但行房前或行房的过程中出现紧张焦虑、恐惧感，一旦触及对方则惊恐不安，多伴头晕、心悸，甚则出现全身颤抖，继则阴茎痿软不用，不能完成房事。平素常有腰膝酸软疼痛、多梦、失眠、失精等症的发生。

（2）辅助检查：实验室检查均未见明显异常。

2. 鉴别诊断

（1）与性欲低下鉴别：指在体内外各种性刺激的情况下，均不能引起性兴奋、性交欲望，但与异性接触没有异常的恐惧反应。

（2）与阳痿鉴别：阳痿是阴茎痿软不用，或举而不坚而难以进行同房；而本病是阴茎坚勃有力，能进行同房，但因恐惧不安而又致使阴茎痿软，被迫中断同房。

三、治疗方法

1. 辨证论治

本病与心、肾及肝有密切关系，故治疗从心、肾、肝三脏着手。治疗多以补虚为主，兼以心理治疗为原则。

（1）肝郁气滞证

证候：房事过程中或房事过后，郁郁寡欢，善太息，胸胁苦满，伴有面色苍白，四肢厥冷，并冷汗淋漓，舌紫暗，苔薄，脉弦。

治法：疏肝壮阳宁神。

方药：逍遥散加减。常用药物：芍药、当归、茯苓、柴胡、白术、酸枣仁、淫羊藿、炙甘草、韭菜子。

（2）心脾两虚证

证候：患者多思善虑，用脑过度，心悸胆怯，健忘，身心疲乏，性欲淡漠，舌淡苔薄，脉细。

治法：健脾养心，安神。

方药：天王补心丹加减。常用药物：酸枣仁、当归、柏子仁、麦冬、生地黄、天冬、丹参、人参、玄参、五味子、远志、桔梗、茯苓、巴戟天、淫羊藿、紫石英。

（3）惊恐伤肾证

证候：出现肾志不定，易惊，伴有面色㿠白，易疲劳，接触女性身体则惊恐不安，未能完成房事，舌淡苔薄，脉弦细。

治法：安肾壮阳。

方药：肾气丸合安神定志丸加减。常用药物：熟地黄、山药、泽泻、茯苓、石菖蒲、山茱萸、牡丹皮、桂枝、附子、远志、茯神、人参、龙齿等。

加减：兼遗精者，加芡实、锁阳；腰膝酸软者，加补骨脂、牛膝、狗脊。

2. 其他疗法

（1）针灸治疗：可选择神门、三阴交、肾俞、关元穴，应用平补平泻的针法，针后加以艾灸，达到补益心肾的目的。

（2）心理治疗：除药物治疗外，还须配合心理治疗，向患者宣传有关性知识的内容，并鼓励其树立完成房事的信心；并针对患者进行全面系统的了解，进行有效的心理分析，针对可能的病因进行引导，使患者尽快走出误区，战胜同房时的恐惧心理，去除胆怯、多虑的不良心理因素，进而有利于本病的治愈。

3. 三因制宜

此病虽是以个人心理因素为主，患者先天生理功能、心理状态及适应能力等（个体因素）为引发该病的内因，同时加之外界不良刺激、错误的性教育、童年心理创伤（社会因素）等为诱因所致的一种心理疾病，但患者的体质、工作环境、生活习惯、职业及季节的不同，或可对该病的发生发展及治疗产生一定的影响。《灵枢·寿夭刚柔》说："人之生也，有刚有柔，有弱有强，有短有长，有阴有阳。"阐述了人之体质源于先天，又如《灵枢·根结》云："夫王公大人，血食之君，身体柔脆，血气慓悍滑利"，论述从事不同职业对体质的影响；而临床上患者体质较强健者相对易治，体质较弱者相对难治，治疗中应建议患者适当锻炼和合理饮食，有助于疾病的治疗。再如长期在工作环境比较嘈杂或工作压力较大的情况下工作，也会对患者心理产生不利影响，治疗中应建议患者暂时休息或更换工作环境。此病的治疗或不能较快治愈，则在治疗过程应帮助患者制定适合的长期调护方案，如《素问·四气调神大论》云："故阴阳四时者，万物之终始也，死生之本也，逆之则灾害生，从之则苛疾不起"，所言认为四时阴阳变化是万物生命之本，人若要保持身体健康，应顺应四时阴阳的消长变化规律，临床可根据患者不同体质特点结合季节变化制定相应的治疗方案，如春季，应借助肝木升发之气予疏肝理气的治疗；夏季，天气炎热，适时以清心养心安神予以配合；秋季，天气渐凉，其气偏燥，可配合润肺养阴的治法；冬季，寒水当令，以藏为主，当以补肾填精为要。而在药物治疗的同时更应注重患者的心理治疗及心理疏导，心理治疗在该病的治疗中占有主要作用。

四、预防护理

（1）预防：减少不良性心理及性刺激的发生，多学习相关性知识，更多地了解生殖器的解剖生理，且不要勉强进行房事，行房要选择在安静的环境下。

（2）护理：发生本病后，应禁欲一段时间，避免性的不良刺激，重新调整心态，找出引起本病发病的因素，对因治疗、对症下药，还要加强营养和休息。

同房恐异病，是指虽有行房的欲求，但又惧怕接触对方，一旦接触对方则惊恐不安的一种病证，多不能完成房事。本病临床发病率很低。本病与心肾关系密切，与肝也有密切关系，故治疗从心肝肾三脏着手。本病多为素体阳虚，治疗多从壮阳安神入手。发生本病后，应禁欲一段时间，重新调整心理，学习有关性的知识，找出引起疾病的因素，然后对症下药。加强营养和休息。

延伸学习

男性发生此病较为少见，相关文献报道以女性发病为多。诸多医家认为此病属心理疾病，相关专著或文献提供了治疗此病的方药及心理疗法可供借鉴。

（可参考《王琦男科学》《性心理障碍伴强迫症的短程心理动力学治疗分析》《重度性交恐怖症治疗探索（附1例报告）》等专著或文献学习。）

思维导图

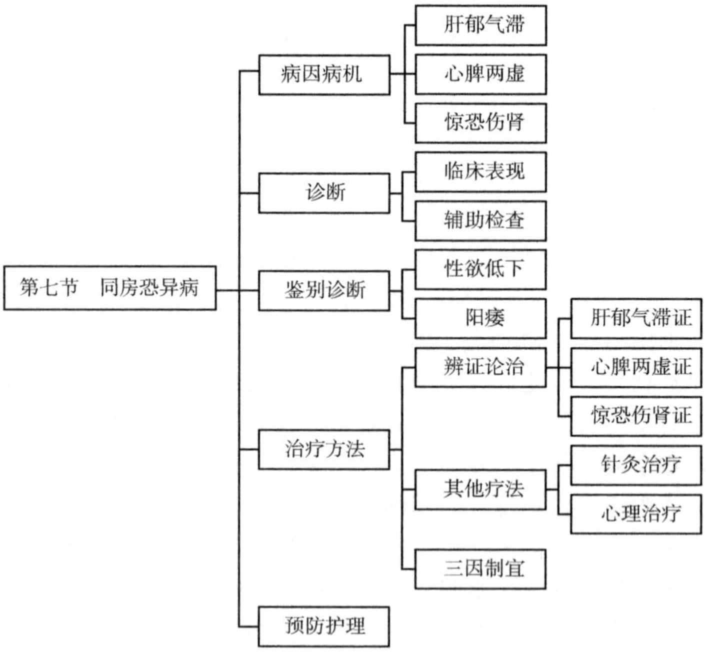

思考题

1. 如何诊断同房恐异病？
2. 同房恐异病应如何辨证论治？

第八节 房劳头痛

房劳头痛又称交接头痛、合房头痛等，是指在房事过程中或房事后出现头痛的一种病症。疼痛多自后枕部起渐至全头，数小时或2～3日后渐消失，每次性交均发作。本病临床少见，多因房事过度，损伤肝肾，髓海失养而致。

古籍中尚未见有本病的记载，临床肾亏引起的内伤头痛常见本证。

一、病因病机

《素问·五藏生成》说："头痛巅疾，下虚上实，过在足少阴、巨阳，甚则入肾。"肝肾之脉上巅顶，肝肾阴亏，肾主藏精，精生髓，脑为髓海，髓海不足，脑失所养或虚火上窜头痛。劳神过度，素体虚弱者，性欲过度，耗损肝肾之阴，髓海不足，脑无所奉则头痛，或阴亏火旺，循经上巅，窜扰脑络而头痛。

西医学认为本病主要为血管在紧张焦虑等因素作用下出现收缩和舒张的功能异常，或一过性的脑供血不足引起。

二、诊断与鉴别诊断

1. 诊断

（1）临床表现：发病时间：在行房时出现头痛，多在射精或性欲高潮时发生。疼痛性质：疼痛多自枕部起而渐至整个头部，严重的有性冲动即现头痛，伴头晕、头胀、头重。房事结束后，头痛绵绵，晕眩不已，一般在数小时内缓解，严重的2～3天后恢复正常，全身可伴腰膝酸软、性欲亢进、神疲乏力、困怠欲卧等症状。

（2）辅助检查：血液检查、头部CT检查均无明显异常。

2. 鉴别诊断

（1）与房事眩晕鉴别：因房事过后引起的头晕目眩、眼花，犹如坐船，出现恶心呕吐，但未出现头痛症状。

（2）与其他形式的头痛相鉴别：本病发生有一定的规律性，多在行房，尤其是射精或达到性高潮时发生，数小时或数天后缓解，再次房事又重复发作。其他头痛的发生多与房事无关。根据头痛的规律及与房事的关系不难做出明确诊断。

三、治疗方法

1. 辨证论治

本病病位在肝、肾，属下虚上实证。当以补益肝肾，益精填髓为治则。

（1）肝肾阴亏证

证候：头重、头痛、头晕、头胀、耳鸣，缠绵不休，伴腰膝酸软、全身乏力、精神萎靡、视物昏花，舌红苔薄，脉弦细。

治法：滋阴填髓。

方药：杞菊地黄汤加减。常用药物：菊花、枸杞子、山茱萸、熟地、牡丹皮、山药、泽泻、茯苓、川芎、白芷、阿胶等。

加减：腰酸明显者，则加杜仲、川断；乏力倦怠明显者，可加生黄芪、党参、白术。

（2）阴亏火旺证

证候：口苦、咽干，性欲亢进，射精时间快，小便黄少，颜面颧红，五心烦热，舌红苔薄黄，脉细数。

治法：滋阴清火。

方药：知柏地黄汤或镇肝熄风汤加减。常用药物：黄柏、知母、熟地黄、山药、山茱萸、茯苓、五味子、泽泻等。

加减：口干咽痛明显者，则加玄参、麦冬；小便涩痛者，加山栀子、川木通、淡竹叶、甘草梢。

2. 其他疗法

（1）外治法：揉太阳穴：每日晨起和睡前，转圈揉动太阳穴，先按前上后下顺序揉 7 ～ 8 圈，再反方向揉 7 ～ 8 圈，反复数次，舒服为度，连续数日。梳摩痛点：将双手的 10 个指尖，放在头部最痛处，像梳头一样进行轻度的快速梳摩，每天早、中、晚各反复梳摩 100 次，能起到缓解疼痛的目的。热水浸手：偏头痛发作时，可将双手浸没于热水中，水温以手入水后能忍受的极限为宜，坚持浸泡半小时左右，可使手部血管扩张，脑部血流相应减少，从而使头痛逐渐减轻。

（2）中成药治疗：芎菊上清丸，临床用于伴有上焦风热症状的房事后头痛，早晚各 1 丸，温开水服下。右归丸、金匮肾气丸，临床用于肾阳不足导致的房事后头痛，早晚各 1 丸，淡盐水送服。

（3）针灸疗法：耳针法：选枕、神门、脑、额，毫针刺或王不留行籽压丸或埋针。皮肤针法：用皮肤针叩刺印堂、太阳及头痛处，出血少量，适用于伴有外感症状的房事后头痛。穴位注射法：选风池穴，用 0.5% 利多卡因或维生素 B_{12} 注射液，每穴 0.5 ～ 1.0ml，每日或隔日 1 次，适用于顽固性房事后头痛。

（4）西药治疗：主要是非甾体抗炎镇痛药，包括布洛芬、对乙酰氨基酚、乙酰水杨酸等。药品有芬必得布洛芬缓释胶囊、芬必得酚咖片、百服宁、散利通等。应注意芬必得胶囊和芬必得酚咖片的区别，前者主要成分为布洛芬，而后者主要成分是对乙酰氨基酚和咖啡因，为复合剂，效果可提高 37%，并且对头痛的针对性强，起效快，更安全。

（5）心理治疗：同房时应心情放松，节奏放缓，避免过度紧张，部分患者可能伴有抑郁症，应到心理科就诊。

3. 三因制宜

房劳头痛因同房而起，同房又与二人心境、环境舒适程度密切相关。环境嘈杂不安、私密性差、过热过寒、不够舒适（环境因素），以及操之过急节奏掌控不当，都直接影响同房感受，也与症状相关。故房劳头痛发生后，患者自会产生一定情志变化，或忧郁、或紧张、或惊恐，尤以情志忧郁担心再次同房最常见（情志因素）。治疗应除外高血压和脑病，引导患者宜在舒适环境合适时段同房，且宜放松，勿过于担心，再加以药物和其他疗法改善头痛症状。同时教育配偶，正确认识疾病进程，促其同房时配合节奏，亦即男女同治（社会因素）。再者，宜作息规律、饮食有节，不可暴饮暴食时常酗酒（饮食因素），需加强锻炼，同房不宜过频，也不必过于禁欲。

四、预防护理

（1）预防：劳逸结合，切忌过度消耗脑力或者体力。饮酒、饥饱、疲劳等时勿交合。有高血压、脑血管病者，宜节制房事，房事应徐缓进行，勿过度激烈。可适当加强体育锻炼，同房时应心情平静，勿过度兴奋。

（2）护理：发生本病后宜戒房事 1 个月以上，并注意体力和脑力的休息，加强营养，保持情绪舒畅，勿食生冷及辛辣香燥食物。

房劳头痛是指在房事过程中或房事后出现头痛的一种病症。临床较少见，多因房事过度，损伤肝肾，髓海失养引起。本病与肝肾密切关联，属下虚上实，治疗上以补益肝肾，益精填髓为原则。发生本病后，宜戒房事一段时间，注意体力和脑力的休息，并加强营养。

延伸学习

房劳头痛文献报道不多，房劳伤肝伤肾，导致肝肾阴亏继而头痛，是房劳头痛的基本病理变化，也是明确辨证论治的基本依据。可参阅杨德威等的“浅谈《黄帝内经》的房劳致病思想”[1]、廖文彦等的“以《金匮要略》为指导辨证运用针灸推拿治疗虚劳性疾病的探讨”[2]、周宝宽等的“房劳致眩晕验案”[3]等文献。

[1] 杨德威，孙洁，智屹惠，等 . 浅谈《黄帝内经》的房劳致病思想 [J]. 浙江中医药大学学报，2018，42（9）：695-699.

[2] 廖文彦，廖炼炼，莫巧明，等 . 以《金匮要略》为指导辨证运用针灸推拿治疗虚劳性疾病的探讨 [J]. 现代医学与健康研究，2020，4（5）：108-110.

[3] 周宝宽，周探 . 房劳致眩晕验案 [J]. 河南中医，2012，32（8）：1088-1089.

思维导图

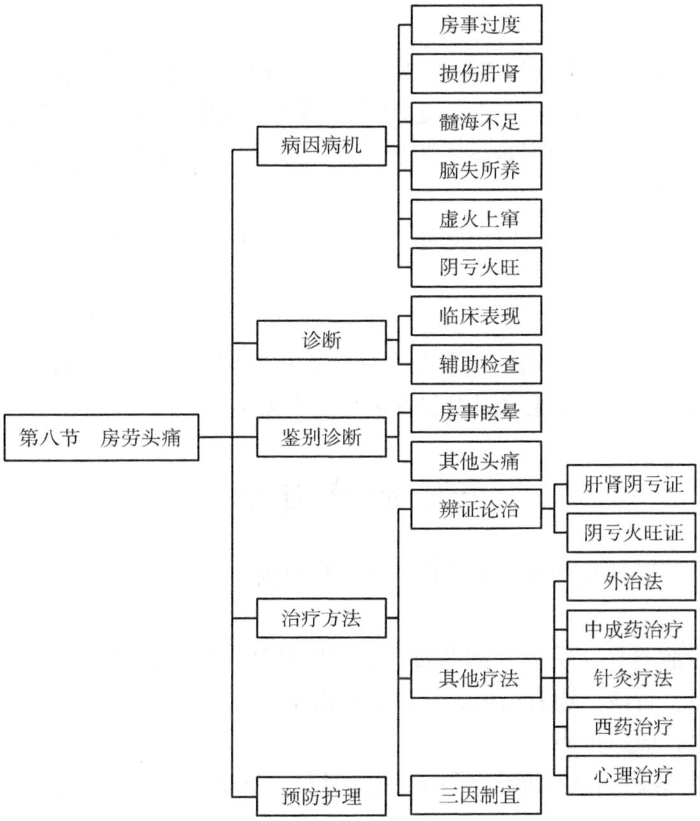

思考题

1. 房劳头痛如何辨证论治？
2. 如何理解房劳头痛患者同房时宜徐缓进行勿过度激烈？

第九节　房劳少腹痛

房劳少腹痛，是指房事中或房事后出现少腹部位胀痛或坠胀不舒，常伴有会阴甚则下肢、腰骶等部位疼痛不适。本病与肝肾相关，属虚实夹杂；或因肝肾不足，复感寒邪所致；或因虚火内扰，流窜经络；或因血虚肝郁，筋脉失养而发病。治以补肝肾为主，兼以活血止痛。

在古籍中尚未见有本病记载，但临床中本病并不少见。

一、病因病机

少腹、会阴、下肢等与肝经循行关系密切，《灵枢·经脉》说：“肝足厥阴之脉，循阴股，入毛中，过阴器，抵少腹。”腰骶乃督脉循行经过之处。若先天禀赋不足或房事过度，肾精亏虚，加之外受风寒、饮食生冷，使寒中肝肾，经脉痉挛继而产生疼痛；或房事伤精，肝肾阴虚，阴不敛阳，相火无制，虚火内扰经脉，经络失和而痛；或久病入络，夹虚夹瘀，气血运行不畅，不通则痛。

现代医学多认为本病与房事时出现自主神经功能紊乱致使肠胃痉挛有关。

二、诊断与鉴别诊断

1. 诊断

（1）临床表现：行房过程中或房事后出现少腹拘急疼痛，疼痛可为一侧，也可两侧同时发作，严重的可伴随臀部、会阴、阴囊、下肢、足跟疼痛不适，或出现少腹、腰骶、会阴疼痛不适，伴四肢厥冷、头身汗出，疼痛多剧烈难忍。腹股沟内侧及少腹肌肉拘急，压痛明显。休息或节制房事后疼痛有时可自行缓解。

（2）辅助检查：前列腺液检查白细胞超标（＞ 10 个 /HP）或正常，卵磷脂小体减少或正常。超声检查前列腺内可有钙化灶。

2. 鉴别诊断

本病应与其他原因引起的腹痛、阴股及脊柱疼痛相鉴别，此如尿石症、狐疝、精囊炎等。本病因房事而发，属本虚标实，其他原因引起者多与房事无关。

三、治疗方法

1. 辨证论治　本病以补益肝肾，缓急止痛为治疗原则。

（1）肾阳亏虚证

证候：房事后少腹冷痛，阴囊及阴茎发凉，四肢厥逆，腰膝酸软或冷痛，畏寒肢冷，精神萎靡不振，早泄，精冷，舌淡，边有齿痕，苔白，脉沉细。

治法：温阳散寒，缓急止痛。

方药：当归四逆汤或暖肝煎加减。常用药物：桂枝、细辛、附子、肉桂、吴茱萸、当归、芍药、大枣、通草、炙甘草等。

加减：病势急，厥逆重者，当回阳救逆，用四逆汤加吴茱萸、小茴香、肉桂。

（2）肝肾阴亏证

证候：头晕耳鸣，失眠多梦，健忘，乏力，五心烦热，咽干，颧红盗汗，遗精，疼痛缠绵，腰膝酸软，舌红苔薄，脉弦细。

治法：滋补肝肾。

方药：六味地黄汤合大补元煎加减。常用药物：熟地黄、牡丹皮、泽泻、山茱萸、山药、人参、当归、茯苓、枸杞、杜仲、小茴香、升麻、乌药等。

加减：若小腹冷痛者，加乌药、小茴香行气止痛，温肾散寒。

（3）肝气郁滞证

证候：小腹及外阴挛痛，伴性欲淡漠、两胁作痛，头痛目眩，口燥咽干，神疲食少，舌红苔薄黄，脉弦细稍数。

治法：疏肝解郁，柔筋止痛。

方药：逍遥散加减。常用药物：当归、白芍、炙甘草、茯苓、白术、生姜、薄荷、柴胡、吴茱萸等。

加减：夹湿热邪毒者，加白茅根、蒲公英、土茯苓清热利湿；夹瘀滞者，加郁金、川楝子、延胡索。

2. 其他疗法

（1）心理治疗：除药物治疗外，因患者多情绪紧张，故必须对患者进行耐心细致地解释，消除其紧张心理。

（2）按摩治疗：取大敦、太冲、行间、阴廉、曲泉、期门、章门等穴，施以按揉、滚摩等手法。具体操作方法：病者仰卧位，医者立于患侧。先用抚摸、按揉法，从患侧胁腹并沿股至膝部3～5分钟；点拨患者足厥阴肝经之穴，重点按揉阿是穴4～6分钟；滚、搓患侧肢3～5分钟；最后医者一手握拿患侧肢足背部做提拉抖动而告结束。

（3）外敷局部治疗：食盐250g，炒热，加姜汁，用布包敷于脐及少腹部，以患者能耐受为度。

3. 三因制宜

房劳少腹痛为同房引起，可反复发作，常因少腹痛而中断同房或恐惧下次同房，也易受到配偶抱怨、不满、担忧（社会因素）。而同房亦与二人心境、环境条件密不可分（环境因素），操之过急体位不当，都直接影响同房感受，也与疼痛发生相关。故房劳少腹痛发生后，患者自会产生一定的情志变化，忧郁不安，担心再次同房（情志因素）。治疗时首以排除脏器实质病损，引导患者同房宜放松勿过激，不必过于担心，注意体位，再加以药物和其他疗法医之。同时教育配偶勿过于担忧，密切配合。宜饮食有节，不可饥饱无度（饮食因素），当充足睡眠、强身健体、同房频度适宜。

四、预防护理

（1）预防：节欲葆精，房事适度。同房时或同房后注意保暖，避免风寒侵袭，勿食生冷瓜果，忌冷水洗浴。房事前后不饮醇酒并排空尿液。房事时体位适体，勿勉强入房。平素注意预防寒邪入侵，可适当锻炼身体，增强体质。

（2）护理：病后一段时间内禁房事，勿食生冷，注意休息，加强营养，保持精神舒畅。病愈后也要节制房事。

房劳少腹痛，是指房事过程中或房事之后出现少腹部胀痛或下坠不适，甚则牵及会阴、下肢及腰骶等部位。本病为本虚标实证，与肝肾相关，主要病机为肾精亏虚、寒中经络，肝肾阴虚、虚火内扰，久病入络、夹虚夹瘀。本病以补益肝肾，缓急止痛为主要治则，根据阴、阳、虚、实辨证论治。

延伸学习

房劳少腹痛文献报道较少，其病因病机主要为房劳致肝肾亏虚、肝气郁滞，其辨证治疗灵活多样。草药萆薢入肝肾经，有化阴助阳之功，能治男子阳痿并腰痛，这对房劳少腹痛的治疗有一定参考意义，可参阅张天宇等的“曾庆琪运用萆薢治疗男科病经验拾萃”文献[1]。

[1] 张天宇，曾明月，杨凯，董盼攀．曾庆琪运用萆薢治疗男科病经验拾萃 [J]. 山东中医杂志，2020，39（9）：1009-1011.

思维导图

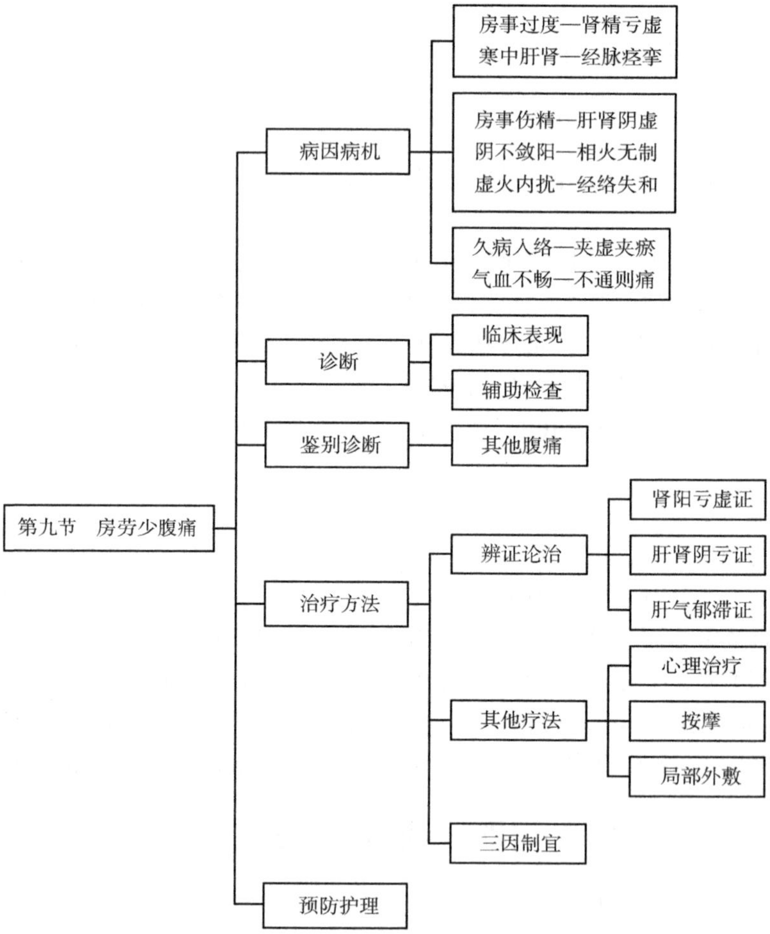

思考题

1. 房劳少腹痛如何鉴别诊断？
2. 房劳少腹痛应如何辨证论治？

第十六章 其他疾病

第一节 阴 冷

阴冷又称阴寒，是指患者自觉阴茎、阴囊等前阴部位寒冷为主的疾病，常伴有少腹寒冷、性欲低下等症。本病的记载最早见于《金匮要略》，称之为“阴头寒”。《诸病源候论》《张氏医通》等书称之为“阴冷”。在《金匮要略》及《脉经》中仅提出其病名及温阴中坐药蛇床子散。在《杂病源流犀烛》一书中丰富了本病的治法，并附加减内固丸及十补丸等方剂。《诸病源候论》进一步完善了本病的病因病机，指出虚劳阴阳俱虚及外感风寒的致病机制。《医学纲目》中进一步丰富了本病的治疗内容，提出固真汤、补肝汤、清震汤等治疗方剂。至《张氏医通》中提出阴冷有因肝经湿热而致者，并提出方用龙胆泻肝汤、柴胡胜湿汤等，至此中医药关于本病的论治始臻完备。

一、病因病机

阴冷病变脏腑多责之于肝肾，其病因主要与外感寒邪，坐卧受风，久坐或久居寒湿之地，以及过食生冷有关。其主要病机是肾阳亏虚，寒凝肝脉。

（1）肾阳亏虚：多因先天禀赋不足，肾精亏虚，肾气不足或房劳过度，或手淫频繁，耗伤肾精，以致肾中元阳不足或阴阳俱损。肾阳亏虚，温煦不能，虚寒内生，气血不和，故自觉前阴寒冷。正如《金匮要略·血痹虚劳病脉证并治》所载：“夫失精家，少腹弦急，阴头寒，目眩，发落。”又如《诸病源候论》载：“今阴虚阳弱，气血不能相荣，固使阴冷也。”

（2）寒凝肝脉：因外感寒邪，或久坐寒湿之地，以致寒邪凝滞肝脉，宗筋失于温养，遂致阴冷。

（3）湿热下注：多因感受湿热之邪，或过食肥甘厚味，以致湿热内生，下注肝经，湿热之邪蕴结下焦，前阴失养，而出现前阴湿冷之症。正如《张氏医通·前阴诸疾》所载：“尻臀并前阴冷，恶寒而喜热，膝亦冷，此肝经湿热也。”

西医学认为本病主要见于神经衰弱、神经官能症及大病久病之后，与体质虚弱和心理因素关系密切。

二、诊断与鉴别诊断

1. 诊断

（1）临床表现：自觉阴囊、阴茎等前阴寒冷，可伴小腹或睾丸冷痛，遇热痛减，遇寒加重。甚至个别患者可见阴茎、阴囊皮肤紧缩，温度低，或伴有阳痿。

（2）辅助检查：实验室及辅助检查无异常。

2. 鉴别诊断

（1）阴缩：可因受寒而发，起病急骤，前阴冷缩入内，不能性交，可伴随阴冷。

（2）阳痿：部分阳痿患者可伴阴冷症状，但主要以不能勃起或勃而不坚、坚而不久以致不能性交为主症。

三、治疗方法

1. 辨证论治

阴冷的治疗主要从肝肾着手，分清虚实两端，活用补虚泻实之法，肾阳亏虚者以阴茎觉冷、阳痿、遗精为主症，治当温补肾阳；寒凝肝脉者以阴茎、睾丸冷痛，甚则内缩为主症，治当暖肝散寒；湿热下注者以阴茎及阴囊湿冷、臊臭为主症，治当清利湿热。临证之际，当分清虚实寒热，审证求因，辨证论治。

（1）肾阳亏虚证

证候：起病较缓，阴茎、阴囊自觉寒冷，四肢畏寒，神疲倦怠，腰膝酸软无力，五更泄泻，小便清长，或伴有阳痿、早泄、遗精，舌淡，舌体胖嫩，脉沉迟。

治法：温补肾阳。

方药：右归丸或金匮肾气丸加减。常用药物：熟地黄、山药、山茱萸、菟丝子、枸杞子、鹿角胶、肉桂、炮附子、巴戟天、杜仲等。

加减：冷痛明显者，加小茴香、制吴茱萸等；腰痛者，加桑寄生、川续断等；大便溏者，加补骨脂、肉豆蔻等；阳痿者，加仙茅、淫羊藿等；早泄、遗精者，加金樱子、沙苑子等。

（2）寒凝肝脉证

证候：起病急骤，阴茎及睾丸寒冷，疼痛，甚至阴器内缩，伴少腹冷痛，舌淡，苔白滑，脉沉弦或迟。

治法：暖肝散寒。

方药：暖肝煎加减。常用药物：肉桂、茴香、沉香、乌药、当归、枸杞子等。

加减：睾丸疼痛明显者，加盐橘核、盐荔枝核等；少腹冷痛明显者，加川椒、制吴茱萸等。

（3）湿热下注证

证候：起病较缓，阴部自觉湿冷，阴囊湿痒，或有臊臭气，伴胁肋胀满而痛，厌食，口苦而渴，大便不调，小便黄赤，舌红，苔黄腻，脉弦数。

治法：清利湿热。

方药：龙胆泻肝汤或柴胡胜湿汤加减。常用药物：龙胆草、栀子、黄芩、柴胡、车前子、木通、泽泻、当归、生地黄、黄柏、茯苓等。

加减：阴囊湿痒者，加败酱草、生薏苡仁等；胁肋胀痛甚者，加炒枳实、白芍等；小便黄赤重者，加瞿麦、萹蓄等。

2. 其他疗法

（1）中药外治：吴茱萸、小茴香、干姜、川椒各适量粉末加盐炒热，布包熨前阴或小腹部。

（2）中成药治疗：肾阳亏虚证，用金匮肾气丸，每次 9g，每日 2 次；寒凝肝脉证，用茴香橘核丸，每次 9g，每日 2 次；湿热下注证，用龙胆泻肝丸，每次 6g，每日 2 次。

（3）针灸疗法：对于肾阳亏虚证、寒凝肝脉证患者，取气海、关元、命门、次髎、归来、肾俞、三阴交等穴。每次取 3 ～ 5 个穴位，隔日 1 次，10 次为 1 个疗程，手法以补法为主，部分穴位可加灸。

对于湿热下注证，取肝俞、中极、三阴交、复溜、然谷、阴陵泉等穴，每次取 3 ～ 5 个穴位，隔日 1 次，10 次为 1 个疗程，手法以泻法为主。

（4）推拿治疗：下腹横摩法：用手掌或食指指腹附着于气海、石门、关元穴，有节律地横向抚摩，每分钟 120 次；揉命门法：用手掌大鱼际、掌根部或手指指腹放在命门穴，轻柔缓和地回旋揉动，每分钟 120 ～ 160 次。

（5）西药治疗：可选用谷维素、维生素 B_2、维生素 B_{12} 等治疗。

3. 三因制宜

阴冷发于阳虚体质者，可配合食疗，食用如羊肉、狗肉、鸽子肉等温热类食物；体质较弱者，要适度锻炼，方中可加入适量血肉有情之品，如鹿角胶、紫河车等。对于久居寒湿之地者，要调换居住场所；发于湿热或阳性体质者，当嘱患者禁食辛辣、肥甘之品；发于冬季者，要注意局部的保暖，并适当加大温经散寒药物如吴茱萸、乌药的用量。

四、预防护理

（1）预防：防止受寒，不冒雨涉水，不坐卧寒湿之地；平时注意保暖防寒，以免寒湿之邪侵袭；如若发病，及早治疗，防生他变。平时应加强体育锻炼，适度房事。勿过服久服苦寒之剂。

（2）护理：注意局部保暖，房事有节，不食生冷之品。

阴冷病变脏腑主要责之于肝肾，有寒凝肝脉而发，有湿热下注肝经而发，有肾阳亏虚而发。有虚证，亦有实证；有寒证，亦有热证。临证之际当分清虚实寒热，虚者多责之于肾，实者多责之于肝，活用补虚泻实之法，肾阳虚者，当温补肾阳；肝经寒者，当温经散寒；湿热重者，当清利湿热。中医药在治疗阴冷中疗效确切，除了内服汤药外，还可配合多种中医传统特色疗法，如中药外敷熏蒸、针灸、推拿等，综合治疗，效果显著。

思维导图

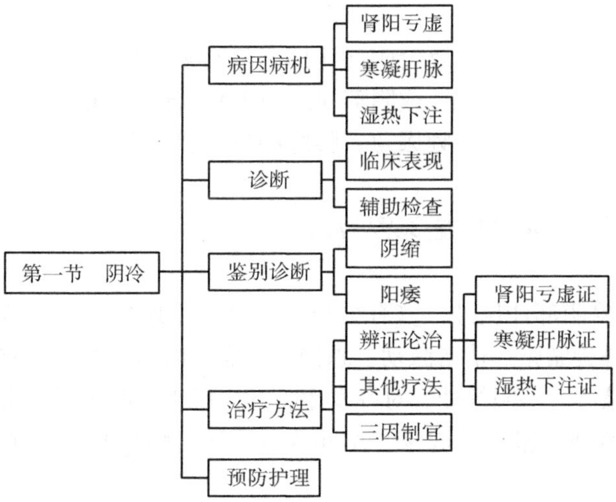

思考题

1. 如何治疗男子阴冷？
2. 如何认识男子阴冷的病因病机？
3. 男子阴冷的中医特色疗法主要包括什么？

第二节 阴 汗

阴汗又称阴湿、阴囊湿痒等，是指男子阴器及其周围部位经常汗多，且汗味臊臭为主的病症。阴汗症以成年人较多见，多因肝经湿热或肾阳亏虚而发。关于本病记载，《诸病源候论》有云："大虚劳损，肾气不足……汗液自泄"，同时指出"肾荣于阴器，肾气虚不能制津液，则汗湿"的致病机制。而阴汗之名，首载于李东垣所著《兰室秘藏》一书，后经历代医家不断完善，至《钦定四库全书》时，治法方药已趋完备。

一、病因病机

阴汗症以成年人较多见，本病多因素体先天禀赋不足，肾阳虚损，阴寒内盛，以致内生寒湿，或肝郁化热导致脾经聚湿，湿热邪浊流注下焦，湿热交阻，蕴结阴部，以致汗出。

（1）肾阳亏虚：多因先天素禀不足，肾气亏虚；或纵欲无度，房事无节，以致肾阳亏损；或大病久病，形体虚弱，阳气不足日久，以致肾阳虚损，阴寒偏盛，内生寒湿之邪，寒湿之邪结于阴部，而致阴部汗出过多。正如《诸病源候论》所载："肾荣于阴器，肾气虚不能制津液，则汗湿。"

（2）湿热下注：多因过食辛辣肥厚之品，以致湿热内生，或外受湿热之邪，或肝郁化热导致脾经聚湿，湿热邪浊流注下焦，或因湿浊热邪留结阴部，致使肌腠汗府疏泄功能失常则阴部汗出，《张氏医通》谓："阴汗、股汗，为肝家湿热下渗之征验""阴间有汗，属下焦湿热"。

西医学认为汗出异常一般与自主神经功能紊乱有关。

二、诊断与鉴别诊断

1. 诊断

（1）临床表现：本病以外生殖器及会阴部汗出明显为临床特征，表现为外阴部甚至大腿根内侧经常汗出潮湿，汗多时可阵阵如泉涌，或阴部汗出如水滴，汗液或黏稠滑腻，味臊臭；或汗液清稀，味腥臊。常伴有阴囊湿冷，阳痿，尿频尿急，腰膝酸软，畏寒肢冷，或胁肋胀痛，目赤，小便黄赤等症状。

（2）辅助检查：实验室及辅助检查多无异常。

2. 鉴别诊断

（1）生理性汗出：除阴部汗出外，多有全身性汗出，尤其在天气炎热、饭后、饮酒后多见。

（2）多汗症：多由精神紧张、情绪激动、恐怖、焦虑、愤怒所引起，或某些遗传性疾病所致。多见于掌、跖、前额、腋下、外阴等处，对称发生，其中以掌、跖多汗为常见，也可局限于阴部。

（3）阴囊风：以阴囊皮肤潮红、起疹、湿润或有渗液，瘙痒剧烈，痛如火燎为主要表现的湿疮类疾病。

三、治疗方法

1. 辨证论治

阴汗的治疗主要从肝肾着手，分清虚实两端，活用补虚泻实之法，肾阳亏虚者以阴部汗出、阴囊湿冷为主症，治当温补肾阳；湿热下注者以阴囊汗出、潮湿、臊臭为主症，治当清利湿热。临证之际，当分清虚实寒热，审证求因，辨证论治。

（1）肾阳亏虚证

证候：阴部汗出，阴囊湿冷，四肢畏寒，腰膝酸软无力，或伴阳痿、滑精、早泄，小便清长，夜尿尤甚，舌淡，舌体胖润有齿痕，脉沉迟。

治法：温补肾阳。

方药：金匮肾气丸或安肾丸加减。常用药物：熟地黄、山药、山茱萸、桂枝、炮附子、茯苓、泽泻、巴戟天、肉苁蓉等。

加减：腰酸无力者，加桑寄生、川断等；小便清长夜尿甚者，加益智仁、乌药等；阳痿者，加仙茅、淫羊藿等；早泄、遗精者，加金樱子、沙苑子等。

（2）湿热下注证

证候：阴囊汗出，潮湿，臊臭，或伴有湿痒感，胁肋胀痛，尿频尿急，或伴口苦腻，小便黄赤，大便不爽，舌红，苔黄腻，脉弦数。

治法：清利湿热。

方药：龙胆泻肝汤或柴胡胜湿汤加减。常用药物：龙胆草、栀子、黄芩、柴胡、车前子、木通、泽泻、当归、生地黄、黄柏、茯苓等。

加减：阴囊湿痒者，加败酱草、生薏苡仁等；大便不爽者，加大黄、炒枳实等；小便黄赤重者，加瞿麦、萹蓄等。

2. 其他疗法

（1）中药外治：龙胆草、蛇床子、苦参、生白矾各适量，共研细末，以麻油调匀搽患处。或取炉甘石、五倍子粉各适量，清水洗浴后擦敷。

（2）中成药治疗：肾阳亏虚证用金匮肾气丸，每次 9g，每日 2 次；湿热下注证用龙胆泻肝丸，每次 6g，每日 2 次。

（3）针灸疗法：对于肾阳亏虚证，取气海、关元、中极、肾俞、命门等穴。每次取 3 ～ 5 个穴位，隔日 1 次，10 次为 1 个疗程，手法以补法为主，部分穴位可加灸。对于湿热下注证，取肝俞、中极、三阴交、复溜、然谷、阴陵泉等穴，每次取 3 ～ 5 个穴位，隔日 1 次，10 次为 1 个疗程，手法以泻法为主。

（4）西药治疗：多以对症治疗入手，或外用收敛药物止汗，或内服抗胆碱能药物减少汗液分泌。

3. 三因制宜

阴汗可发于四季，但以夏季多见，除重视局部清洁之外，要穿宽松、通风透气性好的内裤；发于冬季者，要重视局部的保暖；阴汗见于肥胖者，要严格控制高能、高脂类食物的摄入，并加强锻炼，降低体重，酌加化痰除湿之品，如炒苍术、茯苓、泽泻等。若发于湿热体质者，当嘱患者禁食辛辣、肥甘之品，同时酌加黄连、清半夏、陈皮等以清热燥湿、理气和中。若见于阳虚体质者，除温肾之法外，当注意脾肾同治，佐加茯苓、藿香、佩兰等健脾祛湿之品。

四、预防护理

（1）预防：忌食生冷油腻及辛辣肥厚之品，不吸烟、不饮酒。注重个人卫生，勤洗澡，勤换内裤，保持阴部清洁干燥。调畅情志，保持愉快心情。加强身体锻炼，规律房事。

（2）护理：清洗外阴部，保持清洁。不穿紧身内裤。

阴汗之病变脏腑主要责之于肝肾，有肝经湿热而发，有肾阳亏虚而发。有虚证，亦有实证。临证之际当分清虚实两端，虚者多责之于肾，实者多责之于肝，活用补虚泻实之法，肾阳虚者，当温补肾阳；湿热重者，当清利湿热。中医药在治疗阴汗中疗效确切，除了内服汤药外，还可配合多种中医传统特色疗法，如中药外敷、针灸等，综合治疗，效果显著。

思维导图

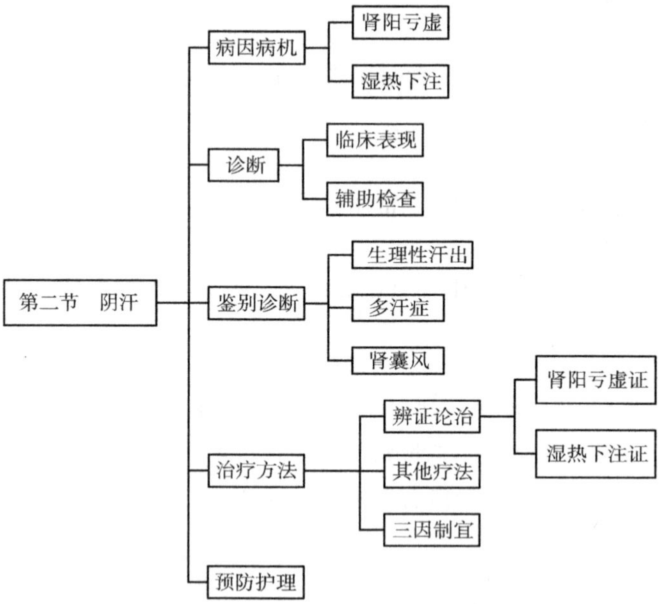

思考题

1. 如何认识男子阴汗的病因病机？
2. 如何治疗男子阴汗？
3. 男子阴汗的中医特色疗法主要包括什么？

第三节　天　宦

天宦是指男性外生殖器的先天发育不良或睾丸畸形及第二性征发育不全的一类疾病，是不育的因素之一，主要包括西医学的先天性生殖器官发育不全、弗勒赫利希综合征、睾丸曲细精管发育不全、双侧隐睾等疾病。本病首见于《内经》，如《灵枢·五音五味》说："其有天宦者，未尝被伤，不脱于血，然其须不生，其故何也？岐伯曰：此天之所不足也，其任冲不盛，宗筋不成，有气无血，唇口不荣，故须不生。”清代陈梦雷《医部全录·脏腑身形》注：“天宦者，谓之天阉。不生前阴，即有而小缩，不挺不长，不能与阴交而生子，此先天所生之不足也。”唐代王冰《玄珠妙语》将男子因性腺及性器官疾患所致不能生育者，概况为五种情况，简称“五不男”，即天、漏、犍、怯、变。“天”即是天宦的简称。

一、病因病机

天宦主要是由先天精气不足、天癸虚损、冲任二脉不旺导致，同时与后天失养也有一定联系。

先天禀赋不足，肾中精气虚损，天癸亦随之而虚，虽至而不充盛，精血同源，精虚则血亏，冲脉不满，任脉失养，故阴器不发育，不仅阴茎短小，睾丸小如弹丸，且胡须不生，缺少男性雄健之力，类似于宦官体型，因与生俱来，故谓之天宦。

西医认为，引起先天性生殖器官发育不全、弗勒赫利希综合征、隐睾等疾病的原因主要与内分泌功能不正常，尤其是雄激素分泌不足有关。

二、诊断与鉴别诊断

1. 诊断

（1）临床表现：患者阴茎短小，一侧或双侧阴囊发育不良，阴囊内睾丸细小，或阴囊内空虚无睾丸，在腹股沟处触及较小的睾丸或不能触及，多有身材矮小，胡须、阴毛不长或稀疏浅淡，声音细小，不能生育。常伴有不同程度肾精不足症状，如发育迟缓、身材矮小、智力低下、动作迟钝、发脱齿摇、耳鸣耳聋、健忘恍惚等。

（2）辅助检查：性激素水平测定提示睾酮水平低下，超声可发现睾丸体积过小或有隐睾存在，精液分析提示无精子症或严重少弱精子症。

2. 鉴别诊断 男性假两性畸形：指患者本身是男性，生殖腺只有睾丸，其外生殖器变化很大，可以表现为女性，具有完全或不完全的女性第二性征，外阴呈女性型，其核型为46，XY。

三、治疗方法

1. 辨证论治

天宦的治疗以补益肝肾、填精生血为总则。肾精与肝血是人体阴精的主要组成部分，且精血互化，相互影响，故填精和生血是治疗的关键。但阴阳互生，孤阴不生，独阳不长，《类经附翼》云：“阴不可以无阳，非气无以生形；阳不可以无阴，非形无以载气，故物之生也，生于阳，物之成也，成于阴。”《景岳全书》曰：“善补阳者，必于阴中求阳，则阳得阴助而生化无穷；善补阴者，必于阳中求阴，以阴得阳升，则泉源不竭。”故天宦之治必阴阳互调。

（1）先天不足证

证候：自幼身体羸弱，易患疾病。阴茎较常人短小，睾丸细小，毛发稀少，成年后性欲淡漠，舌淡白，苔薄，脉弱无力。

治法：平补阴阳，益肾填精。

方药：方用人参鹿茸丸、益精升阳汤等。常用药物：海狗肾、鹿角胶、肉苁蓉、菟丝子、杜仲、五味子、生地。

病为先天之疾，久服方能取效。

（2）命门火衰证

证候：阴茎短小，睾丸如豆，性欲低下或无性欲，阳事不举，形寒肢冷，腰膝酸软，阴毛稀少，小便清长，舌淡，脉沉细。

治法：益肾壮阳。

方药：常用斑龙丸、右归丸等。常用药物：柏子仁、菟丝子、蛇床子、淫羊藿、车前子、远志、五味子、肉苁蓉等。上药共研细粉，须久服。

加减：患者往往体胖多痰，需配伍健脾燥湿之药。

2. 其他疗法

（1）西药治疗：对于雄激素缺乏患者，以补充雄激素为主，采用丙酸睾酮25mg，口服或肌内注射，20日为1个疗程，或采取甲基睾酮10mg口服，每日3次。这对男性化有帮助，并可获得性功能，但对于生育无帮助。

（2）内分泌治疗：对于隐睾患者，一般认为2～9岁时使用效果较好，每次HCG1500U肌内注射，隔日1次，总量1万～2万U。

（3）食物疗法：根据中医“以脏补脏”的理论，可以服用多种动物的睾丸、肾脏等，如鸡睾、狗睾、牛睾、鸡肾、狗肾等，可炒食或烘干研粉服用，均有补肾健体的功效，以冬季进补为宜。

（4）手术疗法：对于隐睾患者，如内分泌治疗无效，可考虑行睾丸下降固定术，以防睾丸癌变。

3. 三因制宜

天宦的发生或多或少都会使患者产生一定的自卑、焦虑、抑郁等不良情绪，就诊时重视对患者的心理安抚，药物上可配合甘草、淮小麦、大枣、郁金、合欢皮等调节情志之品。另外，年龄因素对患者用药的影响亦不可小觑，如小儿宜早期多途径、多手段综合治疗，不可偏执一端，其药物用量宜轻，慎用峻剂。

四、预防护理

（1）预防：本病预防应从胚胎开始，孕妇应加强营养，适当运动，保持心情舒畅和身心健康，注意用药宜忌，避免接触有害物质，以免影响胎儿发育。

（2）护理：应及早发现小儿该隐患，并积极地进行早期治疗；有适应证者予以手术治疗，不可延误时机，以防恶变。

天宦之病古代医家多责于肝肾，禀赋不足，外肾失养为主要病机。现认为其主要病机为天癸不足，肝肾失充，也与脾胃不健有关，《类经》说：“阴器者，合太阴、厥阴、阳明、少阴之筋，以及冲、任、督之脉皆聚于此，厥阴属肝，肝主筋，故络诸筋而一之，以成健运之用。”治疗以补益肝肾、填精生血为主，选用血肉有情之品和温阳之药，振奋元阳，佐以健脾燥湿，忌用苦寒攻伐之药。本病早期发现，早期治疗尤为重要。

思维导图

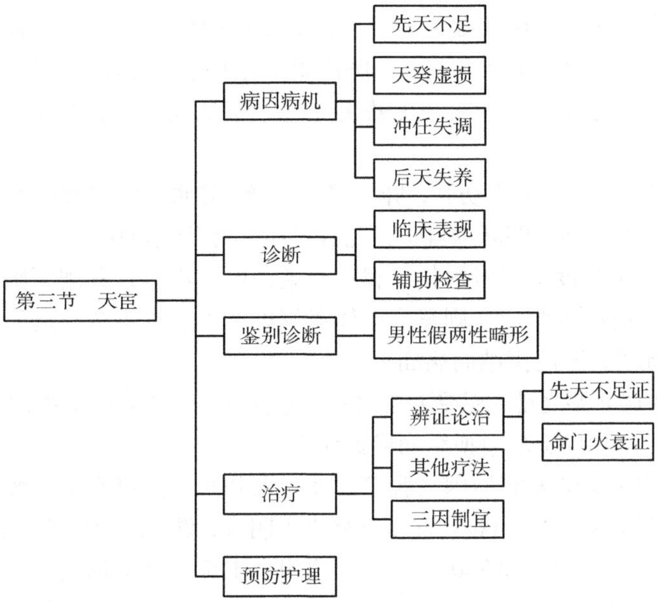

思考题

1. 天宦的定义是什么？对应的西医疾病有哪些？
2. 简述天宦的诊断与鉴别诊断要点。
3. 天宦的治疗方法有哪些？

第四节 狐 疝

狐疝是指腹腔内容物滑入阴囊，其内容物时上时下，出没无时，卧则入腹，立则复出，致使同侧阴囊时大时小，坠胀疼痛的一种病症，又名“阴狐疝气”“狐疝风”，俗称“小肠风”。《五十二病方》对本病有所描述，记载狐疝之名最早的中医文献为《内经》。《灵枢·本藏》谓：“肾下则腰尻痛，不可以俯仰，为狐疝。”《儒门事亲》曰：“狐疝，其状如瓦，卧则入小腹，行立则出小腹入囊中。狐则昼出穴而溺，夜则入穴而不溺，此疝出入，上下往来，正与狐相类也”。《金匮要略·趺蹶手指臂肿转筋狐疝蛔虫病脉证治》有“阴狐疝气者，偏有大小，时时上下，蜘蛛散主之”的记载，指出寒气凝结厥阴肝脉是其病机，提出了狐疝的主治方剂和治疗原则。其临床特点是阴囊一侧时有肿胀，自觉重坠，按之柔软，不红不热，肿物卧则入腹，立则复出，用手按肿物，令患者咳嗽时有冲击感。根据狐疝的临床表现，本病等同于西医学的腹股沟斜疝，是临床中最为常见的腹外疝，发病率占全部腹外疝的 75% ～ 90%，占腹股沟疝的 85% ～ 95%，腹股沟疝右侧较为常见，男女发病率之比约为 15 ∶ 1。

一、病因病机

狐疝的发生与肝、脾、肾密切相关。成人肝气郁结，气机不舒，致使筋脉失和；小儿先天禀赋不足，或年老体衰，肾气亏虚，筋脉松弛，摄纳无力；或劳倦内伤，脾胃运化减弱，中气下陷；或久居寒湿之地，寒湿阻于厥阴，导致筋脉失和，上述均可发为狐疝。常人长期负重，强力过度，筋脉不固，亦可发为本病。

（1）禀赋不足：小儿先天禀赋不足，肾气亏虚，不能摄纳，导致筋脉弛缓而发为本病。《医宗金鉴》说："小儿病此，多因先天不足，本脏虚弱，复因外感风邪，内食生冷，寒邪凝结而成，或因湿热郁于中，复被寒邪束于外，邪气乘虚并于血，坠流入厥阴，厥阴属肝，其性急速，故牵引睾丸少腹绞痛。"

（2）肝郁气滞：肝本受邪，情志伤肝，肝气郁结不舒，导致筋脉失和而发为狐疝。《医宗必读》云："一切疝证，非肝木受邪，即肝木自病，此言狐疝，乃肝经自病也。"

（3）中气下陷：房事过度，劳倦内伤，脾肾亏虚，中气不足，甚则下陷不举，固摄失司，则腹腔内容物滑入阴囊，卧则入腹，立则复出；体弱气虚之人，负重久立远行，或强力举重，亦可导致气虚下陷，筋脉弛缓，不能摄纳而病疝。

（4）外感寒湿：久居寒湿之地，感受寒湿之邪，寒湿凝滞，则筋脉不利而病狐疝；或素有湿热，复感外寒，寒主收引，致使筋脉挛急搏结而成狐疝。

西医认为，腹股沟斜疝的发病原因与腹壁强度减弱和腹压过高有关，腹壁强度减弱有先天和后天之分。胚胎发育过程中，睾丸由腹腔逐步下移进入阴囊，婴儿出生后不久鞘状突就会自行闭合，从而阻挡腹腔内容物进入阴囊，如鞘状突未闭合或闭合不全，就会形成先天性斜疝；后天性腹股沟疝多由腹横肌和腹内斜肌发育不全导致，腹横筋膜和腹横肌的收缩可把凹间韧带牵向外上方，在腹内斜肌深面关闭腹股沟深环，如腹横筋膜或腹横肌发育不全，这一保护作用就不能发挥而容易发生疝。慢性便秘、慢性支气管炎、前列腺增生症等疾病可导致腹压长期升高，腹内容物可从较薄弱的腹股沟管处突出，从而发为腹股沟斜疝。

二、诊断与鉴别诊断

1. 诊断

（1）临床表现：狐疝的诊断并不困难，表现为腹股沟区或阴囊处见可复性肿块，肿块初期可较小，后逐步增大，肿块常在站立、行走、咳嗽或劳动时出现，平卧休息或用手将肿块向腹腔推送，肿块可向腹腔回纳而消失。用手指紧压腹股沟管深环，嘱患者咳嗽，肿块并不出现，一旦移去手指，则可见肿块复出。如腹股沟疝发生嵌顿，临床表现为疝块突然增大，并伴有明显疼痛，平卧或用手推送不能使疝块回纳。

（2）辅助检查：腹股沟疝有斜疝与直疝之分，诊断腹股沟疝通过超声即可明确，CT 检查亦可进行临床诊断。

2. 鉴别诊断

（1）睾丸鞘膜积液：睾丸鞘膜积液所呈现的肿块完全呈现在阴囊内，其上界可以清楚地摸到，而腹股沟斜疝所呈现的肿块位于腹股沟区或部分位于阴囊内，上界不可以摸到，睾丸鞘膜积液透光多阳性，睾丸在积液中间，不能扪及实质感的睾丸，而腹股沟疝透光为阴性，可在肿块后方扪及实质感的睾丸。

（2）隐睾：腹股沟管内下降不全的睾丸可被误诊为斜疝，隐睾较小，用手挤压时有一种特殊的胀痛感觉，同时患侧阴囊内摸不到睾丸。

三、治疗方法

1. 辨证论治

本病与肝、脾、肾相关，治疗以疏肝、健脾、补肾为关键，以强筋健筋为总则，并根据实际情况辨证论治，抑郁则发多为气滞，劳作则多发为气虚，遇寒则发多为寒湿，故气滞者疏之，气陷者举之，寒湿者温之。可予针灸疏通经络，止痛。内治需与外治结合，才能取得良好效果，当发生嵌顿时，需立即手术治疗。

（1）肝郁气滞证

证候：阴囊肿胀偏坠，偶感疼痛，肿块时上时下，卧则入腹，立则复出，少腹结滞不舒，每因忧愁恼怒过度而加剧，伴胸闷、食少；舌淡，苔薄，脉弦。

治法：解郁疏肝，理气止痛。

方药：柴胡疏肝散加减。常用药物：柴胡、香附、川芎、陈皮、枳壳、芍药、甘草。

（2）中气下陷证

证候：阴囊肿胀，按之柔软，自觉重坠，肿物卧则入腹，立则复出，患者咳嗽时按压肿物有冲击感，伴全身乏力，少气懒言，面色萎黄，食少纳差；舌淡，苔薄白，脉虚缓无力。

治法：补中益气，升阳举陷。

方药：补中益气汤加减。常用药物：黄芪、人参、炙甘草、白术、当归、陈皮、升麻、柴胡。

（3）寒湿凝滞证

证候：阴囊肿痛，肿块时大时小，昼出夜缩，遇寒加剧，畏寒喜暖，四肢不温；舌淡，苔白，脉弦紧。

治法：温经散寒，除湿止痛。

方药：暖肝煎加减。常用药物：肉桂、沉香、小茴香、乌药、吴茱萸、生姜、茯苓、当归、枸杞子。

2. 其他疗法

（1）中成药治疗：肝郁气滞者，用逍遥丸，每次 8g，每日 3 次；中气下陷者，用补中益气丸，每次 8g，每日 3 次。

（2）针灸疗法：基础方选大敦、太冲、气海、三阴交，毫针针刺，用泻法，每次留针 20 分钟，隔日 1 次，10 次为 1 个疗程。肝郁气滞证配阳陵泉，毫针针刺，用泻法。中气下陷证配灸关元、足三里，用补法。寒湿凝滞证配阴陵泉、血海，毫针针刺，用泻法。

（3）手术治疗：腹股沟疝最有效的治疗方法是手术修补，如有慢性咳嗽、排尿困难、严重便秘、腹水等腹压增高情况，手术前应先行处理，以避免和减少术后复发。一旦发生嵌顿性或绞窄性疝，则需要紧急手术治疗，以防止疝内容物坏死并解除伴发的肠梗阻。

（4）婴儿部分有自愈可能，1 周岁内的婴儿可暂不手术，先用棉线束带或绷带压迫腹股沟管内环，以防疝的突出；年老体弱或伴其他严重疾病不宜手术者，可配用疝带。

3. 三因制宜

阳盛或阴虚之体，慎用温热之剂；阴盛或阳虚之体，则慎用寒凉之药。长期劳力或便秘者，用药可酌情加入黄芪、白术、当归、肉苁蓉等益气升提、润肠通便之品，避免使用重坠趋下及苦寒辛热之药。另外，情志变化尤其是肝气郁结对本病影响较大，治疗时应重视调节患者情绪，用药上以柴胡、香附、当归、芍药、枸杞子、淮小麦、大枣等疏肝、柔肝、缓肝之品。若其发生与长期久居寒湿之地有关，或突受寒冷刺激可加小茴香、乌药等。

四、预防护理

（1）预防：保持心情舒畅，不宜过度劳累，注意防寒保温，保持大便通畅，避免负重及长期行走，积极治疗肺部疾患及排尿困难症状，忌食生冷及辛辣刺激食物。

（2）护理：狐疝患者在保守治疗期间可使用疝带，避免肿物反复脱出，对预防嵌顿性或绞窄性疝有一定作用。

狐疝之病古代医家多责之于肝，寒气凝结厥阴为主要病机。现认为其主要病机为气机郁滞、寒湿侵袭及气虚下陷，与肝脾肾关系密切。治疗主要从肝脾肾着手，佐以强筋之药，忌用苦寒之品。本病多发于小儿和年老体弱者，早治和病后调理尤为重要，保守治疗不效，宜手术治疗。

思维导图

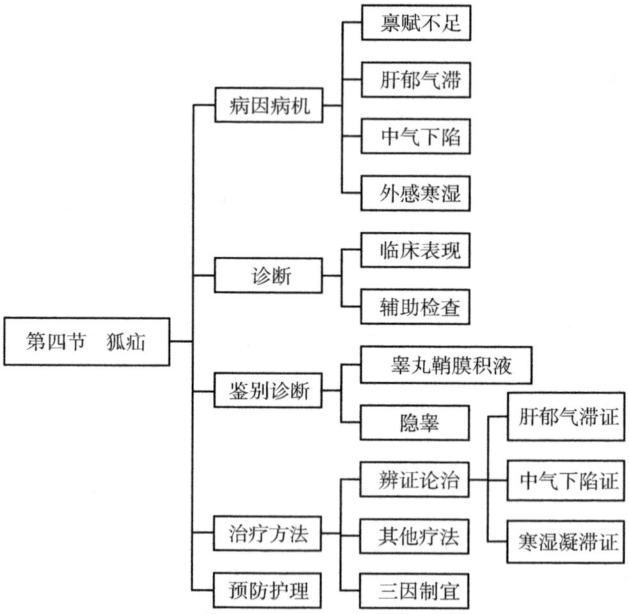

思考题

1. 狐疝的定义是什么？哪些原因可以导致狐疝的形成？
2. 腹股沟斜疝与腹股沟直疝如何进行鉴别？
3. 狐疝有哪些治疗方法？

第五节　乳　　疬

乳疬是由于生理或病理性因素引起人体内分泌失调而导致的男性乳房组织异常发育、乳腺结缔组织异常增生的一种疾病。本病属于中医学“乳癖”“乳节”“乳核”的范畴，乳疬之名源于宋·窦汉卿《疮疡经验全书》。明代陈实功《外科正宗》记载：“男子乳节与妇人微异，女损肝胃，男损肝肾，盖怒火房欲过度，以此肝虚血燥，肾虚精怯，血脉不得上行，肝经无以荣养，遂结肿痛。”明代李梴《医学入门》曰：“盖由怒火房欲过度，以致肝虚血燥，肾虚精怯，不得上行，痰瘀凝滞，亦能结核。”秦伯未《中医临证备要》提出“男子肾虚肝燥，忧思怒火郁结，乳部亦能生核，久则隐痛，用一味青皮或橘叶煎服。”可见历代先贤已经认识到肝肾两经在男子乳疬发病中的重要作用。西医学称之为男性乳房发育症，又称男性乳腺增生症或男子女性型乳房，是由男性乳房的腺体导管组织、间质和（或）脂肪增生引起的，主要表现为乳房无痛性进行性增大或乳晕深部团状肿块，有时可伴有疼痛或触痛，偶有分泌物等。通常发生于男性体内雌激素、雄激素比例失调而导致体内的雌激素水平绝对或相对过高时，占男性乳房疾病的 60% ～ 80%。

一、病因病机

1. 中医病因病机

男子乳疬乃乳中出现结核之故，其病因病机与肝、肾、脾胃功能失调密切相关，男子乳头属肝，乳房属肾，乳疬发病责之于肝肾，肝肾不足为本，气滞痰凝为标。《疡科心得集·乳痈乳疽证》指出“男子乳头属肝，乳房属肾，以肝肾血虚，肾虚精怯，故结肿痛。”

（1）肝郁气滞：情志不调或郁怒伤肝，肝失疏泄，气机不畅，肝木克土则胃经痰浊内生，胃经从缺盆下乳内廉，痰浊循经逆扰结于乳络，日久成核而发病。

（2）肝肾阴虚：先天禀赋不足，冲任失调，或年老体虚，肝肾阴虚，虚火上炎，炼液成痰，肾经上贯肝膈注胸中，痰浊循经上扰结于乳络，日久成核而发病。

2. 西医病因病机

西医学认为，男性乳腺发育症的发病原因复杂，主要有体内细胞异常增殖、人体血液循环内激素水平紊乱、下丘脑 - 垂体 - 性腺轴的功能或器质性改变、局部组织对激素反映水平的改变、人体内激素代谢异常、服用药物及不良饮食习惯等。其分类方法主要有三种：Dennis C.Hammond 分类法、Simon 分类法和 Rohrich 分类法。Dennis C. Hammond 分类法可以迅速对男性乳腺发育症患者做出初步诊断，为患者入院后检查诊断治疗提供理论依据。其主要分为青春期男性乳房发育症、老年男性乳房发育症和病理性男性乳房发育症。

（1）青春期男性乳腺发育症：由于青少年时期体内激素水平的改变，乳房也会相应增大、变厚，这主要与第二性征发育有关的激素水平相关，在绝大多数病例中，这种变化通常 1 ～ 2 年会恢复原有正常外形。主要体征是乳晕深面质硬纤维性结节，结节大小不一，有的会形成畸形的乳房轮廓，乳房纤维性结节的周围通常被纤维脂肪成分包绕，乳腺深面乳腺结节增大，乳房体积增大，乳晕直径随之增大，局部乳腺腺体下垂，多种因素共同作用造成青春期患者外形明显异常。

（2）老年男性乳腺发育症：老年男性大多伴有不同程度的血循环中睾酮水平下降，亦有部分患者由于外周组织的芳香化酶作用增强，使乳腺组织中睾酮与雌二醇的比例发生改变，从而使乳腺组织增生。同时老年人体重过度增加，所以老年男性乳腺发育症的主要特征是乳晕及其周围深面质软的纤维脂肪组织增大明显，常累及上臂及胸壁上方近锁骨处，老年患者皮肤松弛，常表现为患者乳房下垂。

（3）病理性男性乳腺发育症：一般认为由雌雄激素比值升高或乳腺组织对雌激素敏感所致，常见病因包括甲状腺疾病、睾丸疾病、肾上腺疾病、肝脏疾病、药源性疾病、非生殖器肿瘤异位激素分泌及吸食毒品等。

二、诊断与鉴别诊断

1. 诊断

（1）临床表现：乳房双侧或者单侧乳腺异常增大，大小不一，甚至为女性乳房表现。

（2）查体：需注意乳房硬结的大小、范围、质地、乳晕突出程度及宽窄等，还应注意患者阴茎、睾丸的发育情况。主要表现有触及乳腺组织，可呈圆盘结节状或弥散状，且乳头、乳晕下可触及肿块伴触痛，可伴有乳头溢液，部分患者表现为双侧或单侧增大的乳腺腺体呈条块状或结节状改变，部分患者伴有触痛和压痛，可伴有乳头溢液。

（3）辅助检查

1）血浆性激素水平测定，其中雌雄激素比值有助于男子乳腺发育原因的诊断。

2）乳腺钼靶或彩色超声检查，可以区别脂肪和乳腺组织，可以初步诊断乳腺结块的存在和大小。

3）乳腺组织穿刺病理检查，可进一步确诊乳腺结块的性质。

2. 鉴别诊断

（1）乳腺癌：男性乳腺癌多为单侧。常可触及边界不清质地坚硬的肿块，表面不光滑，高低不平，活动度差，可伴有腋窝淋巴结肿大。乳腺X线检查可见肿块呈偏心性，边缘不清，呈毛刺状。乳腺细针穿刺细胞学检查和病理切片检测可确诊。

（2）假性男性乳房发育症：常见于肥胖男性或者营养不良恢复期，多因脂肪堆积而引起乳房肥大，两侧乳房呈对称性肥大、隆起，按之柔软无压痛，无肿块触及，乳腺X线检查无密度增高区，超声检查可以区别脂肪和乳腺组织。

三、治疗方法

1. 辨证论治

乳疬基本病因在于肾气不足、冲任失调、肝气郁结。基本病理变化为肝肾阴虚、气滞痰凝，总的治疗原则为滋肾疏肝、化痰散结。辨证当辨虚实，肝气郁结属实，肝肾阴虚属虚；青壮年多实证，老年人多虚证；年轻者多见气滞痰凝，中老年多见肝肾阴虚。

（1）肝气郁结证

证候：乳晕皮下可触及扁平圆形结节，质地较硬韧，乳房胀痛感随喜怒而消长，伴见胸胁胀闷，精神不畅，情志抑郁，善太息，纳食不馨，偶有乳头溢液，舌淡红，苔薄腻，脉弦或细弦。

治法：疏肝解郁，化痰散结。

方药：逍遥散合乳疬汤加减。常用药物：柴胡、薄荷、当归、白芍、白术、茯苓、炙甘草、香附、橘叶、青皮、夏枯草。

加减：肿胀疼痛、质硬拒按者，加紫花地丁、乳香、没药；肝郁化火，口干苦者，加牡丹皮、山栀；舌瘀暗者，加地鳖虫、丹参。

（2）肝肾阴虚证

证候：一侧乳房发育增大，乳晕下多不能触及明显的结节，偶尔乳头有乳汁溢出，房事后出现乳房胀痛，腰膝酸软，头晕耳鸣，失眠多梦，舌质红，苔薄少，脉细数。

治法：滋阴补肾，疏肝散结。

方药：左归丸合消瘰丸加减。常用药物：熟地黄、山茱萸、山药、菟丝子、枸杞子、龟板、鹿角霜、牛膝、牡蛎、贝母、玄参。

加减：头晕耳鸣者，加女贞子、旱莲草；失眠多梦者，加酸枣仁、首乌藤。

2. 其他疗法

（1）中药外治：僵蚕、胆南星等份，研磨成极细末，醋调成糊状敷贴患处。

（2）中成药治疗：肝气郁结者，用逍遥丸，每次 9g，每日 2 次；肝肾阴虚者，用六味地黄丸或者消瘰丸，每次 9g，每日 2 次。

（3）针灸疗法：体针：选太冲、丰隆、气海、三阴交、中脘等穴，每次用毫针刺入，留针 15 ～ 20 分钟，或加灸法，每日1次。耳针：选睾丸、胸中、肝、脾、内分泌等耳穴压豆，2 ～ 3 日 1 次。

（4）西药治疗：寻找病因，针对病因治疗，若系药物引起的，停服有关药物。药物治疗：主要有雄激素制剂、雌激素拮抗剂、抗雌激素药物、芳香化酶抑制剂及抗绒毛膜促性腺激素等。对于青春期及突然发病的男性乳腺发育症患者，首选药物治疗，而病程超过 1 年的患者，乳腺组织大多纤维化，药物治疗大多无意义，可以考虑手术等其他方式。

（5）手术治疗：临床上对以下患者通常考虑手术治疗。①持续 24 个月或乳房增生多年不消退者；②有症状者；③有恶变可能或者不能排除恶变可能者；④药物治疗无效者；⑤感到严重精神负担，影响美观，要求手术者。男性乳腺发育症手术治疗主要分为切除法、吸脂法、吸脂联合切除法。手术方式包括开放式手术、抽脂术、腔镜手术、微创旋切术、抽脂联合腺体切除术等。

（6）心理治疗：心理治疗和指导在乳疬的治疗中具有重要作用，乳疬常常影响患者精神状态，临床必须加以注意和调护。

3. 三因制宜

不论其病因如何，患者大都会产生不同程度的情志变化（情志因素），国外研究表明，约 72.9% 会有适应障碍，16.7% 会有焦虑、抑郁表现，治疗时应根据个体体质因素注意加用疏肝理气类药物和语言等手段改善或消除不良情志对疾病的负面影响。有患者患病后受到配偶、同事等歧视、嘲讽等（社会因素），治疗时宜注重夫妻同治。如发病与长期大量食用含雌性激素、塑化剂食物或者某些药物（饮食因素）有关，治疗时稍注重解药物毒，调和阴阳，维持激素平衡等。如其发生与生殖系统疾病、肝硬化、肾功能不全、肥胖等病理因素有关，应注重原发病的治疗。若工作、生活周边为可能影响激素水平环境，注意防止外邪袭体。

四、预防护理

（1）避免不合理的饮食习惯，注意可能导致男性乳腺发育的相关药物的使用及基础疾病的治疗。

（2）调情志，增加体育锻炼。

（3）正确对待乳房生理发育，消除不必要的思想顾虑，发病后避免挤压乳头。

乳疬病因病机与肝、肾、脾胃密切相关。西医学认为其多与男性体内雌激素、雄激素比例失调而导致体内雌激素水平绝对或相对过高有关。基本病因在于肾气不足、冲任失调、肝气郁结，基本病理变化为肝肾阴虚、气滞痰凝，总的治疗原则为滋肾疏肝、化痰散结。辨证当分虚实，肝气郁结属实，肝肾阴虚属虚；青壮年多实证，老年人多虚证；年轻者多见气滞痰凝，中老年多见肝肾阴虚。治疗多采用疏肝解郁、化痰散结或滋阴补肾、疏肝散结等法，西医学主要治疗方法有去除诱发因素、激素类药物及手术等。

延伸学习

2019 年欧洲男科学会（EAA）制定了男性乳腺发育的评估和管理等临床实践指南。

思维导图

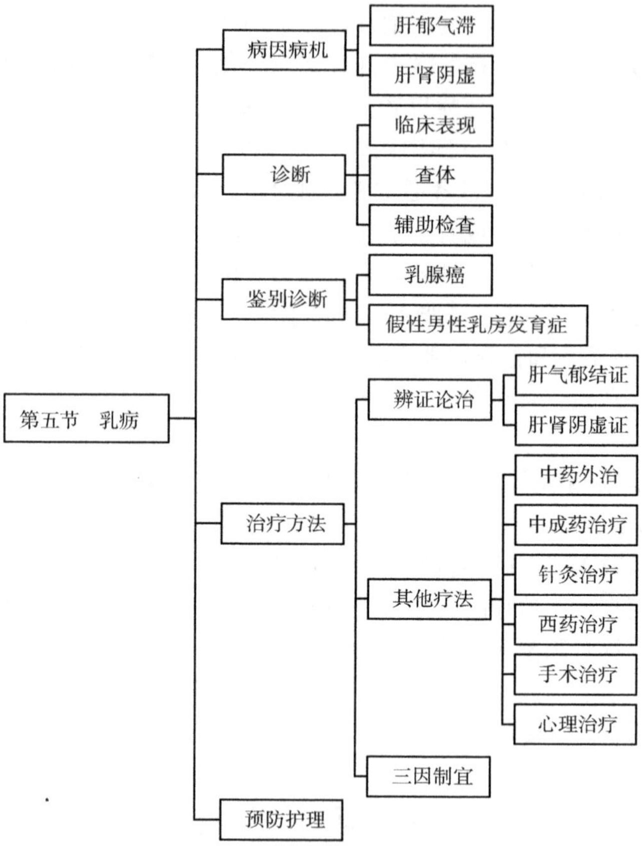

思考题

1. 如何诊断乳疬？
2. 乳疬的致病因素主要有哪些？
3. 乳疬如何与乳腺癌相鉴别？

第六节 缩 阳

缩阳是患者自感阴茎内缩，睾丸、阴囊上收，少腹拘急疼痛为主要临床表现的一种疾病，又称为“阴缩”“阴中拘挛”。最早记载于《内经》，《素问·热论》称之为“囊缩”，《灵枢·经筋》

称之为“阴缩”，《伤寒论》称之为“阴中拘挛”。其后，历代医家论述颇多，清代程国彭在《医学心悟》中指出“直中寒证与伤寒传至厥阴而致的舌卷囊缩之证迥然不同”。现代医学称“缩阳”为缩阳症、恐缩症，是以恐惧生殖器缩入体内的恐怖焦虑发作为特征的一种与文化相关的综合征，也被称为Koro综合征，《中国精神疾病分类方案与诊断标准：CCMD-2-R》中系与文化相关的心因性精神障碍，《精神疾病的诊断与统计》（DSM-Ⅳ）中归属于附录中“与文化密切相关的综合征”中，往往集体发病，具有流行趋势，在东南亚国家及我国海南、台湾一带多发，欧美国家也有零星报道。1861年海南省东方县的《东方修志通讯》记载了本病的流行，1908年Legendre描述了我国台湾“性器官缩入症”集体发病，并命名为“亚洲精神病”，最近一次大流行是1984年，波及海南岛及雷州半岛的16个县、市，患者人数多达3000余人。缩阳症以青少年居多，文化程度较低，大多是高度暗示性、敏感、焦虑和神经质的人。

一、病因病机

本病主要责之于肾、肝，寒邪直中厥阴、阳虚复感寒邪、肝阳上亢伤阴、情志内伤肾阴为其主要病机。本病多本虚标实。阳虚精弱、肝虚血少为其本，寒湿外侵、气机逆乱为其标。《叶氏医案存真》提出“治宜滋肾疏肝，使精血渐充，筋骨亦见柔和，但患症日久，非一朝一夕之功”，并强调了因精神疾病导致的缩阳之症易治，而彻底治愈其精神疾病则疗程较长。

（1）寒邪直中厥阴：久坐卧于阴寒之地，厥阴之脉为寒所伤，寒主收引，筋脉拘挛，阴器内缩。《灵枢·经筋》提出“足厥阴之筋……伤于内则不起，伤于寒则阴缩入”“肝脉，筋之合也，筋者，聚于阴器”，故肝脉受寒可发挛缩、疼痛。《素问·举痛论》中强调“脉寒则蜷缩，蜷缩则脉绌急，绌急则外引小络，故卒然而痛”。

（2）阳虚复感寒邪：禀赋不足，或劳倦过度，或重病初愈，肾阳虚弱，复感寒邪，命门火衰，阴寒内盛，前阴失于温煦而内缩。《素问·至真要大论》记载“诸寒收引，皆属于肾”，说明肾阳受损复感寒邪，肾所主司的前阴收敛和引缩作痛。《医方一盘珠·阴证》指出“阴证阴囊忽缩入，回阳急救方最的……此证原来阳气亏，加减理中莫待迟，外用雄鸡生劈背，乘热敷脐阳自回。贫人无药取乌豆……管教阴缩即安宁”。

（3）肝阳上亢伤阴：素有肝血亏虚，每遇郁怒，肝气上逆化火，伤及肝血，精血亏虚，宗筋失养，而致拘挛。《灵枢·经筋》提出“肝脉，筋之合也，筋者，聚于阴器”。

（4）情志内伤肾阴：早婚纵欲，肾精阴亏，每遇惊恐，肾气逆乱，肾精愈虚，前阴失养，而致拘挛。《叶氏医案存真》中记载：“肝主筋，肾主骨，阴器者，宗筋之所聚，男子天癸未至，强通其精，异时必有难名之病。今患腰酸痛，宗筋短缩……筋肉拘挛，无非肝亏肾损所致。”

西医认为，缩阳症的发病机制不清楚，部分学者认为是由文化程度、信仰、个性、种族、受威胁、性生活不和谐、躯体或者精神疾病等基本因素和性器官部位受到刺激等诱发因素共同作用的结果。

二、诊断与鉴别诊断

1. 诊断

（1）临床表现：患者突然自感阴茎、睾丸、阴囊突然缩小、内缩，往往以手紧握阴茎或者向外牵拉阴茎，以防阴茎缩入体内，可伴有心悸、气促、出汗等自主神经功能紊乱的症状，重症患者伴有濒死感。

（2）查体：阴茎缩短，睾丸上提，阴囊挛缩，但并未真正缩回体内。

（3）辅助检查：无特征性异常检查，可伴有窦性心动过速等。

（4）流行病学特征：起病急骤，发作有一定的流行性和群体性，多见于文化封闭、落后地区，有易感人群。儿童患者发病前常有感寒受凉史；成人常有精神刺激史。

2. 鉴别诊断

（1）阴囊生理性回缩：遇寒涉冷后，阴囊可出现回缩，而遇热后，阴囊下垂，使睾丸远离身体，其功能是使睾丸处于比体温低约1.5℃的恒温。这种遇冷的生理性回缩与缩阳容易混淆，但其既不突然，也无疼痛等不适，易于鉴别。

（2）阴囊生理性萎缩：老年男性随着睾酮等雄性激素水平下降，阴茎、睾丸、阴囊缩短或萎缩，其无诱发因素，又无不适，不难鉴别。

（3）隐睾症：由于出生后睾丸未降至阴囊或者遇冷回缩至腹股沟区，可伴有阴囊发育不佳，与缩阳容易混淆，但隐睾无疼痛及拘挛感，也无恐惧感，易于鉴别。

三、治疗方法

1. 辨证论治

缩阳主要责之于肝肾，治疗当分虚实，实证者，多见少腹拘急，疼痛拒按，面色红赤，气粗烦躁，二便不通等；虚证者，可有四肢不温，腹痛喜按，面色苍白，小便清长等。治疗以温肝散寒、补肾壮阳、安神定志为法。

（1）寒中厥阴证

证候：起病急骤，阴器内缩，多因暴感寒邪所致。伴少腹拘急冷痛，畏寒肢冷，肢体蜷卧，小便清长。舌质淡或暗，脉沉迟或沉紧。

治法：温经散寒，理气解痉。

方药：暖肝煎加减。常用药物：当归、枸杞子、川楝子、小茴香、丁香、木香、乌药、延胡索。

加减：寒重者，加熟附片、肉桂、吴茱萸；拘急重者，加蜈蚣、僵蚕、地龙、芍药、甘草等。

（2）肾阳亏虚证

证候：阴器拘急缩入，多因体虚受寒所致。伴神疲乏力，畏寒肢冷，腰膝酸软，小便频数，大便稀溏或五更泄泻，阳痿滑精。舌质淡，苔薄白，脉沉细无力。

治法：温阳补肾，散寒解痉。

方药：桂附地黄丸加减。常用药物：肉桂、制附片、熟地黄、淫羊藿、巴戟天、茯苓、杜仲、枸杞子、山药等。

加减：阳虚甚者，加仙茅、吴茱萸；气虚甚者，加黄芪重用；拘急甚者，加全蝎、地龙。

（3）肝阳上亢证

证候：阴器缩入，多因郁怒所致。伴少腹拘急，眩晕耳鸣，头目胀痛，面红目赤，失眠多梦，急躁易怒。舌红少津，苔黄腻，脉弦有力或弦细数。

治法：镇肝息风，安神解痉。

方药：建瓴汤加减。常用药物：怀山药、怀牛膝、代赭石、生龙骨、生牡蛎、生地黄、白芍、柏子仁。

加减：头晕重者，加天麻、钩藤；失眠重者，加酸枣仁、远志；急躁易怒重者，加柴胡。

（4）惊恐伤肾证

证候：阴器回缩，腰腹拘急，多因惊恐而致。伴有胆怯多疑，精神苦闷，焦虑惶恐惊惕，心悸怔忡，失眠多梦；舌淡苔薄，脉动数。

治法：宁神补肾，宣志解痉。

方剂：磁石宣志汤加减。常用药物：磁石、熟地黄、巴戟天、淫羊藿、人参、远志、龙骨、牡蛎、柴胡、升麻。

加减：拘急重者，加全蝎、蜈蚣、地龙；惊惕重者，加朱砂、琥珀、酸枣仁。

2. 其他疗法

（1）情志治疗：本病是一种心因性精神障碍，表现为焦虑惊恐发作，是一种与文化密切相关的综合征，其发病具有造成恐惧的诱发事件、特殊的文化信仰背景及患者的易感素质。因此，情志治疗要重视不同的文化、信仰。

（2）中成药治疗：寒中厥阴者，用附子理中丸，每次9g，每日2次，口服；肾阳亏虚者，用桂附地黄丸，每次9g，每日2次，口服；肝阳上亢者，用泻青丸，每次9g，每日2次，口服；惊恐伤肾者，安神补脑液，每次10ml，每日2次，口服。

（3）针灸治疗：选关元、长强、会阴、气海、水沟、百会、命门、腰阳关、委中、足三里、三阴交，强刺不留针。

（4）西药治疗：现代医学认为本病是一种焦虑惊恐发作，治疗目的是减少焦虑，解除惊恐，消除患者紧张情绪。临床可应用抗焦虑药物，如地西泮、阿普唑仑等，症状严重者，可考虑抗精神病药物。

3. 三因制宜

缩阳患者大都因高度暗示性、敏感、焦虑所致并病后会产生较明显的情志变化（情志因素），治疗时应注意采用疏肝理气类药物和强化心理疏导等手段改善或消除不良情志对疾病的负面影响。如有患者患病后常伴有焦虑、惊恐，自己认为受到配偶、同事等歧视、嘲讽等（社会因素），治疗时宜注重消除患者紧张情绪，发挥其家人朋友心理安抚劝导作用。有部分患者往往自觉病因与进食寒冷食物等（饮食因素）有关，治疗时需注重温阳补肾，散寒解痉类药物使用。若患者自觉受凉或者寒冷季节发病，治疗宜加大温经散寒之品。若患者久居寒湿之地，治疗宜避风寒慎起居，戒冷饮，治疗宜佐以散寒祛湿。

四、预防护理

（1）破除迷信，普及科学知识。

（2）消除紧张情绪，与患者一起分析发病的原因和诱因，对器质性疾病进行解释，指导下一步治疗。

（3）注意夫妻性生活和谐，避免不良刺激。

（4）避风寒，慎起居，忌生冷。

缩阳主要责之于肾、肝，西医学认为其系与文化相关的心因性精神障碍。寒邪直中厥阴、阳虚复感寒邪、肝阳上亢伤阴、情志内伤肾阴为其主要病机。本病多本虚标实。阳虚精弱、肝虚血少为其本，寒湿外侵、气机逆乱为其标。治疗当分虚实，以温肝散寒、补肾壮阳、安神定志为法。西医学治疗目的是减少焦虑，解除惊恐，消除患者紧张情绪。临床可应用抗焦虑药物，如地西泮、阿普唑仑等，症状严重者，可考虑抗精神病药物。

思维导图

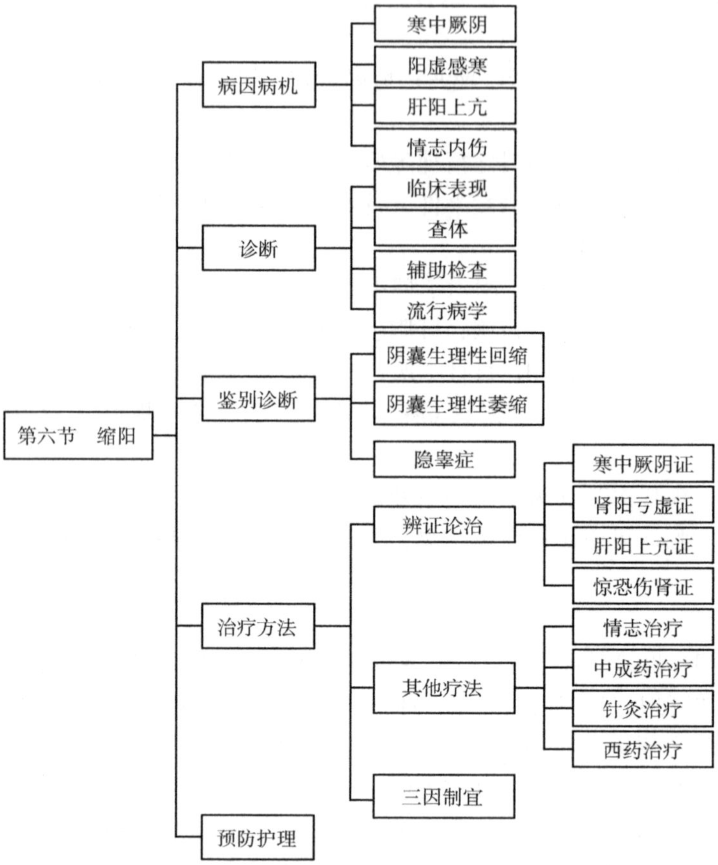

思考题

1. 如何诊断缩阳？
2. 缩阳虚实如何辨别？有何联系？

第七节　更年期综合征

男性更年期是身体从成熟向衰老的过渡阶段。由于雄激素水平降低及器官功能减退，部分男性会出现类似女性更年期综合征的症候群，并进而影响多器官、多系统的功能，导致患者生活质量降低，称为男性更年期综合征。更年期综合征的病因涉及机体多个系统，其中研究比较深入的是在这一阶段雄性激素的降低，故又称中老年男性雄激素部分缺乏综合征、迟发性性腺功能减退症。本病属于中医学“虚劳”“郁证”“脏躁”“痿证”“不寐”等范畴。更年期综合征是一组临床症候群，表现为性欲低下，勃起功能下降，晨勃减少；疲乏，注意力下降，失眠，抑郁或焦虑，烦躁不安；肌体量减少，肌力下降，骨密度下降，内脏脂肪沉积；体毛特别是腋毛、阴毛减少，皮肤改变。中医学认为，天癸的盛衰与人的生、长、壮、老、已密切相关，处于更年期的男性，天癸将竭，肾气渐衰，精血不足，阴阳失调，脏腑、气血功能衰退，导致更年期症状的出现。本病多发于 40 ～ 55 岁，可提早至 35 岁或延迟至 70 岁，将近 40% 的男性可能出现不同程度的更年期症状和体征。

一、病因病机

步入中老年，多数男性通过脏腑之间的调节，能够顺利度过这一阶段而进入老年期。部分男性由于体质、疾病、精神、社会环境等因素的影响，自身不能调节而出现一系列功能紊乱症状。《素问·阴阳应象大论》对 40 岁以后男性出现的衰老现象有很具体的描述："年四十，而阴气自半也，起居衰矣。年五十，体重，耳目不聪明矣。年六十，阴痿，气大衰，九窍不利，下虚上实，涕泣俱出矣。"肾气亏虚、肝气虚衰、天癸虚竭，中气无以温煦，气血津液皆亏，会出现精少、面焦、发鬓斑白、发堕甚或全秃、齿槁、脱齿甚或牙齿脱光、筋不能动；肝肾阴虚、乙癸亏耗则生虚火，脾肾阳虚、运化失职易生痰湿，肝失疏泄条达、气血运行紊乱则易致郁、致瘀。本病多以肾、肝、脾虚为本，痰湿、瘀血为标，属本虚标实，虚证居多，兼夹致病。

（1）肾精不足：禀赋不足、先天失养，劳欲过度，久病耗伤，至中老年则易肾精虚衰。《素问·上古天真论》曰："肾者主水，受五脏六腑之精而藏之，故五脏盛，乃能泻。今五脏皆衰，筋骨解堕，天癸尽矣，故发鬓白，身体重，行步不正……"说明肾精有赖于各脏腑的滋养，同时生髓、充脑，肾精不足则天癸亏虚、鬓发斑白、步履蹒跚。《灵枢·海论》曰："髓海不足，则脑转耳鸣，胫酸眩冒，目无所见，懈怠安卧"，说明肾精亏虚则髓海不足，导致眩晕、耳鸣、两目昏花甚或失明、疲倦甚或嗜睡等。

（2）元阳亏虚：素体阳虚，久病损阳，或为房事所伤，至中老年则易导致肾阳亏虚。《千金翼方·养老大例第三》曰："人年五十以上，阳气日衰，损与日至，心力渐退，忘前失后，兴居怠惰，计授皆不称心。视听不稳，多退少进，日月不等，万事零落，心无聊赖，健忘嗔怒，情性变异，食饮无味，寝处不安。"阳气之于人体至关重要，"阳气者，若天与日，失其所则折寿而不彰"（《素问·生气通天论》），元阳亏虚则会出现下重足肿不可按地、腰背彻痛不能俯仰、手足厥冷、骨节烦痛、面色黧黑、两耳虚鸣、肌骨干枯、小便滑数、小腹胀满等症状（《普济方·卷二十九肾脏门》）。

（3）肝气郁结：中老年男性因工作紧张、生活压抑，长期情志不舒，所愿不遂，致肝气郁结；气机不畅，阻遏肝脉，气滞血瘀，宗筋失养，或水不涵木、肾亏肝虚，或郁久化热，宗筋弛缓，表现为性欲和勃起功能下降、胸胁胀满、情绪低落或烦躁易怒。正如《医碥·郁》所说："郁者，滞而不通之义。百病皆生于郁，人若气血流通，病安从作？一有拂郁，当升不升，当降不降，当化不化，或郁于气，或郁于血，病斯作矣。"

（4）脾肾亏虚：久病或年老体衰，肾精不足、髓海失养，或元阳虚衰无以温煦中土，导致脾肾亏虚，表现为面色㿠白、表情呆滞、腰膝酸软、食少纳呆、大便溏薄、性欲低下、阳痿早泄等。肾与脾的关系，《医宗必读·虚劳》有详尽的论述："脾肾者，水为万物之元，土为万物之母，两脏安和，一身皆治，百疾不生。夫脾具土德，脾安则肾愈安也。肾兼水火，肾安则水不挟肝上泛而凌土湿，火能益土运行而化精微，故肾安则脾愈安也。"

西医学认为，睾酮分泌减少是男性更年期综合征发生的主要病因。中年以后雄激素水平即出现降低趋势，且增龄性减退趋势明显。除了年龄因素，糖尿病等慢性疾病、肥胖和不良生活方式等也可能损害睾丸分泌雄激素的功能。肥胖可致体内芳香化酶活性增加，睾酮转变为雌二醇明显增加，进一步减少体内睾酮含量。此外，部分中老年男性雄激素受体水平或敏感性下降，也会导致更年期综合征。

二、诊断与鉴别诊断

1. 诊断

（1）临床表现：更年期综合征的诊断，应主要根据症状和体征，尤其是睾酮缺乏的症状和体征。临床多表现为性欲降低，还可以包括勃起功能障碍、肌肉量和力量降低、体脂增加、骨质疏松、情绪抑郁等。虽然上述症状均非睾酮降低所独有，但中老年男性出现这些症状都应考虑是否存在睾酮缺乏的可能。研究表明，50 岁以上的中国男性更年期综合征患者各种症状的发生率依次为：性欲下降、精力不足、勃起功能障碍、晚饭后易睡觉、记忆力下降、头发脱落、情绪改变、耐力下降、腋毛减少、工作效率下降等。

（2）辅助检查：于上午测定血清睾酮、黄体生成素、卵泡刺激素、泌乳素等，通常认为总睾酮水平应高于 12 nmol/L。近年来血清游离睾酮含量测定被认为临床价值更大。某些慢性疾病（如糖尿病、慢性阻塞性肺疾病、炎症反应性关节炎、肾病及 HIV 相关疾病）、肥胖、代谢综合征等，是更年期综合征的危险因素，所以，全身体检及全面的生化检查，对于找到病因，进行相应治疗非常重要。

2. 鉴别诊断

（1）性功能障碍：包括性欲低下、阳痿、早泄等，可以发生于成年男性的任何年龄段。单纯以性功能问题就诊的中老年男性可以通过血清睾酮含量进行鉴别。

（2）老年抑郁症：多发生于 55 岁以上，表现为认知功能损害（情感低落、思维迟缓、意识活动减退、自杀观念和行为）和躯体症状（慢性疼痛、消化不良、心悸胸闷、面红、潮热、手抖等），需根据病史和量表由神经精神病专科医生诊断。

三、治疗方法

1. 辨证论治

天癸亏虚、肾元不足是更年期综合征发病的起始和根本原因，培补肾元应贯穿本病治疗的始终。脾虚、肝郁导致的痰湿和瘀血阻滞是疾病发展过程中的病理产物，应根据不同的病理变化采用健脾和胃、疏肝理气、活血化瘀等治疗方法。本病临床上多为本虚邪实、兼夹致病，应采用补虚祛邪的方法辨证治疗。

（1）肾精不足证

证候：阳痿，精液量少，腰膝酸软，发脱齿摇，健忘神呆，头晕目花，耳鸣耳聋，舌质淡，脉细弱。

治法：补肾益精。

方药：左归丸加减。常用药物：熟地黄、山药、枸杞子、山茱萸、川牛膝、鹿角胶、龟板胶、菟丝子等。

加减：水不涵木，肝肾精亏，胁痛嗳气者，合一贯煎，加沙参、麦冬、当归、川楝子、郁金；

肾精亏虚日久有虚火，潮热烦躁、口干咽干，舌红少津苔少、脉细数者，加生地黄、知母。

（2）元阳亏虚证

证候：性欲低下，阳痿，但欲寐，神疲懒动，腰膝酸软，形寒肢冷，不喜饮或喜热饮，大便稀或五更泄，小便清长，或小便不利，或小便频数，夜尿增多，舌质淡，苔薄白，脉沉迟。

治法：温肾壮阳。

方药：金匮肾气丸加减。常用药物：熟地黄、山药、山茱萸、茯苓、泽泻、牡丹皮、肉桂、炮附子等。

加减：命门火衰，面色黧黑、神呆恍惚、四肢逆冷、泄泻甚者，加人参、鹿茸、干姜。

（3）肝气郁结证

证候：性欲下降，勃起不坚，胸胁满胀，少腹胀痛，郁郁寡欢，善太息，舌质淡或红，苔薄白，脉弦。

治法：疏肝解郁。

方药：柴胡疏肝散加减。常用药物：柴胡、白芍、陈皮、川芎、香附、枳壳、炙甘草等。

加减：肝郁化热，烦躁易怒、口干口苦、小便黄赤者，加牡丹皮、栀子、车前子、郁金；郁火灼阴，双目干涩者，加枸杞子、杭菊花、石斛、生地黄。肝气郁结、气滞血瘀、肢体麻木、舌质暗红或有瘀斑者，加桃仁、红花、当归、丹参、川牛膝；瘀血甚者，加三棱、莪术、蜈蚣、水蛭。

（4）脾肾亏虚证

证候：性欲低下，腰膝酸软，精力下降，健忘，乏力，肌肉萎缩，腹满肥胖，面色㿠白，表情呆滞，五更泄泻，舌质淡，舌体胖大或有齿痕，苔白腻，脉沉细弱。

治法：健脾补肾。

方药：大补元煎加减。常用药物：人参、山药、熟地黄、杜仲、山茱萸、枸杞子、炙甘草等。

加减：可酌加菟丝子、肉苁蓉、五味子、远志、杜仲、黄芪、茯苓、白术、干姜等。纳呆者，加焦神曲、焦山楂、炒麦芽。

2. 其他疗法

（1）中成药治疗：肾精不足者，用左归丸、六味地黄丸；元阳亏虚者，用金匮肾气丸、右归丸；肝气郁结者，用逍遥丸；脾肾亏虚者，加用人参归脾丸。

（2）针灸疗法：命门、关元、三阴交、肾俞、足三里、阳陵泉，用平补平泻手法，得气即可，可留针 30 分钟。

（3）西药治疗：睾酮补充疗法，目前常用的制剂是十一酸睾酮胶丸，根据睾酮缺乏的程度不同，可以 40 ～ 200mg/d，连服 4 周后评定疗效。对症治疗也很重要，根据临床表现的不同，可以用枸橼酸西地那非片、他达拉非片等改善勃起功能，用盐酸舍曲林片、盐酸帕罗西汀片等改善抑郁症状。最近临床上还有采用重组人生长激素注射的报道。

3. 三因制宜

男性更年期综合征要注重年龄、体质、心理、天气、配偶等多方面因素。要告知患者养身保健方法，贯穿全生命周期，顺应天地人和，道法自然。不同的生命周期，不同的体质状况，不同的季节气候，给予天地人相适应的治疗、保健、调养之法。以烦躁不安、心烦易怒为主者，宜重镇安神，加煅龙骨、煅牡蛎等；以心悸健忘、多梦易惊为主者，宜宁心安神，加远志、茯神、龟板等；以情绪低落、忧郁寡欢、心虚胆怯为主者，宜加半夏、竹茹等；以性功能异常为主者，宜平衡阴阳，加淫羊藿、仙茅等补肾助阳，或加知母、黄柏等滋阴去火。冬季肾阳虚多见，宜添加补肾阳中药，夏季南方湿热，宜添加清热祛湿中药。

四、预防护理

保持良好的婚姻质量、和谐的家庭和社会交往关系，保障睡眠质量，保持良好、平和的心态，对于预防性欲下降、勃起功能障碍、抑郁症等至关重要。不吸烟、不酗酒，营养平衡，适度锻炼，可预防糖尿病、慢性阻塞性肺疾病、肝损害、肥胖等。患有某些慢性病者应积极治疗，可以消除更年期综合征的危险因素。

医护给予患者科学教育，让其知晓生理过程，缓解其紧张情绪，并取得患者积极配合，对于其平稳度过更年期，很有意义。男性更年期综合征，是男性从中年到老年过渡时期出现的一系列症候群，与性腺功能增龄性减退、雄性激素分泌量减少有重要和直接关系。中医学认为，肾气渐衰、天癸将竭是本病发病的根本原因，脾肾两虚、肝气郁结是导致更年期综合征的基本病机，肾虚为本，常伴有肝郁、脾虚，瘀血、痰湿为变。治疗以补肾为主，兼以健脾、疏肝，佐以活血化瘀、祛湿化痰，辨证论治。

延伸学习

了解雄激素在人体内产生的多系统、多靶点生物学效应，认识下丘脑-垂体-睾丸性腺轴的调控机制，并能解释中医补肾的科学机制。中华医学会男科学分会制定了迟发性性腺功能减退诊疗指南，可以课后参考。

思维导图

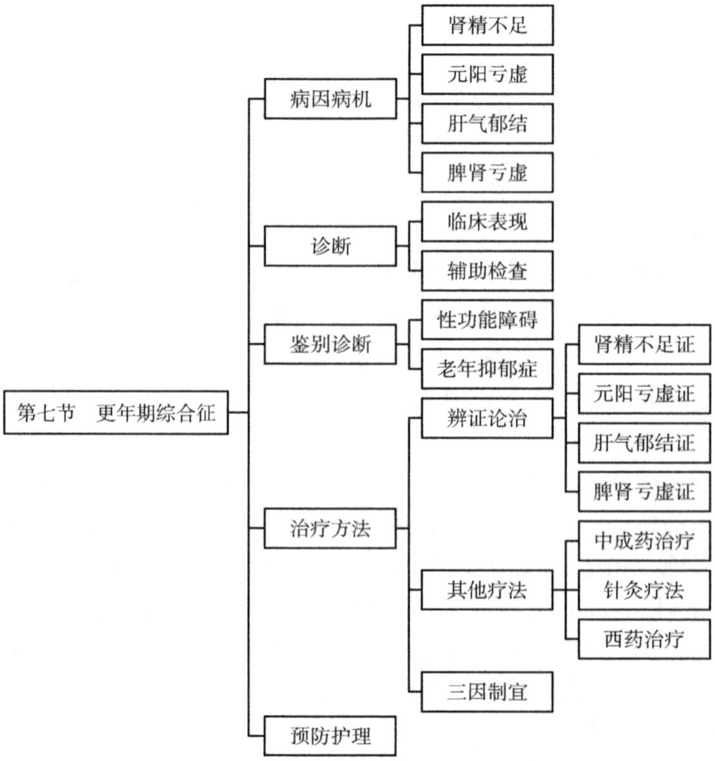

思考题

1. 如何看待天癸、肾精、元阳对于中老年男性生理病理的影响？
2. 论述肾虚、脾虚、肝郁在更年期综合征发病过程中的病机变化。

第八节　精索静脉曲张

精索静脉曲张系精索的静脉回流受阻或瓣膜失效，血液反流引起血液瘀滞，导致蔓状静脉丛迂曲扩张而形成的阴囊血管性团块。中医学中，并无精索静脉曲张的病名，但根据其临床表现和病理特征可归属于“偏坠”“筋瘤”“筋疝”等范畴。精索静脉曲张以“瘀滞”为其突出特点，相当于《素问·平人气象论》中的疝瘕少腹痛之证，属“筋瘤”“筋疝”范畴。明代陈实功《外科正宗》云：“筋瘤者，坚而色紫，垒垒青筋，盘曲甚者结若蚯蚓。”

精索静脉曲张是导致男性不育症的主要原因之一。轻度者可无明显临床症状，中重度者临床主要表现为阴囊坠胀感和钝性隐痛，站立及行走时尤为明显，平卧休息后可减轻。在男性人群中发病率为10%～15%，多见于青壮年，在男性不育症人群中占35%～40%。

一、病因病机

中医认为，本病病位在阴囊脉道，然为肝肾二经所主。病因为先天禀赋不足，或后天寒凝肝脉、饮食不节、七情内伤、劳力过度等。基本病机为肝肾亏虚，肝气郁结，瘀血凝滞，络脉阻塞。此外，劳倦脾虚、中气下陷、脉络失养者，亦可发生。

（1）外感寒邪：肝脉绕阴器，外感寒邪或阴寒内盛，凝滞肝脉。如明代虞抟撰《医学正传》中指出“大抵七疝为病，若非房劳所致，即是运行辛苦，涉水履冰，热血得寒，而凝滞于小肠膀胱之分，或湿热乘虚，而流入于足厥阴之经。”另外，恼怒不解，郁怒不休，情志失畅，肝气郁滞，气滞则血瘀，气血阻塞，肝脉不畅，发为筋疝。

（2）湿热下注：嗜食肥甘厚味、辛辣炙煿食物，脾胃内伤，蕴生湿热；或外感湿热之邪，肝脉不畅，发为筋疝。

（3）血瘀阻络：长期举重担物，久站久行，筋脉受伤，致肝络瘀滞，脉络因而暴露、弯曲，发为本病。清代医家王清任在《医林改错》中曰：“青筋暴露，非筋也，现于皮肤者血管也，血管青者，内有瘀血也”，认为本病以瘀血为患。

（4）肝肾虚损：素体肝肾不足，或房事不节，肾精亏耗，精血同源，精不生血，肝血亦虚，肝肾亏损，则筋脉失养，加以劳作过度，气虚下陷，筋脉弛纵，形成本病。张从正指出“若少年得之，不计男子妇人皆无子”。

西医认为，左侧精索内静脉呈直角注入左肾静脉，右侧精索内静脉斜行直接注入下腔静脉。由于精索内静脉瓣膜异常或缺乏，左肾静脉或下腔静脉压力高于精索内静脉压力，导致血液反流。由于左肾静脉位于腹主动脉与肠系膜上动脉之间，并受两者的搏动影响，故左肾静脉压力高，且左侧精索内静脉较长，人体的直立位使得这种回流更加困难。故85%～90%发于左侧。精索静脉曲张有原发性和继发性两种。继发性精索静脉曲张多由肾肿瘤等压迫精索内静脉，静脉回流受阻而产生迂曲扩张形成，临床需予以鉴别。本节主要讨论的是原发性精索静脉曲张。

二、诊断与鉴别诊断

1. 诊断

（1）临床表现：本病多发于左侧，双侧发病或发于右侧者较少，多见于青壮年，亦有青少年时期即出现者。部分患者无明显不适，仅在体检时发现。较重者可出现阴囊肿大、坠胀不适，发病侧睾丸或小腹酸胀痛，部分患者出现头晕、腰酸乏力、畏寒肢冷、胸闷太息、精神不振、阴囊湿冷，久站、行走及劳累后症状加重，平卧休息后症状减轻。体格检查可见患者于站立位时，患侧阴囊较健侧阴囊明显松弛下坠，皮肤松弛不光滑，触诊可扪及蚯蚓状迂曲扩张静脉团，质软，平卧时减轻，站立时再度充盈。做Valsalva试验，即嘱患者站立，屏气用力加大腹压，阻止静脉回流，则可扪及曲张之精索静脉团块。部分患者会出现精液异常引起不育症，部分患者还会出现阳痿、早泄等症。

（2）辅助检查：彩色多普勒超声有助于明确诊断，必要时可做介入精索内静脉造影。育龄期可行精液检查。

2. 鉴别诊断

（1）腹股沟疝：双侧均可发病。嘱患者咳嗽时，外环口有冲击感，透光试验阴性，疝内容物可回纳，睾丸可触及，彩色超声有助于诊断。

（2）睾丸鞘膜积液或精索鞘膜积液：肿块位于阴囊或睾丸上方，肿块无法回纳，边缘清楚，有囊性感，透光试验阳性，彩色超声有助于诊断。

（3）阴囊血肿：阴囊肿胀，颜色紫暗或有瘀斑，压痛明显，日久有皮肤增厚，多有外伤史或手术史。

（4）继发性精索静脉曲张：多继发于腹膜后肿瘤、肾积水等，平卧后阴囊内曲张的静脉团块不能迅速减轻或消失，可行彩超或尿路造影以协助诊断。

三、治疗方法

1. 辨证论治

本病病机以肾虚、肝郁、瘀血为基本特点，治疗主要从肝肾着手，兼及心脾，以疏肝、补肾、活血化瘀通络为基本原则。本病有虚实之分，实证为寒凝肝脉，或为肝郁气滞血瘀，或为湿热瘀阻，治疗上分别采取温经散寒、疏肝理气活血及清热化湿的法则；虚证或为肝肾亏虚，或为气虚下陷，治疗上需补益肝肾或补中益气。

（1）肝肾亏虚证

证候：患者阴囊单侧或双侧青筋暴露，坠胀疼痛，有时可沿腹部或腹股沟放射。曲张侧睾丸软小，阳痿，不育，精液检查精子数量减少，精子数量活力降低，畸形率增加，伴有头晕耳鸣、失眠多梦、腰膝酸软、体倦乏力。舌质淡，苔薄白，脉弦细。

治法：补益肝肾，活血化瘀。

方药：偏阴虚者左归丸加减，常用药物：熟地黄、山药、枸杞子、山茱萸、川牛膝、鹿角胶、龟板胶、菟丝子。

加减：偏阳虚者，右归丸加减，常用药物：熟地黄、山药、山茱萸、枸杞子、菟丝子、鹿角胶、杜仲、肉桂、当归、附子。可酌加七厘散或失笑散等活血化瘀药。

（2）寒凝肝脉证

证候：患者阴囊单侧或双侧坠胀不适，阴囊内有蚯蚓团状物，站立加重明显，平卧减轻或消失。不育，精液检查精子数量减少，而见精子数量活力降低，阴囊、阴茎、少腹及会阴部冷痛，形寒肢冷。舌淡、苔白，脉沉细。

治法：温经散寒，活血通络。

方药：当归四逆汤加减。常用药物：当归、桂枝、芍药、细辛、通草、甘草、大枣。

（3）气滞血瘀证

证候：阴囊青筋粗大，盘曲呈蚯蚓状，瘀久入络，引及睾丸、少腹、腰部坠胀疼痛。

治法：活血通络行气。

方药：桃红四物汤合失笑散加减。常用药物：赤芍、桃仁、红花、王不留行、青皮、香附、茜草、泽兰、牛膝、蒲黄、五灵脂。

（4）湿热瘀阻证

证候：精索静脉盘曲成团，精索肿粗，时有灼热疼痛，阴囊微红，小便短赤。伴身重疲倦、脘腹痞闷，口中黏腻。舌红苔黄腻，脉弦滑。

治法：清热化湿，活血通络。

方药：防己泽兰汤加减。常用药物：防己、青皮、柴胡、怀牛膝、泽兰、荔枝核、赤芍、丹参。

（5）气虚下陷证

证候：阴囊坠胀不适，有时可沿腹部或腹股沟放射，囊内青筋暴露，久立久走劳累后加重。阳痿不育，精液检查精子数量减少、活力降低，形体消瘦，少气懒言，面色萎黄，体倦乏力，纳差便溏。舌淡胖，边有齿印，苔白，脉沉细。

治法：补中益气，辅以活血止痛。

方药：补中益气汤加味。常用药物：黄芪、甘草、人参、当归身、橘皮、升麻、柴胡、白术。

2. 其他疗法

（1）心理治疗：心理治疗在精索静脉曲张的治疗中，也占有重要位置，尤其对肝郁气滞型精索静脉曲张导致的焦虑、失眠、烦躁、神经衰弱的治疗更为重要。应给予有针对性的心理疏导。

（2）药物外治：阴囊熏洗法：黄芪 30g，鸡血藤 30g，小茴香 10g，丹参 30g，红花 10g，羌活 10g，水煎，熏洗阴囊局部，水温勿过高，每次 30 分钟左右，每日 2 次。

（3）中成药治疗：可选用小金丹，每服 1 丸，陈酒送下，每日 1 次；或活血止痛胶囊，每次 3 粒，每天 2 ～ 3 次；或丹参片，每次 3 ～ 4 片，每日 3 次；或大黄䗪虫胶囊，每次 3 粒，每日 2 次，湿热瘀阻者，用前列通瘀胶囊，每次 5 粒，每日 3 次。肝郁肾虚血瘀者，可用疏肝益阳胶囊，每次 4 粒，每日 3 次。

（4）针灸疗法：可选三阴交、曲泉、中封、商丘、冲门、大敦等穴，每次 3 ～ 5 穴针刺，毫针平补平泻，每次 20 ～ 30 分钟，隔日 1 次。

（5）西药治疗：轻度的精索静脉曲张或中重度患者暂不同意手术者可使用迈之灵片，每次 2 片，每日 2 次；或地奥司明片（七叶皂苷素），每次 2 片，每日 2 次。此两种西药可改善静脉弹性，减少渗出，促进静脉血液及淋巴回流。

（6）手术治疗：对于中重度精索静脉曲张，静脉团块曲张明显，或症状严重，或经非手术治疗疼痛不缓解或合并精液异常的不育症非手术治疗后效果不明显者，以及精索静脉曲张虽程度不重但精液异常，包括精子数目减少、活力低下和形态异常，或为防止睾丸萎缩与生精障碍者，应及时手术治疗，以保护和恢复生精功能。手术目的在于阻断静脉血液向睾丸 - 附睾反流，促进静脉血液及淋巴回流。手术方式目前主要有三种：腹膜后精索静脉高位结扎术、腹腔镜精索静脉高位结扎术、显微精索静脉结扎术。

3. 三因制宜

精索静脉曲张选择治疗方式时需充分考虑不同患者精索静脉曲张的严重程度及其造成的危害和影响。治疗因人而异。轻度甚至部分中度精索静脉曲张的患者采用中医药辨证论治等非手术疗法，即可有效提高精子数量质量，恢复生育能力。部分中重度患者经非手术治疗无效后往往就需要手术解决了。术后，根据患者不同情况可以继续应用西药、中医药等治疗方法促进睾丸附睾功能恢复，提高治疗效果。需要注意的是，久站久立等容易使腹压增高的工作人群精索静脉曲张的程度会随年龄增大逐渐加重，带来的危害也会逐步显现出来，在治疗选择上需多加注意。精索静脉曲张患者注意起居劳作，合理安排工作方式，运动、劳作后注意平卧或者头低脚高休息，可有效促进阴囊内静脉血液回流，减轻精索静脉曲张所带来的负面影响。

四、预防护理

1. 预防

（1）避免剧烈运动和强体力劳动，以防腹压升高，增加静脉回流压力，加重病情。选择适当运动量的锻炼方式，如游泳。

（2）忌食辛辣刺激性食物，保持大便通畅，防止乙状结肠粪便壅滞，压迫精索静脉，增加静脉回流阻力。

（3）轻度或未手术者应多躺少站，体力允许的话，下午或晚上倒立 20 ～ 30 分钟有助于促进下肢及会阴盆腔血液回流。

（4）仔细进行体格检查，早发现，早诊断，早治疗，切忌讳疾忌医，贻误治疗时机。

（5）戒烟，少饮酒。

2. 护理

（1）手术后应多躺少站以促进侧支循环开放，促进睾丸 - 附睾血液及淋巴液回流，同时减少附睾炎及鞘膜积液并发症。

（2）避免泡温泉、蒸桑拿等阴囊高温。

（3）避免长期穿紧身裤或使用阴囊托，防止影响阴囊散热，影响精子生成。

精索静脉曲张是静脉回流受阻或者静脉向睾丸附睾反流引起的病症，与痔疮、下肢静脉曲张等同为人类进化过程中留下的缺陷，对男性造成种种不良影响，如导致精子数量质量下降引起不育症，导致性功能减退或疲劳综合征等。精索静脉曲张的病机多是肾虚、肝郁、血瘀，其中肾虚为本，肝郁血瘀为标，治疗主要从肝肾着手，兼及心脾，以疏肝、补肾、活血为总则。中医药治疗可改善酸胀疼痛等临床症状，有一定改善睾丸生精的作用。另外，手术后协同应用中药有助于尽快恢复睾丸 - 附睾功能，减少术后附睾炎、睾丸鞘膜积液等并发症的作用。中医药辨证论治，并配合手术、药物口服外用及其他方法，适时选择合适的治疗方式可取得显著的治疗效果。

延伸学习

肾虚、肝郁、血瘀是贯穿精索静脉曲张始终的基本病机变化，补肾疏肝活血是治疗大法，同时随症加减。要关注足厥阴肝经在阴囊、外生殖器的循行及功能表现以及肝肾同源理论在精索静脉曲张中的意义，加深了解本病。

思维导图

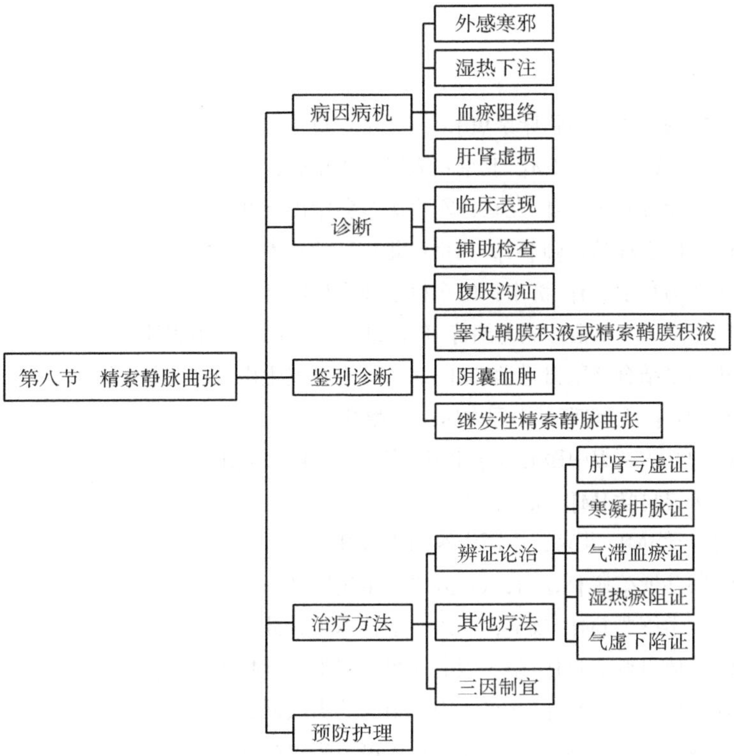

思考题

1. 精索静脉曲张的中医病因病机是什么？
2. 精索静脉曲张的临床表现有哪些？
3. 如何选择精索静脉曲张的治疗方法？

教材课件二维码

主要参考文献

白文俊，王晓峰，2017. 现代男科学临床聚焦 [M]. 北京：科学出版社 .

陈孝平，汪建平，等，2013. 外科学 [M]. 北京：人民卫生出版社 .

戴西湖，2006. 男科辨病专方专药 [M]. 北京：军事医学科学出版社 .

董湘玉，李琳，2003. 中医心理学基础 [M]. 北京：北京科学技术出版社 .

高兆旺，2004. 实用中医男科学 [M]. 济南：山东科学技术出版社 .

郭军，张春影，吕伯东，2011. 早泄诊断与治疗 [M]. 北京：人民军医出版社 .

李曰庆，1995. 实用中西医结合泌尿男科学 [M]. 北京：人民卫生出版社 .

李曰庆，2007. 中医外科学 [M]. 北京：中国中医药出版社 .

闵范忠，何清平主编，1991. 新编中医心理学 [M]. 南宁：广西民族出版社 .

秦国政，1994. 实用中医男科学 [M]. 北京：中国工人出版社 .

秦国政，2012. 中医男科学 [M]. 北京：中国中医药出版社 .

商学军，王忠，2015. 阴茎硬结症 [M]. 北京：人民卫生出版社 .

王米渠，1988. 中医心理学纲要 [M]. 成都：四川科学技术出版社 .

王琦，秦国政，2021. 王琦男科学 [M]. 第 3 版 . 郑州：河南科学技术出版社 .

王琦，2003. 男科疾病中西医汇通 [M]. 北京：中国中医药出版社 .

徐福松，2008. 男科临证指要 [M]. 第 4 版 . 北京：人民卫生出版社 .

徐福松，2009. 徐福松实用中医男科学 [M]. 第 1 版 . 北京：中国医药科技出版社 .

尹国有，2010. 男科病中医验案点评与误案分析 [M]. 北京：人民军医出版社 .

张伯华，2005. 医学心理学 [M]. 北京：人民卫生出版社 .

张敏建，郭军，2011. 中西医结合男科学 [M]. 北京：科学出版社 .

张贤生，梁朝朝，2014. 早泄诊断和治疗 [M]. 合肥：安徽科学技术出版社 .

中华医学会男科学分会，2017. 中国男科疾病诊断治疗指南与专家共识（2016 版）[M]. 北京：人民卫生出版社 .